C.-P. Adler

G. W. Herget

M. Uhl

Radiologische Diagnostik der Knochenkrankheiten

Springer
*Berlin
Heidelberg
New York
Hongkong
London
Mailand
Paris
Tokio*

C.-P. Adler
G. W. Herget
M. Uhl

Radiologische Diagnostik der Knochenkrankheiten

Unter Mitarbeit von T. Zajic

Mit 680 Abbildungen

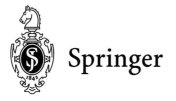

Prof. em. Dr. med. Claus-Peter Adler
Pathologisches Institut
Abt. Allgemeine Pathologie
und Pathologische Anatomie
Albertstraße 19
79104 Freiburg

Dr. med. Georg W. Herget
Klinik für Orthopädie
Department für Orthopädie und Traumatologie, Universitätsklinik
Hugstetter Str. 55
79106 Freiburg

Priv.-Doz. Dr. med. Markus Uhl
Radiologische Klinik, Universitätsklinik
Hugstetter Str. 55
79106 Freiburg

ISBN 3-540-20465-2 Springer-Verlag Berlin Heidelberg New York

Bibliographische Information der Deutschen Bibliothek
Die Deutsche bibliothek verzeichnet diese Publikation in der Deutschen Nationalbibliographie; detaillierte bibliographische Daten sind im Internet über http://www.dnb.ddb.de abrufbar.

Dieses Werk ist urheberrechtlich geschützt. Die dadurch begründeten Rechte, insbesondere die der Übersetzung, des Nachdrucks, des Vortrags, der Entnahme von Abbildungen und Tabellen, der Funksendung, der Mikroverfilmung oder der Vervielfältigung auf anderen Wegen und der Speicherung in Datenverarbeitungsanlagen, bleiben, auch bei nur auszugsweiser Verwertung, vorbehalten. Eine Vervielfältigung dieses Werkes oder von Teilen dieses Werkes ist auch im Einzelfall nur in den Grenzen der gesetzlichen Bestimmungen des Urheberrechtsgesetzes der Bundesrepublik Deutschland vom 9. September 1965 in der jeweils geltenden Fassung zulässig. Sie ist grundsätzlich vergütungspflichtig. Zuwiderhandlungen unterliegen den Strafbestimmungen des Urheberrechtsgesetzes.

Springer-Verlag Berlin Heidelberg New York
ist ein Unternehmen von Springer Science+Business Media
springer.de

© Springer-Verlag Berlin Heidelberg 2004
Printed in Germany

Die Wiedergabe von Gebrauchsnamen, Warenbezeichnungen usw. in diesem Werk berechtigt auch ohne besondere Kennzeichnung nicht zu der Annahme, dass solche Namen im Sinne der Warenzeichen- und Markenschutzgesetzgebung als frei zu betrachten wären und daher von jedermann benutzt werden dürften.
Produkthaftung: Für Angaben über Dosierungsanweisungen und Applikationsformen kann vom Verlag keine Gewähr übernommen werden. Derartige Angaben müssen vom jeweiligen Anwender im Einzelfall anhand anderer Literaturstellen auf ihre Richtigkeit überprüft werden.

Planung: J. Engelbrecht, Heidelberg
Desk Editing: L. Weber, Heidelberg
Copy Editing: S. Hofmann, Heidelberg
Herstellung: W. Bischoff, Heidelberg
Umschlaggestaltung: deblik Berlin
Layout: deblik Berlin; W. Bischoff, Heidelberg
Reproduktion der Abbildungen: Orthographie, Heidelberg
Satz: Fotosatz-Service Köhler GmbH, Würzburg
Druck- und Bindearbeiten: Universitätsdruckerei Stürtz, Würzburg

Gedruckt auf säurefreiem Papier   106/3160/wb – 5 4 3 2 1 0

Geleitwort

In einer Zeit, in der sprachliche Präzision durch austauschbare Worthülsen ersetzt wird, Arbeit etwa durch Management, kollegialer Gedankenaustausch durch Kompetenznetzwerke, und alles zusammen nach einer einzigen Richtgröße, dem Euro bewertet wird, damit jede Krankenstation, jedes Labor, jedes Röntgengerät, jeder Mensch in ein Profitcenter eingepasst werden kann, entsteht ein echtes Bedürfnis nach Ordnung. Wie ist beispielsweise das Ziel des Wortungeheuers »Gesundheitsmodernisierungsgesetz« definiert? Gesetz ist es, modern oder besser modisch sicher auch, gesund wohl eher weniger. Man wünscht sich wirklich Ordnung. Und wenn es »nur« fachliche, wissenschaftliche, klinische Ordnung ist. Das, verehrte Leserin, verehrter Leser, macht die Nutzung des in Ihren Händen befindlichen Werkes von C.-P. Adler, G.W. Herget und M. Uhl so überaus befriedigend: Es wurde konsequent Ordnung gebracht in die komplexe, für den Nichtfachmann gerade verwirrende Materie der Diagnostik von Knochenkrankheiten. Von geradezu britischem Understatement zeugt das Vorwort der drei Hauptautoren, wenn sie berichten, das vorliegende respektable Werk sei Reaktion auf den Wunsch von Fortbildungskursteilnehmern nach einem Kursscript, woraufhin man eben diese differentialdiagnostisch orientierte »Knochenfibel« geschaffen habe.

Für eine »Knochenfibel« bietet das vorliegende Werk Erstaunliches: Der Leser bekommt einen praktikablen radiologischen Algorithmus zur Differentialdiagnose aller Knochenkrankheiten inklusive eines umfänglichen differentialdiagnostischen Tabellenwerkes, nach dem gängige und seltene Krankheitsbilder mit wenig Zeitaufwand einsortiert werden können. Auf der Basis ihrer jahrzehntelangen klinisch-diagnostischen Erfahrung war den Autoren naturgemäß klar, dass der Mensch nicht aus Tabellen lernt. Der Mensch muss sehen. Demzufolge fügten sie dem theoretisch-systematischen ersten Teil den schwergewichtigen zweiten Teil, nämlich den Atlas an. Und hier spielt die Musik des Buches. Radiologische Diagnostik von Knochenkrankheiten lernt man aus Bildern, Bildern und Bildern. Hier lässt dieses Buch kaum Wünsche offen. Wohlgeordnet und umfassend, zahllose ausgezeichnete Bild gebende Darstellungen, kurze Zusammenfassungen des Krankheitsbildes und Anleitungen zur Bildinterpretation ermöglichen es dem Leser auch ohne Spezialist zu sein, mit hoher Zuverlässigkeit Fehlentscheidungen zu vermeiden. Allen Ärzten, die mit der Diagnostik und der Behandlung von Knochenkrankheiten befasst sind oder befasst werden könnten, sei das Werk wärmstens ans Herz gelegt. Der Stand der gebotenen Fakten ist aktuell, die Qualität von Bild und Text hoch. Den Autoren sei gedankt, dass sie sich der großen Mühe zur Erstellung dieses Buches unterzogen haben, ihre »Knochenfibel« ist gelungen. Gesundheit kann man nicht modernisieren. Aber gute Bücher schreiben kann man. Offensichtlich.

Prof. Dr. med. V. Ewerbeck

Vorwort

Das vorliegende Buch vermittelt die Technik der systematischen radiologischen Bildanalyse von Knochenerkrankungen und zeigt im Atlasteil zahlreiche typische vergleichende Bildbeispiele der gefundenen Diagnosen. Es ergänzt die vorhandenen großen Lehrbücher der Skelettradiologie, die die Krankheitsbilder enzyklopädisch abhandeln, aber dem Bildinterpreten keine Wegbeschreibung und Schemata zur Diagnosefindung bieten sowie oftmals eine kurzgefasste Darstellung eines Krankheitsbildes vermissen lassen.

Die einzelnen Krankheitsbilder sind nach einem bestimmten Schema aufgeführt und charakterisiert. Dies ermöglicht einen schnellen Zugriff auf die gewünschte Information und erlaubt durch die präzise Darstellung, sich über das Krankheitsbild zu informieren. Bei verschiedenen Skeletterkrankungen wurde aus inhaltlichen Gründen auf diese Struktur verzichtet und eine zusammenfassende Darstellung gegeben. Ergänzend finden sich zu vielen Krankheiten Übersichtstabellen.

Bei den rheumatischen Erkrankungen wie auch bei verschiedenen Stoffwechselerkrankungen sind zusätzliche diagnostische Hinweise zur Pathophysiologie und zur klinischen Chemie gegeben. Der mit der Bildgebung konfrontierte Arzt sollte diese Informationen kennen und sie mit in die Beurteilung der Radiomorphologie einfließen lassen.

Bewusst wurde auf eine Therapieempfehlung verzichtet. Diese sollte sich nach dem neuesten Stand der Wissenschaft richten und ist deshalb in der entsprechenden Literatur bzw. in aktuellen Publikationen nachzulesen.

Nach einem Jahrhundert Röntgendiagnostik wächst das skelettradiologische Wissen beständig. Ein Diagnostikbuch kann darum niemals vollständig sein. Die grundlegenden Prinzipien der Skelettradiologie sind hingegen in den letzten Jahrzehnten eine Konstante geblieben, natürlich erweitert durch die Möglichkeiten der modernen Schnittbilddiagnostik. Es sind diese Konstanten, die das elementare Rüstzeug für die erfolgreiche Bildinterpretation darstellen. Insofern ist dieses Buch auch mit der Intention verbunden, radiologisch tätigen Ärzten, Orthopäden, Pädiatern, Internisten, Pathologen, die die Bildgebung als Makroskopie einer Läsion in die Diagnosefindung mit einbeziehen, und allen an Knochenerkrankungen interessierten Ärzten eine bewährte Rationale für die Bildinterpration in die Hand zu geben.

Seit über 10 Jahren halten die Autoren Kurse auf dem Gebiet der Skelettradiologie auf der jährlichen Fortbildungsveranstaltung der Vereinigung Südwestdeutscher Radiologen und Nuklearmediziner (VSRN). Die Kursteilnehmer haben immer wieder auf ein Kursskript gedrängt, in dem das vermittelte Konzept der Bildinterpretation und Knochentumordiagnostik niedergelegt sind. Dem Wunsch haben wir mit dieser differenzialdiagnostisch orientierten Knochenfibel Rechnung getragen.

Unser Dank gilt Herrn Dr. T. Zajic, Oberarzt an der Abteilung Nuklearmedizin UKL Freiburg, der die Möglichkeiten der nuklearmedizinischen Diagnostik darstellte. Zahlreiche Diskussionen mit Fachkollegen sind in das Manuskript eingeflossen. Insbesondere danken wir Herrn Dr. M. Haag, Leiter der Klinik für Orthopädie, Department für Orthopädie und Traumatologie UKL Freiburg, Herrn Prof. Dr. J. Spranger, Herrn Prof. Dr. Dr. E. Moser, Prof. Dr. M. Langer, Herrn Prof. Dr. A. Giedeon, Herrn Prof. Dr. M. Brandis, Herrn Prof. Dr. N. Böhm, Kinderpathologe am Pathologischen Institut der UKL Freiburg und Herrn Prof. Dr. H. H. Peter, Ärztlicher Direktor der Abteilung Rheumatologie und Immunologie UKL Freiburg sowie den Kollegen aus der Arbeitsgemeinschaft Knochentumoren mit Sitz am DKFZ Heidelberg. die wissenschaftlichen Grafiken sind von Frau Dr. rer. nat. Dipl. Biologin U. Tauer gezeichnet worden. Bei der redaktionellen Manuskripterstellung halfen Frau U. Fritsch und Frau K. Schmidt. Unser Dank gilt allen Mitarbeitern des Springer-Verlags Heidelberg, die durch Ihre professionelle Arbeit am Gelingen des Buchs teilhatten.

C.-P. Adler, G. W. Herget und M. Uhl

Inhaltsverzeichnis

Teil I: Der Weg zur Diagnose

1 Radiologische Techniken
Das Standardrepertoire des jeweiligen Facharztes 3
1.1 Der Radiologe 4
1.2 Der Orthopäde 5
1.3 Der Pathologe 6
1.4 Der Nuklearmediziner 8

2 Radiologische Strategie
2.1 Wachstumsgeschwindigkeit von Knochenläsionen 10
2.2 Schrittweise zur Diagnose: Entscheidungsbäume 14
2.3 Schrittweise zur Diagnose: Tabellen 16
    Solitäre Knochenläsion 16
    Polytope Knochenläsion – systemische Skeletterkrankung 16
    Skelettdysplasie 16
    Gelenkerkrankungen 16

Teil II: Atlas

3 Umschriebene solitäre Knochenläsionen
3.1 Knochentumoren – Einleitung 51
3.2 Chondrogene Skeletttumoren 53
    Osteochondrom 53
    Enchondrom 55
    Subunguale osteokartilaginäre Exostose 59
    Bizarre parosteale osteochondromatöse Proliferation 59
    Periostales (juxtakortikales) Chondrom 60
    Chondroblastom 60
    Chondromyxoidfibrom 64
    Chondrosarkom 66
3.3 Ossäre Knochentumoren 73
    Bone-Island 73
    Osteom 75
    Osteoid-Osteom 75
    Osteoblastom 80
    Osteosarkom 82
3.4 Bindegewebige Knochentumoren 95
    Nichtossifizierendes Knochenfibrom (NOF) 95
    Xanthofibrom (fibröses Xanthom) 96
    Fibromyxom 97
    Fibröser Kortikalisdefekt 99
    Fibroblastische Periostreaktion 100
    Ossifizierendes Knochenfibrom 100
    Osteofibröse Dysplasie (Campanacci) 101
    Desmoplastisches Knochenfibrom 103
    Benignes fibröses Histiozytom 104

	Malignes fibröses Histiozytom (MFH)	106
	Ossäres Fibrosarkom	107
3.5	Osteoklastom	109
3.6	Osteomyelogene Knochentumoren	113
	Ossäres Lipom	113
	Ossäres Liposarkom	114
	Medulläres Plasmozytom	115
	Ewing-Sarkom	117
	Malignes Knochenlymphom	122
	Ossäres Hodgkin-Lymphom	124
	Leukämie	125
3.7	Vaskuläre Knochentumoren	127
	Knochenhämangiom	127
	Lymphangiom	129
	Gorham-Stout-Syndrom	131
	Hämangioperizytom	133
	Ossäres Hämangiosarkom	134
3.8	Neurogene Knochentumoren	135
	Ossäres Neurofibrom	135
	Ossäres Neurinom	137
3.9	Chordom	137
3.10	Adamantinom der langen Röhrenknochen	140
3.11	Tumor-like Lesions	142
	Juvenile (solitäre) Knochenzyste	142
	Zementom der langen Röhrenknochen	144
	Aneurysmale Knochenzyste (AKZ)	147
	Intraossäres Ganglion	151
	Intraossäre Epidermiszyste	153
	Subchondrale Knochenzyste	155
	Fibröse Knochendysplasie (Jaffe-Lichtenstein)	156
3.12	Knochengranulome	159
	Eosinophiles Knochengranulom und Langerhans-Zellhistiozytose	159
	Lipoidgranulomatose (M. Erdheim-Chester)	163
	Reparatives Riesenzellgranulom	165
	Riesenzellreaktion der kurzen Röhrenknochen	165
3.13	Knochenmetastasen	166
3.14	Ischämische Knochenerkrankungen	170
	Knochenischämie	170
	Anämischer Knocheninfarkt	174
	Transitorische Hüftkopfosteopenie	178
3.15	Entzündliche Knochenerkrankungen	179
	Akute Osteomyelitis	179
	Chronische Osteomyelitis	182
	Brodie-Abszess	184
	Plasmazelluläre Osteomyelitis	185
	Chronische multifokale rekurrente Osteomyeltis (CRMO)	186
	Nichteitrige sklerosierende Osteomyelitis Garré	188
	Bazilläre Angiomatose	188
	Osteomyelitis tuberculosa	189
	Spondylitis infectiosa	191
	Sarkoidose des Knochens	193
	Ossäre Echinokokkose	194
	Myositis ossificans	195
	Periostitis ossificans	198

4 Skelettdysplasien: Generalisierte Änderungen von Wachstum oder Form

4.1 Wie klassifiziert man Skelettdysplasien? 200
    Achondrogenesis Typ I 200
    Achondrogenesis Typ II 201
    Achondroplasie 202
    Asphyxierende Thoraxdysplasie 203
    Cherubismus 206
    Chondrodysplasia-punctata-Gruppe 206
    Chondroektodermale Dysplasie 209
    Cleidokraniale Dysplasie 212
    Diaphysäre Dysplasie Typ Camurati-Engelmann 212
    Diastrophische Dysplasie 215
    Dyschondroosteosis Léri-Weill 215
    Dysplasia epiphysealis hemmimelica Trevor-Fairbank 215
    Enchondromatosis 217
    Endostale Hyperostose von Buchem 219
    Endostale Hyperostose Worth 219
    Multiple kartalaginäre Exostosen, Osteochondromatose 220
    Hypochondroplasie 223
    Kampomele Dysplasie 223
    Klippel-Feil-Anomalie 224
    Kniest-Dysplasie 225
    Kurzrippen(Polydaktylie)-Syndrome 226
    Kyphomele Dysplasie 228
    Madelung-Deformität 229
    Maffucci-Syndrom 231
    Melorheostose 231
    Mesomele Dysplasie 231
    Gemischte sklerosierende Knochendysplasie 232
    Metaphysäre Chondrodysplasien 232
    Metatrope Dysplasie 234
    Multiple epiphysäre Dysplasie 236
    Neurofibromatose I (v. Recklinghausen, NF1) 239
    Osteogenesis imperfecta (OI) 240
    Osteopathia striata 244
    Osteopetrosis 244
    Osteopoikilose 247
    Progressive pseudorheumatoide Chondrodysplasie (PPC) 247
    Pseudoachondroplasie 249
    Pyknodysostose 250
    Morbus Pyle 251
    Robinow-Syndrom 251
    Spondyloepimetaphysäre Dysplasien 252
    Spondyloepiphysäre Dysplasien 252
    Sprengel-Deformität 258
    Thanatophore Dysplasie 258
    Thanatophore Dysplasievarianten 261
    Tibia vara 261
    Trichorhinophalangeales Syndrom Typ I 261

5 Gelenkerkrankungen und Rheumatologie

- 5.1 Entzündliche Gelenkerkrankungen 264
  - Wie erkennt man eine entzündliche Gelenkerkrankung? 264
  - Arthritiszeichen in der MRT der Hand 265
  - Die Skelettszintigraphie zum Nachweis entzündlicher Gelenkerkrankungen . . . 267
  - Rheumatoide Arthritis (RA) 267
  - Juvenile rheumatoide Arthritis 271
  - Psoriasisarthropathie 274
  - Reiter-Syndrom 276
  - Dermatose-assoziierte akquiriertes Hyperostosesyndrom, SAPHO-Syndrom . . . 278
  - Enteropathische Arthritis 278
  - Spondylitis ankylosans 279
  - Lupus erythematodes disseminatus (LED) 283
  - Progressive systemische Sklerodermie 284
  - Mischkollagenose und Sharp-Syndrom 285
  - Skelettsarkoidose 286
  - Pyogene Arthritis 287
- 5.2 Degenerative und metabole Gelenkerkrankungen 289
  - Arthrosis deformans 289
  - Chronische Gicht und Arthritis urica 290
  - Chondrokalzinose (Kalziumkristallarthritis) 292
  - Primäre Hämochromatose 293
  - Neurogene Osteoarthropathie 294
  - Sympathische Reflexdystrophie 296
  - Ochronose 297
  - Morbus Fabry 298
  - Sichelzellanämie 299
  - Thalassämie 301
  - Hyperparathyreoidismus 303
  - Hypoparathyreoidismus 307
  - Pseudohypoparathyreoidismus 307
  - Rachitis und Osteomalazie 307
  - Renale Osteopathie 309
  - Akromegalie (Hyperpituitarismus) 309
  - Schilddrüsenassoziierte Arthropathien 311
  - Pierre-Marie-Bamberger-Syndrom (Hypertrophe Osteoarthropathie) 312
  - Multizentrische Retikulohistiozytose 313
  - Hämophilie 314
- 5.3 Tumoröse Gelenkerkrankungen 315
  - Chondromatose 315
  - Synoviales Sarkom 316
  - Villonoduläre Synovitis 317
  - Lokalisierte noduläre Synovitis 319
  - Morton-Neurom 320
  - Sonstige seltene Gelenktumoren 321

6 Metabole, endokrine und sonstige erworbene Skeletterkrankungen

- 6.1 Störungen des Kalzium-Phosphat-Stoffwechsels 324
  - Rachitis 324
  - Phosphopenische Rachitisformen 327
  - Frühgeborenen-Osteopathie 331
  - Osteomalazie 332
  - Idiopathische juvenile Osteoporose 333
  - Osteoporose 333

6.2	Generalisierte metabole und toxische Skeletterkrankungen	336
	Aluminiumintoxikationen	337
	Bleiintoxikation	338
	Amyloidose	338
	Calcinosis universalis	338
	Kupfermangelsyndrom	339
	Hyperkortisolismus	340
	Diabetes mellitus	340
	Farber-Erkrankung	341
	Fluorose	341
	Gaucher-Erkrankung	342
	Homozystinurie	343
	Hyperparathyreoidismus (HPT)	343
	Hyperphosphatämie	344
	Hypoparathyreoidismus	345
	Mastozytose	345
	Membranöse Lipodystrophie (M. Nasu)	346
	Mukopolysaccharoidose (MPS)	347
	Oxalose	347
	Morbus Paget	349
	Pseudohypoparathyreoidismus (PHP)	352
	Tumoröse Kalzinosen	353
	Vitamin-A-Intoxikation	354
	Vitamin-C-Mangel (Scorbut)	354
	Vitamin-D-Intoxikation	355
	Zystinose	356
7	**Spezielle Wirbelsäulenerkrankungen**	
7.1	Degenerativer Diskopathiekomplex	358
	Nukleopathie	358
	Anulopathie	358
	Vertebrale Chondropathie	360
7.2	Morbus Scheuermann und Schmorl-Knötchen	360
7.3	Diskovertebrale Entzündungen	361
7.4	Vertebralosteophyten	362
	Syndesmophyt	362
	Parasyndesmophyt	362
	Spondylophyten	363
	Kastenwirbel und Tonnenwirbel	363
8	**Physikalische Einwirkungen auf das Skelett**	
8.1	Stressfrakturen	366
8.2	Physikalische Einwirkungen	368
	Literatur	369
	Sachverzeichnis	381

Abkürzungen

a.-p.	anterior-posterior
BSG	Blutsenkungsgeschwindigkeit
BWK	Brustwirbelkörper
CT	Computertomographie
DD	Differenzialdiagnose
DIP	distales Interphalangealgelenk
HWK	Halswirbelkörper
KM	Kontrastmittel
LJ	Lebensjahr
LJZ	Lebensjahrzehnt
LWK	Lendenwirbelkörper
MCP	Metakarpophalangealgelenk
MRT	Magnetresonanztomographie
MTP	Metatarsophalangealgelenk
m/w	Verhältnis männlich zu weiblich bei Inzidenzzahlen
PIP	proximales Interphalangealgelenk
PTH	Parathormon
RA	Rheumatoide Arthritis
RF	Rheumafaktor

Spezielle Abkürzungen der Magnetresonanztomographie (MRT)

SE	Spinechosequenz
STIR	Inversion Recovery Sequenz mit Suppression des Fettsignals (»Short Tau Inversion Recovery«)
TE	Echozeit
TIRM	schnelle STIR-Sequenz (»Turbo Inversion Recovery«)
TR	Repitionszeit
TSE	Turbospinechosequenz (Synonym: »fast spin echo«, RARE)

Einführung

Der erste Teil des Buchs beginnt mit einem kurzen Prolog über die radiologische Technik und die Rolle klinischer und pathohistologischer Untersuchungen.

Daran schließt sich eine Einführung in die grundlegenden und fortgeschrittenen Prinzipien der radiologischen Skelettdiagnostik an. Mittels Entscheidungsbäumen, Tabellen und Klassifikationen können Diagnosen und Differenzialdiagnosen herausgearbeitet werden. Wichtig ist bei der Entwicklung der differenzialdiagnostischen Tabelle der Aspekt der »Einfachheit«. Auch der weniger geübte Interpret von Skelettröntgenfilmen kann durch simple Entscheidungen in dem Schlüsselsystem die Diagnose Schritt für Schritt ableiten oder die Zahl von möglichen Differenzialdiagnosen einengen. Im Referenzzentrum für Knochenkrankheiten an der Universität Freiburg ist der nachfolgende Algorithmus zur Diagnose von Skeletterkrankungen entwickelt worden. Das System basiert auf dem empirischen-statistischen Konzept, das auf systematischen Datenerhebungen beruht.

Der zweite Buchteil ist als Atlas aufgebaut. Die mittels Tabellen gefundenen Diagnosen können hier mit typischen radiologischen Befunden verglichen und mit den Informationen aus dem begleitenden Text weiter verifiziert werden. Dieser Teil dient auch als Nachschlagewerk, um sich kurz und präzise über ein Krankheitsbild zu informieren.

Teil I:
Der Weg zur Diagnose

Radiologische Techniken

Das Standardrepertoire des jeweiligen Facharztes

1.1 Der Radiologe – 4

1.2 Der Orthopäde – 5

1.3 Der Pathologe – 6

1.4 Der Nuklearmediziner – 8

1.1 Der Radiologe

Die radiologische Evaluation einer Skeletterkrankung beginnt mit den *Röntgenaufnahmen* in zwei Ebenen. Die gebräuchlichen Projektionsebenen sind in Lehrbüchern der Standardeinstellungen dargelegt.

In anatomisch besonders schwierigen Regionen, wie Schädelbasis, Becken, Wirbelsäule und Sternum kann direkt die *Computertomographie (CT-Untersuchung)* erfolgen. Die Artdiagnose oder zumindest die Dignitätseinschätzung wird an dieser ersten Röntgen- oder CT-Untersuchung stattfinden. Dichtemessungen (Flüssigkeit, Fett, Knochen) sind möglich. Die CT sollte nativ und unter Einsatz eines intravenösen, jodhaltigen Kontrastmittels erfolgen. Darstellungen im Weichteil- und Knochenfenster im hochaufgelösten Algorithmus sowie Rekonstruktionen in einer zusätzlichen Ebene sind oft notwendig.

Die *MRT* ist für die Ausbreitungsdiagnostik (Staging), seltener für die Artdiagnose, aufgrund ihrer exzellenten Weichteilkontraste unverzichtbar (◘ Tabelle 1.1). Bei Weichteiltumoren sollte die MRT das erste Verfahren der Bildgebung sein. Bei vielen Gelenkerkrankungen ist MRT die entscheidende Ergänzung zum Röntgenbild. Diese zeigt die Binnenstrukturen der Gelenke, wie Disci, Menisci, Synovia, Knorpel, Ligamente, Kapsel und Sehnenansätze. Nach den Leitlinien der Bundesärztekammer gehört als Mindeststandard zur Beurteilung von nichttraumatischen Skelettläsionen die Darstellung in 2 Ebenen, die T1- und T2-Wichtungen, die Kontrastmittelgabe (Gadolinium-Verbindung) und der Einsatz fettsupprimierter Sequenzen (◘ Abb. 1.1–1.4). Wenn möglich sollten hochauflösende Oberflächenspulen verwendet werden. Bei orthopädischen Routinefragestellungen, wie Gelenk- und Meniskusdegeneration, Knorpelläsionen und unkomplizierten Bandscheibenläsionen ist die Kontrastmittelgabe meist verzichtbar.

Angiographien spielen bei der Primärdiagnose von Skelettläsionen eine untergeordnete Rolle. Die Lagebeziehung zu Gefäßstämmen, die Vaskularisation und Gefäßversorgung von Tumoren sind Fragen, die heute mit der Schnittbilddiagnostik, der Szintigraphie und der Sonographie *nichtinvasiv* beantwortet werden können. Die präoperative Embolisation von Tumoren und Metastasen (z. B. Metastasen von Nierenzell-Karzinomen) kann im Einzelfall eine notwendige Ergänzung zur Operation sein.

Die *Sonographie* kann zur Diagnostik von Gelenkerkrankungen (Ergüsse, Läsionen des Band- und Sehnenapparates), osteolytischen Metastasen an platten Knochen und kindlichen Hüftdysplasien eingesetzt werden. Weichteiltumoren und Infektionen sind zuverlässig sonographisch auszumessen und können unter Sicht direkt punktiert werden. Die Untersuchung ist subjektiv und von der Erfahrung des Untersuchers abhängig. Da Ultraschallwellen den Knochen nur unzureichend durchdringen, können keine Aussagen zu intraossären Erkrankungen getroffen werden.

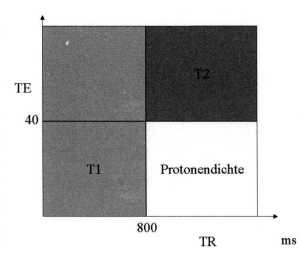

◘ **Abb. 1.1.** Echozeiten und Repetitionszeiten bei Spinechosequenzen: Eine kurze Echozeit (*TE*) und kurze Repetitionszeit (*TR*) ergibt einen T1-Kontrast (*T1-Wichtung*). Eine lange TE und lange TR erzeugt eine *T2-Wichtung*

◘ **Tabelle 1.1.** Magnetresonanztomographie (MRT)

Kontraste bei Spinechosequenzen						
Bildwichtung	**Fett**	**Wasser**	**Muskel**	**Rotes Mark**	**Fettmark**	**KM***
T1	↑↑	↓	↓	↑	↑↑	↑
T2	↓	↑↑	↓	↓	↓	–
Kontraste bei fettsupprimierten Bildern (STIR (Short Tan Inversion Recovery), fat sat.)						
T2	↓	↑↑	↓	↑	↓	↑↑

Cave: Bei den häufig eingesetzten Turbospinechosequenzen ist Fett im T2-Bild signalreich. Bei Gradienten-Echosequenzen sind die Kontraste durch Mischwichtungen komplexer verteilt. Durch Fettsuppressionstechniken (z. B. »inversion recovery«, spektrale Fettsättigung) wird das Fettsignal unterdrückt. Im T2-Bild werden dadurch Ödeme, im T1-Bild eine Kontrastmittelanreicherung besser sichtbar.
* *KM* Kontrastmittel (Gadoliniumchelate)

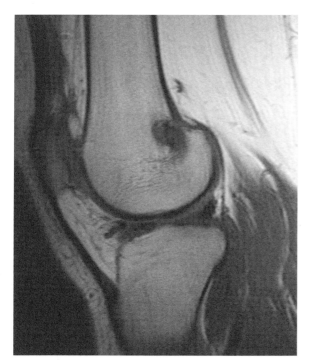

Abb. 1.2. MRT-Kniegelenk sagittal in T1-Wichtung. Beachten Sie die signalreiche Darstellung des Fettgewebes (»Fettwichtung«). Meniskus, Ligamentum patellae sowie Knochenkortikalis enthalten keine anregbare Protonen, sie sind darum signalarm dargestellt

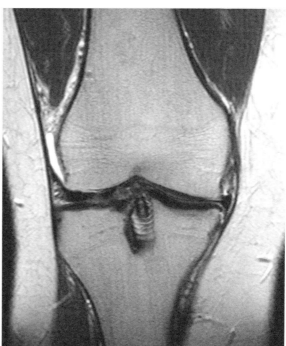

Abb. 1.3. Koronare Schicht durch das Kniegelenk in T2-Wichtung. Der kleine Gelenkerguss bzw. die Gelenkflüssigkeit ist in diesen wasserbetonten Bildern nun signalreich dargestellt. Das subkutane Fettgewebe ist bei den üblichen Turbospinechosequenzen wie im vorliegenden Fall ebenfalls signalreich. Nach einer Kreuzbandplastik-Operation typische Metallabriebartefakte im Tibiakopf

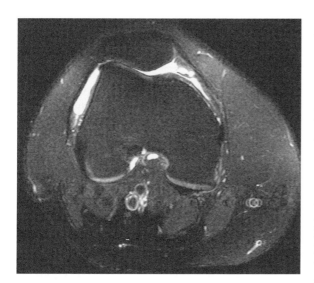

Abb. 1.4. In der fettsupprimierten T2-Wichtung zeigt diese transversale Schicht durch das gleiche Kniegelenk die signalreiche Darstellung des Gelenkergusses. Das Fettsignal (subkutanes Fettgewebe, fetthaltiges Knochenmark) ist nun ebenfalls signalarm

1.2 Der Orthopäde

Der Orthopäde ist bei Knochen- und Gelenkbeschwerden, bei Deformitäten und Wachstumsstörungen die primäre Anlaufstelle. Ausnahmen sind rheumatologische Erkrankungen und syndromale Erkrankungen des Kindesalters, welche primär von Rheumatologen und Pädiatern abgeklärt werden.

Die Anamnese und die gründliche körperliche Untersuchung müssen, auch wenn diese oft wenig ergiebig erscheinen, der Bildgebung vorausgehen. Dabei sind Daten zu Alter, Geschlecht, ethnische Zugehörigkeit, Familienanamnese und klinischer Symptomatik zu erheben. Viele Krankheitsbilder lassen sich aufgrund typischer geklagter Beschwerden bereits klinisch diagnostizieren. Knochentumoren dagegen verursachen in den frühen Stadien so gut wie keine Beschwerden, später klagen die Patienten über einen ziehenden, uncharakteristischen Schmerz, eine Schwellung kann auftreten. Grundsätzlich dürfen geklagte Beschwerden nicht bagatellisiert und ohne weitere Diagnostik z.B. als Wachstumsschmerzen oder degenerative Gelenkerkrankung abgetan werden. Schmerzen, die länger als 3 Wochen bestehen, müssen definitiv abgeklärt werden. Bei primär negativer Diagnostik ist diese nach 3 bis 4 Wochen zu wiederholen. Ursache für den akut eingetretenen Schmerz ist oft die Spontanfraktur.

Tabelle 1.2. Wichtige diagnoseweisende Basislaborparameter

Entzündungsparameter/Infektparameter	Blutsenkung (BSG), CRP, Blutbild mit Leukozytendifferenzierung
Knochenmetabolismus	Kalzium und Phosphat im Serum und im Urin Alkalische Phosphatase (AP) im Serum Parathormon, 25-OH Vitamin D3, Kreatinin im Serum Paraproteine im Serum, Bence-Jones-Proteine im Urin
Mikrobiologie	Keimnachweis aus Blutkultur, Gelenk- oder Abszesspunktion; intraoperativer Abstrich
Rheumatologie	Rheumafaktor, Antinukleäre Antikörper, HLA-B-27, Anti-DNS-Doppelstrang-AK Spezielle Immunologie (SS-A, SS-B, α-SCL-70, cANCA, ACA), Kreatininkinase (CK)
Spezielle Endokrinologie	Wachstumshormon, Parathormon, Blutzuckerspiegel
Spezielle Genetik	Im Einzelfall zur genetischen Bestätigung der Diagnose (besonders bei Dysplasien)

Laborchemische, mikrobiologische und *immunologische* Basisuntersuchungen (Tabelle 1.2, 1.3) sind für die Diagnosestellung oft wegweisend. Die *bildgebende Diagnostik* und systematische Bildanalyse entscheidet, ob es sich um eine Traumafolge, Fehlbildung, Skeletttumor oder tumorähnliche Läsion, Infektion, Nekrose oder rheumatische Erkrankung handelt. Die Radiologie kann in vielen Fällen durch die Musteranalyse eine Aussage zur Dignität der Knochenerkrankung treffen. Zudem stellen bildgebende Verfahren fest, ob es sich um eine regionäre, solitäre, monostotische, polyostotische, gelenkbezogene oder systemische Skeletterkrankung handelt.

Bei Verdacht auf maligne *Knochentumoren* oder Tumore unklarer Dignität ist eine histologische Sicherung der Diagnose notwendig. Als erstrangige Methode findet die *Skelettpunktion* Anwendung, bei der mit Biopsienadeln (z.B. Osteocut, Hauensteinnadel) unter Führung (Durchleuchtung, Sonographie, MRT oder Computertomographie) eine Gewebeprobe entnommen wird. Die Biopsie soll aus einem vitalen Tumoranteil entnommen werden. Biopsien aus Periostreaktionen (z.B. aus einem Codman-Dreieck) genügen nicht. Idealerweise werden zur Diagnosefindung Materialproben aus Kortikalis *und* Spongiosa gewonnen. Punktionen sind minimal-invasiv und können meist in Lokalanästhesie risikoarm durchgeführt werden. Größere Gewebeproben können durch eine Stanzbiopsie oder durch eine offene Biopsie gewonnen werden.

Die diagnostische *Punktion von Gelenkergüssen* wird für mikrobiologische und rheumatologische Laboruntersuchungen benötigt. Die Gelenkpunktion kann unter Zielhilfe (Sonographie, Durchleuchtung) vorgenommen werden. Bei jedem Verdacht auf eine pyogene Arthritis ist die mikrobiologische Untersuchung von Gelenkergüssen geboten.

Entscheidend für das weitere Vorgehen bei malignen Tumoren ist ein exaktes Staging. Die Therapie der Wahl ist meist die Kombination aus (neo)adjuvanter Chemotherapie und operativer Entfernung des Tumors. Diese sollte in einem onkologischen Zentrum mit Erfahrung in der Behandlung von Knochentumoren erfolgen. Benigne Knochentumore werden, wenn überhaupt, durch alleinige operative Entfernung saniert.

1.3 Der Pathologe

Für den Kliniker sind einige grundsätzliche Überlegungen zur Histopathologie nützlich. Im nachfolgenden Teil werden die wichtigsten Techniken der Fixierung, Entkalkung, Färbung und Immunreaktionen zum Verständnis vorgestellt (zu Einzelheiten der histologischen Technik vgl. Adler 2004).

Die Fixierung des Gewebes erfolgt vorwiegend in Formalin (4%ige wässrige Lösung). Für Semidünnschnitte eignet sich die Fixierung in Glutaraldehyd. Für enzymhistochemische Darstellungen wird mit Aceton fixiert. Für elektronenmikroskopische Untersuchungen muss die Fixierung mit Osmiumsäure erfolgen.

Standardmäßig wird das Biopsiematerial entkalkt und anschließend in Paraffin eingebettet. Die Paraffineinbettung erfordert einen erfahrenen Pathologen, der den nichtmineralisierten Anteil des Biopsats zunächst getrennt bearbeitet. Die mineralisierten Biopsieanteile müssen vor der Einbettung entkalkt werden. Am gebräuchlichsten ist die Säureentkalkung mit 6%iger Salpetersäure, die aber relativ aggressiv ist. Sie birgt die Gefahr einer Überentkalkung und damit den Verlust der Kernanfärbbarkeit. Schonender ist die Entkalkung mit Chelatbildner

1.3 · Der Pathologe

Tabelle 1.3. Autoantikörperprofile

Krankheitsbild	Antikörpertyp	Häufigkeit [%]
Rheumatoide Arthritis	Rheumafaktoren ANA Histon SS-A	70–90 30–60 25 20
Primäres Sjörgen-Syndrom	Rheumafaktoren SS-B SS-A ANA	20–50 40–60 60 10–25
Dermatomyositis/PM	PM Mi Jol UI-RNP SS-A	65 50 30 15 10
Systemischer Lupus erythematodes	ds-DNS aHiston (bei medikamentös induziertem Lupus) Sm UI-RNP SS-A SS-B Lupus-Antikoagulanz Cardiolipin (thrombotische Komplikationen) ANA Ro (renale Beteiligung)	50–60 25–30 30–35 30–40 30–40 10–15 35–40 30–40 90 <10
Progressive systemische Sklerose	ANA antinukleoläre RNA α-SCL 70 (nicht bei CREST) Anticentromer aPM UI-RNP SS-A	96 40 20 10–20 10 10 10
Mischkollagenose	UI-RNP SS-A	100 20

(EDTA-Entkalkung). Mit dieser Methode lassen sich sämtliche für Paraffinschnitte entwickelte Färbungen und immunhistochemische Untersuchungen durchführen.

Ungefärbt lassen sich Gewebsstrukturen der histologischen Schnittpräparate nur ungenau erkennen. Sicherheit in der Diagnose schafft hierbei die Färbung, bei der man sich die Affinität der zellulären und extrazellulären Stoffe für bestimmte Farbstoffe zu Nutze macht. Man unterscheidet die Übersichtsfärbung von der Spezialfärbung.

Übersichtsfärbungen. Grundsätzlich wird bei allen Knochenschnitten die *HE-Färbung* als Übersichtsfärbung (Kernfärbung mittels Eisenhämatoxylin) angewandt. Mit dieser lassen sich die meisten Knochenkrankheiten diagnostizieren. Die Vorteile liegen in der einfachen Durchführbarkeit und dem kontrastreichen Ergebnis. Der Kern erscheint blau, das Zytoplasma rot. Auch Knorpelgrundsubstanz, Kalkablagerungen und Kittlinien erscheinen blau, Kollagenfasern wiederum rot.

Als zweite Übersichtsroutinefärbung steht die *Gieson-Färbung* zur Verfügung. Besonders geeignet ist sie zur Darstellung von Bindegewebsfasern, Faserknochenbälkchen und Karzinommetastasen.

Spezialfärbung. Bei Verdacht auf einen Knorpeltumor, Knochentumor (insbesondere Ewing-Sarkom) bzw. eine Pilzosteomyelitis empfiehlt sich die *PAS-Färbung* (Perjodsäure-Schiff-Reaktion), die sich zur Darstellung von Polysacchariden und anderen Kohlenhydraten sowie anderen

PAS-positiven zellulären Strukturen in einem Tumor anbietet. *Toluidinblau* findet bei Knorpeltumoren Anwendung. Mit der *Giemsa-Färbung* lassen sich zytologische Feinheiten (Zytoplasma, Kern) in Knochenmarkzellen darstellen, wichtig bei Knochenlymphomen und hämatologischen Erkrankungen. *Kongorot* wird für eine Spezialfärbung für die Amyloidose eingesetzt.

Immunhistologie. Bei schlecht differenzierten Tumoren ist die Identifizierung des Ursprungsgewebes durch die morphologische Analyse allein häufig nicht möglich. Für eine histogenetische Zuordnung ist daher der Nachweis von Tumormarkern erforderlich. Diese gewebs- oder tumorspezifischen Antigene werden direkt vom Tumorgewebe produziert. Ihr Nachweis erfolgt mit speziellen Antikörpern mittels immunhistochemischer Methoden. Überwiegend kann die Immunhistochemie an Paraffinschnitten von formalinfixiertem Gewebe durchgeführt werden. Einige der Tumormarker jedoch erfordern alternative Methoden wie etwa speziellen Fixationsverfahren oder den Nachweis am Gefrierschnitt.

Durch den Nachweis des Ursprungsgewebes kann eine genaue Klassifizierung bei höherem Dedifferenzierungsgrad der Knochentumoren erfolgen. Diese Methode liefert allerdings kein Kriterium für Benignität oder Malignität; ein Versagen bei undifferenzierten anaplastischen malignen Tumoren ist nicht ausgeschlossen. Der Nachweis von *Vimentin* weist auf eine mesenchymale Herkunft des Tumorgewebes (Sarkome) hin. *Lysozym* ist zum Nachweis von histozytärer Herkunft geeignet, Karzinome sind regelmäßig *Zytokeratin*-positiv. Neurogene Tumoren, Fettgewebstumoren, Knorpeltumoren und Chordome exprimieren *S100-Protein*, Chordome exprimieren zudem das »*epithelial membrane antigen*« (EMA). Für neurogenes Tumorgewebe ist des weiteren die *neuronenspezifische Enolase* (NSE) ein geeigneter Marker. Ki-67-Immunfärbung ist ein Proliferationsmarker, der bei der Unterscheidung von benignen und malignen Tumoren helfen kann, z.B. bei der schwierigen Differenzierung von Enchondromen und hoch differenzierten Chondrosarkomen.

1.4 Der Nuklearmediziner

Das nuklearmedizinische Standardverfahren zur Untersuchung von Knochenerkrankungen ist die *Skelettszintigraphie*. Sie bietet die Möglichkeit die Stoffwechselaktivität einer lokalisierten ossären Läsion zu bestimmen, sowie auf einfache Weise das gesamte Skelettsystem zu beurteilen. Hierdurch ergibt sich eine ideale Ergänzung zu den morphologischen Röntgenverfahren bei der Diagnostik ossärer Erkrankungen.

Die *Ganzkörper-Skelettszintigraphie* weist den polytopen Befall einer Skeletterkrankung mit einer einzigen Untersuchung nach. Sie ist unverzichtbar z.B. bei der Suche nach Skelettmetastasen.

Bei entzündlichen Gelenkerkrankungen zeigt die *Zwei-Phasen-Ganzkörper-Skelettszintigraphie* sensitiv die Verteilung und Entzündungsaktivität der befallenen Gelenke an. Sie sollte idealerweise durch Zielaufnahmen der Hände und Füße ergänzt werden.

Die auf eine Körperregion lokalisierte *Drei-Phasen-Skelettszintigraphie* ist bei jedem Knochentumor unklarer Diagnose und Dignität, bei Verdacht auf eine lokalisierte ossäre Entzündung und zur Beurteilung von Endoprothesen durchzuführen. Sie zeigt die Perfusion und den Blutpool der betroffenen Region und erlaubt über die Änderungen im Knochenstoffwechsel eine erste Abschätzung der Dignität. Eine ergänzende Ganzkörperaufnahme des Mineralstoffwechsels zum Ausschluss weiterer Skelettläsionen ist obligat.

Das Repertoire der Nuklearmedizin umfasst viele weitere Verfahren zur Beurteilung ossärer Läsionen. So können z.B. mit Hilfe der Leukozyten- und der Antigranulozytenszintigraphie Entzündungsherde nachgewiesen und das Knochenmark verdrängende Läsionen erkannt werden. Medulläre Erkrankungen wie das Plasmozytom zeigen nicht selten einen ausgedehnten Befall des Knochenmarks bei weitgehend unauffälligem Skelettszintigramm. Gallium-67, Thallium-201 und 99m-Technetium-MIBI werden zur Suche maligner Knochentumoren eingesetzt. Die Fluor-18-Positronenemissionstomographie (FDG-PET) hat sich in der Diagnostik maligner Tumoren etabliert. Auch zum Nachweis entzündlicher Erkrankungen erweist sich die FDG-PET als sehr sensitives Verfahren.

Radiologische Strategie

2.1 Wachstumsgeschwindigkeit von Knochenläsionen – 10

2.2 Schrittweise zur Diagnose: Entscheidungsbäume – 14

2.3 Schrittweise zur Diagnose: Tabellen – 16

2.1 Wachstumsgeschwindigkeit von Knochenläsionen

> Die Wachstumsgeschwindigkeit (Aggressivität) von Knochenläsionen kann im Röntgenbild abgelesen werden.

◘ Tabelle 2.1 definiert die Lodwick-Grade in der Rangfolge von geringer zur höheren Aggressivität. ◘ Tabelle 2.2 zeigt typische Zuordnungen bestimmter Knochenläsionen zu Lodwick-Graden. Maligne Läsionen sind ganz überwiegend in den Lodwick-Graden II und III subsumiert. Typische Beispiele verschiedener Lodwick-Grade sind in den ◘ Abbildungen 2.1 bis 2.4 aufgezeigt.

Oft sind (solitäre) Knochenläsionen von einer Periostreaktion begleitet. Auch an der Form periostaler Reaktionen kann die Wachstumsgeschwindigkeit abgeschätzt werden, typische Beispiele finden sich in den ◘ Abbildungen 2.5 bis 2.8. Wichtige charakteristische Formen von Periostreaktionen sind in ◘ Tabelle 2.3 hinterlegt.

◘ **Tabelle 2.1.** Modifizierte Lodwick-Grade – Radiologische Kriterien

Lodwick Grad I: Geographische Destruktion
Langsam wachsende Läsion: Umschriebene Osteolysen mit definierbarem Übergang zum gesunden Knochen
- Ia Geographische Destruktion mit sklerotischem Randsaum, sehr langsames Wachstum
- Ib Scharf begrenzte geographische Läsion ohne Randsaum, ausgestanzte Defekte
- Ic Unscharf begrenzte geographische Läsion ohne Randsklerose, lokal infiltrierendes Wachstum, Penetration der Kortikalis

Lodwick Grad II: Mottenfraßartige Destruktion
Schnellwachsende Läsion: Multiple, teilweise konfluierende Defekte unterschiedlicher Größe
Breite Übergangszone zwischen normalem Knochen und Läsion, Grenze nicht bestimmbar

Lodwick Grad III: Permeative Destruktion
Sehr schnellwachsende, aggressive Läsion: Multiple, winzige uniform oder netzartig-lineare Herde. Tunnelierung der Kortikalis, breite undefinierbare Übergangszone zwischen Läsion und gesundem Knochen

◘ **Tabelle 2.2.** Typische Zuordnungen von Lodwick-Graden zu Skelettläsionen

Läsion	Ia	Ib	Ic	II	III
Solitäre Knochenzyste	■				
Osteom	■				
Osteoidosteom	■				
Osteoblastom	■	▨			
Chondroblastom	■	▨			
Chondromyxoidfibrom	■	▨			
Nicht ossifizierendes Knochenfibrom	■				
Fibröser Kortikalisdefekt	■				
Lipom	■				
Intraossäres Ganglion	■				
Brodieabszess	■				
Enchondrom	■	▨			
Aneurysmale Knochenzyste	▨	■			
Osteoklastom		■	▨		
Plasmozytom		■	▨	▨	
Malignes Fibröses Histiozytom		▨	■	▨	▨
Chordom		▨	■	▨	
Eosinophiles Granulom		▨	■	▨	▨
Chondrosarkom		▨	■	▨	▨
Metastasen		▨	▨	■	▨
Knochenlymphom			▨	■	▨
Fibrosarkom			▨	■	▨
Osteomyelitis			▨	■	■
Ewing-Sarkom			▨	■	■
Hämangioendotheliom			▨	■	■
Osteosarkom			▨	■	■

Dunkelgraue Felder: typische Verteilung, *Hellgraue Felder:* seltenere Verteilung.
Läsionen, die schwierig zu graduieren sind: Myositis ossificans, parosteale Sarkome.

2.1 · Wachstumsgeschwindigkeit von Knochenläsionen

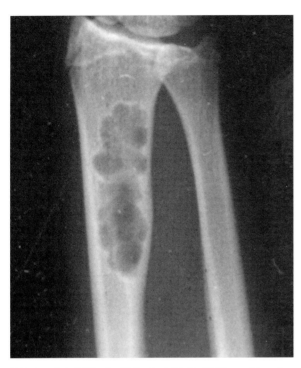

Abb. 2.1. Beispiel für eine Läsion Lodwick Grad I: Dieses nichtossifizierende Knochenfibrom zeigt eine scharfe Demarkierung zum umliegenden Knochengewebe. Der Randsaum ist durch eine feine Skleroselinie gut demarkiert. Es handelt sich um einen Wachstumsgrad nach Lodwick Ia (geographisch Destruktion mit sklerotischem Randsaum)

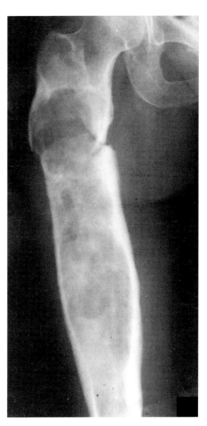

Abb. 2.2. Beispiel für eine Läsion, Lodwick Grad Ib (großes, expansiv wachsendes Chondroblastom ohne scharf definierten Randsaum). Der Knochentumor hat zu einer pathologischen Fraktur geführt

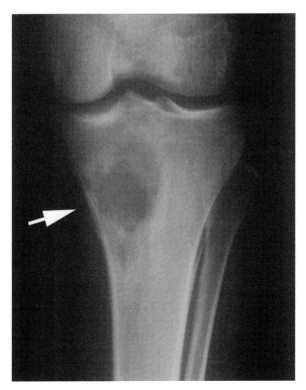

Abb. 2.3. Beispiel für eine Läsion Lodwick Grad II: Es handelt sich um eine schnellwachsende Läsion (Osteosarkom) mit breiter Übergangszone zwischen dem Knochentumor und dem angrenzenden Skelett. Diese unscharfe Berandung weist auf das aggressive Wachstum der Läsion hin

Kapitel 2 · Radiologische Strategie

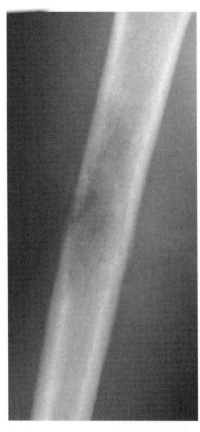

Abb. 2.4. Beispiel für eine Läsion Lodwick Grad III: Eine permeativ-aggressive Läsion mit undefinierbarer Übergangszone zwischen Läsion und gesundem Knochen. Es handelt sich hierbei um ein hochmalignes Knochenlymphom

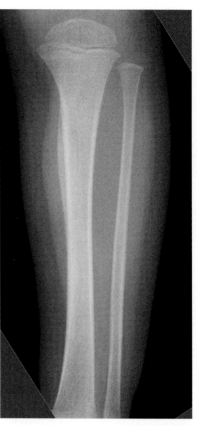

Abb. 2.5. Beispiel für eine solide Periostreaktion: Regelmäßige, spindelförmige periostale Knochenneubildung. Scharfe Demarkierung zu den Weichteilen wie zum Knochen hin. Es liegt eine einzelne Schicht (also kein Zwiebelschalenmuster) dieser Periostreaktion vor. Diagnose: Z.n. Osteomyelitis mit reaktiver Periostitis ossificans

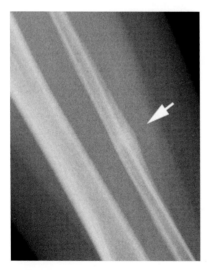

Abb. 2.6. Solide monolamelläre Periostreaktion ohne Unterbrechungen nach Trauma und subperiostalem Hämatom

2.1 · Wachstumsgeschwindigkeit von Knochenläsionen

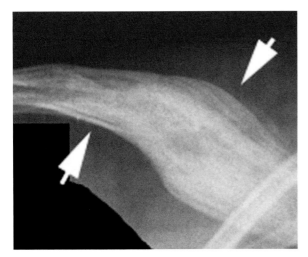

Abb. 2.7. Zwiebelschalenartige, aus vielen unterschiedlichen Schichten aufgebaute Periostreaktion bei chronischer Osteomyelitis

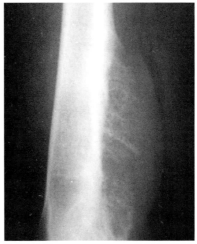

Abb. 2.8. »Hair-on-end-Periostreaktion« bei einem schnellwachsenden Tumor, hier ein Ewing-Sarkom. Die parallel verlaufenden, senkrecht zur Knochenoberfläche stehenden Spiculae nehmen zu den Rändern hin an Höhe ab. Histologisch finden sich senkrecht zur Kortikalis stehende Periostgefäße

Tabelle 2.3. Charakteristische Periostreaktionen und ihre differenzialdiagnostische Bedeutung

Periostreaktion	Seite
Spiculae mit paralleler Anordnung (»hair-on-end«)	
Ewing-Sarkom	117
Spiculae mit divergierender Anordnung (»Sonnenstrahlen«)	
Osteosarkom, Ewing-Sarkom	82, 117
Metastasen (insbesondere kolorektale Karzinome)	166
Hämangiom	127
Meningeom	
Codman-Dreieck	
Maligne Knochentumoren, insbesondere Osteosarkom	82
Osteomyelitis mit Periostitis	179
Bilateral-symmetrische Periostreaktion bei Erwachsenen	
Hypertrophe Osteoarthropathie (Pierre-Marie-Bamberger-Syndrom)	312
Schilddrüsenassoziierte Arthropathien	311
Fluorose	341
Chronisch-venöse Insuffizienz der Beine	
Bilateral-symmetrische Periostreaktion bei Kindern	
Akute Leukämie	125
Vitamin C-Mangel und Rachitis	354, 324
M. Caffey	219
Kongenitale Syphilis	

2.2 Schrittweise zur Diagnose: Entscheidungsbäume

Erste Schritte zur Diagnose

1. Liegt eine solitäre Skelettläsion vor?
   Wenn ja:
   Wo ist die Läsion lokalisiert?
   Welchem Lodwick-Grad kann der Läsion zugeordnet werden?
   Weiter mit ◘ Abb. 2.9 bzw. ◘ Abb. 2.10.
2. Liegt eine polytope oder systemische Skeletterkrankung vor?
   Weiter mit ◘ Abb. 2.11.
3. Liegt eine Skelettdysplasie vor (Leitsymptom: Minderwuchs)?
   Weiter mit ◘ Abb. 2.12.
4. Liegt eine Gelenkerkrankung vor (Leitsymptom: Arthralgie)?
   Weiter mit ◘ Abb. 2.13.

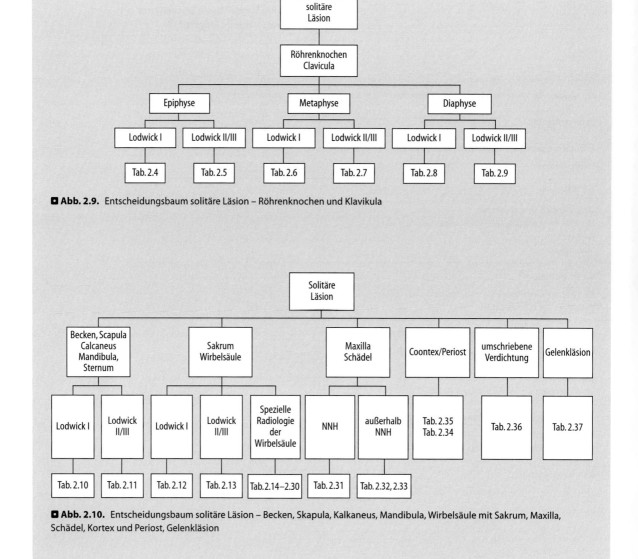

◘ **Abb. 2.9.** Entscheidungsbaum solitäre Läsion – Röhrenknochen und Klavikula

◘ **Abb. 2.10.** Entscheidungsbaum solitäre Läsion – Becken, Skapula, Kalkaneus, Mandibula, Wirbelsäule mit Sakrum, Maxilla, Schädel, Kortex und Periost, Gelenkläsion

2.3 · Schrittweise zur Diagnose: Tabellen

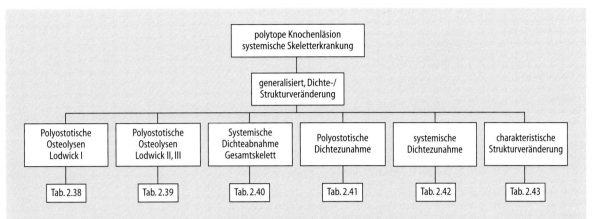

Abb. 2.11. Entscheidungsbaum polytope Knochenläsion/systemische Skeletterkrankung

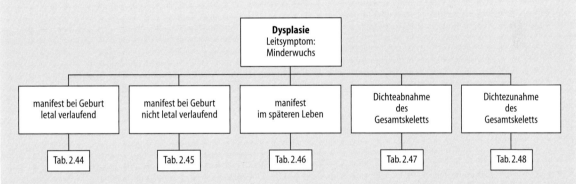

Abb. 2.12. Entscheidungsbaum Dysplasie

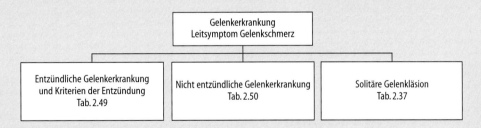

Abb. 2.13. Gelenkerkrankung

2.3 Schrittweise zur Diagnose: Tabellen

Solitäre Läsion – Röhrenknochen und Clavicula

◘ **Tabelle 2.4.** Läsion in einem langen Röhrenknochen, Klavikula, Hand- oder Fußröhrenknochen. Lodwick Grad I. Epiphyse, Tuberositas, Trochanter, Apophyse

Tumor	Alter (Jahre)	Haupt-Lokalisation	Radiologie – Hauptbefund	Seite
Chondroblastom (Codman-Tumor)	2–20	Epiphyse der langen Röhrenknochen	Scharf demarkierte Osteolyse	60
Intraossäres Ganglion	30–50	Epiphyse von Hüft-, Knie-, Sprunggelenk	Gelenknah, exzentrisch, osteolytisch	151
Osteoklastom	20–50	Epiphyse der langen Röhrenknochen	Osteolytisch, exzentrisch, Seifenblasenbild	109
Subchondrale Knochenzyste	40–60	Epiphyse der großen Gelenke	Gelenknah, osteolytisch, Randsklerose	155
Osteoid-Osteom	10–20	Selten Lage in Epiphyse möglich, meist jedoch in den langen Röhrenknochen	Intrakortikal, lytisch, Randsklerose	75
Enchondrom	Jedes Alter	Selten epiphysäre, meist metadiaphysäre Lage. Kurze Röhrenknochen von Händen und Füßen, lange Röhrenknochen	Röntgendicht, oft rein lytisch, Kalkherde	55

◘ **Tabelle 2.5.** Läsion in einem langen Röhrenknochen, Klavikula, Hand- oder Fußröhrenknochen. Lodwick Grad II/III. Epiphyse, Tuberositas, Trochanter, Apophyse

Tumor	Alter (Jahre)	Haupt-Lokalisation	Radiologie – Hauptbefund	Seite
Chondroblastom (Codman-Tumor)	2–20	Epiphyse der langen Röhrenknochen	Scharf demarkierte Osteolyse	60
Chondrosarkom	>50	Sehr selten epiphysär, Stammskelett, lange Röhrenknochen	Osteolytisch, lobuliert, Kalkherde	66
Ganglion	>20	Hüft-, Knie-, Sprunggelenk	Gelenknah, exzentrisch, osteolytisch	151
Synoviales Sarkom	Jugendliche und junge Erwachsene	Gelenknah intra- (10%) oder periartikulär	Nach Aggressivität scharf oder unscharf berandet	316
Villonoduläre Synovitis	Jugendliche und junge Erwachsene	Gelenknah, meist Knie, Hände oder Füße	Weichteilmasse mit Erosion der angrenzenden Knochenstruktur und reaktiver Sklerose, gelegentliche Kalzifikation	317
Osteosarkom	10–20, >50	Sehr selten epiphysär, meist Metaphyse der langen Röhrenknochen	Destruktiv-osteolytisch oder osteosklerotisch, Periostreaktion	82
Chondroblastom in Kombination mit AKZ	2–20	Epiphyse der langen Röhrenknochen	Scharf demarkierte Osteolyse	60

Tabelle 2.6. Läsion in einem langen Röhrenknochen, Clavicula, Hand- oder Fußröhrenknochen. Lodwick Grad I. Metaphyse

Tumor	Alter (Jahre)	Haupt-Lokalisation	Radiologie – Hauptbefund	Seite
Enchondrom	Jedes Alter	Kurze Röhrenknochen von Händen und Füßen, lange Röhrenknochen	Röntgendicht, oft rein lytisch, Kalkherde	55
Chondromyxoidfibrom	0–30	Metaphyse der langen Röhrenknochen, Knie	Exzentrisch, osteolytisch, wellig begrenzt	64
Chondrosarkom	>50	Stammskelett, lange Röhrenknochen	Osteolytisch, lobuliert, Kalkherde	66
Bone-Island (Enostose)	Jedes Alter	Lange Röhrenknochen	Intraspongiös, sklerotisch	73
Juvenile (solitäre) Knochenzyste	0–20	Metaphyse der langen Röhrenknochen	Zystisch, zentral, septiert, expansiv	142
Plasmazelluläre Osteomyelitis	5–15	Metadiaphyse der langen Röhrenknochen	Zystenartige zentral gelegene Osteolyse mit schmaler umgebender Sklerose	185
Brodie-Abszess	10–30	Metaphyse der langen Röhrenknochen	Zentral im Knochen, scharf begrenzt, Randsklerose	184
Fibröser Kortikalisdefekt	0–20	Metaphyse der langen Röhrenknochen der unteren Extremität	Osteolytisch, die Kortikalis von außen einbuchtend, wellige Randsklerose	99
Fibröse Knochendysplasie (Jaffe-Lichtenstein)	5–15	Schädel, Rippen, Metaphyse der langen Röhrenknochen der unteren Extremität	Diffus-wolkig, mattglasartig, deformierend	156
Nichtossifizierendes Knochenfibrom	0–20	Metaphyse der langen Röhrenknochen	Exzentrisch, kortikal, wellige Randsklerose	95
Osteoklastom (ragt in Metaphyse)	20–50	Epiphyse der langen Röhrenknochen, Ausbreitung in Metaphyse	Osteolytisch, exzentrisch, Seifenblasenbild	109
Osteoblastom	0–30	Wirbelsäule, kurze und lange Röhrenknochen	Intrakortikal, lytisch, Randsklerose	80
Hämangiom	0–60	Schädel, Wirbelsäule	Osteolytisch, honigwabenartig	127
Aneurysmale Knochenzyste	10–20	Metaphyse der langen Röhrenknochen, Wirbelsäule	Exzentrisch, osteolytisch, blow-out	147
Xanthom	2–30	Lange Röhrenknochen	Exzentrisch, scharf begrenzte, von einer welligen Randsklerose umgebene Osteolyse	97
Kortikales Desmoid (fibroplastische Periostreaktion)	10–20	Metaphyse der langen Röhrenknochen, Becken	Periostverbreiterung, aufgeraute Kortikalis	100
Adamantinom	40–60	Lange Röhrenknochen der unteren Extremität	Osteolytisch, exzentrisch, perifokale Lysezonen	140
Osteoidosteom	10–20	Lange Röhrenknochen	Intrakortikal, lytisch, Randsklerose	75
Plasmozytom	Mittleres und höheres Erwachsenenalter, selten <40	Wirbelsäule, Femur, Schädel, Becken, Femur, Sternum, Rippen und Humerus	Scharf, oft expansiv, demarkierte Osteolysen, oft rattenfraßartige Kortikaliserosion	115
Lipom	Jedes Alter	Jeder Knochen	Scharf begrenzt, osteolytisch, zentraler Kalkherd	113

2.3 · Schrittweise zur Diagnose: Tabellen

Tabelle 2.7. Lodwick Grad II/III. Metaphyse, Läsion in einem Röhrenknochen oder Clavicula

Tumor	Alter (Jahre)	Haupt-Lokalisation	Radiologie – Hauptbefund	Seite
Chondrosarkom	>50	Stammskelett, lange Röhrenknochen	Osteolytisch, lobuliert, Kalkherde	66
Hellzelliges Chondrosarkom	40–50	Metaphyse der langen Röhrenknochen, Wirbelsäule, Becken	Osteolytisch, septiert, Kalkherde	70
Mesenchymales Chondrosarkom	20–40	Stammskelett, lange Röhrenknochen	Osteolytisch, meist exzentrisch, Kalkherde	71
Entdifferenziertes Chondrosarkom	>50	Femur	Osteolytisch, Kalkherde, Weichteilanteil	72
Malignes fibröses Histiozytom	50–70	Becken, lange Röhrenknochen	Unscharf, exzentrisch, Kortikalis durchbrochen	106
Plasmozytom	Mittleres und höheres Erwachsenenalter, selten <40	Wirbelsäule, Femur, Schädel, Becken, Femur, Sternum, Rippen und Humerus	Scharf, oft expansiv, demarkierte Osteolysen, oft rattenfraßartige Kortikaliserosion	115
Metastase	Jedes Alter	Jeder Knochen	Teils osteolytisch, teils osteoplastisch, gemischte Formen möglich	166
Hämangiosarkom	>30	Lange Röhrenknochen	Destruktiv-osteolytisch	134
Desmoplastisches Fibrom	15–25	Mandibula, Becken, lange Röhrenknochen	Scharf begrenzte Osteolyse mit Arrosion oder Durchbruch der Kortikalis	103
Knochenlymphom	>50	Schaft der langen Röhrenknochen	Grobfleckig-osteolytisch, Wabenstruktur	122
Osteosarkom	10–20, >50	Metaphyse der langen Röhrenknochen	Destruktiv-osteolytisch oder osteosklerotisch, Periostreaktion	82
Teleangiektatisches Osteosarkom	10–20	Metaphyse der langen Röhrenknochen	Osteolytisch, Kortikalis meist durchbrochen	88
Aneurysmale Knochenzyste	10–20	Metaphyse der langen Röhrenknochen, Wirbelsäule	Exzentrisch, osteolytisch, blow-out	147
Fibrosarkom	20–70	Metaphyse der langen Röhrenknochen	Osteolytisch, keine Randsklerose	107
Chondromyxoidfibrom	0–30	Metaphyse der langen Röhrenknochen	Exzentrisch, osteolytisch, wellig begrenzt	64

Tabelle 2.8. Läsion in einem langen Röhrenknochen, Klavikula, Hand- oder Fußröhrenknochen. Lodwick Grad I. Diaphyse

Tumor	Alter (Jahre)	Haupt-Lokalisation	Radiologie – Hauptbefund	Seite
Enchondrom	Jedes Alter	Kurze Röhrenknochen von Händen und Füßen, lange Röhrenknochen, Diaphyse, Rippen, Clavicula	Röntgendicht, oft rein lytisch, Kalkherde	55
Periostales Chondrom	10–30	Kurze Röhrenknochen von Händen und Füßen, Humerus	Umschrieben, oberflächlich, intraläsional Kalkherde	60
Chondromyxoidfibrom	0–30	Metaphyse der langen Röhrenknochen	Exzentrisch, osteolytisch, wellig begrenzt	64
Chondrosarkom	>50	Stammskelett, lange Röhrenknochen	Osteolytisch, lobuliert, Kalkherde	66
Fibröser Kortikalisdefekt	0–20	Metaphyse der langen Röhrenknochen der unteren Extremität	Osteolytisch, die Kortikalis von außen einbuchtend, wellige Randsklerose	99
Neurofibrom	Jedes Alter	Jeder Knochen	Multiple radiologische Veränderungen bei Neurofibromatose I.	135
Juvenile (solitäre) Knochenzyste	0–20	Metadiaphyse der langen Röhrenknochen	Zystisch, zentral, septiert, expansiv	142
Desmoplastisches Fibrom	15–25	Mandibula, Becken, lange Röhrenknochen	Scharf begrenzte Osteolyse mit Arrosion oder Durchbruch der Kortikalis	103
Nichtossifizierendes Fibrom	0–20	Metaphyse der langen Röhrenknochen	Exzentrisch, kortikal, wellige Randsklerose	95
Ossifizierendes Fibrom	Überwiegend Erwachsene	Kieferknochen, selten in langen Röhrenknochen	Scharf begrenzte Osteolyse, intraläsionale Verdichtungen, gel. Sklerosesaum	100

2.3 · Schrittweise zur Diagnose: Tabellen

Tabelle 2.8 (Fortsetzung)

Tumor	Alter (Jahre)	Haupt-Lokalisation	Radiologie – Hauptbefund	Seite
Osteofibröse Dysplasie (Campanacci)	0–15	Diaphyse von Tibia und Fibula	Wabig-strähnig, Satelliten	101
Fibrosarkom	20–70	Metaphyse der langen Röhrenknochen	Osteolytisch, keine Randsklerose	107
Hämangiom	30–60	Schädel, Wirbelsäule	Osteolytisch, honigwabenartig	127
Hämangiosarkom	>30	Lange Röhrenknochen	Destruktiv-osteolytisch	134
Lymphangiom	<20	Jeder Knochen	Ausgedehnte Lyse, von Sklerosezonen unterteilt, oft Periostreaktion (»sunburst«)	129
Benignes fibröses Histiozytom	Jedes Alter	Diaphyse der langen Röhrenknochen	Osteolytisch, scharf begrenzt, Randsklerose	104
Lipom	Jedes Alter	Jeder Knochen	Scharf begrenzt, osteolytisch, zentraler Kalkherd	113
Plasmozytom	60–70	Stammskelett, Schädel, lange Röhrenknochen	Osteolytisch, Kortikalis rattenfraßähnlich arrodiert	115
Osteoidosteom	10–20	Lange Röhrenknochen	Intrakortikal, lytisch, Randsklerose	75
Osteoblastom	0–30	Wirbelsäule, kurze und lange Röhrenknochen	Intrakortikal, lytisch, Randsklerose	80
Osteosarkom	10–20, >50	Metaphyse der langen Röhrenknochen	Destruktiv-osteolytisch oder osteosklerotisch, Periostreaktion	82
Knochenlymphom	>50	Schaft der langen Röhrenknochen	Grobfleckig-osteolytisch, Wabenstruktur	122
Xanthom	2–30	Lange Röhrenknochen	Exzentrisch, scharf begrenzte, von einer welligen Randsklerose umgebene Osteolyse	97

Tabelle 2.9. Läsion in einem langen Röhrenknochen, Klavikula, Hand- oder Fußröhrenknochen. Lodwick Grad II/III. Diaphyse

Tumor	Alter (Jahre)	Haupt-Lokalisation	Radiologie – Hauptbefund	Seite
Adamantinom	40–60	Lange Röhrenknochen der unteren Extremität, Tibia	Osteolytisch, exzentrisch, perifokale Lysezonen und Sklerosen	140
Chondromyxoidfibrom	0–30	Metaphyse der langen Röhrenknochen, Knie	Exzentrisch, osteolytisch, wellig begrenzt	64
Chondrosarkom	>50	Stammskelett, lange Röhrenknochen	Osteolytisch, lobuliert, Kalkherde	66
Mesenchymales Chondrosarkom	20–40	Stammskelett, lange Röhrenknochen	Osteolytisch, meist exzentrisch, Kalkherde	71
Entdifferenziertes Chondrosarkom	>50	Femur	Osteolytisch, Kalkherde, Weichteilanteil	72
Ewing-Sarkom	10–20	Schaft der langen Röhrenknochen	Kleinfleckig-osteolytisch, Zwiebelschalenbild	117
Fibrosarkom	20–70	Metadiaphyse der langen Röhrenknochen	Osteolytisch, keine Randsklerose	107
Hämangiosarkom	Jedes Alter	Jeder Knochen	Destruktiv-osteolytisch, unregelmäßig berandet	134
Liposarkom	10–70	Lange Röhrenknochen	Osteolytisch-destruktiv	114
Plasmozytom	Mittleres und höheres Erwachsenenalter, selten <40	Wirbelkörper, Femur, Schädel, Becken, Femur, Sternum, Rippen und Humerus	Scharf, oft expansiv, demarkierte Osteolysen, oft rattenfraßartige Kortikaliserosion	115
Osteoidosteom	10–20	Lange Röhrenknochen	Intrakortikal, lytisch, Randsklerose	75
Osteosarkom	10–20, >50	Metadiaphyse der langen Röhrenknochen	Destruktiv-osteolytisch oder osteosklerotisch, Periostreaktion	82
Knochenlymphom	>50	Schaft der langen Röhrenknochen	Grobfleckig-osteolytisch, Wabenstruktur	122
Osteomyelitis	Jedes Alter	Jeder Knochen	Osteolytisch, teils osteosklerotisch, Mottenfraß, gel. subperiostaler Abszess	179
Metastase	Jedes Alter	Jeder Knochen	Teils osteolytisch, teils osteoplastisch, gemischte Formen möglich	166
SAPHO- und CRMO-Syndrom	Jedes Alter	Jeder Knochen, oft Becken, mediale Klavikula und Skapula	Lytisch und/oder sklerotische, unscharf begrenzte Herde	186

2.3 · Schrittweise zur Diagnose: Tabellen

Solitäre Läsion – Achsenskelett, platte Knochen

Tabelle 2.10. Läsion im Beckenknochen, Skapula, Calkaneus, Sternum, Mandibula. Lodwick Grad I

Tumor	Alter (Jahre)	Haupt-Lokalisation	Radiologie – Hauptbefund	Seite
Bone-Island (Enostose)	Jedes Alter	Gel. Becken, meist lange Röhrenknochen	Intraspongiös, sklerotisch	73
Enchondrom	Jedes Alter	Skapula	Röntgendicht, oft rein lytisch, Kalkherde	55
Chondromyxoidfibrom	10–35	Becken, meist Os ilium	Exzentrisch, osteolytisch, wellig begrenzt	64
Chondroblastom	5–25	Becken, Skapula	Scharf demarkierte Osteolyse	60
Chondrosarkom	>50	Stammskelett, Sternum	Osteolytisch, lobuliert, Kalkherde	66
Hämangiom	30–60	Schädel, Wirbelsäule	Osteolytisch, honigwabenartig	127
Osteoklastom	20–50	Sakrum	Osteolytisch, exzentrisch, Seifenblasenbild	109
Eosinophiles Granulom (Langerhanszell-Histiozytose)	<30	Becken, sonst: Schädel, Wirbelsäule, Femur, Rippen	»Ausgestanzte« Osteolyse, intamedullär, initial unschaf, später scharf begrenzt	159
Plasmozytom	Mittleres und höheres Erwachsenenalter, selten <40	Wirbelkörper, Becken, Sternum, Rippen, sonst: Femur, Schädel, Femur, Humerus	Scharf, oft expansiv, demarkierte Osteolysen, oft rattenfraßartige Kortikaliserosion	115
Osteoblastom	10–25	Wirbelsäule: Pedikel, Wirbelbogen	intrakortikal, lytisch, Randsklerose	80
Kortikales Desmoid (fibroblastische Periostreaktion)	8–20	Metaphyse der langen Röhrenknochen, Becken	Periostverbreiterung, aufgeraute Kortikalis	100
Osteoidosteom	10–25	Wie Osteoblastom	Intrakortikal, lytisch, Randsklerose, Nidus	75
Osteomyelitis	Jedes Alter	Jeder Knochen	Osteolytisch, teils osteosklerotisch, Mottenfraß, gel. subperiostaler Abszess	179
Juvenile (solitäre) Knochenzyste	0–20	Kalkaneus, selten im Achsenskelett	Zystisch, zentral, septiert, expansiv	142
Echinokokkuszyste	Kinder und Jugendliche	Becken und Wirbelsäule, lange Röhrenknochen	Multizystischer Knochenumbau, fokale Randsklerose, Auftreibung des Knochens	194
Lipom	Jedes Alter	Jeder Knochen, bes. Calcaneus	Scharf begrenzt, osteolytisch, zentraler Kalkherd	113
Villonoduläre Synovitis	Jugendliche und junge Erwachsene	Hüfte	Weichteilmasse mit Erosion der angrenzenden Knochenstruktur und reaktiver Sklerose, gel. Kalzifikation	317

Tabelle 2.11. Läsion im Beckenknochen, Skapula, Kalkaneus, Sternum. Lodwick Grad II/III

Tumor	Alter (Jahre)	Haupt-Lokalisation	Radiologie – Hauptbefund	Seite
Chondrosarkom	>50	Stammskelett, Sternum	Osteolytisch, lobuliert, Kalkherde	66
Ewing-Sarkom	10–20	Becken, Wirbelsäule, sonst: Schaft der langen Röhrenknochen	Kleinfleckig-osteolytisch, Zwiebelschalenbild	117
Desmoplastisches Fibrom	15–25	Becken, sonst: Mandibula, lange Röhrenknochen	Scharf begrenzte Osteolyse mit Arrosion oder Durchbruch der Kortikalis	103
Fibrosarkom	20–70	Jeder Knochen, meist Metaphyse der langen Röhrenknochen	Osteolytisch, keine Randsklerose	107
Malignes fibröses Histiozytom	50–70	Becken, lange Röhrenknochen	Unscharf, exzentrisch, Kortikalis durchbrochen	106
Hämangiosarkom	Jedes Alter	Jeder Knochen	Destruktiv-osteolytisch, unregelmäßig berandet	134
Osteoklastom	20–50	Sakrum	Osteolytisch, exzentrisch, Seifenblasenbild	109
Osteomyelitis	Jedes Alter	Jeder Knochen	Osteolytisch, teils osteosklerotisch, Mottenfraß, gel. subperiostaler Abszess	179
Osteosarkom	10–20, >50	Becken, Skapula, Sternum	Destruktiv-osteolytisch oder osteosklerotisch, Periostreaktion	82
Liposarkom	10–70	Lange Röhrenknochen	Osteolytisch-destruktiv	114
Plasmozytom	Mittleres und höheres Erwachsenenalter, selten <40	Wirbelsäule, Femur, Schädel, Becken, Femur, Sternum, Rippen und Humerus	Scharf, oft expansiv, demarkierte Osteolysen, oft rattenfraßartige Kortikaliserosion	115
Metastase	Jedes Alter	Jeder Knochen	Teils osteolytisch, teils osteoplastisch, gemischte Formen möglich	166

Tabelle 2.12. Läsion in der Wirbelsäule und Sakrum. Lodwick Grad I

Tumor	Alter (Jahre)	Haupt-Lokalisation	Radiologie – Hauptbefund	Seite
Chondrosarkom	>50	Stammskelett	Osteolytisch, lobulier, Kalkherde	66
Chordom	>40	Sakrococcygeal, spheno-occipital	Osteolytisch-destruktiv, lobuliert, Kalkherde	137
Juvenile (solitäre) Knochenzyste	0–20	Selten im Achsenskelett und Becken	Zystisch, zentral, septiert, expansiv	142
Osteoklastom	20–50	Sakrum	Osteolytisch, exzentrisch, Seifenblasenbild	109
Lymphangiom	<20	Jeder Knochen	Ausgedehnte Lyse, von Sklerosezonen unterteilt, oft Periostreaktion (»sunburst«)	129
Neurinom	30–40	Sakrum	Exzentrisch, trabekuliert, Randsklerose	137
Hämangiom	30–60	Schädel, Wirbelkörper	Osteolytisch, honigwabenartig	127
Eosinophiles Granulom (Langerhans-Zell-Histiozytose)	<30	Wirbelsäule, sonst: Schädel, Femur, Rippen, Becken	»Ausgestanzte« Osteolyse, intamedullär, initial unscharf, später scharf begrenzt	159
Osteomyelitis	Jedes Alter	Jeder Knochen	Osteolytisch, teils osteosklerotisch, Mottenfraß, gel. subperiostaler Abszess	179
Metastase	Jedes Alter	Jeder Knochen	Osteolytisch oder osteoplastisch, oft patholog. Fraktur	166
Plasmozytom	Mittleres und höheres Erwachsenenalter, selten <40	Wirbelsäule, sonst: Femur, Schädel, Becken, Femur, Sternum, Rippen und Humerus	Scharf, oft expansiv, demarkierte Osteolysen, oft rattenfraßartige Kortikaliserosion	115
Neurofibrom	Jedes Alter	Jeder Knochen	Multiple radiologische Veränderungen	135
Osteochondrom	10–30	Wirbelbogen	Pilzartig, gestielt oder breitbasig dem Knochen aufsitzend	53
Osteoidosteom	10–20	Wirbelbogen	Intrakortikal, lytisch, Randsklerose	75
Osteoblastom	2–30	Wirbelbogen und Fortsätze	Expansiv-lytisch, Randsklerose, Skoliose	80
Echinokokkuszyste	Kinder und Jugendliche	Wirbelsäule	Multizystischer Knochenumbau, fokale Randsklerose, Auftreibung des Knochens	194

Tabelle 2.13. Läsion in der Wirbelsäule und Sakrum. Lodwick Grad II/III

Tumor	Alter (Jahre)	Haupt-Lokalisation	Radiologie – Hauptbefund	Seite
Chondrosarkom	>50	Stammskelett	Osteolytisch, lobuliert, Kalkherde	66
Chordom	>40	sakrococcygeal, sphenooccipital	Osteolytisch-destruktiv, lobuliert, Kalkherde	137
aggressives Osteoblastom	0–30	Wirbelbogen- und Fortsätze	Intrakortikal, lytisch, Randsklerose	80
Aneurysmale Knochenzyste	10–20	Wirbelsäule	Exzentrisch, osteolytisch, blow-out	147
Eosinophiles Granulom (Langerhanszell-Histiozytose)	<30	Wirbelsäule, sonst Femur, Rippen, Becken, Schädel	»Ausgestanzte« Osteolyse, intamedullär, initial unscharf, später scharf begrenzt	159
Ewing-Sarkom	10–20	Wirbelsäule	Kleinfleckig-osteolytisch, Zwiebelschalenbild	117
Fibrosarkom	20–70	Selten im Achsenskelett	Osteolytisch, keine Randsklerose	107
Hämangiosarkom	Jedes Alter	Jeder Knochen	Destruktiv-osteolytisch, unregelmäßig berandet	134
Liposarkom	10–70	Selten im Achsenskelett	osteolytisch-destruktiv	114
Metastase	Jedes Alter	Jeder Knochen	Teils osteolytisch, teils osteoplastisch, gemischte Formen möglich	166
Plasmozytom	Mittleres und höheres Erwachsenenalter, selten <40	Wirbelsäule, sonst: Femur, Schädel, Becken, Femur, Sternum, Rippen und Humerus	Scharf, oft expansiv, demarkierte Osteolysen, oft rattenfraßartige Kortikaliserosion	115
Osteosarkom	10–20, >50	Sehr selten im Achsenskelett	Destruktiv-osteolytisch oder osteosklerotisch, Periostreaktion	82
Knochenlymphom	>50	Schaft der langen Röhrenknochen, selten im Wirbelkörper	Grobfleckig-osteolytisch, Wabenstruktur	122
Spondylodiszitis	Jedes Alter	Wirbelkörper und Diskus	Reaktionslose Diskushöhenabnahme, Wirbelkörperdestruktion. Paravertebraler Abszess	191
Synoviales Sarkom	Jugendliche und junge Erwachsene	Gelenknah intra- (10%) oder periartikulär	Nach Aggresivität scharf oder unscharf berandet	316
Osteoklastom	20–50	Epiphyse der langen Röhrenknochen, Ausbreitung in Metaphyse	Osteolytisch, exzentrisch, Seifenblasenbild	109
Chordom	>40	Sakrococcygeal, sphenooccipital	Osteolytisch-destruktiv, lobuliert, Kalkherde	137
Chondrosarkom	>50	Stammskelett	Osteolytisch, lobuliert, Kalkherde	66

2.3 · Schrittweise zur Diagnose: Tabellen

Tabelle 2.14. Spezielle radiologische Symptomatik an der Wirbelsäule. Generalisierte Zunahme der Wirbelkörpergröße

Diagnose	Alter	Verteilung	Radiologie	Weitere Diagnostik
Akromegalie	Erwachsene	Generalisiert	Sagittal- und a.-p.-Durchmesser erhöht, Spondylophyten, Diskusraum vergrößert, WK-Hinterkante konkav (Scalloping)	Wachstumshormon
Bettlägerigkeit	Kinder	Besonders LWS	Hochwirbel	Anamnese
Trisomie 21	Kinder	Generalisiert	Wirbelkörper hoch und schmal	Klinik, Genetik

Tabelle 2.15. Lokalisierte Größenzunahme

Diagnose	Alter	Verteilung	Radiologie	Weitere Diagnostik
Osteochondrom	Jedes Alter	BWS, LWS, Wirbelbogen, Processi	Auftreibung von Wirbelbogenanteil	CT, MRT
Aneurysmatische Knochenzyste	Unter 30	BWS, LWS, Sakrum, Wirbelbogen, Processi	Blasige Destruktion im Wirbelbogen, oft Weichteiltumor	CT, MRT
Osteoid-Osteom	Unter 25	BWS, LWS, Wirbelbogen	Nidus, reaktive Sklerose, Schmerzskoliose	Aspirintest, CT
M. Paget	Über 40	LWS, Sakrum, Wirbelkörper	Strähnige Spongiosa, unscharfe sklerosierte Kortikalis	Szintigraphie
Wirbelkörperhämangiom	Jedes Alter	HWS – LWS	Vergröberte, vertikalisierte Spongiosastruktur	MR, CT: Fettanteile, Kontrastmittelverhalten
Chordom	Über 50	Kraniozervikal, sakral, Wirbelkörper, median	Osteolyse mit Sklerosesaum oder Destruktion, Knochenauftreibung, oft Kalzifikationen, Weichteiltumor	MRT (Spinalkanaleinbruch)
Osteoblastom	10–30	BWS, LWS, Wirbelbogen	Osteolyse, Weichteiltumor	CT, MRT, Szintigraphie

Tabelle 2.16. Kasten- und Tonnenwirbel

Diagnose	Alter	Verteilung	Radiologie	Weitere Diagnostik
M. Bechterew bzw. seronegative Spondylarthropathie	>10	LWS	Syndesmophyten bzw. Parasyndesmophyten	HLA-B27
M. Paget	Über 40	LWS, Sakrum, Wirbelkörper	Strähnige Spongiosa, unscharfe sklerosierte Kortikalis	Szintigraphie: positiv in allen drei Phasen

Tabelle 2.17. Blockwirbelbildung (kongenital oder erworben)

Diagnose	Alter	Verteilung	Radiologie	Weitere Diagnostik
Gorlin-Goltz-Syndrom	Angeboren	HWS	Kongenitale Halswirbelsynostose, wie Klippel-Feil	Basalzellnävi der Haut
Fibrodysplasia ossificans progressiva	Jugendliche, junge Erwachsene	Ganze WS möglich	Blockwirbelbildungen, paravertebrale Weichteilverkalkung	
Klippel-Feil-Syndrom	Angeboren	HWS, meist C1-C3.	Kongenitale Halswirbelsynostose, die Höhe des Blockwirbels = 2 Normalwirbel plus Diskusraum	Klinik (kurzer Hals, Halsrippe, Sprengel-Deformität)
Z. n. bakterieller Spondylitis	Jedes Alter	Alle	Die Höhe des Blockwirbels ist kleiner als 2 Normalwirbel plus Diskusraum	MRT, Anamnese
Alkoholische Fetopathie	Angeboren	HWS	Wie Klippel-Feil	Anamnese, Mikrozephalie
Posttraumatisch	Jedes Alter	HWS>BWS>LWS	Blockwirbel, Processus spinosus ausgespart, oft Keilwirbel	Anamnese
Spondylitis ankylosans Bechterew	>20	BWS, LWS>HWS	Syndesmophyten, Bambusstab, viele WK betroffen	HLA-B27
Juvenile rheumatoide Arthritis	Kinder	HWS	Blockwirbel, Dornfortsätze nicht beteiligt	Anamnese

Tabelle 2.18. Größenabnahme von Wirbelkörpern

Diagnose	Alter	Verteilung	Radiologie	Weitere Diagnostik
Wirbelkörperfraktur	Jedes Alter	Meist Th12, L1, L2	Keilwirbel, Berstungsfraktur	CT
Osteoporotische Kompressionswirbel	Senium	BWS, LWS	Osteopenie, Keilwirbel, Deckplattenimpression	Dichtemessung
Pathologische Fraktur durch Metastasen	Jedes Alter	Ganze WS	Bogenwurzel beteiligt Weichteiltumor, Kortikalis destruiert	Szintigraphie, MRT (► s. Abschn. 3.13: Knochenmetastasen)
Eosinophiles Granulom	Kinder	Ganze WS	Plattwirbel	MRT
M. Scheuermann	Adoleszenten	BWS, obere LWS	Keilwirbel	(MRT)
Plasmozytom	>40	Ganze WS	Osteolyse, patholog. Fraktur, Bogenwurzel erst spät beteiligt Weichteiltumor	Immunglobuline, MRT
Leukämie oder Lymphom	Erwachsene	Ganze WS (Verteilung wie rotes Knochenmark), Wirbelkörper, oft multiple Herde	Meist Osteolysen, seltener Elfenbeinwirbel	Knochenmarkpunktion
Maligne Knochentumoren (Ewing-Sarkom, Osteosarkom, Chondrosarkom)	Jedes Alter	BWS, LWS, Wirbelkörper	Aggressive Osteodestruktion, Weichteiltumor, patholog. Fraktur, kann mehrere WK erfassen	Szintigraphie, MRT, Histologie
Spondylitis	Jedes Alter	Ganze WS	Diskushöhenabnahme, unscharfe Deckplatten	MRT, Szintigraphie, Labor, Blutkultur, Biopsie

2.3 · Schrittweise zur Diagnose: Tabellen

Tabelle 2.19. Generalisierte Wirbelkörperhöhenabnahmen

Diagnose	Alter	Verteilung	Radiologie	Weitere Diagnostik
Skelettdysplasien	Kongenital	Ganze WS betroffen, meist LWS ausgeprägter	Platyspondylie (generalisierte Flachwirbel)	Vergleiche Atlasteil: Achondrogenesis, thanatophore Dysplasie, metatropische Dysplasie, Kniest-Dysplasie, spondyloepiphysäre Dysplasie, spondylometaepiphysäre Dysplasie
Metabolische Skeletterkrankungen, Speichererkrankungen	Jedes Alter	Ganze WS	Wirbelkörpereinbrüche, Sandwich-Wirbel bei HPT	Laborchemie differenziert: Homozystinurie, Osteomalazie, HPT, renale Osteopathie, M. Gaucher
Sichelzellanämie	Kinder, Jugendliche, junge Erwachsene	BWS>LWS	Zunächst Markhyperplasie mit grober Spongiosa, dann Keilwirbelbildungen und Sklerosen	Blutbild, Hb-AS, Nachweis von Knocheninfarkten. DD: Thalassämie
Juvenile Osteoporose	Pubertät	BWS, LWS	Fischwirbel, Keilwirbel, Osteopenie	Dichtemessung. MRT: Ausschluss diffuse Metastasen und Leukämie
Osteoporose	Senium	Ganze WS	Fischwirbel, Keilwirbel, Osteopenie	Dichtemessung; MRT: Ausschluss diffuse Metastasen und Plasmozytom
Osteogenesis imperfecta	Kongenital	Ganze WS	Multiple Frakturen	Klinik, Röntgen peripheres Skelett; DD: »battered child«

Tabelle 2.20. Charakteristische Wirbelkörperformen

Wirbelkörperanomalie	Diagnosen	Weitere Diagnostik
H-Form der Wirbelkörper in der a.-p.-Projektion	Thanatophore Dysplasie	Genetik, Babygramm (Atlasteil)
Zungenartige anteriore Wirbelkörperausziehungen (laterale Projektion)	Mukopolysaccharoidose, Pseudoachondroplasie, spondylometaphysäre Dysplasie	Labor zum Ausschluss MPS, Genetik, Röntgen peripheres Skelett (Atlasteil)
Höckerartige Deckplattenerhebung	Spondyloepiphysäre Dysplasie tarda	Röntgen Hüften (Epiphysen?)
Dorsales Scalopping	Dorsales Scalopping entsteht durch einen erhöhten intraspinalen Druck, z.B. Rückenmarkstumoren, Zysten, Syringomyelie. Duraektasie (LWS!) bei Neurofibromatose, Marfan-Syndrom, Ehlers-Danlos-Syndrom; Achondroplasie; Mukopolysaccharoidose; Akromegalie	MRT (spinale Erkrankung), Klinik (NF I, Marfan, Ehlers-Danlos). Röntgen Becken und LWS (Achondroplasie), Labor (MPS, Akromegalie)

Tabelle 2.21. Vergrößerte oder sklerosierte Pedikel

Diagnose	Alter	Verteilung	Radiologie	Weitere Diagnostik
Osteoidosteom	Unter 25	BWS, LWS, Wirbelbogen	Nidus, reaktive Sklerose, Schmerzskoliose	Aspirintest, CT
Osteoblastom	10–30	BWS, LWS, Wirbelbogen	Osteolyse, Weichteiltumor	CT, MRT, Szintigraphie
Osteochondrom	Jedes Alter	BWS, LWS, Wirbelbogen, Processi	Auftreibung von Wirbelbogenanteil	CT, MRT
Osteoplastische Metastase	Jedes Alter	Ganze WS	Pedikel unscharf verdichtet, oft multipel	Szintigraphie
Spondylolyse der Gegenseite	Jedes Alter	LWS	Stressbedingte Sklerose	Schrägaufnahme, CT
M. Paget	Über 40	LWS, Sakrum, Wirbelkörper	Strähnige Spongiosa, unscharfe sklerosierte Kortikalis	Szintigraphie: positiv in allen drei Phasen

Tabelle 2.22. Destruktion des Pedikels, fehlender Pedikel

Diagnose	Alter	Verteilung	Radiologie	Weitere Diagnostik
Osteolytische Metastase	Jedes Alter	Ganze WS	Aggressive Destruktion, oft multipel	Szintigraphie, MRT
Normvariante	Jedes Alter	LWS>BWS	Pedikelaplasie	
Langerhans-Zell-Histiozytose	Kinder	ganze WS	Pedikel destruiert, im Verlauf Plattwirbel	MRT
Maligne Knochentumore (Ewing-Sarkom, Osteosarkom)	Kinder	LWS>BWS	Pedikel und angrenzender WK destruiert, Weichteiltumor	MRT, Szintigraphie, Biopsie

Tabelle 2.23. Dysplastische Bogenwurzel

Diagnose	Alter	Verteilung	Radiologie	Weitere Diagnostik
Meningomyelocele	Kongenital	LWS, Sakrum	Mehrere Bogenschlussstörungen	MRT
Neurofibromatose	Kongenital	ganze WS	Hypoplastische Pedikel, Skoliose	MRT, Klinik, Hautbefund, Genetik

Tabelle 2.24. Vergrößerung der Foramina intervertebralia

Diagnose	Alter	Verteilung	Radiologie	Weitere Diagnostik
Neurinom, Neurofibrom (Neurofibromatose)	10–50	BWS>HWS>LWS	Sanduhrgeschwulst, Kyphose, Skoliose, Lordose, multipel bei Neurofibromatose	MRT (variable Signalgebung)

Tabelle 2.25. Wirbel-im-Wirbel-Bild

Diagnose	Alter	Verteilung	Weitere Diagnostik
Säuglingsalter	Säugling	LWS>BWS	Physiologisch im Säuglingsalter
Lang andauernde Immobilisation	Jedes Alter	LWS>BWS	Anamnese
Nach Strahlentherapie	Jedes Alter	Im Bestrahlungsfeld	Anamnese, MRT (Markverfettung)
Rachitis	Kinder	Ganze WS	Labor
Juvenile Osteoporose	Pubertät	Ganze WS	Knochendichtemessung, unauffälliges Labor
Wachstumsstillstand im Kindesalter	Kinder	Ganze WS	Bei schweren Infektionen oder Tumorerkrankungen

Tabelle 2.26. Fokale Wirbelkörpersklerose

Diagnose	Alter	Verteilung	Radiologie	Weitere Diagnostik
Osteom, »bone island«	Jedes Alter	Wirbelkörper	Verdichtung mit welliger Außenkontur	Polyposis coli (Gardner-Syndrom)?
Osteoplastische Metastase	Erwachsene	Wirbelkörper>Wirbelbogen	Unscharfe Flecken	Prostata- oder Mamma-CA?
Chronische Osteomyelitis	Jedes Alter	Wirbelkörper	Diskushöhenabnahme, Deckplatten- und Wirbelkörpersklerose	TBC und Brucellosediagnostik; MRT
Knochenlymphom	Erwachsene	Wirbelkörper, BWS, LWS	Elfenbeinwirbel, meist multipel	Auch Osteolyse möglich
Tuberöse Sklerose	Kinder	Ganze WS	Diffuse oder fleckige Dichtezunahme	Klinik, Genetik
Osteosarkom	Kinder, Jugendliche	Wirbelkörper, LWS	Wirbeldestruktion	Szintigrafie, CT/MRT
Osteoid-Osteom	Kinder	Wirbelbogen	Fokale Sklerose mit Nidus	CT, Szintigraphie
Osteoblastom	Jugendliche	BWS, LWS	(Osteoblastom: Osteolyse), Skoliose	CT

☐ Tabelle 2.27. Skoliose

Diagnose	Alter	Verteilung	Radiologie	Weitere Diagnostik
Idiopathische Skoliose	Adoleszenten, seltener infantile oder juvenile Form	BWS (rechtskonvex), LWS (linkskonvex)	90% aller Skoliosen mit rechtskonvexer thorakaler Wirbelsäulenverbiegung	Wirbelkörperdefekte ausschließen (z.B. Halbwirbel, Spaltwirbel), Herzfehler? Rippenanomalien? Z.n. Bestrahlung? spinaler Tumor?
Rückenmarks-tumore	Jedes Alter	Ganze WS	Spinalkanal stenosiert oder aufgeweitet	MRT
Neuromuskuläre Skoliosen	Jedes Alter	Ganze WS	Schwere Skoliosen	Klinik, Muskelbiopsie, z.B. M. Duchenne, Polio, spinale Muskelatrophie. Z.n. spinalem Trauma oder Rückenmarkstumor
Kongenitale Skoliosen	Kinder	Ganze WS	Meist schwere Skoliosen	Siehe Atlasteil: Achondro-plasie; spondyloepiphysäre Dysplasie; Diastrophischer Zwergwuchs; metatrope Dysplasie, Conradi-Hünermann-Dysplasie; Kniest-Dysplasie
Schmerzbedingte Skoliosen	Jedes Alter	Ganze WS	Tumor- oder Entzündungs-nachweis	MRT zum Ausschluss von Osteoidosteom, aneurys-matische Knochenzyste, Spondylitis
Neurofibromatose	Kongenital	BWS	Neuroforamen aufgeweitet, kurz angulierte Skoliose	MRT
Marfan-Syndrom	Jugendliche	BWS, LWS	Thorakal rechtskonvex	Scalloping, Arachnodaktylie, Aortenaneurysma
Beinlängen-unterschiede	Jedes Alter	BWS, LWS		Beinlängenmessung, Beinlängenmessaufnahme im Stand

☐ Tabelle 2.28. Kyphosen

Diagnose	Alter	Verteilung	Radiologie	Weitere Diagnostik
M. Scheuermann	Adoleszenten	BWS, obere LWS	Keilwirbel, Schmorl-Knötchen	(MRT)
M. Bechterew	<20	BWS, LWS>HWS	Syndesmophyten, Bambusstab, viele WK betroffen, Sacroilitis	HLA-B27, Klinik

2.3 · Schrittweise zur Diagnose: Tabellen

■ Tabelle 2.29. Reaktionslose Verschmälerung des Discusraumes

Diagnose	Alter	Verteilung	Radiologie	Weitere Diagnostik
Spezifische Spondylodiscitis	>14	40% LWS, 50% untere BWS	Zuerst reaktionslose Diskushöhenabnahme, dann subdiskale Erosionen anterior und lateral, Weichteilabszess, Wirbelkörperabflachung, Ankylose	TBC-Diagnostik, MRT (T1: unscharfe Deckplatten, in T2 signalreicher Diskus, paravertebraler Abszess, in T1 mit KM zeigt sich KM-Anreicherung im Diskus)
Akute Spondylodiszitis	Jedes Alter	70% LWS, 20% untere BWS	Zuerst reaktionslose monosegmentäre Diskushöhenabnahme, dann subdiskale Konturdefekte, paravertebraler Abszess, Wirbelkörperhöhenabnahme, Ankylose	MRT MRT (T1: unscharfe Deckplatten, in T2 signalreicher Diskus, paravertebraler Abszess, in T1 mit KM zeigt sich KM-Anreicherung im Diskus)
Diskusprolaps	Erwachsene	LWS (L4-S1), (HWS)	Diskushöhenabnahme, reflektorische Steilstellung	MRT, (CT)
Rheumatoide Arthritis	Spätstadium einer rheumatoiden Arthritis	HWS	Deckplattenerosionen, Diskushöhenabnahme. Gefügelockerung; sonst: Denserosion	MRT mit KM: Pannusformation im Diskusraum
Normvariante	Kongenital	HWS, LWS	reizlose Diskushöhenminderung	MRT: hypoplastischer Diskus

■ Tabelle 2.30. Verschmälerung des Diskusraums mit Sklerose, Diskusverkalkung

Diagnose	Alter	Verteilung	Radiologie	Weitere Diagnostik
Z. n. Spondylitis	Jedes Alter	Untere BWS, LWS	Deckplattensklerose bis Ankylose	MRT
Osteochondrosis intervertebralis	>50	LWS, HWS	Fortgeschrittene Diskusdegeneration mit subdiskaler Sklerose, Spondylophyten	MRT
Postoperativer Zustand	Nach Operation	LWS, HWS	Schmale subdiskale Sklerose	Anamnese
Verkalkung im Anulus fibrosus	Jedes Alter	LWS>BWS, HWS	Kalk am Diskusrand	Prolaps, Chondrocalcinose, Hämochromatose
Verkalkung im Nucleus pulposus	Jedes Alter	Ganze WS möglich	Bandförmige Diskusbinnenverkalkung	Ochronose, HPT, posttraumatisch, Amyloidose Diszitis calcarea (unspezifische, abakterielle Diszitis der Kinder)

Vertebralosteophyten (Spondylophyten, Syndesmophyten, Parasyndesmophyten u.a.): Erläuterungen und Abbildungen in Kap. 7: Spezielle Wirbelsäulenerkrankungen.

Tabelle 2.31. Läsion in einer Nasennebenhöhle

Tumor	Alter (Jahre)	Hauptlokalisation	Radiologie – Hauptbefund	Seite
Osteom	10–20	Lange Röhrenknochen	Intrakortikal, lytisch, Randsklerose	75
Ossifizierendes Knochenfibrom	Überwiegend Erwachsene	Kieferknochen, selten in langen Röhrenknochen	Scharf begrenzte Osteolyse, intraläsionale Verdichtungen, gel. Sklerosesaum	100
Fibrosarkom	20–70	Selten NNH, meist Metaphyse der langen Röhrenknochen	Osteolytisch, keine Randsklerose	107

Tabelle 2.32. Läsion im Schädelskelett. Lodwick Grad I

Tumor	Alter (Jahre)	Hauptlokalisation	Radiologie – Hauptbefund	Seite
Chondrosarkom	>50	Stammskelett, lange Röhrenknochen, Schädelbasis	Osteolytisch, lobuliert, Kalkherde	66
Ossifizierendes Knochenfibrom	Überwiegend Erwachsene	Kieferknochen, selten in langen Röhrenknochen	Scharf begrenzte Osteolyse, intraläsionale Verdichtungen, gel. Sklerosesaum	100
Fibromyxom	Meist Ältere	Kieferknochen	Osteolytisch, von unscharf welliger Osteosklerosezone umgeben	97
Fibrosarkom	20–70	Metaphyse der langen Röhrenknochen	Osteolytisch, keine Randsklerose	107
fibröse Dysplasie (Jaffe-Lichtenstein)	5–15	Schädel, Rippen, Metaphyse der langen Röhrenknochen der unteren Extremität	Diffus-wolkig, mattglasartig, deformierend	156
Hämangiom	30–60	Schädel, Wirbelsäule	Osteolytisch, honigwabenartig	127
Eosinophiles Granulom (Langerhans-Zell-Histiozytose)	<30	Schädel, Wirbelsäule, Femur, Rippen, Becken	»Ausgestanzte« Osteolyse, intramedullär, initial unscharf, später scharf begrenzt	159
Osteomyelitis	Jedes Alter	Jeder Knochen	Osteolytisch, teils osteosklerotisch, Mottenfraß, gel. subperiostaler Abszess	179
Brodie-Abszess	10–30	Metaphyse der langen Röhrenknochen	Zentral im Knochen, scharf begrenzt, Randsklerose	184
Neurinom	30–40	Unterkiefer, Sakrum	Exzentrisch, trabekuliert, Randsklerose	137
Metastase	Jedes Alter	Jeder Knochen	Teils osteolytisch, teils osteoplastisch, gemischte Formen möglich	166
Plasmozytom	Mittleres und höheres Erwachsenenalter, selten <40	Wirbelsäule, Femur, Schädel, Becken, Femur, Sternum, Rippen und Humerus	Scharf, oft expansiv, demarkierte Osteolysen, oft rattenfraßartige Kortikaliserosion	115

2.3 · Schrittweise zur Diagnose: Tabellen

Tabelle 2.33. Läsion im Schädelskelett. Lodwick Grad II/III

Tumor	Alter (Jahre)	Hauptlokalisation	Radiologie – Hauptbefund	Seite
Chondrosarkom	>50	Stammskelett, lange Röhrenknochen	Osteolytisch, lobuliert, Kalkherde	66
Ewing-Sarkom	10–20	Schaft der langen Röhrenknochen	Kleinfleckig-osteolytisch, Zwiebelschalenbild	117
Fibrosarkom	20–70	Selten im Schädelskelett, meist Metaphyse der langen Röhrenknochen	Osteolytisch, keine Randsklerose	107
Desmoplastisches Fibrom	15–25	Mandibula, Becken, lange Röhrenknochen	Scharf begrenzte Osteolyse mit Arrosion oder Durchbruch der Kortikalis	103
Hämangiosarkom	Jedes Alter	Jeder Knochen	Destruktiv-osteolytisch, unregelmäßig berandet	134
Osteomyelitis	Jedes Alter	Jeder Knochen	Osteolytisch, teils osteosklerotisch, Mottenfraß, gel. subperiostaler Abszess	179
Metastase	Jedes Alter	Jeder Knochen	Teils osteolytisch, teils osteoplastisch, gemischte Formen möglich	166
Osteosarkom	10–20, >50	Metaphyse der langen Röhrenknochen	Destruktiv-osteolytisch oder osteosklerotisch, Periostreaktion	82
Knochenlymphom	>50	Schaft der langen Röhrenknochen	Grobfleckig-osteolytisch, Wabenstruktur	122

Solitäre Läsion – Kortex und Periost

Tabelle 2.34. Läsion in der Kortex oder im Periost. Lodwick Grad I

Tumor	Alter (Jahre)	Hauptlokalisation	Radiologie – Hauptbefund	Seite
Periostales Chondrom	10–30	Kurze Röhrenknochen von Händen und Füßen	Umschrieben, oberflächlich, intraläsional Kalkherde	60
Osteochondrom	10–30	Distaler Femur, proximale Tibia	Pilzartig, gestielt oder breitbasig dem Knochen aufsitzend	53
Chondrosarkom	>50	Stammskelett, lange Röhrenknochen	Osteolytisch, lobuliert, Kalkherde	66
Fibröser Kortikalisdefekt	0–20	Metaphyse der langen Röhrenknochen der unteren Extremität	Osteolytisch, die Kortikalis von außen einbuchtend, wellige Randsklerose	99
Kortikales Desmoid (fibroplastische Periostreaktion)	10–20	Metaphyse der langen Röhrenknochen, Becken	Periostverbreiterung, aufgeraute Kortikalis	100
nichtossifizierendes Knochenfibrom	0–20	Metaphyse der langen Röhrenknochen	Exzentrisch, kortikal, wellige Randsklerose	95
Osteomyelitis	Jedes Alter	Jeder Knochen	Osteolytisch, teils osteosklerotisch, Mottenfraß, gel. subperiostaler Abszess	179
Myositis ossificans	Jedes Alter	Knie-, Ober- und Unterschenkelregion	Proliferation: flaue, unscharfe Weichteilmasse; Reifung: Kalkschale, später Kalzifizierung des Zentrum	195
Periostitis ossificans	10–20	Meta-/Epiphysen der langen Röhrenknochen	Periostverbreiterung, später Spiculae	198
Osteosarkom	10–20 >50	Metaphyse der langen Röhrenknochen	Destruktiv-osteolytisch oder osteosklerotisch, Periostreaktion	82
Periostales Osteosarkom	20–40	Metaphyse der langen Röhrenknochen	Oberflächlich, osteolytisch-destruktiv, grobschollige Verdichtungen, Periostreaktion	91
Parosseales Osteosarkom	20–30	Fossa poplitea	Breitbasig der Kortikalis aufsitzend, osteosklerotisch, gelappte Kontur	89
Synoviales Sarkom	Jugendliche und junge Erwachsene	gelenknah intra- (10%) oder periartikulär	Nach Aggressivität scharf oder unscharf berandet	316
Villonoduläre Synovitis	Jugendliche und junge Erwachsene	Gelenknah, meist Knie, Hände oder Füße	Weichteilmasse mit Erosion der angrenzenden Knochenstruktur und reaktiver Sklerose, gel. Kalzifikation	317

2.3 · Schrittweise zur Diagnose: Tabellen

Tabelle 2.35. Läsion in der Kortex oder im Periost. Lodwick Grad II/III

Tumor	Alter (Jahre)	Hauptlokalisation	Radiologie – Hauptbefund	Seite
Osteosarkom	10–20, >50	Metaphyse der langen Röhrenknochen	Destruktiv-osteolytisch oder osteosklerotisch, Periostreaktion	82
Chondrosarkom	>50	Stammskelett, lange Röhrenknochen	Osteolytisch, lobuliert, Kalkherde	66
Fibrosarkom	20–70	Metaphyse der langen Röhrenknochen	Osteolytisch, keine Randsklerose	107
Eosinophiles Granulom (Langerhans-Zell-Histiozytose)	<30	Schädel, Wirbelsäule, Femur, Rippen, Becken	»Ausgestanzte« Osteolyse, intramedullär, initial unschaf, später scharf begrenzt	159
Metastase	Jedes Alter	Jeder Knochen	Teils osteolytisch, teils osteoblastisch, gemischte Formen möglich	166
Synoviales Sarkom	Jugendliche und junge Erwachsene	Gelenknah intra- (10%) oder periartikulär	Nach Aggresivität scharf oder unscharf berandet	316
Villonoduläre Synovitis	Jugendliche und junge Erwachsene	Gelenknah, meist Knie, Hände oder Füße	Weichteilmasse mit Erosion der angrenzenden Knochenstruktur und reaktiver Sklerose, gel. Kalzifikation	317

Tabelle 2.36. Umschriebene Verdichtung des Knochens

Tumor	Alter (Jahre)	Hauptlokalisation	Radiologie – Hauptbefund	Seite
Knochenmarkinfarkt/ Osteonekrose	50	Meta-/Diaphysen der langen Röhrenknochen	Girlandenförmige intramedulläre Sklerose	174
Chronische Osteomyelitis	Jedes Alter	Jeder Knochen	Fleckig, teils osteolytisch, überwiegend osteosklerotisch	182
M. Paget	Mittleres und höheres Alter	Monostotisch (Tibia, Becken, Schädel, Wirbelsäule) oder polyostotisch	Osteolytisch oder gemischt osteolytisch-sklerotische Herde	349
Fibröse Dysplasie	5–15	Schädel, Rippen, Metaphyse der langen Röhrenknochen der unteren Extremität	Diffus-wolkig, mattglasartig, deformierend (Jaffe-Lichtenstein)	156
Knochenlymphome	>50	Schaft der langen Röhrenknochen	Grobfleckig-osteolytisch, Wabenstruktur	122
Osteom	10–20	Lange Röhrenknochen, Nasennebenhöhle, platte Knochen	In der Spongiosa, sehr dicht, Randsklerose	75
Kompaktainsel (Enostose)	Jedes Alter	Meist lange Röhrenknochen	Intraspongiös, sklerotisch	73

◘ Tabelle 2.36 (Fortsetzung)

Tumor	Alter (Jahre)	Hauptlokalisation	Radiologie – Hauptbefund	Seite
Enchondrom	Jedes Alter	Kurze Röhrenknochen von Händen und Füßen, lange Röhrenknochen	Röntgendicht, oft rein lytisch, Popcorn-Kalkherde	55
Chondrosarkom	>50	Stammskelett, lange Röhrenknochen	Osteolytisch, lobuliert, fleckige Kalkherde	66
Osteoplastische Metastase	Alle	Jeder Knochen, selten distal von Knie oder Ellenbogen	Unscharfer-fleckiger Herd, oft multipel, Szintigraphie!	166
Lipom	Jedes Alter	Jeder Knochen	Scharf begrenzt, osteolytisch, zentraler Kalkherd	113

◘ Tabelle 2.37. Gelenkläsion. Lodwick I–III. Arthropathien s. Tabelle 2.13 und Kapitel Gelenkerkrankungen 2.3

Tumor	Alter (Jahre)	Hauptlokalisation	Radiologie – Hauptbefund	Seite
Chondroblastom	0–20	Epiphyse der langen Röhrenknochen	Scharf demarkierte Osteolyse	60
Osteoklastom	20–50	Epiphyse der langen Röhrenknochen, Ausbreitung in Metaphyse	Osteolytisch, exzentrisch, Seifenblasenbild	109
Synoviales Sarkom	Jugendliche und junge Erwachsene	Gelenknah intra- (10%) oder periartikulär	Nach Aggressivität scharf oder unscharf berandet	316
Villonoduläre Synovitis	Jugendliche und junge Erwachsene	Gelenknah, meist Knie, Hände oder Füße	Weichteilmasse mit Erosion der angrenzenden Knochenstruktur und reaktiver Sklerose, gel. Kalzifikation	317
Metastase	Jedes Alter	Selten epiphysäre Metastasen	Teils osteolytisch, teils osteoplastisch, gemischte Formen möglich	166
Osteoidosteom	10–20	Lange Röhrenknochen	Intrakortikal, lytisch, Randsklerose	75

Polytope Knochenläsion – Systemische Skeletterkrankung
Polyostotische Osteolysen

2.3 · Schrittweise zur Diagnose: Tabellen

Polytope Knochenläsionen

Tabelle 2.38. Scharf begrenzte Defekte am Stammskelett und (meist) proximalen Gliedmaßenskelett Lodwick I

Diagnose	Alter	Verteilung	Radiologie	Weitere Diagnostik
Plasmozytom	Nur selten vor dem 40. LJ	Achsenskelett, proximaler Humerus und Femur, Schädel	Scharf demarkierte Osteolyse, patholog. Fraktur	Monoklonale Immunglobuline
Langerhans-Zell-Histiozytose	Meist Kinder und Jugendliche	Schädel, lange Röhrenknochen, Rippen	Knochenzyste, unterschiedlich ausgeprägter Sklerosesaum und Periostreaktion	Verlaufsbeobachtung, Histologie
Skelettsarkoidose	Nicht bei Kindern	Kleine Röhrenknochen, Carpalia, Tarsalia	Bis etwa 5 mm große Herde, scharf demarkierte Spongiolysen	Hyperkalziämie, ACE, Thoraxübersicht
Enchondromatose	Alle	Röhrenknochen, Becken, Rippen	Scharf demarkiert und mit (geringem) Sklerosesaum, Binnenverkalkungen möglich	
Neurofibromatose	Alle	Wirbelsäule, lange Röhrenknochen	Defekte 1–5 cm mit Sklerosesaum	Haut- und Augenbefunde, Genetik, MRT Hirn
Echinokokkose	Alle	Becken, Wirbelsäule, Röhrenknochen, Schädel	Multizystische Läsionen mit Septen und Sklerosesaum	Sonographie Leber, Serologie
Resorptive Riesenzellgranulome	Alle Altersstufen	Gesamtes Skelett	Defekte ohne Sklerosesaum, Kortikalis disseziert	Hyperparathyreoidismus

Tabelle 2.39. Polyostotische Osteolyen: Unscharf begrenzte Defekte, unregelmäßige Lysen

Diagnose	Alter	Verteilung	Radiologie	Weitere Diagnostik
Metastasen	Alle	Achsenskelett, Humerus, Femur, Schädel	Unscharfe Lysen, sehr variabel	Szintigraphie, Histologie
Knochenlymphome	Gipfel 3. und 7. LJZ.	Diaphysen langer Röhrenknochen, Becken	Mottenfraßartige Lysen	BSG, LDH, Histologie

◘ Tabelle 2.40. Systemische Dichteabnahme des Gesamtskeletts

Diagnose	Alter	Radiologie	Weitere Diagnostik
Postmenopausale Osteoporose	Senium	scharfe Konturen von Trabekel und Kompakta, Wirbelfrakturen	Knochendichtemessung
Steroidosteoporose	Alle	Unscharf-fleckige Osteopenie, bandförmige Verdichtung der Wirbelkörperdeckplatten	Anamnese, Hormontest
Hyperparathyreoidismus	Alle	Unscharfe Spongiosa, Kompakta disseziert	Hormontest, Röntgen Hand
Hyperphosphatämie	Kinder	Kreideartig, vergröbert	Alkalische Phosphatase
Generalisierte Metastasierung	Alle	Kleine umschriebene Lysen	Histologie, Szintigraphie
Plasmozytom	Meist über 40 LJ.	Diffuse feinfleckige Dichteminderung	Monoklonale Immunglobuline, BSG
Rachitis	Kinder	Becherung der Metaphysen	Alkalische Phosphatase, Kalzium
Osteomalazie	Alle	Milchglasartig, Looserzonen	Alkalische Phosphatase, Kalzium
Maligne Lymphome	Gipfel 3. u. 7. LJZ	Wabig	Knochenmarkbiopsie, LDH
Hyperthyreose	Alle	Diffus	Hormontest, Szintigraphie Schilddrüse

Skelettdysplasien mit systemischer Dichteabnahme des Gesamtskeletts ▶ s. Schlüssel Dysplasie 18, seltenere Ursachen der Dichteabnahme in Tabelle 10.1.

◘ Tabelle 2.41. Polyostotische Dichtezunahme

Diagnose	Alter	Verteilung	Radiologie	Weitere Diagnostik
Knocheninfarkte	Alle	Symmetrisch, epimetaphysär an langen Röhrenknochen	Girlandenförmige Begrenzung	MRT, Szintigraphie
Mastozytose	Alle	Generalisiert	Lodwick I	(Haut)biopsie
Tuberöse Sklerose	Alle	Besonders Mittelhand, Mittelfuß	Lodwick I	Klinik, Genetik, MRT Hirn
Osteoplastische Knochenmetastasen	Alle	Achsenskelett	Lodwick Grad II/III	Szintigraphie
Morbus Paget	Über 40 Jahre	Außer Fibula	Strähnige Dichtezunahme	Alkalische Phosphatase
POEMS (Plasmozytom mit sklerosierten Läsionen)	Männer zwischen 40 und 60 Jahren	Achsenskelett	Lodwick Grad II/III	BSG, monoklonale Antikörper
Fibröse Dysplasie	Alle	Alle	Mattglasartiger, pseudocystischer Umbau, Sklerosezonen möglich	Szintigraphie
multifokale Osteomyelitis	Kinder	Klavikula, Röhrenknochen, Wirbelsäule	Lodwick Grad II/III	BSG, Histologie

2.3 · Schrittweise zur Diagnose: Tabellen

Tabelle 2.42. Systemische Dichtezunahme

Diagnose	Alter	Verteilung	Radiologie	Weitere Diagnostik
Osteomyelofibrose	50–70	Stammskelett	Diffus, teilweise fleckig, Epiphyse ausgespart, Sandwich-Wirbel möglich	Knochenmark
Mastozytose	Erwachsene	Generalisiert, Stammskelett	Diffus-homogen oder fleckig, gemischt sklerotisch-lytisch möglich	(Haut)biopsie
Flourose	Alle	Stammskelett, Rippen	Homogene Dichtezunahme, Osteophyten- und Spondylophytenbildung, später Eburnisation des Knochens, Verknöcherung der Wirbelsäulenligamente	Anamnese
Renale Osteopathie	Alle, Kinder stärker betroffen	Stammskelett, LWS, Schädel	Diffus-homogen oder fleckig, Sandwich-Wirbel, fleckige Schädelkalotte	Labor (Kreatinin, Vitamin D, Parathormon, Kalzium). Beckenkammbiopsie. Renale Osteopathie mit Knochendichteminderung oder Dichtevermehrung möglich
M. Gaucher im fortgeschrittenen Stadium	Jugendliche, junge Erwachsene	Stammskelett, Femur	Metaphysen aufgeweitet (Erlenmeyer-Kolben), diffus oder fleckförmig verdichteter Knochen, Knocheninfarkte, Hüftkopfnekrose	Splenomegalie; im frühen Stadium Osteopenie
Hypervitaminose D	Kinder	Röhrenknochen, Rippen	bandförmige Metaphysenverdichtungen, Weichteilverkalkungen, periostale Knochenneubildungen	Anamnese, Vitamin-D-Spiegel. DD: Metaphysenbänder, Blei- und Phosphorintoxikation
Hypoparathyreoidismus	Kinder	Generalisiert	Homogene Dichtezunahme, metaphysäre Bänder, Weichteilverkalkungen	Parathormon

Dysplasien mit Dichtezunahme des Gesamtskeletts s. Schlüssel Skelettdysplasien Tabelle 2.48.

Tabelle 2.43. Charakteristische umschriebene Strukturänderung und Dichteabnahme

Diagnose	Alter	Verteilung	Radiologie	Weitere Diagnostik
Fibröse Dysplasie	Alle	Häufig proximale Femur, Tibia, Rippen, craniofazial	Milchglasartige expansive Dichteänderung mit Sklerosesaum, Formänderungen, Frakturen	Verlaufsbeobachtung, Histologie
M. Paget	Ab 4. LJZ	Außer Fibula alle Knochen möglich	Strähniger Knochenumbau, Kortikalis verbreitert, Verbiegung craniofazial häufig symmetrisch	Im aktiven Stadium szintigraphisch deutlich anreichernd, Alkalische Phosphatase

Dysplasie

Erläuterung zu den Tabellen Dysplasie

Die erste Einteilung erfolgt nach Krankheiten, die bei Geburt manifest sind und solchen, die sich erst nach dem 1. Lebensjahr manifestieren. Bei Dysplasien, die im ersten Lebensjahr auffällig sind, wird eine Untergruppe differenziert, bei der durch die Rippen- und Thoraxhypoplasie eine schwere respiratorische Insuffizienz mit Tod in den ersten Lebenstagen eintritt.

- *Thoraxhypoplasie:* Leitsymptom sind die Verkürzung aller Rippen (Kurzrippensyndrome).
- *Epiphysäre Dysplasie:* Epiphysen (Hüften meist am stärksten betroffen) sind dysplastisch, für das Alter zu klein oder abgeflacht.
- *Metaphysäre Dysplasie:* Metaphysen (Hüften und Kniegelenke meist am stärksten betroffen) unregelmäßig, fragmentiert, verbreitert oder gebechert.
- *Spondyläre Dysplasie:* Wirbelkörper abgeflacht, Deckplatten unregelmäßig wellig, a.-p.-Durchmesser verbreitert. Dysplastische Wirbelkörperformen. Minderwuchs.
- *Spondyloepiphysäre, spondylometaphysäre, spondyloepimetaphysäre Dysplasie:* Kombination aus spondylären und meta- oder epiphysären Fehlbildungen mit schwerem Minderwuchs.
- *Rhizomelie (Verkürzung von Humerus und Femur):* z.B. Rhizomele Form der Chondrodystrophia punctata, Achondroplasie, Pseudoachondroplasie.
- *Mesomelie (Verkürzung von Unterarm und Unterschenkel):* z.B. Mesomele Dysplasie Typ Nievergelt.

Tabelle 2.44. Dysplasie – bei Geburt manifest und gewöhnlich bald letal endend. Leitsymptom: kurze Rippen, schmaler Thorax, Tod durch respiratorische Insuffizienz in den ersten Lebenstagen

Diagnose	Weitere radiologische Leitsymptome	Seite
Achondrogenesis Typ I	Stummelkurze Extremitäten; Mineralsalzgehalt stark vermindert	200
Achondrogenesis Typ II	Kurze Extremitäten; schwerste Osteopenie des Gesamtskeletts; Wirbelsäule nicht ossifiziert	201
Thanatophore Dysplasie	Kleeblattschädel; Flachwirbel; Telefonhörer-Femura	258
Majewski-Syndrom	Polydaktylie; verkürzte Röhrenknochen; Tibia ovoid und kürzer als Fibula	227
Saldino-Noonan-Syndrom	Polydaktylie; extreme Verkürzung der langen Röhrenknochen mit ausgefransten Knochenenden; Torpedofemura; horizontales Azetabulum	226
Verma-Naumoff-Syndrom	Radiologisch wie Saldino-Noonan, aber milder verlaufend; Polydaktylie fehlt oft	227

Tabelle 2.45. Dysplasie – bei Geburt manifest, nicht letal verlaufend

Diagnose	Weitere radiologische Leitsymptome	Seite
Chondrodysplasia punctata	Punktförmige Verkalkungen des knorpeligen Skeletts (Epiphysen, Wirbelsäule)	206
Kampomele Dysplasie	Verbiegung von Ober- und Unterschenkel mit Scheitelkrümmungspunkt anterior lateral (Telefonhörer)	223
Achondroplasie	Proximale Femura sind transparent durch verminderten a.-p.-Durchmesser des Schenkelhalses; Champagnerglasbecken; horizontales Azetabulumdach Rhizomele Extremitätenverkürzung; großer Schädel; kurze Rippen; Verschmälerung der Interpedikularabstände im Verlauf von L1 bis L5; kurze Pedikel mit engen Spinalkanal	202
Asphyxierende Thoraxdysplasie	Schmaler glockenförmiger Thorax; Fahrradlenker-Klavikula; Extremitäten verkürzt	203

2.3 · Schrittweise zur Diagnose: Tabellen

Tabelle 2.45 (Fortsetzung)

Diagnose	Weitere radiologische Leitsymptome	Seite
Diastrophische Dysplasie	Kurzes (und ovoides) Metakarpale I; dysplastische Phalangen. Röhrenknochen verkürzt und verplumpt; Gelenkfehlstellungen; später Kyphoskoliose	215
Metatrope Dysplasie	Im Säuglingsalter kurzgliedriger Zwergwuchs, im Verlauf kurzrumpfiger Minderwuchs mit schwerer Kyphoskoliose; bei Geburt häufig kleiner Schwanz nachweisbar; halbmondförmige proximale Femur- und Humerusmetaphysen (Hellebarden); Flachwirbel	234
Kniest-Dysplasie	Flachwirbel; ventrale Zuspitzung der Wirbelkörper; koronare Spalten der Wirbelkörper (Kindesalter); im Verlauf des Kleinkindalters Verkürzung und metaphysäre Verbreiterung der langen Röhrenknochen	225
Kleidokraniale Dysplasie	Große Schädelfontanellen und weite Suturen; Aplasie der Klavikula bds.; verzögerte Ossifikation des Os pubis mit weiter Symphyse	212
Chondroektodermale Dysplasie	Polydaktylie der Hände; disproportionierter Zwergwuchs mit nach distalwärts progressiver Verkürzung der Extremitäten; ausgeprägte Verkürzung der Fibulae; bei älteren Kindern nur 9 Karpalknochen	209
Mesomele Dysplasie	Hypoplasie von Radius und Ulna; Ellenbogendysplasie; Hyperplasie der Unterschenkelknochen; rhomboide Form der Tibia	231

Tabelle 2.46. Dysplasie – im späteren Leben manifest

Diagnose	Weitere radiologische Leitsymptome	Seite
Hypochondroplasie	Milde Verkürzung der langen Röhrenknochen; Makrozephalie mit betonter Stirn; Interpedikularabstände von L1 bis L5 konstant oder sogar abnehmend; Lendenlordose	223
Metaphysäre Dysplasien	Irreguläre, verbreiterte und becherförmige Metaphysen; Röhrenknochen verkürzt; metaphysäre Dysplasie und zusätzlich generalisierte schwere Flachwirbel-Wirbelsäule; Kyphoskoliose	232
Multiple epiphysäre Dysplasie	Irreguläre, verkleinerte und abgeflachte oder fragmentierte Epiphysen aller langen Röhrenknochen; Hüftkopfepiphyse am stärksten betroffen	236
Pseudo-achondroplasie	Verkürzung aller Röhrenknochen, pilzartig aufgetriebene Metaphysen oder verkleinerte Epiphysen; anteriore Zungenbildung der Wirbelkörper oder bikonkave Wirbelkörper	249
Spondyloepiphysäre Dysplasia tarda	In der Pubertät diagnostizierte Flachwirbel, häufig höckerartige Verbreiterung der Wirbelkörperdeckplatten im posterioren Drittel (Ovoid-Wirbel, LWS); Epiphysen der langen Röhrenknochen verkleinert oder irregulär	254
Progressive pseudorheumatoide Chondrodysplasie	Flachwirbel; Deckplattendefekte; abgeflachte Epiphysen, vorzeitige Arthrose	247
Spondyloepimetaphysäre Dysplasie	Generalisierte Flachwirbelbildung; verzögerte epiphysäre Ossifikation sowie irreguläre und weite Wachstumsfugen	252
Trichorhinophalangeales Syndrom	Tiegelform der Phalangenepiphysen; Elfenbeinepiphysen und vorzeitiger Wachstumsfugenschluss der betroffenen verkürzten Phalangen; irreguläre Hüftkopfepiphysen; dünnes Haupthaar	261
Robinow-Syndrom	Mesomele Verkürzung der Extremitäten, Ulna kürzer als Radius; Rippenanomalien; Flachnase mit nach vorn gerichteten Nasenlöchern	251

Tabelle 2.47. Dysplasien mit generalisierter Dichteabnahme des Skeletts

Diagnose	Weitere radiologische Leitsymptome	Seite
Osteogenesis imperfecta	Vermehrte Knochenbrüchigkeit. Sehr variable Ausprägungsgrade. Nach Fraktur hyperplastische Kallusreaktion. Hypomineralisation des Skeletts mit dünner Kortikalis	240
Idiopathische juvenile Osteoporose	Frakturen der Wirbelkörper und langen Röhrenknochen; charakteristische Frakturen der distalen Metaphysen; nach Wirbelkörperfrakturen Gibbusbildung	333
Homozystinurie	Marfanoider Hochwuchs; typische Fischwirbelkörper, Verbiegungsanomalien der langen Röhrenknochen mit Biegungsfrakturen	343
Hypophosphatasie	Kongenitale Form: knochenloser Schädel, verkürzte Gliedmaßen; letale infantile Form: weite Schädelnähte, Skelettmineralisation gestört, unregelmäßige gebecherte Metaphysen; Erwachsenenform: Osteoporose	328

Tabelle 2.48. Dysplasien mit generalisierter Dichtezunahme des Skeletts

Diagnose	Weitere radiologische Leitsymptome	Seite
Pyknodysostose	Generalisierte Osteosklerose; Hypoplasie der akromialen Enden der Klavikulae, der distalen Phalangen der Hände; persistierende Öffnung der großen Fontanellen und Suturen	250
Osteopoikilie	Sklerotische Knocheninseln verschiedener Größen und Formen in der Spongiosa von Becken, Röhrenknochen und Karpalia	247
Osteopathia striata	Vertikal ausgerichtete, feine und dichte Knochenlinien an den Enden der langen Röhrenknochen; Schädelkalottensklerose	244
Osteopetrose	Marmorartige Ebolisation des gesamten Skelettsystems; besondere Ausprägung an der Schädelbasis; Knochen-im-Knochen-Bild der Wirbelkörper oder Sandwich-Wirbel	244
M. Pyle	Erlenmayer-flaschenartige Verbreiterung der langen Röhrenknochen, insbesondere distaler Femur	251
Infantile kortikale Hyperostose Caffey	Kortikale Hyperostose von Mandibula, Klavikula und Rippen; seltener lange Röhrenknochen betroffen, Epiphysen ausgespart; Krankheitsbeginn im frühen Säuglingsalter. DD: Osteomyelitis, kongenitale Syphillis, Therapie mit Indomethacin	219
Melorheostose	Kortikale dichte Hyperostose wie herabfließendes geschmolzenes Wachs an einer brennenden Kerze; Weichteilkalzifikationen	231
Diaphysäre Dysplasie	Diaphysen der langen und kurzen Röhrenknochen sklerosiert; Metaphyse ausgespart, Markraum der langen Röhrenknochen langstreckig eingeengt; Schädelbasis sklerosiert	212
Endostale Hyperostose	Krankheitsbeginn Pubertät; endostale diaphysäre Hyperostose der langen Röhrenknochen; Sklerose der Schädelkalotte und Mandibula	219

Gelenkerkrankungen

Zeichen der entzündlichen Gelenkerkrankung (Arthritis)

Stadienhafter Ablauf: Weichteilschwellungszeichen und Gelenkerguss; gelenknahe Osteoporose, Schwund der Grenzlamelle, Erosion der Grenzlamelle und der subchondralen Knochen; subchondrale Zystenbildung, Gelenkspaltverschmälerung, Subluxation, Ankylose.

MRT: Gelenkerguss (T2-Sequenz), Weichteilschwellung und Ödem (T2-Bild), Erosion des hyalinen Knorpels mit Unterbrechung oder Signalauslöschung des Knorpelbands (Gradientenechosequenzen, fettsupprimierte T2-Bilder), knöcherne Erosionen, entzündliches Pannusgewebe im Gelenkcavum oder in den Erosionen (florides Pannusgewebe nimmt homogen KM auf).

Tenosynovitis mit Ergussbildung in den Sehnenscheiden.

Tabelle 2.49. Entzündliche Gelenkerkrankungen

Diagnose	Weitere radiologische Leitsymptome	Seite
Rheumatoide Arthritis	Bevorzugter Befall von Handwurzel, MCP- und PIP-Gelenken sowie MTP-Fußgelenken. Symmetrische Arthritis. Erosion des Processus styloideus ulnae. Im späteren Stadium Gelenkdestruktionen, Subluxationen und Ankylosen	267
Psoriasisarthropathie	Mono- oder oliartikulärer Befall; häufig asymmetrisch; hauptsächlich betroffen kleine Hand- und Fußgelenke und Handwurzeln; Transversaltyp mit Befall einer Gelenkreihe oder Axialtyp mit Befall eines Fingerstrahls; charakteristisches Nebeneinander von osteodestruktiven Gelenkveränderungen wie Erosionen und osteoproliferativen Veränderungen wie Knochenanbauten an den Gelenkkapseln; Daktylitis	274
SAPHO-Syndrom	Chronische, nichtbakterielle Osteomyelitis mit osteoproliferativen und destruktiven entzündlichen Läsionen der Klavikula, Sternoklavikulargelenke, lange Röhrenknochen, seltener Achsenskelett und Ileosakralgelenke; sternoklavikuläre Hyperostose häufig	278
Enteropathische Arthritis bei M. Crohn oder Colitis ulcerosa	Weichteilschwellungen, nur sehr selten Erosionen oder Akroosteolysen; Sakroiliitis	278
Spondylitis ankylosans – M. Bechterew	90% aller M.-Bechterew-Patienten entwickeln frühzeitig eine Sakroiliitis; Wirbelsäule: Spondylitis ankylosans mit Syndesmophytenbildung; 30% periphere Mono- oder Oligoarthritis mit osteoproliferativen und osteodestruktiven Veränderungen; Enthesiopathien wie Achillessehnenfersensporn	279
Lupus erythematodes disseminatus	Gelenknahe Entkalkung; Weichteilschwellungszeichen; Gelenkfehlstellung ohne erosive Gelenkveränderung; Weichteilverkalkungen	283
Progressive systemische Sklerodermie	Weichteilatrophie mit Verschmälerung des Haut- und Weichteilmantels über den Akren; Krallenhand; Osteolysen an Fingerspitzen (Rattenbisse); Weichteilverkalkungen	284
Mischkollagenose	Arthritiszeichen wie bei rheumatoider Arthritis, aber auch Fehlstellungen an Gelenken, die keine erosiven Veränderungen zeigen; Akroosteolysen	285
Skelettsarkoidose	Wurstfinger (Daktylitis); zystische kleine Osteolysen epimetaphysär in den kleinen Röhrenknochen (Ostitis tuberculosa cystoides multiplex)	286
Pyogene oder septische Arthritis	Meist monoartikulär; stadienhafter Ablauf mit Gelenkerguss, Weichteilschwellung, fleckige Demineralisation der Epiphysen, Schwund der Grenzlamelle, subchondrale Osteolyse und Erosion, Gelenkspaltverschmälerung und Ankylose	287

Tabelle 2.50 Nichtentzündliche Gelenkerkrankungen

Arthrose	Verschmälerung des Gelenkspaltes, Osteophytenbildung an den Gelenkrändern; subchondrale Spongiosaverdichtung, Geröllzysten
Chronische Gichtarthropathie	Randständige Knochendefekte und gelenknahe Osteolysen; die randständigen, halbmondförmigen Knochendefekte zeigen einen überhängenden Rand; Periostreaktionen; bevorzugtes Gelenk MTP I
Chondrokalzinose	Kalkablagerungen im Gelenkkabel und im Phasenknorpel der Minisci; Gelenkspaltverschmälerung
Hämochromatose	Deformierende Arthopathie, bevorzugt MCP-Gelenk II und III; Knie-, Schulter- und Sprunggelenk; subchondrale Zysten, atypische-schnabelförmige Osteophyten; Chondrokalzinose
Neurogene Osteoarthropathie	Stadienhafter Ablauf mit 1. Knochennekrose und grober Destruktion, dann 2. reaktives Stadium mit überstürzter Knochenneubildung und 3. Stabilisierungsphase mit Harmonisierung und Sklerosierung der äußeren Gelenkform; Prädeliktionslokalisation Fußskelett; häufigste kausale Neuropathie ist diabetische Neuropathie
Sympatische Reflexdystrophie Sudeck	Stadienhafter Ablauf, zunächst fleckige Demineralisation in Gelenknähe; Kortikalis ausgedünnt aber scharf akzentuiert; im chronischen Stadium auch Auflösung der Kompakta; im Endstadium osteopener atropher Knochen; In der MRT subkutanes Ödem, Gelenkerguss, Knochenmarködem, schließlich Haut- und Muskelatrophie
Ochronose	Vorzeitige Diskusverkalkungen, Diskushöhenabnahme; Knorpelverkalkungen
M. Fabry	Frühzeitige Arthrose, insbesondere Handskelett, Hüftkopfnekrosen
Sichelzellanämie	Symmetrische Knocheninfarkte der langen Röhrenknochen; Wachstumsstörungen; häufige Komplikationen, Osteomyelitis
Thalassämie	Grobsträhnige Spongiosa der Röhrenknochen und der Schädelkalotte; »Bürstenschädel«; Auftreibung der Metaphysen, lange Röhrenknochen (Erlenmeierkolben); Knocheninfarkte
Hyperparathyreoidismus	Subperiostale Knochenresorbtion, zuerst an der radialseitigen Kompakta der Mittelphalangen der Hände; die Kompakta ist arrodiert und unscharf disseziert; verwaschene Knochenstruktur; Akroosteolysen; erosive Gelenkveränderungen; Osteolysen (Riesenzellgranulome, »braune Tumoren«)
Rachitis und Osteomalazie	Im Wachstumsalter becherförmige unscharfe Verbreiterung der Metaphyse; Verbreiterung der Wachstumsfuge; homogene Dichteabnahme und unscharfe Spongiosazeichnung; im Erwachsenenalter bilaterale symmetrische Umbauzonen (Dauerfrakturen) insbesondere am Schenkelhals, lange Röhrenknochen, Sitz- und Schambein
Akromegalie	Höhenzunahme der Bandscheibe; grobe Spondylophytenbildung; Vergrößerung der Nasennebenhöhlen; vorzeitige Arthrosen; Knochenlänge der Röhrenknochen bleibt erhalten, deren Dicke nimmt aber unförmig zu (insbesondere distale Phalangen); Kapselansatzverkalkungen
Schilddrüsenassoziierte Arthropathien	Periostale Knochenneubildung an den Diaphysen von Röhrenknochen; Nichterosive Arthritis; Hüftkopfnekrose
Hypothyreose	Verzögerte Skelettreife; fragmentierte Epiphysen (Maulbeerepiphyse); Minderwuchs
Multizentrische Retikulohistiozytose	Symmetrische Arthritis der Handgelenke, Schultergelenke; Erosionen; keine gelenkbezogene Demineralisation

Teil II: Atlas

Umschriebene solitäre Knochenläsionen

3.1 Knochentumoren – Einleitung – 51

3.2 Chondrogene Skeletttumoren – 53
Osteochondrom – 53
Enchondrom – 55
Subunguale osteokartilaginäre Exostose – 59
Bizzare parosteale osteochondromatöse Proliferation – 59
Periostales (juxtakortikales) Chondrom – 60
Chondroblastom – 60
Chondromyxoidfibrom – 64
Chondrosarkom – 66

3.3 Ossäre Knochentumoren – 73
Bone-Island – 73
Osteom – 75
Osteoid-Osteom – 75
Osteoblastom – 80
Osteosarkom – 82

3.4 Bindegewebige Knochentumoren – 95
Nichtossifizierendes Knochenfibrom (NOF) – 95
Xanthofibrom (fibröses Xanthom) – 96
Fibromyxom – 97
Fibröser Kortikalisdefekt – 99
Fibroblastische Periostreaktion – 100
Ossifizierendes Knochenfibrom – 100
Osteofibröse Dysplasie (Campanacci) – 101
Desmoplastisches Knochenfibrom – 103
Benignes fibröses Histiozytom – 104
Malignes fibröses Histiozytom (MFH) – 106
Ossäres Fibrosarkom – 107

3.5 Osteoklastom – 109

3.6 Osteomyelogene Knochentumoren – 113
Ossäres Lipom – 113
Ossäres Liposarkom – 114
Medulläres Plasmozytom – 115
Ewing-Sarkom – 117
Malignes Knochenlymphom – 122
Ossäres Hodgkin-Lymphom – 124
Leukämie – 125

3.7 Vaskuläre Knochentumoren – 127
Knochenhämangiom – 127
Lymphangiom – 129
Gorham-Stout-Syndrom – 131
Hämangioperizytom – 133
Ossäres Hämangiosarkom – 134

3.8 Neurogene Knochentumoren – 135
Ossäres Neurofibrom – 135
Ossäres Neurinom – 137

3.9 Chordom – 137

3.10 Adamantinom der langen Röhrenknochen – 140

3.11 Tumor-like Lesions – 142
Juvenile (solitäre) Knochenzyste – 142
Zementom der langen Röhrenknochen – 144
Aneurysmale Knochenzyste (AKZ) – 147
Intraossäres Ganglion – 151
Intraossäre Epidermiszyste – 153
Subchondrale Knochenzyste – 155
Fibröse Knochendysplasie (Jaffe-Lichtenstein) – 156

3.12 Knochengranulome – 159
Eosinophiles Knochengranulom und Langerhans-Zellhistiozytose – 159
Lipoidgranulomatose (M. Erdheim-Chester) – 163
Reparatives Riesenzellgranulom – 165
Riesenzellreaktion der kurzen Röhrenknochen – 165

3.13 Knochenmetastasen – 166

3.14 Ischämische Knochenerkrankungen – 170
Knochenischämie – 170
Anämischer Knocheninfarkt – 174
Transitorische Hüftkopfosteopenie – 178

3.15 Entzündliche Knochenerkrankungen – 179
Akute Osteomyelitis – 179
Chronische Osteomyelitis – 182
Brodie-Abszess – 184
Plasmazelluläre Osteomyelitis – 185
Chronische multifokale rekurrente Osteomyelitis (CRMO) – 186
Nichteitrige sklerosierende Osteomyelitis Garré – 188
Bazilläre Angiomatose – 188
Osteomyelitis tuberculosa – 189
Spondylitis infectiosa – 191
Sarkoidose des Knochens – 193
Ossäre Echinokokkose – 194
Myositis ossificans – 195
Periostitis ossificans – 198

3.1 Knochentumoren – Einleitung

Primäre Skeletttumoren sind selten. Unter allen Malignomen haben sie etwa einen Anteil von 1%, die Inzidenz ist regional unterschiedlich und wird mit 6 bis 14 Neuerkrankungen pro 1 Million Einwohner pro Jahr angegeben.

Tumore können grundsätzlich in zwei Gruppen eingeteilt werden: gutartige und bösartige Neubildungen. Bei letztgenannten unterscheidet man weiter primär maligne Tumoren, sekundär maligne Tumoren (auf dem Boden einer Präkanzerose entstanden) und Metastasen. Jeder dieser Tumoren kann entsprechend seinem Ursprungsgewebe weiter klassifiziert werden (◘ Tabelle 3.1).

Die Knochengeschwülste haben zumeist einen typischen Prädilektionsort. An den Röhrenknochen werden epiphysäre, metaphysäre und diaphysäre Läsionen voneinander unterschieden. Entscheidend ist auch das Lebensalter des Patienten. Man weiß, dass bestimmte Tumoren im Kindesalter, andere überwiegend im Erwachsenenalter, auftreten (◘ Tabelle 3.2). Bestimmte Tumoren haben ihre bevorzugte Lokalisationen im Skelett (◘ Tabelle 3.3).

◘ **Tabelle 3.1.** Klassifikation von Knochentumoren nach Ursprungsgewebe

	Benigne	Maligne
Knorpelgewebe	Osteochondrom Enchondrom Chondroblastom Chondromyxoidfibrom	Chondrosarkom
Knochengewebe	Osteom/Osteoid-Osteom Osteoblastom	Osteosarkom
Bindegewebe	Knochenfibrome Benignes fibröses Histiozytom Osteoklastom	Ossäres Fibrosarkom Malignes fibröses Histiozytom Osteoklastom
Fettgewebe	Ossäres Lipom	Ossäres Liposarkom
Knochenmark		Plasmozytom Ewing-Sarkom Knochenlymphom
Gefäße	Ossäres Hämangiom	Ossäres Hämangiosarkom
Nervengewebe	Neurinom/Neurofibrom	Neurofibrosarkom
Muskelgewebe	Ossäres Leiomyom	Ossäres Leiomyosarkom

◘ Tabelle 3.2. Patientenalter bei der Diagnose von Knochentumoren in prozentualer Verteilung (nach Dahlin)

Tumor	0–10	10–20	20–30	30–40	40–50	50–60	>60 Jahre
Maligne Tumore							
Osteosarkom	7	51	16	6	6	6	7
Chondrosarkom	1	7	11	16	19	22	25
Ewing	22	57	16	4	1	1	0
Fibrosarkom	4	14	14	14	14	16	23
Chordom	2	4	6	13	18	26	31
Plasmozytom	0	0	1	5	19	30	56
Adamantinom	2	35	33	8	6	10	4
Angiosarkom	1	14	14	15	15	18	24
Benigne Tumore							
Osteoid-Osteom	13	51	25	8	1	1	1
Osteoblastom	18	45	25	5	1	4	2
Enchondrom	8	23	18	15	16	12	9
Osteochondrom	12	46	20	10	6	4	2
Chondroblastom	2	67	15	7	2	5	2
Chondromyxoidfibrom	16	42	22	9	8	4	0
Osteoklastom	1	15	36	23	13	8	4
Hämangiom	8	9	14	18	14	17	11
Tumorähnliche Läsionen							
Aneurysmale Knochenzyste	31	46	12	4	4	2	1
Solitäre Knochenzyste	47	36	7	5	3	1	1
Nichtossifizierendes Fibrom	21	74	5	0	0	0	0
Eosinophiles Granulom	46	26	15	9	3	1	0

◘ Tabelle 3.3. Bevorzugter Sitz von Knochentumoren nach Häufigkeit geordnet (nach Dahlin)

Schädel	Eosinophiles Granulom, Plasmozytom, fibröse Dysplasie
Maxilla	Osteosarkom, Chondrosarkom, fibröse Dysplasie
Mandibula	Osteosarkom, fibröse Dysplasie, Fibrosarkom
Sternum	Chondrosarkom
Klavikula	AKZ, eosinophiles Granulom (chronische Osteomyelitis, SAPHO)
Rippen	Fibröse Dysplasie, Ewing-Sarkom
Wirbelsäule	Osteoblastom, AKZ, Chordom, Osteoklastom, Ewing-Sarkom
Becken	Chondrosarkom, Osteosarkom, Ewing-Sarkom
Skapula	Chondrosarkom, Ewing-Sarkom, Osteochondrom
Humerus	Solitäre Knochenzyste, Enchondrom, Osteosarkom, Chondrosarkom, Osteochondrom, Ewing-Sarkom
Radius, Ulna	Osteoklastom, aneurysmale Knochenzyste, fibröse Dysplasie, Osteosarkom
Karpus	Osteoid-Osteom, Enchondrom, solitäre Knochenzyste
Metakarpalia	Enchondrom, Chondrosarkom, Osteoklastom
Phalangen	Enchondrom, Chondrosarkom, Osteochondrom, Epithelzyste, Riesenzellreaktion
Femur	Osteosarkom, Chondrosarkom, Osteoklastom, NOF, Osteoid-Osteom
Tibia	Osteosarkom, Osteoklastom, NOF, Osteoid-Osteom
Patella	Chondroblastom, solitäre Zyste, AKZ
Fibula	Ewing-Sarkom, Osteosarkom, nicht ossifiziertes Fibrom
Tarsus	Chondroblastom, Osteoid-Osteom, solitäre Knochenzyste
Metatarsus	Aneurysmale Knochenzyste, Osteoklastom, Chondrosarkom
Phalangen	Osteochondrom, Enchondrom, Riesenzellreaktion, Chondrosarkom, AKZ

Abkürzungen: *NOF* nichtossifizierendes Knochenfibrom, *AKZ* aneurysmale Knochenzyste, *SAPHO* Syndrom (sternoklavikulare Hyperostose, Arthropathien, Pustulosis palmaris und plantaris, hyperostotische Osteomyelitis)

3.2 Chondrogene Skeletttumoren

Osteochondrom

Synonym. Osteokartilaginäre Exostose.

Sessiles Osteochondrom ► S. 53
Osteosarkom ► S. 82
Chondrosarkom ► S. 66
Chondrom ► S. 55

Definition. Knöcherne, von einer hyalinen Knorpelkappe überzogene Läsion, die sich von der Knochenoberfläche in die Weichteile vorwölbt. Eine Sonderform stellen die multiplen osteokartilaginären Exostosen oder Osteochondromatose (► s. Kap. 4, Dysplasie) dar.

Inzidenz. Die meisten Osteochondrome entwickeln sich bei Jugendlichen, wobei das männliche Geschlecht leicht überwiegt, und werden im zweiten oder dritten Lebensjahrzehnt entdeckt. Das Osteochondrom ist der häufigste gutartige Knochentumor.

Eine Entartung zu einem Chondrosarkom ist selten (etwa 1%) und kommt stets erst nach dem 18. Lebensjahr, meist erst nach dem 30. Lebensjahr, vor. Bei der Osteochondromatose besteht ein sehr viel höheres Entartungsrisiko von bis zu 25%.

Lokalisation. Es kann jeder Knochen betroffen sein, wobei die Läsion am distalen Femur, an der proximalen Tibia und am proximalen Humerus am häufigsten angetroffen wird. Der Tumor bevorzugt die Metaphysenregion langer Röhrenknochen (85% aller Osteochondrome sitzen an den Metaphysen langer Röhrenknochen), kann aber an jedem Knochen auftreten.

Spinale Osteochondrome wachsen blumenkohlartig von Wirbelbogen und Fortsätzen, selten vom Wirbelkörper ausgehend. Der häufigste spinale Tumorsitz ist die Halswirbelsäule, insbesondere Wirbelkörper C 2.

> **Radiologie.** Pilzartige Vorwölbung, die dem Knochen breitbasig (sessil) oder gestielt aufsitzt. Dabei geht die Läsion nahtlos aus der Spongiosa des Mutterknochens hervor. Insbesondere die Schnittbilddiagnostik zeigt die Kontinuität von Kortikalis und Spongiosa des benachbarten Knochens mit dem aufsitzenden Tumor. Die Dicke der Knorpelkappe beim Erwachsenen (über 2 cm) ist ein Hinweis auf maligne Transformation.
>
> **MRT.** Effektive Technik um die Kontinuität des fettmarkhaltigen spongiösen Knochens zwischen tumortragendem Knochenabschnitt und Tumor zu zeigen. Die Kortikalis verläuft kontinuierlich über den Tumor hinweg. Die Knorpelkappe ist im T2-Bild signalreich.

Szintigraphie. Variables Speicherverhalten (abhängig vom Ossifikationsgrad). Nach Abschluss der Wachstumsphase nur noch geringe oder keine Mehranreicherung. Maligne entartete Osteochondrome (Chondrosarkome) reichern meist stärker an. Bei Osteochondromatose und Malignomverdacht sollten die am stärksten speichernden Herde reseziert werden (insbesondere, wenn sie im Vorbefund nur schwach speichernd).

Differentialdiagnose. Sessiles Osteochondrom, parosteales Osteosarkom, juxtakortikales Chondrosarkom, Chondrom.

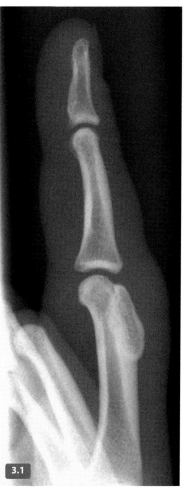

Abb. 3.1. Osteochondrom an der Grundphalanx eines Zeigefingers: Charakteristisch ist die geographische Läsion Lodwick-Grad I, die der Kortikalis aufsitzt. Die Knorpelkappe selbst ist nicht sichtbar

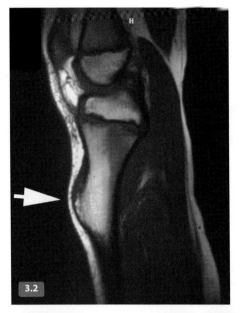
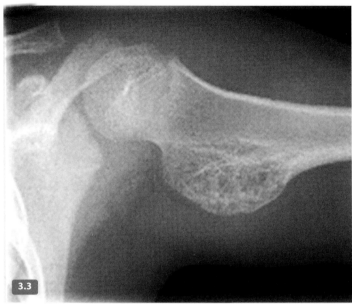
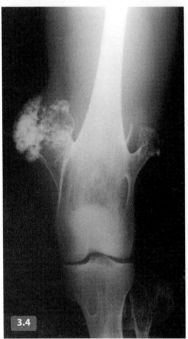
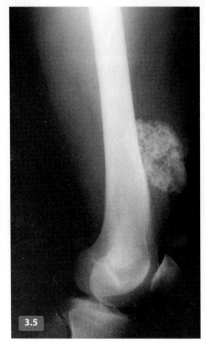
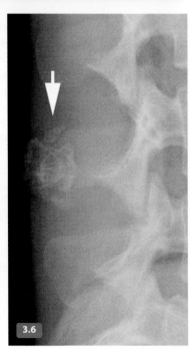

Abb. 3.2. Osteochondrom der proximalen Tibia: Im T1-gewichteten Spinechobild zeigt sich, dass die signalarme Kortikalis teilweise über den Tumor hinwegläuft. Die sehr schmale Knorpelkappe des Osteochondroms kommt signalarm zur Darstellung

Abb. 3.3. Osteochondrom proximaler Humerus: Die breitbasig aufsitzende gutartige Geschwulst zeigt ein wabig-trapekuliertes Aussehen. Die dünne Knorpelkappe ist nicht sichtbar

Abb. 3.4. Multiple Osteochondrome bei einer Osteochondromatose. Mehrere gestielte, typisch metaphysär lokalisierte Tumore. Die Knorpelkappe ist indirekt durch die amorphen Knorpelverkalkungen sichtbar. Charakteristisch sind die Knochendeformitäten und Wachstumsstörungen bei der Osteochondromatose der langen Röhrenknochen

Abb. 3.5. Metadiaphysär lokalisiertes Osteochondrom bei einem erwachsenen Patienten

Abb. 3.6. Osteochondrom am Processus spinosus eines Lendenwirbelkörpers. Der kleine gestielte Tumor führte zu einer lokalen Beschwerdesymptomatik

3.2 · Chondrogene Skeletttumoren

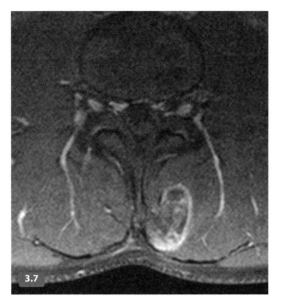

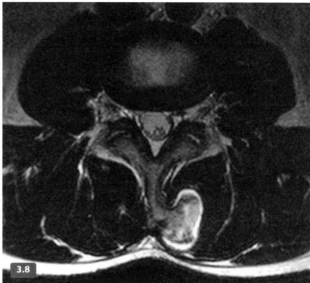

Enchondrom

Definition. Gutartige, primäre Knochengeschwulst, die aus reifem hyalinen Knorpelgewebe besteht und zumeist zentral in der Markhöhle gelegen ist.

Unterschieden werden das solitäre Enchondrom von der Enchondromatose, die in zwei Formen, als M. Ollier und als Maffucci-Syndrom (multiple Enchondrome mit zahlreichen Weichteilhämangiomen) auftritt, ▶ s. Kap. 4, Skelettdysplasien.

Inzidenz. Jedes Lebensalter kann betroffen sein, einen Gipfel findet man im 3. Lebensjahrzehnt, wobei beide Geschlechter mit der gleichen Häufigkeit betroffen sind. Das Enchondrom ist der zweithäufigste gutartige Knochentumor.

Lokalisation. Hauptlokalisation sind die kurzen Röhrenknochen von Händen und Füßen, gefolgt vom Befall von Humerus und Femur. Weniger häufig ist der Befall des Unterarms bzw. Unterschenkels. Selten betroffen sind die Rippen, Klavikula und das Schulterblatt. Bei Befall des Wirbelkörpers oder Beckens liegt immer ein Chondrosarkom vor. Das Risiko der malignen Entartung steigt, je näher das Enchondrom am Körperstamm sitzt.

◘ **Abb. 3.7.** Im Vergleich dazu ein Spinecho-T1-gewichtet nach Kontrastmittelgabe

◘ **Abb. 3.8.** Zeigt den Befund in T2-Wichtung. Die dünne Knorpelkappe, die den Tumor semizirkulär umscheidet, ist signalreich dargestellt

Chondrosarkom ▶ S. 66
Knocheninfarkt ▶ S. 174

Radiologie. Enchondrome sind zumeist gering röntgendichte Läsionen mit Kalkherden. Sie können bei geringem Mineralisationsgehalt auch als rein lytische Läsionen imponieren.

In den kurzen Röhrenknochen ist das Enchondrom gewöhnlich diaphysär gelegen, eine Ausdehnung bis in die Epiphyse ist aber nicht selten. Die Kortikalis kann ausgedünnt und blasenartig aufgetrieben sein. In den langen Röhrenknochen ist die Läsion meist metaphysär, selten in der Dia- oder Epiphyse. Die Kortikalis ist gewöhnlich nicht durchbrochen, sondern durch den expansiven Tumor ausgebeult. Die radiologische Wachstumsrate ist Lodwick-Grad Ia bis Ib.

Tumorabgrenzung und Kalzifikationen können im CT häufig besser visualisiert werden.

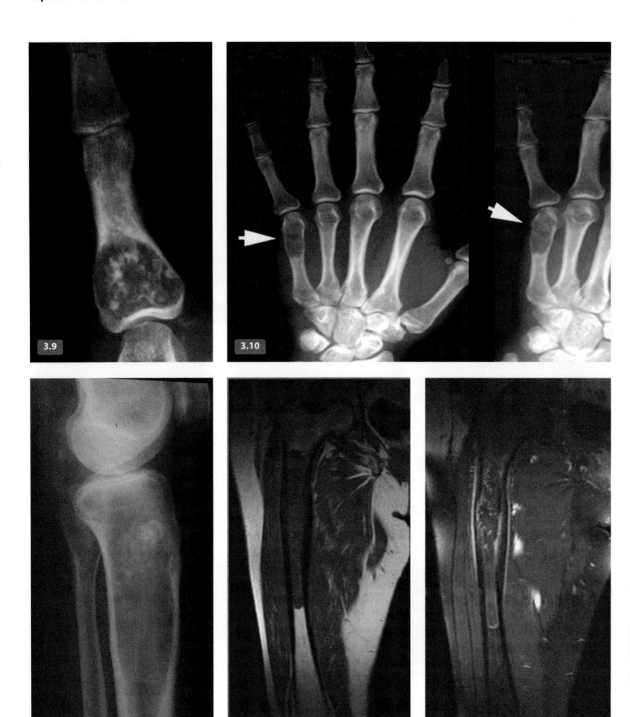

Abb. 3.9. Enchondrom: Geographisch zystische Läsion mit expansivem Wachstum in der Daumengrundphalanx. Typische popcornartige Verkalkungen innerhalb der Tumormatrix

Abb. 3.10. Enchondrom der Grundphalanx D V. Spontanfraktur (*Pfeilspitze*)

Abb. 3.11. Großes Enchondrom der proximalen Tibiametaphyse. Hier sind nur wenige amorphe Verkalkungen am proximalen Ende des Tumors nachweisbar. Die Kortikalis ist durch den expansiv wachsenden Tumor ausgedünnt, geringgradig sogar ausgebeult (Neokortikalis)

Abb. 3.12. T1-gewichtete Darstellung eines Enchondroms mit Spinechotechnik: Signalarme Darstellung des Tumors, welcher sich scharf zum Fettmark demarkiert

Abb. 3.13. Die T1-gewichtete MRT nach Kontrastmittelgabe zeigt ein geringes intratumorales Kontrastmittel-Enhancement. Zudem periostale KM-Aufnahme in der Tumorregion

3.2 · Chondrogene Skeletttumoren

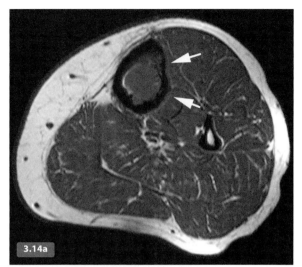

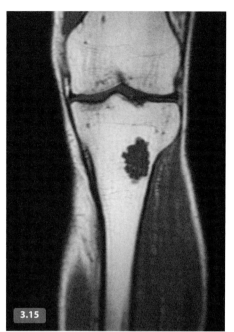

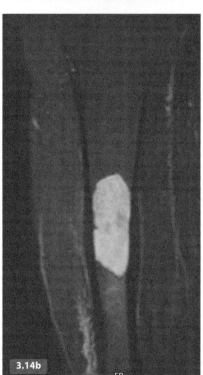

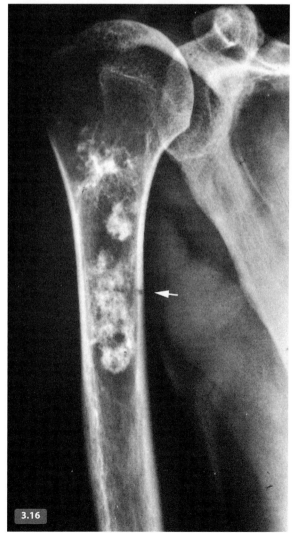

Abb. 3.14a,b. Tibiaschaft-Enchondrom. **a** Transversaler Schnitt. Die Kortikalis ist von innen arrodiert, der Tumor demarkiert sich aber scharf begrenzt zur Kortikalis hin. **b** Die fettsupprimierte, T2-gewichtete MRT zeigt einen lobulierten, sehr signalreichen und scharf demarkierten Tumor. Knorpelgewebe ist aufgrund seines Wassergehaltes in den T2-gewichteten Aufnahmen signalreich dargestellt

Abb. 3.15. Kleines metaphysäres Enchondrom in der T1-Spinechotechnik. Typisch lobuliertes Aussehen des Tumors mit scharfer Demarkierung zum hellen Fettmark

Abb. 3.16. Biopsiekanal (*Pfeilspitze*) in Enchondrom der proximalen Humerusmetadiaphyse. Ausgedehnte amorphe-popcornartige Verkalkungen

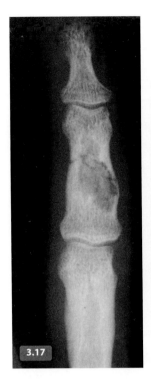
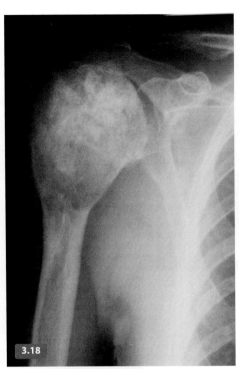
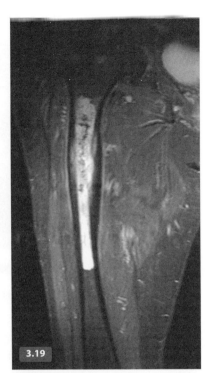
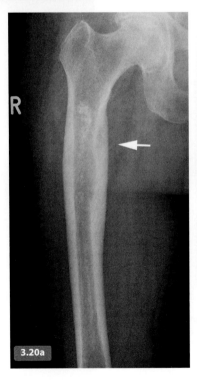
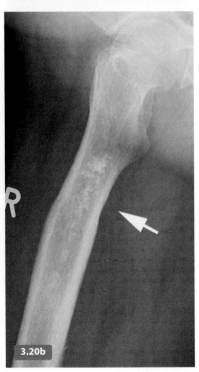

Abb. 3.17. Pathologische Fraktur bei Enchondrom der Zeigefinger-Mittelphalanx

Abb. 3.18. Beispiel für die Ausdehnung eines metaphysären Enchondroms Richtung Epiphyse. Popcornartige Verkalkungen des Tumors, welcher ein expansives Wachstum aufweist

Abb. 3.19. Enchondrom des Femurschaftes. In den fettsupprimierten, T2-gewichteten Sequenzen sehr signalreiche Darstellung des Tumorgewebes

Abb. 3.20a,b. Tumor wie Abb. 3.19 in der Röntgendiagnostik. Korrespondierend zu den Signalausfällen finden sich im Röntgenbild die popcornartigen Verkalkungen des Tumors. Reaktive Sklerosierung und Verbreiterung der Kortikalis

MRT. Im MRT zeigt sich eine gut umschriebene, lobulierte Läsion mit Signalerhöhung im T2-Bild und insbesondere in fettsupprimierten T2-Sequenzen. Knorpel-Proteoglykane sind hydrophil und besitzen einen hohen Wassergehalt.

Szintigraphie. Variabel: unauffällig bis mäßige Anreicherung. Eine starke (oder im Verlauf zunehmende) Speicherung ist verdächtig auf eine maligne Transformation in ein Chondrosarkom. Die Differentialdiagnose zum Chondrosarkom I ist nicht mit hinreichender Sicherheit möglich. In der Szintigraphie ist die Nuklidanreicherung in einem Chondrosarkom meist größer als der Uptake in der vorderen Darmbeinschaufel.

Differentialdiagnose. Chondrosarkom Grad I: Patienten mit Chondrosarkomen sind meist älter, der Tumor ist oft größer als 5 cm im Durchmesser und weist eine metaphysäre Lage in langen Röhrenknochen auf. Kortexpenetration und parosseale Weichteilanteile des Tumors sind sichere Zeichen der Malignität. Knocheninfarkt (siehe dort).

Subunguale osteokartilaginäre Exostose

Definition. Reaktive, oft exophytisch wachsende Knorpelproliferation an der Spitze der Endphalangen, meist der Großzehe. Oft ist der Läsion ein Trauma vorausgegangen.

Inzidenz. Meist tritt die Läsion zwischen dem 2. und 3. Lebensjahrzehnt auf.

Lokalisation. 80% der Läsionen betreffen die Großzehe, der Rest die anderen Zehen, selten die Finger.

Radiologie. Meist dorsalseitig gelegene, sich unscharf gegen die Weichteile abgrenzende Läsion mit trabekulärem Muster im Bereich der Basis. Im Inneren finden sich wolkige Verdichtungen oder auch fleckige Aufhellungen.

Differentialdiagnose. Chondrosarkom, Nora-Läsion (bizarre osteochondromatöse Proliferation).

Bizarre parosteale osteochondromatöse Proliferation

Synonym. Nora-Läsion.

Definition. Nichttumoröse (reaktive) Knochenläsion, die sich an der Knochenoberfläche der kurzen Röhrenknochen entwickelt, und aus einer Mischung von Knorpel-, Knochen- und Bindegewebe besteht.

Inzidenz. Meist tritt die Läsion in der 3. und 4. Lebensdekade auf.

Lokalisation. Überwiegend sind die kurzen Röhrenknochen der Hände und Füße betroffen.

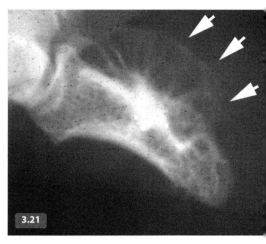

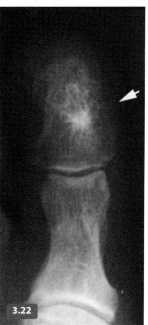

◘ **Abb. 3.21.** Subunguale osteokartilaginäre Exostose des Großzehs bei einer 68-jährigen Patientin

◘ **Abb. 3.22.** Subunguale osteokartilaginäre Exostose bei einer 78-jährigen Patientin. Die *Pfeilspitze* deutet auf die knöcherne Protoboranz an der Endphalanx, der Knorpelanteil ist nicht sichtbar

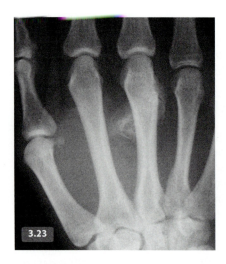

Abb. 3.23. NORA-Erkrankung: eine nichttumoröse bizarre Osteoproliferation, hier an Mittelphalanx lokalisiert

Exostose ► S. 59
Osteochondrom ► S. 53
Chondrosarkom ► S. 66

Radiologie. Scharf begrenze, rundliche, an der Knochenoberfläche gelegene Läsion mit intraläsionalen Verdichtungsherden.

Differentialdiagnose. Subunguale osteokartilaginäre Exostose, Osteochondrom, Chondrosarkom.

Chondrosarkom ► S. 66
Osteosarkom ► S. 82

Periostales (juxtakortikales) Chondrom

Definition. Gutartiger Knorpeltumor, der sich an der Knochenoberfläche unter dem Periost entwickelt.

Inzidenz. Der Tumor ist selten. Er wird meist zwischen der 2. und 3. Lebensdekade diagnostiziert. Männer scheinen etwas häufiger betroffen zu sein.

Lokalisation. Prädilektionsorte sind die kurzen Röhrenknochen von Händen und Füßen und die proximale Humerusmetaphyse.

Radiologie. Oberflächlich gelegene, umschriebene Läsion mit punktförmigen intraläsionalen Kalkherden. Die Kortikalis ist intakt und gelegentlich an den Rändern der Läsion zeltförmig verdickt. Selten kommt es zur Arrosion der Kortikalis.

Szintigraphie. Mäßiggradige Speicherung.

Differentialdiagnose. Chondrosarkom (meist >5 cm), periostales Osteosarkom.

Osteoklastom ► S. 109
Intraossäres Ganglion ► S. 151
hellzelliges Chondrosarkom ► S. 70
Aneurysmale Knochenzyste ► S. 147

Chondroblastom

Synonym. Codman-Tumor.

Definition. Gutartiger Tumor, der durch die Proliferation unreifer Knorpelzellen und fokale Bildung von Knorpelmatrix gekennzeichnet ist. In 20% der

3.2 · Chondrogene Skeletttumoren

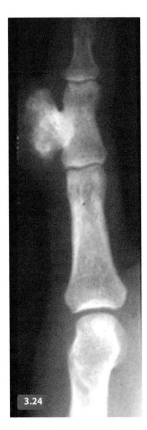
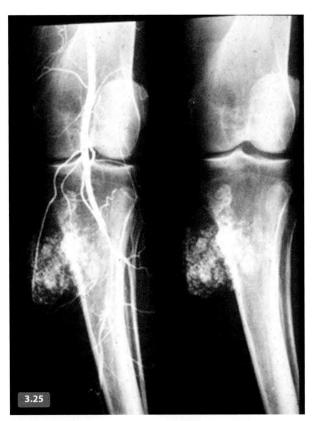
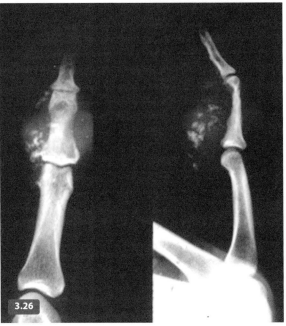
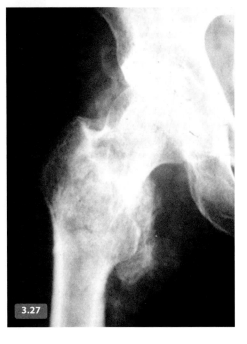

◘ **Abb. 3.24.** Periostales Chondrom bei einem 35-jährigen Mann an der Mittelphalanx eines Fingers. Der gutartig imponierende Tumor weist eine inhomogene, zum Teil dichte Knorpelmatrixverkalkung auf

◘ **Abb. 3.25.** Periostales Chondrom bei einem 74-jährigen Mann (Angiographie). Der Tumor ist kaum vaskularisiert und verdrängt die großen Gefäße. Popcornartige Knorpelverkalkungen dieses extraossär gelegenen Tumors

◘ **Abb. 3.26.** Periostales Chondrom bei einem 40-jährigen Mann, ausgehend von der Mittelphalanx eines Fingers. Im Vergleich zu ◘ Abb. 3.27 sind hier nur geringere Anteile des Tumors kalzifiziert. Der Schaftknochen der Mittelphalanx wird durch den Tumor arrodiert

◘ **Abb. 3.27.** Periostales Chondrom bei einer 51-jährigen Frau. Der Tumor umscheidet den proximalen Femur, Teile der Tumormasse sind kalzifiziert

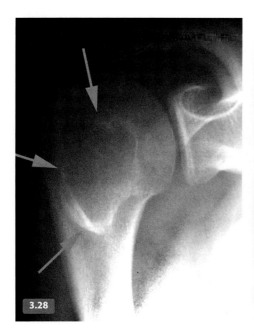

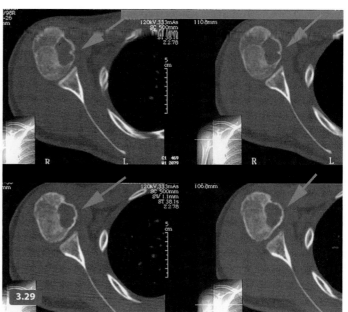

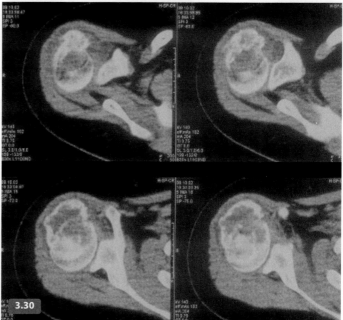

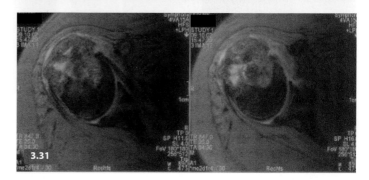

Abb. 3.28. Chondroblastom, von der proximalen Humerusepiphyse ausgehend. Demarkation des Tumors durch eine feine Skleroselinie. Keine Binnenverkalkungen

Abb. 3.29. CT-Schichten durch den Tumor von Abb. 3.30. Eindeutig epiphysäre Lage des Tumors mit sekundärem Einbruch in die Metaphyse. Keine Binnenverkalkungen, scharfe Berandung des expansiv wachsenden Tumors zur Umgebung hin. Der Tumor kann wie in diesem Beispiel ausgesprochen zystisch imponieren

Abb. 3.30. Chondroblastom bei einem 15-jährigen Mädchen, der epiphysäre Tumor wächst expansiv, er hat im Gegensatz zu Fall in Abb. 3.31 nachweisbare Binnenverkalkungen

Abb. 3.31. MR-Tomographie eines Chondroblastoms der proximalen Humerusepiphyse (▶ s. Abb. 3.32). Die Gradientenechosequenz zeigt signalreiche knorpelige Tumoranteile sowie Signalauslöschungen in den kalzifizierten Tumoranteilen

3.2 · Chondrogene Skeletttumoren

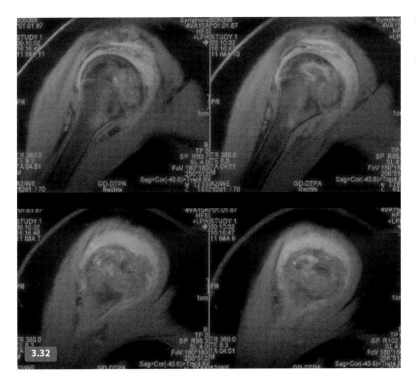

○ **Abb. 3.32.** Nach Kontrastmittelgabe Kontrastmittelaufnahme im Wesentlichen nur an den Tumorrändern sowie in die Gelenksynovia

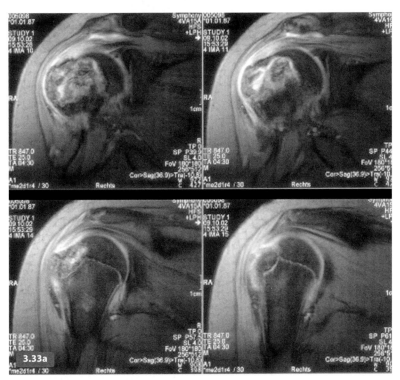 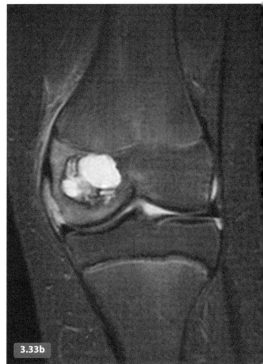

○ **Abb. 3.33. a** Im T2-gewichteten Spinechobild typische inhomogene, überwiegend signalarme Darstellung des Tumors. Das Überwiegen von signalarmen Tumoranteilen im T2-Spinechobild ist typisch für ein Chondroblastom, während Klarzellsarkome überwiegend signalreich zur Darstellung kommen. Das ringförmige Kontrastmittel-Enhancement ist typisch für ein Chondroblastom. **b** In einem anderen Fall ist das Chondroblastom teilweise zystisch aufgebaut (TIRM-Sequenz, 11-jähriges Mädchen)

Fälle ist das Chondroblastom mit einer sekundären aneurysmalen Knochenzyste vergesellschaftet. Nach Tumorkürretage können Lokalrezidive auftreten.

Inzidenz. Die Geschwulst tritt überwiegend beim Jugendlichen (m/w 1,5:1) auf, 90% der Fälle wird zwischen 5 und 25 Jahren diagnostiziert. Das höhere Lebensalter ist selten betroffen. Der Tumor ist mit einem Anteil von 1% aller Knochengeschwülste selten.

Lokalisation. Prädilektionsstellen sind die Epiphysen und Apophysen der langen Röhrenknochen, hier überwiegend die distale Femur (33%), die proximale Tibia (18%) und die proximale Humerusepiphyse (20%). Der Tumor kann auch in den platten Knochen (z.B. Becken, Skapula und Schädel), wie auch in der Patella, im Talus und Kalkaneus vorkommen. Ulna, Radius und Fibula sind extrem seltene Tumorlokalisationen.

Radiologie. Epiphysär gelegene, rundlich-ovale und meist exzentrisch gelegene Osteolyse, die scharf begrenzt ist und von einem Sklerosesaum umgeben sein kann. Im Inneren des Herdes finden sich trabekuläre Verdichtungen, in der Hälfte der Fälle kommen fleckige Verkalkungen zur Darstellung. Der Tumor kann sich bis weit nach subchondral zum Gelenkspalt hin ausbreiten. In der Hälfte der Fälle ist die Metaphyse beteiligt. Die Kortikalis kann bei größeren Läsionen vorgewölbt sein, selten kommt es zu einer Periostreaktion; Lodwick-Grad Ib–Ic.

MRT. Im MRT ist der Tumor im T1-Bild hypointens, im T2-Bild sehr variabel von signalarm bis signalreich. Der Tumorknorpel zeigt im T2-Bild eine lobulierte Außenbegrenzung und eine lobulierte Innenarchitektur des Tumors. Die signalarmen Läsionen im T2-Bild repräsentieren Stroma-Anteile des Tumors (DD: signalreiches Klarzellchondrosarkom). Das angrenzende Knochenmark und die parossealen Weichteile entwickeln oft ein ausgeprägtes entzündliches Knochenmark- und Weichteilödem. Die MRT demonstriert häufig eine Periostreaktion.

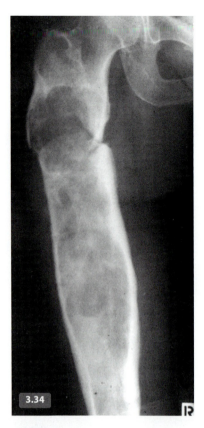

Abb. 3.34. Ausgedehntes Chondroblastom im Oberschenkel, mit pathologischer subtrochantärer Fraktur. Selten können Chondroblastrome weit in die Metadiaphyse hineinragen und den Knochen expansiv auftreiben

Szintigraphie. Hypervaskularisierter Tumor mit deutlicher Anreicherung in allen drei Phasen.

Differentialdiagnose. Osteoklastom (auch epiphysäre Lage, aber im CT Kalknachweis), intraossäres Ganglion. Selten hellzelliges Chondrosarkom, aneurysmale Knochenzyste (assoziierte Läsion).

Chondrosarkom ▶ S. 66
Enchondrom ▶ S. 55
Aneurysmale Knochenzyste ▶ S. 147

Chondromyxoidfibrom

Definition. Umschriebene gutartige Knochengeschwulst, die teils aus chondroiden, teils myxoiden Gewebe zusammengesetzt ist und ein lokal-invasives Wachstum aufweisen kann.

Inzidenz. Bevorzugtes Erkrankungsalter sind das 2. und 3. Lebensjahrzehnt mit einer Prädilektion für männliche Patienten (m/w 1,5:1). Der Tumor ist mit einer Häufigkeit von 1% aller Knochentumoren selten. Ein CMF kann mit einer aneurysmalen Knochenzyste assoziert sein.

3.2 · Chondrogene Skeletttumoren

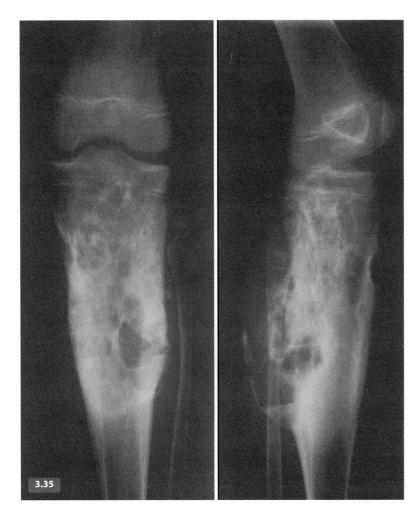

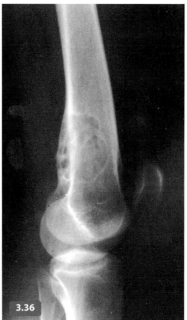

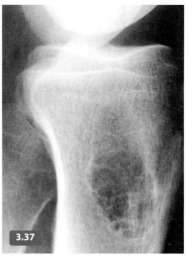

Lokalisation. Die Geschwulst ist in den Metaphysen der langen Röhrenknochen (70%), insbesondere im Bereich der proximalen Tibiaapophyse gelegen. Seltenere Lokalisationen sind flache Knochen, kurze Röhrenknochen, Schädel, Wirbelsäule und Kalkaneus.

Radiologie. Metaphysäre, exzentrische, oft in die Epiphyse oder in die Diaphyse sich ausdehnende scharf begrenzte Osteolyse, die gelegentlich im Inneren grobe trabekuläre Strukturen aufweisen kann. Die Läsion kann zu einer Auftreibung des Knochens führen. Häufig endostale Sklerose. Größere Läsionen können die Kortex komplett zerstören, die resultierenden Knochendefekte wirken wie »aus dem Knochen ausgebissen«. Selten Binnenverkalkungen.

MRT. Im MRT starke Signalintensität in den T2-gewichteten Bildern.

◘ **Abb. 3.35.** Chondromyxoidfibrom der proximalen Tibia, meta-diaphysär gelegen

◘ **Abb. 3.36.** Chondromyxoidfibrom bei einem 27-jährigen Patienten der distalen Femurmetaphyse

◘ **Abb. 3.37.** Metaphysäres Chondromyxoidfibrom der proximalen Tibia bei einem 45-jährigen Patienten

Szintigraphie. Frühstatisch zeigt sich eine mäßiggradige Speicherung des gesamten Tumors, spätstatisch eine ringförmige Anreicherung im Randbereich als Zeichen der ossären Reaktion.

Differentialdiagnose. Chondrosarkom, Enchondrom, aneurysmale Knochenzyste.

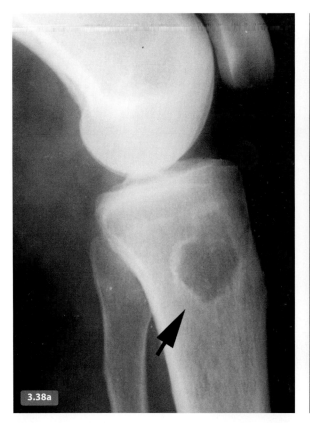
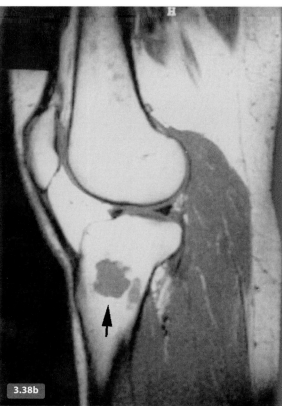

Abb. 3.38. a Chondromyxoidfibroms bei einem 50-jährigen Patienten im Bereich der proximalen Tibiametaphyse. Die Osteolyse wird zirkulär durch einen Sklerosesaum umgeben. b T1-gewichtete Spinechoaufnahme des homogen hypointensen Tumors

Enchondrom ▶ S. 55
Osteosarkom ▶ S. 82
Frakturkallus ▶ S. 366
Chondromatose ▶ S. 315
Knocheninfarkt ▶ S. 174
Fibrosarkom ▶ S. 107

Chondrosarkom

Definition. Maligner Knorpeltumor, der aus atypischem Knorpelgewebe und wenig Bindegewebe aufgebaut ist. Man unterscheidet das primäre Chondrosarkom, das direkt aus ortsständigem Knorpelgewebe hervorgeht, und das sekundäre Chondrosarkom, das aus einer zunächst gutartigen Knorpelgeschwulst entsteht. Klinische Leitsymptome sind der Schmerz und die pathologische Fraktur.

Inzidenz. Betroffen sind meist ältere Patienten, wobei der Tumor auch beim Kind oder Jugendlichen, wenn auch vergleichsweise selten, vorkommen kann. Das Durchschnittsalter beträgt 47 Jahre, wobei das Geschlechterverhältnis leicht zu Gunsten des männliche Geschlechts verschoben ist. Unter den malignen Knochentumoren ist das Chondrosarkom mit 20–27% die zweihäufigste Geschwulst. Die Prognose ist sehr variabel und korreliert mit dem histologischen/radiologischen Grad der Malignität. Niedrig-maligne Chondrosarkome (Grad I) metastasieren selten und haben eine gute Prognose. Große, hochmaligne Tumoren des Stammskeletts haben eine Zehnjahresüberlebensquote von 30%.

Lokalisation. Am häufigsten tritt der Tumor zentral in den Metaphyse der langen Röhrenknochen (45%), im Stammskelett (Becken 25%), Rippen (8%) und Wirbelsäule (5%) auf. Chondrosarkome sind die häufigsten Malignome des Sternum, der Rippen und der Skapula. Seltene Lokalisationen sind die Schädelbasis, kurze Röhrenknochen und Oberkiefer.

3.2 · Chondrogene Skeletttumoren

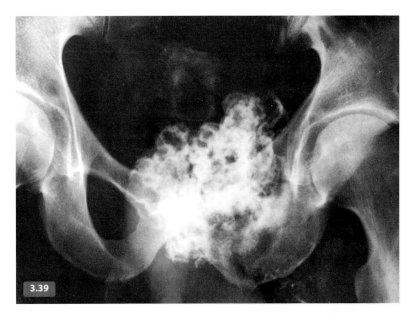

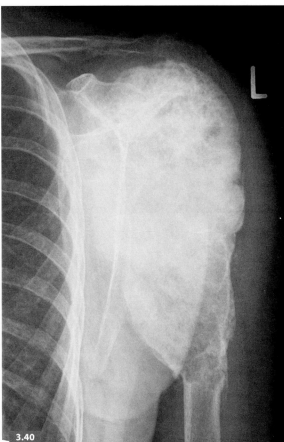

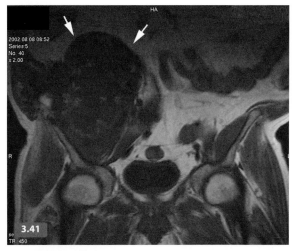

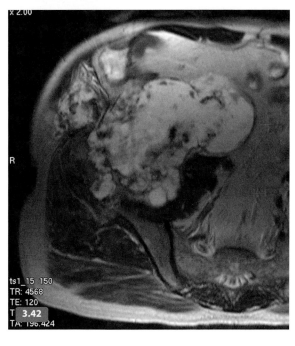

◘ **Abb. 3.39.** Chondrosarkom des vorderen Beckenringes bei einem 38-jährigen Patienten. Typisch für diesen Knorpeltumor sind die lobulierten, mit popcornartigen Verkalkungen versehenen Tumormassen, die den Knochen aggressiv zerstören

◘ **Abb. 3.40.** Chondrosarkom der proximalen Humerushälfte bei einer 80-jährigen Patientin

◘ **Abb. 3.41.** T1-gewichtete Spinechoaufnahme eines großes Chondrosarkoms der Beckenschaufel rechts

◘ **Abb. 3.42.** Der Tumor nimmt nach Kontrastmittelgabe nur im Randbereich und in einzelnen Tumorsepten Kontrastmittel nennenswert auf. Chondrosarkome sind im Regelfall hypovaskularisiert

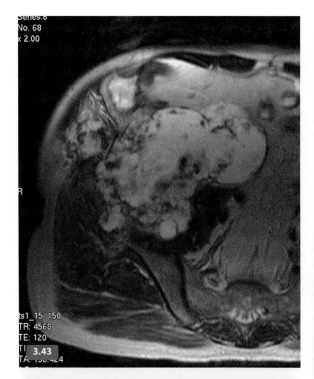

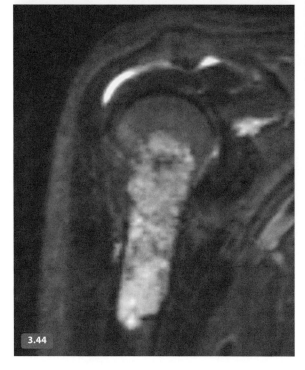

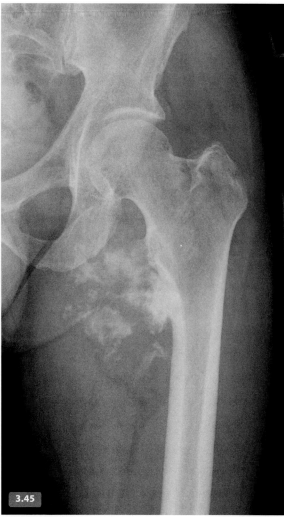

Abb. 3.43. In einer T2-gewichteten fettsupprimierten Spinechosequenz findet sich eine typische signalreiche Darstellung des lobulierten Knorpeltumors

Abb. 3.44. Chondrosarkom Grad II der proximal Humerusmetadiaphyse

Abb. 3.45. Chondrosarkom Grad I, überwiegend extraossär gelegen im Bereich des proximalen linken Femurs

3.2 · Chondrogene Skeletttumoren

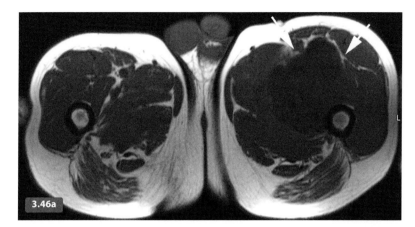

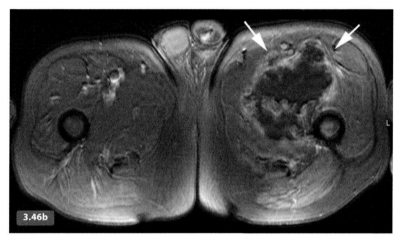

Abb. 3.46. **a** T1-gewichtete Spinechoaufnahme des Tumors. **b** Nach Kontrastmittelgabe überwiegend im Randbereich Kontrastmittelanreicherung

Radiologie. Osteolytische, je nach Kalkgehalt röntgendichte, oft lobulierte Läsion. Typisch sind punkt- oder ringförmige (popcornartige) Kalzifikationen. Lodwick-Grad Ia–Ic, selten bis II. Der Tumor kann expansiv wachsen. Die Hälfte der Tumoren sind größer als 10 cm Durchmesser. Die Kortikalis ist meist verdünnt und zeigt multiple Erosionen; bei fortgeschrittenen Läsionen, wie auch bei Befall der platten Knochen, ist sie oft durchbrochen. In manchen Fällen wird auch eine Verdickung der Kortikalis beobachtet. Große Weichteilanteile können vorkommen. Die Anzahl der Tumorverkalkungen korreliert invers mit dem Grad der Malignität. Höhergradig maligne Tumoren haben große unverkalkte myxoide Anteile.

MRT. Im MRT hohe Signalintensität im T2-gewichteten Bild. Peritumoröses Knochenmark und Weichteilödem häufig. Der Grad der Kontrastmittelanreicherung scheint mit dem Grad der Malignität zuzunehmen.

Szintigraphie. Meist deutliche Anreicherung in allen drei Phasen. Der Tumor zeigt häufig eine inhomogene Anreicherung. Es besteht keine Korrelation zwischen dem Malignitätsgrad und dem Speicherverhalten. Der Tumor überschreitet nicht die szintigraphisch erkennbaren Grenzen.

Differentialdiagnose. Enchondrom, chondroblastisches Osteosarkom, fibrokartilaginäre Dysplasie, Frakturkallus, Chondromatose, Knocheninfarkt, Fibrosarkom.

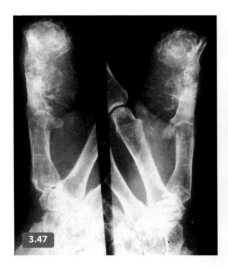
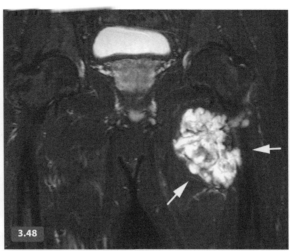

Abb. 3.47. Chondrosarkom eines 76-jährigen Patienten am Daumen

Abb. 3.48. In der fettsupprimierten STIR-Sequenz sehr signalreiche Abbildung eines typisch lobulierten Chondrosarkoms

Chondroblastom ► S. 60
Chondrosarkom ► S. 66
Osteoblastom ► S. 80
Osteoklastom ► S. 109

Juxtakortikales (periostales) Chondrosarkom

Definition. Maligner Knorpeltumor, welcher vom Periost ausgeht. Der Tumor betrifft junge und mittelalte Erwachsene. Typische Lokalisation in den langen Röhrenknochen, häufigste Lokalisation ist die Femurmetadiaphyse.

Radiologie. Oft kleine exzentrische, lytische Läsion an der Knochenoberfläche, mit fleckigen Verkalkungen und Spiculae. Codman-Dreieck und unregelmäßige kortikale Dickenzunahme in Angrenzung an den Tumor möglich.

Hellzelliges Chondrosarkom

Definition. Niedrig-maligne Knorpelgeschwulst, die durch das Auftreten von benignen Riesenzellen und hellzytoplasmatischen Chondrozyten (hoher Glykogengehalt) gekennzeichnet ist. Histologisch zeigt sich eine große Ähnlichkeit mit dem Chondroblastom bzw. Osteoblastom.

Inzidenz. Jedes Alter kann betroffen sein, ein Maximum findet man in der 4. Lebensdekade, wobei das männliche Geschlecht vorwiegend betroffen ist. Der Anteil an allen Chondrosarkomen beträgt etwa 2%.

Lokalisation. Die dominante Lokalisation sind lange Röhrenknochen, insbesondere Femur (55%) und Humerus (20%). In 90% der Fälle ist das jeweilige proximale Ende eines Röhrenknochen beteiligt. Im Gegensatz zu den konventionellen Chondrosarkomen sind die flachen Knochen nicht betroffen. Regelmäßig entsteht der Tumor in den Epiphysen mit Tumorausbreitung in die Metaphyse. Auch in der Wirbelsäule und im Becken ist der Tumor beschrieben.

Radiologie. Der osteolytische, oft von septenartigen Sklerosezonen durchzogene Tumor ist meist an den Enden der langen Röhrenknochen gelegen und kann sich in die Epiphysen bis hin zum Gelenkknorpel ausbreiten. Ein Sklerosesaum kann vorhanden sein. Die Kortikalis ist fast immer erhalten. Lodwick-Grad Ia–Ic. Intraläsional finden in einem Drittel der Fälle sich Kalkherde. Eine sekundäre aneurysmale Knochenzyste kann für den Blow-out-Charaker verantwortlich sein.

3.2 · Chondrogene Skeletttumoren

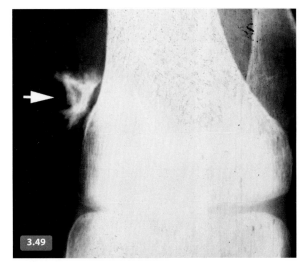

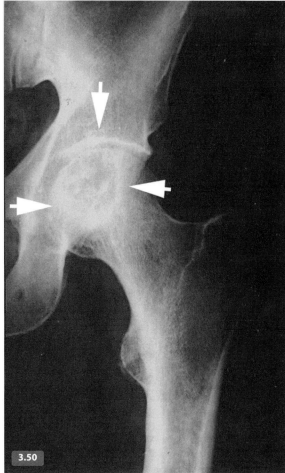

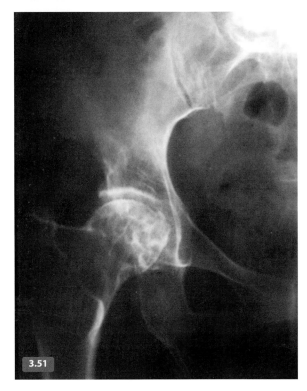

Abb. 3.49. Periostales (juxtakortikales) Chondrosarkom der distalen Tibiametaphyse

Abb. 3.50. Hellzelliges Chondrosarkom bei einem 47-jährigen Mann. Typische epiphysäre Lage dieses Knorpeltumors, einzelne kleinere Binnenverkalkungen sind innerhalb des Tumorareals abgrenzbar. Der Tumor wird durch einen sklerotischen Randsaum abgegrenzt

Abb. 3.51. Hellzelliges Chondrosarkom, ebenfalls Lage in der Hüftkopfepiphyse

MRT. Im MRT zeigt sich eine hohe Signalintensität im T2-gewichteten Bild.

Differentialdiagnose. Chondroblastom (jedes rezidivierte Chondroblastom ist aber verdächtig auf ein hellzelliges Chondrosarkom), Osteoblastom, Osteoklastom. Histologische DD sind Metastasen hellzelliger Tumoren (Niere, Schilddrüse).

Mesenchymales Chondrosarkom

Chondrosarkom ▶ S. 66

Definition. Maligner Knorpeltumor, der sich histologisch aus Knorpelgewebe und einem undifferenzierten, stark vaskularisiertem Stroma aus Rundzellen zusammensetzt. Ein Drittel der Fälle tritt in den Weichteilen auf. Eine hohe lokale Rezidivrate und frühe Metastasierung ist typisch, die Prognose ist schlecht.

◘ **Abb. 3.52.** Mesenchymales Chondrosarkom bei einem 70-jährigen Mann. Sehr aggressiv wachsender Tumor in der distalen Femurhälfte, keine nennenswerten Tumorkalzifikationen nachweisbar

◘ **Abb. 3.53.** Mesenchymales Chondrosarkom eines 64-jährigen Patienten im Bereich des proximalen Oberschenkels. Ausgedehnte Tumorkalzifikationen vom Popcorntyp

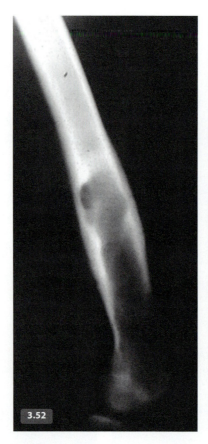
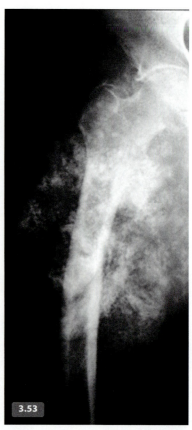

Inzidenz. Das Alter der Patienten liegt zwischen dem 20. und 40. Lebensjahr. Die betroffenen Patienten sind jünger als Patienten mit konventionellem Chondrosarkom. Das männliche und weibliche Geschlecht sind zu gleichen Anteilen betroffen. Der Tumor ist sehr selten.

Lokalisation. Häufigste Lokalisationen sind Femur (15%), Rippen (12%), Schädel (12%), Wirbelsäule (11%) und Becken (10%). Der Tumor kann in jedem Knochenabschnitt eines Röhrenknochens auftreten, meist ist die Diaphyse befallen.

Radiologie. Osteolytische, meist exzentrisch gelegene Osteolyse (Lodwick-Grad II–III) mit angrenzender Sklerose und Periostitis. Knochenläsion, welche große, intraläsionale Verkalkungen aufweisen kann. In etwa der Hälfte der Fälle findet sich ein extraossärer Anteil, dennoch kann der Tumor von einem Sklerosesaum begrenzt sein. Frühe Lungenmetastasierung (Thoraxbild).

Differentialdiagnose. Entdifferenziertes Chondrosarkom, konventionelles Chondrosarkom (meist ältere Patienten).

Chondrosarkom ► S. 66
Histiozytom ► S. 106

Entdifferenziertes Chondrosarkom

Definition. Hochmaligne Knorpelgeschwulst, die oft aus einem gewöhnlichen Chondrosarkom hervorgegangen ist und neben tumorösen Knorpelstrukturen Gewebeanteile eines Fibrosarkoms oder Osteosarkoms aufweist.

3.3 · Ossäre Knochentumoren

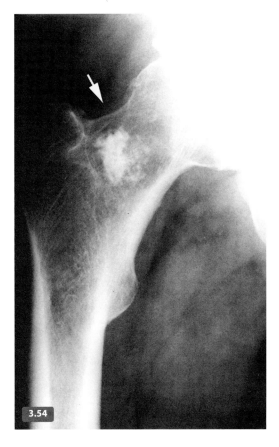
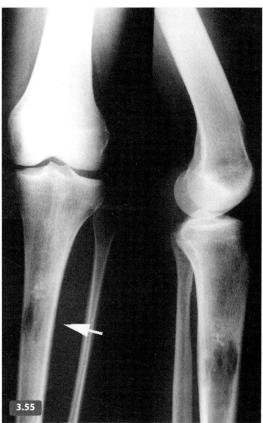

Inzidenz. Vorkommen bei Patienten in der 5. bis 7. Lebensdekade, meist sind die Patienten älter als 50 Jahre.

Lokalisation. Verteilung im Skelett wie beim konventionellen Chondrosarkom mit einer Häufung in der proximalen Metadiaphyse von Femur, Tibia und Humerus.

> **Radiologie.** Die hochmalignen Anteile des Tumors sind nicht verkalkt, die Low-grade-Anteile zeigen Knorpelkalzifikationen. Erosionen der Kompakta und Weichteilanteile werden fast immer beobachtet. Lodwick-Grade-II–III.

Differentialdiagnose. Chondrosarkom, malignes fibröses Histiozytom, fibrokartilaginäre Dysplasie, Metastase eines spindelzelligen Tumors.

◘ Abb. 3.54. Entdifferenziertes Chondrosarkom bei einem 53-jährigen Mann

◘ Abb. 3.55. Entdifferenziertes Chondrosarkom bei einem 27-jährigen Mann in der Tibiadiaphyse

3.3 Ossäre Knochentumoren

Bone-Island

Synonym. Knocheninsel, Enostose.

Definition. Umschriebener sklerotischer Verknöcherungsherd im Spongiosabereich eines Knochens, meist als Zufallsbefund entdeckt. Gelegentlich wird ein Wachstum der Läsion beobachtet.

Osteoblastische Knochenmetastase
► S. 166
Osteom ► S. 75

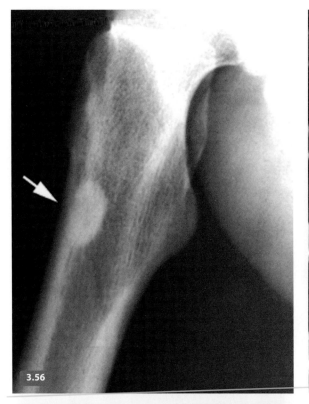

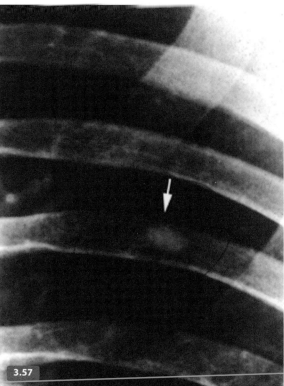

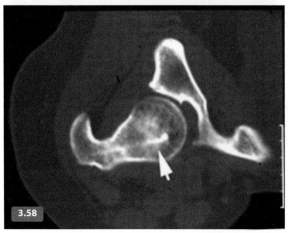

◘ **Abb. 3.56.** Bone-Island proximaler Femur bei einem 23-jährigen Patienten. Kleinste netzige Ausläufer in die umgebende Spongiosa sind nachweisbar. Dieser Herd war szintigraphisch positiv nachweisbar

◘ **Abb. 3.57.** Bone-Island bei einem 24-jährigen Patienten in einer Rippe

◘ **Abb. 3.58.** Bone-Island bei einem 29-jährigen Patienten im Schenkelhals und Femurepiphyse, der im CT hyperdense Herd ist flach dargestellt

Inzidenz. Die Läsion kann in jedem Lebensalter entdeckt werden und ist relativ häufig.

Lokalisation. Oft sind die langen Röhrenknochen betroffen.

Radiologie. Intraspongiöser sklerotischer, sehr dichter Herd mit meist welliger Außenkontur.

Szintigraphie. In allen drei Phasen unauffällig (allenfalls minimale Speicherung spätstatisch).

Differentialdiagnose. Osteoblastische Knochenmetastase, Osteom.

3.3 · Ossäre Knochentumoren

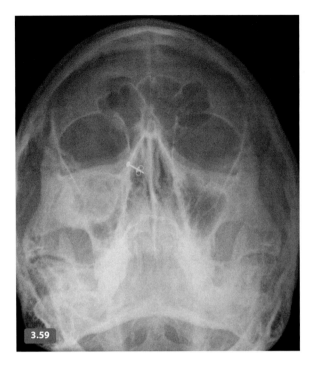

Abb. 3.59. Osteom in der Kieferhöhle bei einem 17-jährigen Patienten

Osteom

| Bone Island ► S. 73 |
| Osteophyt ► S. 362 |
| Enthesiophyt ► S. 276 |

Definition. Osteome sind benigne Verdichtungsherde aus kompaktem Knochen, die meist in membranösen Knochen entstehen. Sie werden bei Kindern und Erwachsenen diagnostiziert, ihre häufigsten Lokalisationen sind die Nasennebenhöhlen, Mandibula und Schädelkalotte. Multiple Osteome können beim Gardner-Syndrom (Polyposis coli) auftreten.

Radiologie. Dichter Knochenherd, welcher die Knochenoberfläche protrudiert (Lodwick-Grad Ia.).

Szintigraphie. In allen drei Phasen unauffällig (allenfalls minimale Speicherung spätstatisch)

Differentialdiagnose. Bone-Island, Osteophyt, Enthesiophyt, Meningeom (Schädelkalotte).

Osteoid-Osteom

| Osteoblastom ► S. 80 |
| Osteomyelitis ► S. 179, 182 |
| Knochenabszess ► S. 184 |
| Bone-Island ► S. 73 |
| Stressfraktur ► S. 366 |
| Intrakortikales Hämangiom ► S. 127 |
| Osteoblastische Metastase ► S. 166 |
| Aneurysmale Knochenzyste ► S. 147 |
| Arthrose ► S. 289 |

Definition. Gutartige, osteoblastische Knochengeschwulst, mit zentraler (≤2 cm) Aufhellungszone (Nidus) und ausgeprägter perifokaler Sklerose. Oft treten Nachtschmerzen auf, die sich durch prostaglandinhemmende Analgetika gut beeinflussen lassen (»Aspirin-Test«). Intraartikuläre Osteoid-Osteome führen zu Gelenkergüssen und Arthralgien, vertebrale Tumore zu einer Skoliose und radikulären Schmerzen.

Inzidenz. Der Altersgipfel liegt im zweiten Lebensjahrzehnt, wobei das männliche Geschlecht deutlich häufiger (m/w 3:1) betroffen ist. Der Anteil des Tumors an den gutartigen Geschwülsten beträgt 10%.

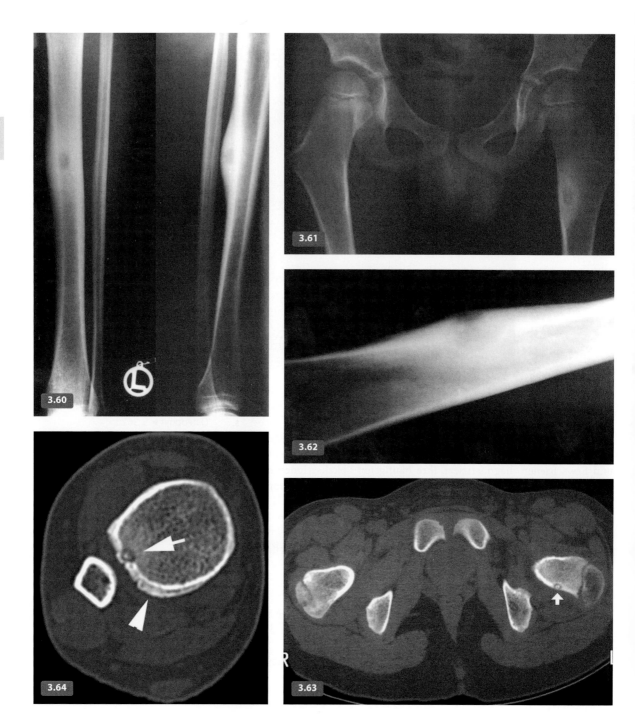

☐ **Abb. 3.60.** Osteoid-Osteom bei einem 25-jährigen Patienten in typischer diaphysärer Lage der Tibia. Zu sehen ist sowohl die spindelförmige ausgedehnte Sklerosezone, wie der transparente Nidus im Zentrum der Läsion

☐ **Abb. 3.64.** Weiteres Beispiel einer CT-Untersuchung eines Osteoid-Osteom, hier im Bereich der Tibiadiaphyse

☐ **Abb. 3.61.** Osteoid-Osteom bei einem Jugendlichen, diese subtrochantäre Lage ist häufig bei Jugendlichen nachzuweisen

☐ **Abb. 3.62.** Osteoid-Osteom bei einem 19-jähigen Patienten, Sklerosezone und Nidus sind gut zu erkennen

☐ **Abb. 3.63.** CT-Untersuchung eines Osteoid-Osteom im linken Schenkelhals. Das CT stellt den Nidus am besten dar

3.3 · Ossäre Knochentumoren

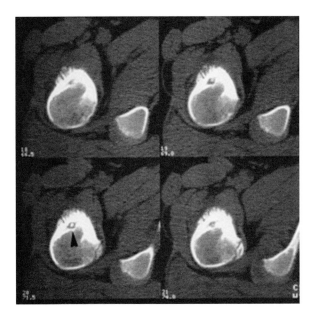

Abb. 3.65. Die CT-Untersuchung eines 14-jährigen Patienten deckt als Ursache für die bewegungsabhängigen Beschwerden dieses kleine Osteoid-Osteom im proximalen Femur auf

Lokalisation. Meist sind die Röhrenknochen betroffen, in 60% der Fälle sind dies Femur und Tibia und in 20% der Fälle die kurzen Röhrenknochen. Periostale und extraossäre Osteoid-Osteome sind selten. Innerhalb des Knochen sitzen diese Tumoren diaphysär, sehr selten epiphysär oder intraartikulär. Im Femur finden sich Osteoid-Osteome besonders häufig im Schenkelhals. Vertebrale Osteoid-Osteome (10%) liegen nahezu immer in den posterioren Wirbelabschnitten, sehr selten im Wirbelkörper selbst.

Radiologie. Regelhaft intrakortikal gelegener Tumor mit rundlich-ovalem Nidus (<2 cm) und ausgeprägter perifokaler Sklerosezone. In der CT-Diagnostik ist der Nidus hypodens und hat eine ausgeprägte perifokale reaktive Sklerose. Bei einer Lokalisation im Karpus, Tarsus oder in einer Epiphyse findet sich eine mehr oder wenig kalzifizierte, definierte Läsion ohne perifokale Sklerose. Vertebrale Osteoid-Osteome sind umschriebene ovale oder runde Osteolysen im Wirbelbogen mit deutlicher umgebender Sklerose. Die schmerzhaften Läsionen führen zu einer reaktiven Skoliose, in deren Scheitelwirbel (konkave Seite) das Osteoid-Osteom liegt.

MRT. Im MRT kann der Nidus sehr unterschiedliche Signalintensitäten aufweisen. In den meisten Fällen ist der Nidus in den T2-gewichteten Bildern und STIR-Sequenzen hyperintens. Ist die begleitende Sklerose sehr ausgeprägt (»der Nidus ertrinkt in seiner reaktiven Sklerose«), kann die Läsion allerdings komplett hypointens erscheinen. Nach Kontrastmittelgabe kommt es zum moderaten bis kräftigen Enhancement des vaskularisierten Nidus. Das häufig begleitende intensive Knochenmarködem, ein begleitender Gelenkerguss und die Weichteilbeteiligung kann einen malignen Knochentumor vortäuschen. Die CT-Untersuchung ist v.a. im Wirbelsäulenbereich der MRT bezüglich der Spezifität bei der Osteoid-Osteom-Diagnose überlegen. Patienten mit starkem Knochenmarködem sprechen auf den »Asprin-Test« stärker an.

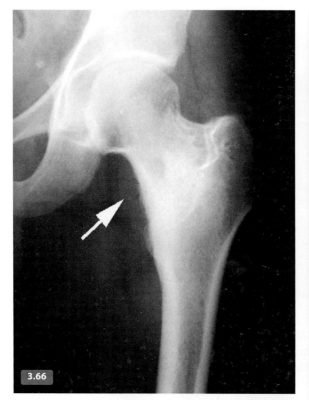

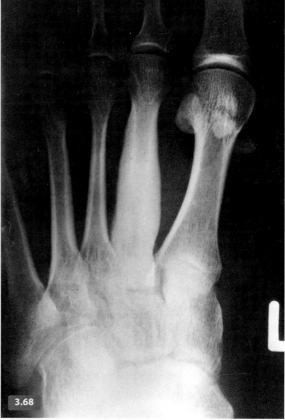

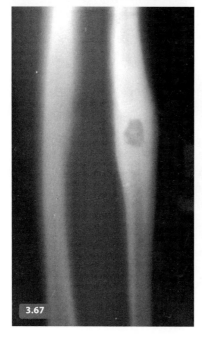

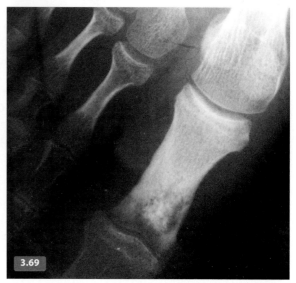

Abb. 3.66. Bei diesem Osteoid-Osteom eines 21-jährigen Mannes verschwindet der Nidus vollständig in der dichten Sklerose (»der Nidus ertrinkt in der Sklerose«)

Abb. 3.67. Osteoid-Osteom bei einem 15-jährigen Jungen

Abb. 3.68. Osteoid-Osteom in einem kleinen Röhrenknochen: Bei diesem 17-jährigen Patienten fand sich der Tumor im Metatarsale II

Abb. 3.69. Gelenknahes Osteoid-Osteoms in der distalen Grundphalanx des Großzehs. Der Patient kam mit Gelenkbeschwerden zur Aufnahme

3.3 · Ossäre Knochentumoren

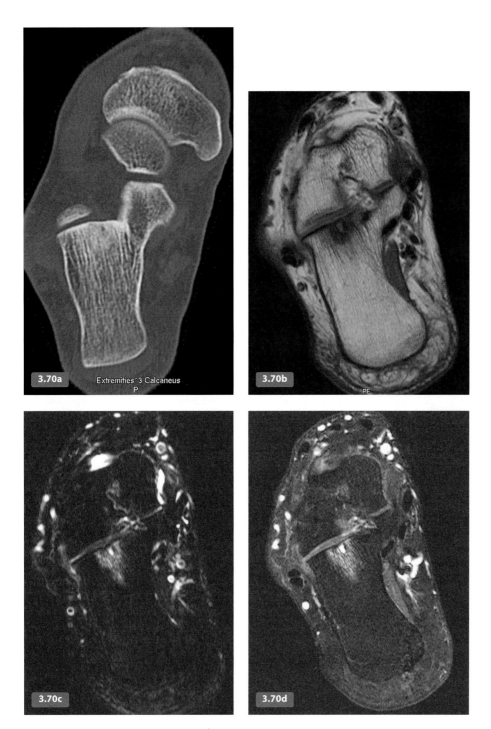

Abb. 3.70. a Kleines Osteoid-Osteoms im Kalkaneus bei einem 40-jährigen Patienten mit Gelenkbeschwerden. b Darstellung dieses Tumors im T1-gewichteten Spinechobild. c In einer fettsupprimierten STIR-Sequenz signalreiche Darstellung des Nidus sowie der Knochenmarködemzone. d Fettsupprimierte T1-gewichtete kontrastmittelunterstützte Untersuchung. Die MRT verleiht dem harmlosen Osteoid-Osteoms ein pseudomalignes aggressives Aussehen

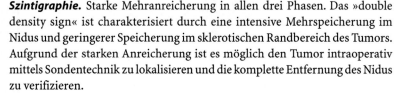

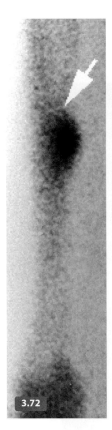

◘ **Abb. 3.71.** Osteoid-Osteom in einem Wirbelbogen rechts (CT-Myelographie)

◘ **Abb. 3.72.** Szintigraphie eines Osteoid-Osteom der Tibiadiaphyse (Mineralphase)

Szintigraphie. Starke Mehranreicherung in allen drei Phasen. Das »double density sign« ist charakterisiert durch eine intensive Mehrspeicherung im Nidus und geringerer Speicherung im sklerotischen Randbereich des Tumors. Aufgrund der starken Anreicherung ist es möglich den Tumor intraoperativ mittels Sondentechnik zu lokalisieren und die komplette Entfernung des Nidus zu verifizieren.

Differentialdiagnose. Osteoblastom, Osteomyelitis, Knochenabszess, Bone-Island, Stressfraktur, intrakortikales Hämangiom. Spinale Osteoid-Osteome: Osteoblastom (> 2 cm), osteoblastische Metastase, aneurysmale Knochenzyste (zystischer und Flüssigkeitsspiegel), Arthrose kleiner Wirbelgelenke (Facettenarthrose).

Osteosarkom ▶ S. 82
Osteoid-Osteom ▶ S. 75
Aneurysmale Knochenzyste ▶ S. 147
Eosinophiles Granulom ▶ S. 159
Enchondrom ▶ S. 55
Osteolytische Metastase ▶ S. 166
Osteoklastom ▶ S. 109

Osteoblastom

Definition. Gutartiger, osteoblastischer Tumor mit naher Verwandtschaft zum Osteoid-Osteom, wobei die perifokale Sklerosezone oft fehlt oder nur schwach entwickelt ist. Per definitionem ist der Nidus der Osteoblastome in ihrem Durchmesser über 2 cm groß (»giant osteoidosteoma«). Kein typischer Nachtschmerz. Der »Aspirin-Test« ist inkonstant positiv.

Abgegrenzt wird das zellreiche *aggressive Osteoblastom*, das als semimaligner Tumor eine starke Rezidivneigung zeigt und von manchen Autoren bereits als Low-grade-Osteosarkom klassifiziert wird.

Inzidenz. Das Hauptmanifestationsalter liegt zwischen dem 10. und 25. Lebensjahr, überwiegend sind Männer betroffen (m/w 3:1). Der Anteil unter den primären Knochentumoren beträgt 1%.

Lokalisation. Meist ist die Wirbelsäule (40%), und hier v.a. die Wirbelbögen und -fortsätze betroffen. Innerhalb der Wirbelsäule ist die Reihenfolge zervikal (40%), lumbal (25%), thorakal (20%), sakral (15%). Zweithäufigste Lokalisation sind die langen (Femur und Tibia) und kurzen Röhrenknochen (Hand und Fuß). Innerhalb eines Röhrenknochens ist die diaphysäre Lage typisch. Seltener kommen Osteoblastome im Schädelskelett und Kiefer vor.

3.3 · Ossäre Knochentumoren

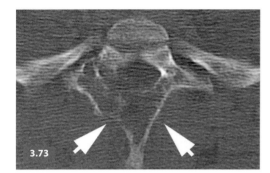

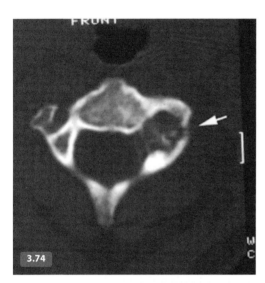

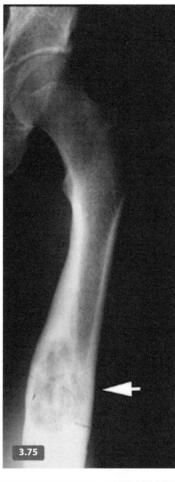

◘ **Abb. 3.73.** Osteoblastom im Wirbelbogen und Processus spinosus eines BWK. Der Tumor ist zystisch-expansiv und dünnt die Kortikalis aus. Osteoblastom im 2. HWK (Wirbelbogen, Pedikel). Zystisch expansiver Tumor mit wenigen Binnenseptierungen

◘ **Abb. 3.74.** Osteoblastom im Wirbelpedikel. Im CT lässt sich der hypodense Nidus gut abgrenzen

◘ **Abb. 3.75.** Osteoblastom bei einem 25-jährigen Patienten im Femurschaft

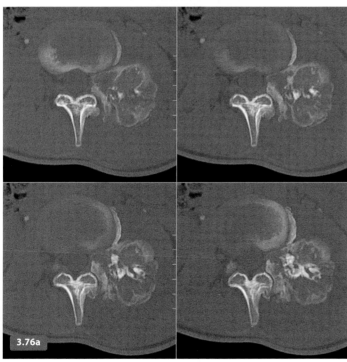

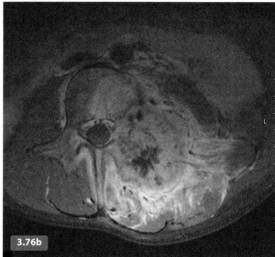

◘ **Abb. 3.76. a** Aggressives Osteoblastom eines LWK im CT. **b** Darstellung in einem MR-Spinecho-T1-gewichtet (fettsupprimiert) nach Kontrastmittelgabe. Aggressive Osteoblastome sind in der MRT infiltrativ wachsende Läsionen

Radiologie. Rundlich-ovale, meist scharf begrenze, lytische Aufhellungszone mit intraläsionalen Verdichtungen, umgeben von einer mehr oder weniger ausgeprägten perifokalen Sklerosezone. Die Kortikalis ist oft ausgedünnt, der Knochen aufgetrieben. In der Wirbelsäule lokalisiert sind sie oft stark expansiv-lytisch wachsend, partiell oder vollständig kalzifiziert und mit einer Skoliose assoziiert. Nicht selten sind Osteoblastome mit einer sekundären aneurysmalen Knochenzyste vergesellschaftet und bilden dann eine blasig-expansive Läsion.

MRT. Im T2-Bild hat die expansive Läsion eine intermediäre bis hyperintense Signalgebung, das Kontrastmittelverhalten ist variabel. In den fettsupprimierten T2-Bildern/STIR-Bildern findet sich häufig ein auffallendes umgebendes Knochenmarködem, das sogar auf benachbarte Knochen-/Weichteilstrukturen (Rippen, paravertebrale Muskulatur) übergreifen kann.

Szintigraphie. Im 3-Phasen-Skelettszintigramm stark positiv. Speicherverhalten wie Osteoid-Osteom, aber größere Ausdehnung.

Differentialdiagnose. Osteosarkom, Osteoid-Osteom, aneurysmale Knochenzyste, eosinophiles Granulom, Enchondrom, osteolytische Metastase. Spinale Osteoblastome: Osteoid-Osteom, osteolytische Knochenmetastase, aneurysmale Knochenzyste, Osteoklastom, eosinophiles Granulom.

> Frakturkallus ► S. 366
> Osteomyelitis ► S. 179
> Osteoblastom ► S. 80
> Chondrosarkom ► S. 66
> Malignes fibröses Histiozytom
>   ► S. 106
> Osteoklastom ► S. 109

Osteosarkom

Definition. Maligner Knochentumor bei dem sich aus dem sarkomatösen Stroma maligne Osteoblasten ausdifferenzieren und Tumorosteoid und Tumorknochen (oder auch Tumorknorpel) bilden. Aufgrund der vorherrschenden Strukturen kann der Tumor in das fibroblatische, chondroblastische und osteoblastische Osteosarkom unterteilt werden. Das Osteosarkom ist die eigentliche maligne Geschwulst des Knochens.

Inzidenz. Die meisten Tumoren werden in den ersten beiden Lebensdekaden diagnostiziert. Ein zweiter Häufigkeitsgipfel findet sich im 5. Lebensjahrzehnt, wobei es sich hier häufig um sekundäre Osteosarkome handelt. Der Anteil des männlichen Geschlechts ist mit m/w 1,5:1 erhöht. Das Osteosarkom ist der häufigste primäre maligne Knochentumor.

Lokalisation. Der Tumor kann in jedem Knochen entstehen. Hauptlokalisation sind mit einem Anteil von 50% die Metaphysen der langen Röhrenknochen, wobei in der Knieregion etwa 75% der Tumoren vorkommen. In seltenen Fällen kann der Tumor epiphysär lokalisiert sein. Der Tumor ist in der Ulna und im Radius, in den Rippen, in der Skapula und im Sternum außerordentlich selten.

Radiologie. Unterschieden werden osteoblastische und osteolytische Osteosarkome. Beim osteoblastischen Osteosarkom überwiegen sklerotische, kumuluswolkenartige Verdichtungen gegenüber Osteolyseherden. Die Kortikalis ist in den Tumor miteinbezogen und vielfach
▼

3.3 · Ossäre Knochentumoren

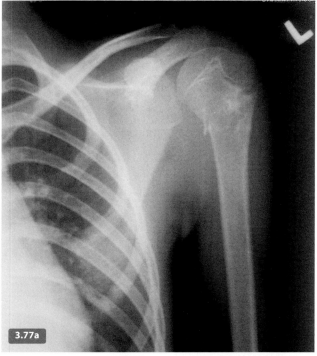

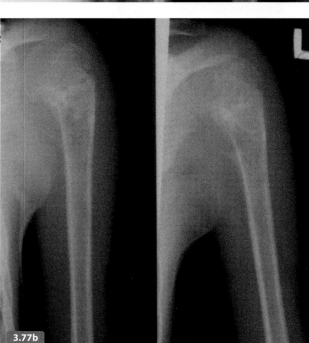

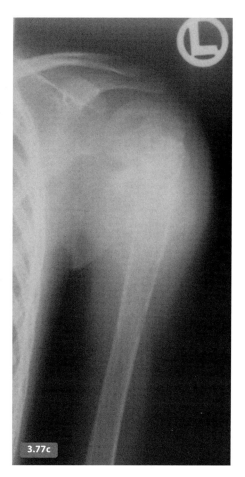

Abb. 3.77. a Osteosarkom proximale Humerusmetaphyse bei einem 15-jährigen Mädchen.
b Weiterer Verlauf des Sarkom-Wachstums nach 3 Monaten. c Weitere 3 Monate später zunehmende Destruktion des proximalen Humerus durch das nichttherapierte Osteosarkom (Spontanverlauf)

durchbrochen. Oft wird eine reaktive periostale Knochenneubildung mit der Ausbildung von Spiculae (»sunburst«) und eine reaktive periostale Knochenneubildung (sog. Codman-Dreieck) gefunden. Gelegentlich findet man eine lamelläre Schichtung des Periosts. Schnellwachsende Osteosarkome zeigen oft keine periostale Reaktion. Beim osteolytischen Osteosarkom steht die lokale Knochendestruktion im Vordergrund, lokal lassen sich im Tumor vereinzelte sklerosierte fleckige Areale finden.

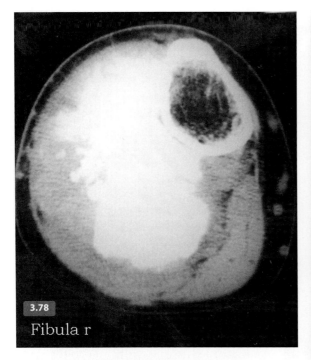
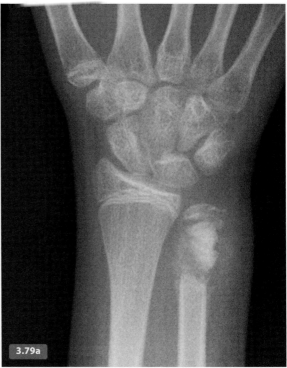
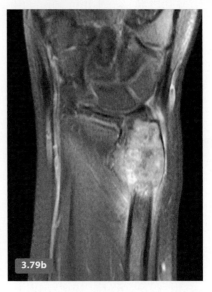
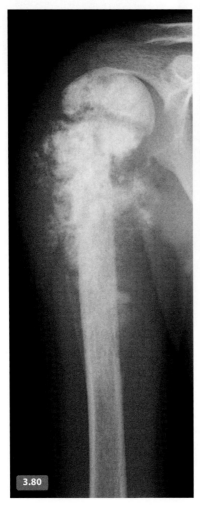

Abb. 3.78. Osteoblastisches Osteosarkom der Fibula bei einem 23-jährigen Mann. Der Tumor ist in der CT-Untersuchung sehr dicht osteoblastisch und wächst diffus in das umliegende Muskelgewebe ein

Abb. 3.79. a Osteosarkom der distalen Ulnametaphyse mit Knochendestruktion, Weichteilinfiltration, Codman-Dreieck. **b** Spinecho-T1-gewichtet nach Kontrastmittelgabe zeigt die inhomogene, aber insgesamt kräftige Kontrastmittelaufnahme in das Tumorgewebe und angrenzende Weichgewebe. In etwa der Hälfte der Fälle findet sich im kontrastmittelaufnehmenden peritumorösen Weichgewebe eine Tumorzellinfiltration

Abb. 3.80. Osteosarkom des proximalen Humerus bei einem 10-jährigen Mädchen. Der Tumor hat auf die Epiphyse übergegriffen und eine Tumorinfiltration des Gelenkes verursacht

3.3 · Ossäre Knochentumoren

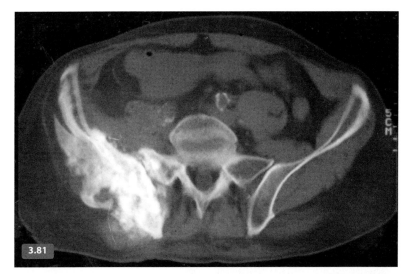

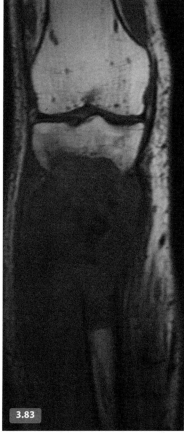

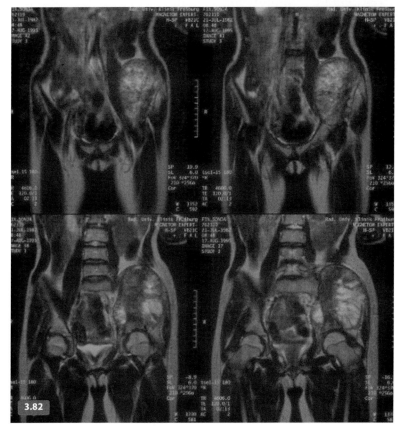

Abb. 3.81. Strahleninduziertes Osteosarkom bei einer 69-jährigen Patientin. Der Tumor geht von der Beckenschaufel rechts aus und infiltriert die glutealen Weichteile rechts. Intraoperativ war auch das angrenzende Os sacrum betroffen, der Tumor hatte also das Iliosakralgelenk rechts durchbrochen

Abb. 3.82. Osteosarkom bei einem 13-jährigen Mädchen der Beckenschaufel links. Ausgedehnte Tumorinfiltration in die benachbarten Becken- bzw. glutealen Weichteile. In den fettsupprimierten STER-Bilder streifige signalreiche Tumorzonen, die histologisch Tumornekrosen entsprachen

Abb. 3.83. Spinecho-T1-gewichtet eines Osteosarkoms der proximalen Tibia

MRT. Die MRT zeigt die extra- und intraossäre Ausbreitung besser als Nativ-Röntgenverfahren. Im T1-gewichteten Bild ist der Tumor signalarm und inhomogen, er ist inhomogen signalreich im T2-Bild. Einblutungen, Tumorerweichungen und zentrale Tumornekrosen führen zum »bunten« oder »wilden« Erscheinungsbild des Tumors in der MRT. Die Abgrenzung von Tumor zu Knochenmark- und Weichteilödem gelingt am besten mittels den T1-Sequenzen. Das Kontrastmittelenhancement in der fettsupprimierten T1-Sequenzen hilft bei der Abgrenzung des Tumors vom Knochenmarködem. Ein fehlender Gelenkerguss ist hoch prädektiv, dass die Tumorausbreitung nicht das Gelenk erreicht.

Kapitel 3 · Umschriebene solitäre Knochenläsionen

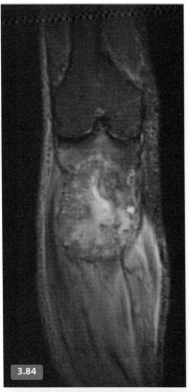

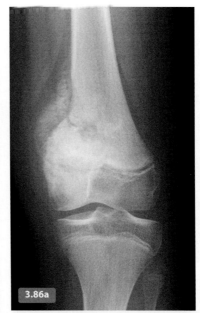

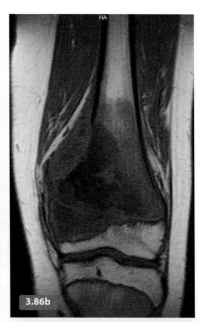

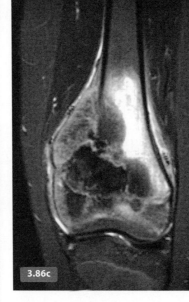

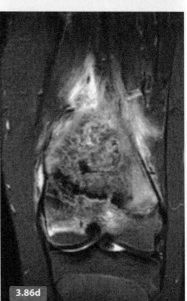

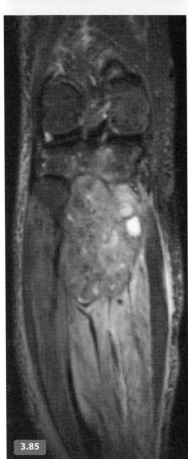

Abb. 3.84. Nach Kontrastmittelgabe inhomogene Kontrastmittelaufnahme insbesondere in das Tumorzentrum

Abb. 3.85. Fettsupprimierte STIR-Sequenz desselben Tumors

Abb. 3.86. a Pathologische Fraktur bei einem Osteosarkom im Bereich der distalen Femurmetaphyse bei einem 10-jährigen Mädchen. b Spinecho-T1-gewichtet des Tumors von Röntgenbild. c Nach Kontrastmittelgabe in koronarer Schichtführung. d STIR-Sequenz fettsupprimiert in koronarer Schichtführung

3.3 · Ossäre Knochentumoren

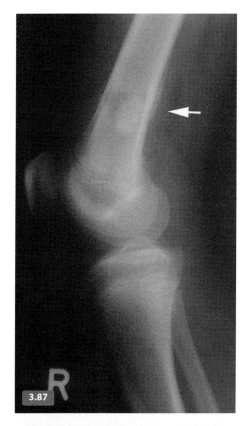
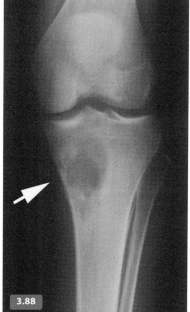
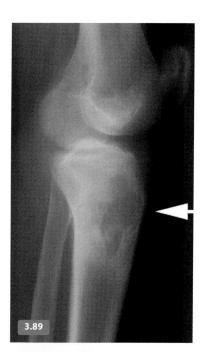
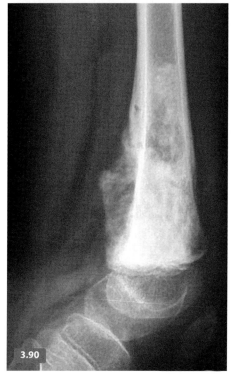
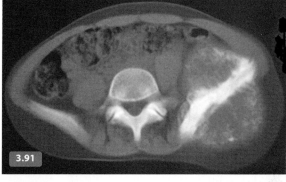
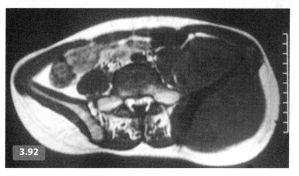

◘ **Abb. 3.87.** Osteosarkom der distalen Femurmetaphyse bei einem 12-jährigen Jungen. *Pfeilspitze* zeigt die Periostreaktion

◘ **Abb. 3.88.** Überwiegend osteolytisches Osteosarkom der proximalen Tibiametaphyse

◘ **Abb. 3.89.** Seitliche Projektion von Abb. 3.93

◘ **Abb. 3.90.** Fortgeschrittenes, osteoblastisches Osteosarkom mit ausgedehnter periostaler Knochenneubildung im Bereich der dorsaldistalen Femurmetaphyse

◘ **Abb. 3.91.** Osteosarkom der Beckenschaufel links. Die CT zeigt das Verhältnis von periostaler Spikulabildung und der angrenzenden Tumorweichteilmasse

◘ **Abb. 3.92.** Spinecho-T1-gewichtet von Tumorabbildung 3.91

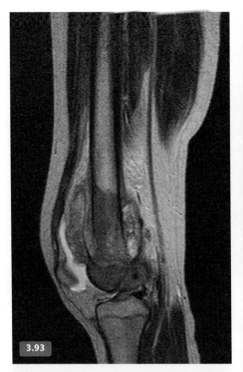
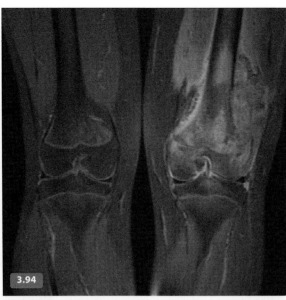
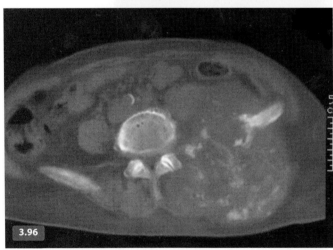
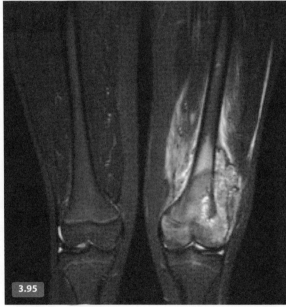

Abb. 3.93. Teleangiektatisches Osteosarkom der distalen Femurmetaphyse. Einbruch des Tumors in die Epiphyse und in das Gelenk, im Gelenkerguss waren Tumorzellen nachweisbar

Abb. 3.94. Nach Kontrastmittelgabe kräftige Anreicherung des Kontrastmittels in diesem teleangiektatischen Sarkom

Abb. 3.95. TIRM-Sequenz

Abb. 3.96. Teleangiektatisches Osteosarkom der Beckenschaufel links. Im CT großer Weichteiltumor mit sehr aggressiver Osteodestruktion. Im Vergleich zu einem osteoblastischen Sarkom sehr viel weniger verkalktes Tumorosteoid nachweisbar

Szintigraphie. Sehr starke Aktivitätsanreicherung in allen drei Phasen, die über die wahren Tumorgrenzen hinausgeht. Aufgrund ihrer osteoblastischen Aktivität speichern auch extraossäre Metastasen.

Differentialdiagnose. Frakturkallus, Osteomyelitis, Osteoblastom, Chondrosarkom, malignes fibröses Histiozytom, Osteoklastom.

Teleangiektatisches Osteosarkom

Definition. Hochmaligne, destruktive, osteolytische Knochengeschwulst, welche zahlreiche blutgefüllte Gefäße und aneurysmatische Hohlräume, jedoch nur wenig Tumorosteoid und Tumorknochen enthält.

Inzidenz. Der Tumor tritt am häufigsten im 2. Lebensjahrzehnt auf. Das männliche Geschlecht ist etwa doppelt so häufig wie das weibliche betroffen. 4–10% der Osteosarkome sind teleangiektatische Osteosarkome.

3.3 · Ossäre Knochentumoren

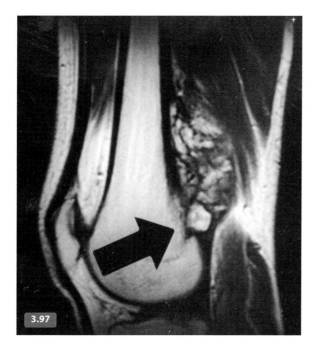 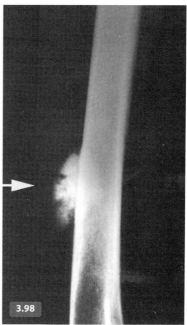

Lokalisation. Prädilektionsstellen sind die Metaphysen der langen Röhrenknochen, mehr als 50% der Tumoren sind in der Knieregion lokalisiert. Der Tumor kann auch diaphysär liegen. In seltenen Fällen sind die platten Knochen betroffen.

Radiologie. Stark osteolytischer Tumor, der den Knochen auftreiben und die Kortikalis ausgesprochen aggressiv zerstören kann. Die Periostreaktion fehlt oder ist gering (»onion skin«). Gelegentlich wird eine die Osteolyse umgebende Randsklerose beobachtet. Pathologische Frakturen sind häufig.

Abb. 3.97. Parosteales Osteosarkom Spinecho-T1-gewichtet nach Kontrastmittelgabe. Die Tumormasse befindet sich außerhalb des Knochens, allerdings wird die Kortikalis durch den Tumor (*Pfeilspitze*) arrodiert

Abb. 3.98. Parosteales Osteosarkom (69-jähriger Patient) am Femurschaft. Extraossär gelegene, relativ gut abgrenzbare Tumormasse

Differentialdiagnose. Aneurysmale Knochenzyste, konventionelles Osteosarkom, Angiosarkom.

Parosteales Osteosarkom

Definition. Low-grade-Tumor, der vorwiegend an der Knochenoberfläche langer Röhrenknochen entsteht und fibroblastische, osteoblastische und oft auch chondroblastische Strukturen aufweist. Das Periost ist dabei nicht abgehoben.

Periostitis ▶ S. 198
Myositis ossificans ▶ S. 195
Periostales Osteosarkom ▶ S. 91
Osteochondrom ▶ S. 53

Inzidenz. Das 3. und 4. Lebensjahrzehnt bildet einen Häufigkeitsgipfel, Frauen sind häufiger betroffen. Der Tumor ist mit einem Anteil von 3% an allen Osteosarkomen selten.

Lokalisation. Mehr als 80% sind in der Fossa poplitea lokalisiert. Vereinzelt sind Fälle im Bereich der proximalen Metaphyse von Tibia und Humerus beschrieben, selten tritt der Tumor im Stammskelett auf.

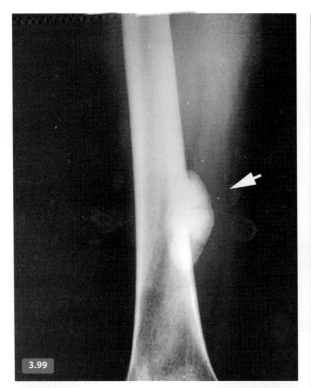
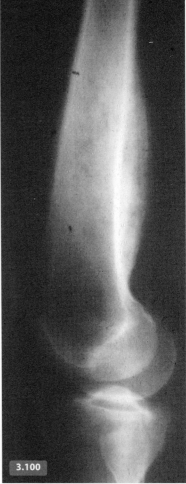
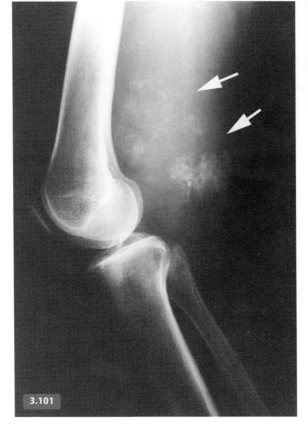

Abb. 3.99. Parosteales Osteosarkom loco typico bei einem jungen Mann in der Fossa poplitea

Abb. 3.100. Parosteales Osteosarkom in der Fossa poplitea und am dorsalen distalen Femurschaft

Abb. 3.101. Parosteales Osteosarkom bei einem 71-jährigen Patienten, nur geringe Kalzifikation des Tumorosteoids. Radiologische keine Infiltration der Kortikalis

3.3 · Ossäre Knochentumoren

> **Radiologie.** Die stark mineralisierte Geschwulst sitzt der Kortikalis breitbasig auf, wobei lange Zeit ein schmaler Spalt zwischen Tumor und Kortikalis verbleibt. Die äußere Kontur ist gelappt und knotig, eine fokale Knorpelkappe kann nachweisbar sein. Eine Periostreaktion fehlt. Der benachbarte kortikale Knochen kann verdickt sein. Im Gegensatz zu Myositis ossificans beginnt die Ossifikation der Läsion zunächst im Zentrum.

Differentialdiagnose. Die lokalisierte posttraumatische Periostitis, die floride reaktive Periostitis und fibroblastische Periostreaktion haben in der Schnittbilddiagnostik keinen größeren Weichteiltumor und zeigen keine Destruktion der Kortikalis. Weitere Differentialdiagnosen könnten Myositis ossificans, periostales Osteosarkom und eine breitbasig sessile osteokartilaginäre Exostose (Osteochondrom) sein.

Periostales Osteosarkom

Definition. Mittelgradig maligner, im Periost entstehender Tumor, der neben osteosarkomatösen vorwiegend chondrosarkomatöse Strukturen aufweist und von außen in die Kortikalis infiltriert.

> Parosteales Osteosarkom ▶ S. 89
> Osteosarkom ▶ S. 82
> Juxtakortikales Chondrosarkom ▶ S. 70
> Periostales Chondrom ▶ S. 60

Inzidenz. Der Tumor tritt gehäuft in der 3. und 4. Lebensdekade auf und ist mit einem Anteil von 1% an allen Osteosarkomen selten. Das Geschlechterverhältnis ist ausgewogen.

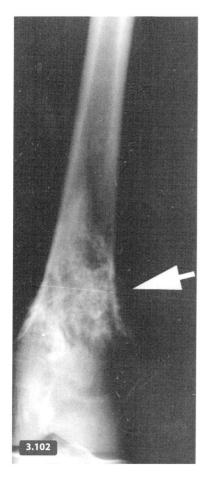
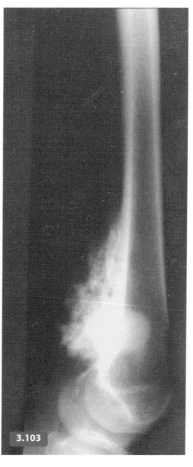
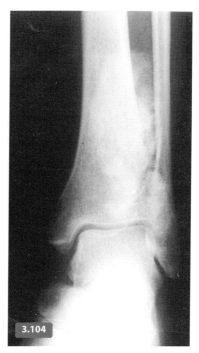

Abb. 3.102. Periostales Osteosarkom bei einer 39-jährigen Patientin.

Abb. 3.103. Zweite Ebene zu Abb. 3.102

Abb. 3.104. Periostales Osteosarkom bei einer 54-jährigen Patientin, ausgehend von der distalen Tibia

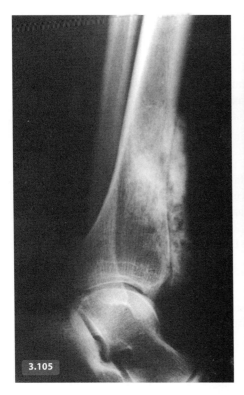 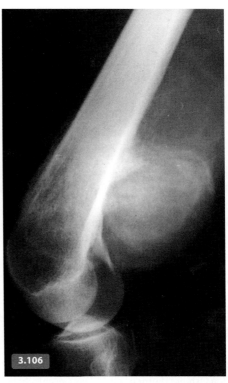

◘ **Abb. 3.105.** Zweite Ebene zu ◘ Abb. 3.109

◘ **Abb. 3.106.** Periostales Osteosarkom bei einem 61-jährigen Patienten

Lokalisation. Hauptlokalisation ist der Bereich der Diaphysen der langen Röhrenknochen, insbesondere von Femur, Tibia und Humerus. Im Femur ist der Tumor meist im anterioren oder lateralen metadiaphysären Abschnitt lokalisiert, im Gegensatz zum parostealen Osteosarkom, das die posterioren Abschnitte der Femurmetaphyse bevorzugt.

> **Radiologie.** Der Knochenoberfäche aufsitzender osteolytischer Destruktionsherd, der zumeist grobschollige Verdichtung aufweist und mit einer Periostreaktion in Form von Spiculae oder der Ausbildung eines Codman-Dreiecks einhergeht. Der Markraum ist in der Regel nicht befallen.

Differentialdiagnose. Parosteales Osteosarkom, Osteosarkom, juxtakortikales Chondrosarkom, periostales Chondrom.

Kleinzelliges Osteosarkom

Definition. Prognostisch ungünstiger maligner Tumor, der histologisch an die kleinen Rundzellen eines Ewing-Sarkoms erinnert. Jedes Ewing-Sarkom bei Patienten über 30 Jahren ist verdächtig auf ein kleinzelliges Osteosarkom.

Inzidenz. Sehr seltener Tumor, kommt im 2. bis 4. Lebensjahrzehnt vor. Verteilung in abnehmender Reihenfolge ist Femur, Humerus, Tibia, Kiefer und Ilium.

> **Radiologie.** Große Osteolyse von Spongiosa und Kortikalis, begleitet von Periostitis und Weichteiltumor. Der permeativ wachsende Tumor reicht von der Metaphyse weit in die Diaphyse hinein.

3.3 · Ossäre Knochentumoren

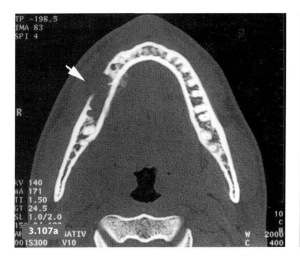
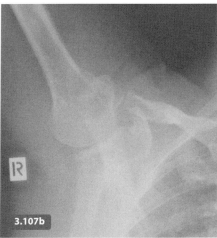
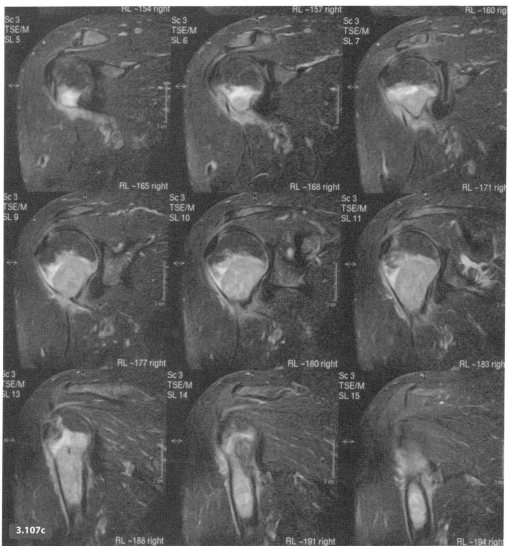

Abb. 3.107. a Kleinzelliges Osteosarkom bei einem 16-jährigen Jungen im rechten Unterkiefer. Reaktionslose Destruktion der äußeren Kortikalis, als auch der Zahnanlagen in diesem Kieferabschnitt. b Kleinzelliges Osteosarkom bei einem 44-jährigen Mann in der proximalen Humerusmetaphyse. Es zeigt sich eine feinstfleckige Osteolyse mit zarter Periostreaktion. c TIRM-MRT-Sequenz des Befundes von Abb. 3.107b. Der Tumor ist homogen signalreich, ein schmaler Weichteilanteil ist entlang des proximalen Humerusschafts nachweisbar

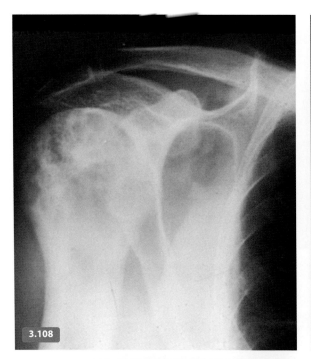
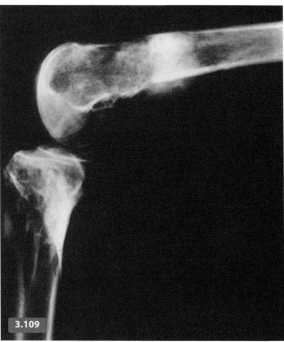
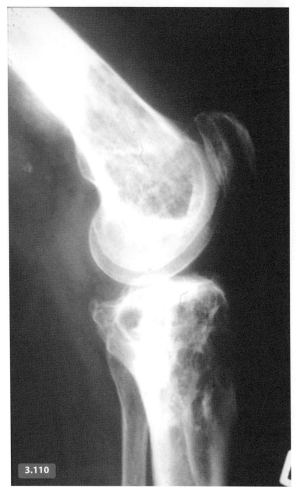

◘ **Abb. 3.108.** 73-jähriger Patient mit einem Paget-Osteosarkom des proximalen Humerus

◘ **Abb. 3.109.** 78-jähriger Patient mit einem Paget-Osteosarkom des distalen Femur

◘ **Abb. 3.110.** Paget-Osteosarkom bei einer 88-jährigen Patientin im Bereich des distalen Femurs. Paget-Veränderungen sowohl im distalen Femur wie auch in der proximalen Tibia

Intrakortikales Osteosarkom

Definition. Seltenste Form der Osteosarkome. Der Tumor entsteht innerhalb der Kortikalis.

Inzidenz. Der Tumor betrifft Jugendliche und junge Erwachsene.

> **Radiologie.** Osteolyse, von schalenartiger reaktiver Sklerose umgeben, in der Diaphyse von Tibia oder Femur gelegen. Keine Spiculae.
>
> **MRT.** Im MRT keine Markraumbeteiligung, keine Weichteilmasse.

Paget-Osteosarkom

Ostitis deformans Paget ▶ S. 349
Fibröse Dysplasie ▶ S. 156

Definition. Osteoblastisches Osteosarkom, das auf dem Boden einer Osteitis deformans Paget entsteht.

Inzidenz. In 2% der Fälle von einer Ostitis derformans Paget. Der Tumor wird häufiger bei Männern beobachtet und tritt vorwiegend in der 6. und 7. Lebensdekade auf.

Lokalisation. Befallen sind v.a. Becken, Femur, Humerus sowie Wirbelsäule und Schädelkalotte.

> **Radiologie.** Wabig-strähniger Knochenumbau von Kortikalis und Spongiosa, wobei der Tumor ein überwiegend osteolytisches Bild zeigt. Ein Durchbruch in die Weichteile ist häufig, eine Periostreaktion fehlt zumeist.

Differentialdiagnose. Ostitis deformans Paget, fibröse Dysplasie, Paget-Osteosarkom.

3.4 Bindegewebige Knochentumoren

Nichtossifizierendes Knochenfibrom (NOF)

Fibröse Knochendysplasie ▶ S. 156
Desmoblastisches Fibrom ▶ S. 103
Benignes fibröses Histiozytom
 ▶ S. 104
Xanthofibrom ▶ S. 96

Definition. Fibrös-histiozytischer Prozess, wobei die Tumornatur dieses Defektes umstritten ist, da häufig spontane Remissionen beobachtet werden. Wahrscheinlich handelt es sich eher um eine asymptomatische, lokale Ossifikationsstörung in den Wachstumszonen des Knochens. Pathologische Frakturen kommen vor, sie heilen in einem normalem Verlauf. Multiple NOFs können mit Café-au-lait-Flecken, Hypogonadismus und Retardierung assoziiert sein (Jaffe-Campanacci-Syndrom).

Inzidenz. Die Läsion entsteht nach dem 2. Lebensjahr und wird dann meist in den ersten drei Lebensjahrzehnten angetroffen. Sie die häufigste gutartige Knochenläsion beim Jugendlichen und kann bei bis zu 50% der pubertierenden Jungen nachgewiesen werden.

Lokalisation. Hauptlokalisation sind die langen Röhrenknochen der unteren Extremität, hier v.a. die distale Femurmetaphyse (40%). Der Tumor entsteht im Bereich der Epiphysenfugen und wandert während des Skelettwachstums in die Metaphyse und die metaphysennahe Diaphyse. Er kann multilokulär auftreten.

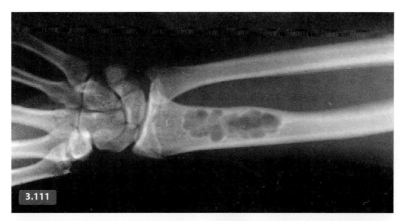

◘ **Abb. 3.111.** Nichtossifizierendes Knochenfibrom bei einem 16-jährigen Mädchen, traubenförmige Begrenzung der gering expansiven Läsion. Lodwick-Grad Ia

◘ **Abb. 3.112.** Pathologische Fraktur bei einem nichtossifizierenden Knochenfibrom der proximalen Fibula

◘ **Abb. 3.113. a** Nichtossifizierendes Knochenfibrom Spinecho-T1-gewichtet. **b** STIR-Sequenz von Befund ◘ Abb. 3.113. Überwiegend signalarme Anteile, einzelne fleckige oder bandförmige Signalerhöhungen sind häufig bei NOF nachweisbar

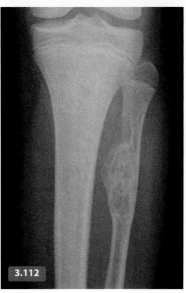

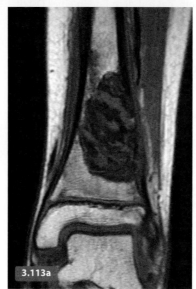

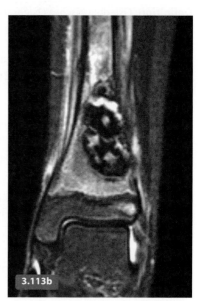

Radiologie. Exzentrische, scharf begrenzte, von einer welligen Randsklerose umgebene Osteolyse (»Muschel«), die meist metaphysär gelegen ist. Der befallene Knochenabschnitt kann nach außen aufgetrieben sein, die Kortikalis ist erhalten. Im Inneren der Läsion finden sich trabekuläre Verdichtungen.

MRT. Im MRT hypointens im T1-Bild, hypo-hyperintens im T2-Bild. Nach Kontrastmittelgabe variable Anreicherung.

Szintigraphie. Unauffällig (allenfalls minimale Anreicherung spätstatisch).

Differentialdiagnose. Fibröse Knochendysplasie, desmoblastisches Fibrom, benignes fibröses Histiozytom, Xanthofibrom.

Nichtossifizierendes Knochenfibrom
▶ S. 95
Fibröse Knochendysplasie ▶ S. 156
Desmoblastisches Fibrom ▶ S. 103
Benignes fibröses Histiozytom
▶ S. 104

Xanthofibrom (fibröses Xanthom)

Definition. Gutartige, tumoröse Knochenläsion, die eng mit dem nichtossifizierenden Knochenfibrom (NOF) verwandt ist und histologisch neben den Strukturen des NOF durch das Auftreten von Schaumzellkomplexen gekenn-

3.4 · Bindegewebige Knochentumoren

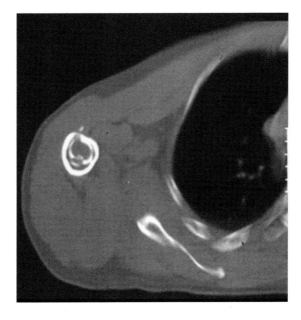

Abb. 3.114. Xanthofibrom proximaler Humerus bei einer 52-jährigen Patientin

zeichnet ist. Patienten mit Diabetes mellitus oder Hypercholesterinämie sollen ein erhöhtes Risiko für die Entwicklung eines Xanthoms aufweisen.

Inzidenz. Sehr seltene Knochenläsion, sie tritt im jungen Erwachsenenalter auf.

Lokalisation. Hauptlokalisation sind die Röhrenknochen mit diaphysärer Lage.

> **Radiologie.** Scharf begrenzte, von einer Randsklerose umgebene unspezifische, exzentrische Osteolyse. Der befallene Knochenabschnitt kann nach außen aufgetrieben sein, die Kortikalis ist erhalten. Im Inneren der Läsion finden sich trabekuläre Verdichtungen.
>
> **MRT.** In der MRT können Xanthome sehr variabel sein. Namentlich in T1-gewichteten Sequenzen ist eine homogen hypo- oder hyperintense Signalgebung möglich.

Differentialdiagnose. Nichtossifizierendes Knochenfibrom, fibröse Knochendysplasie, desmoblastisches Fibrom, benignes fibröses Histiozytom.

Xanthome können auch in der Haut, in Weichteilen, Sehnen und in der Subkutis auftreten und dann sekundär in den Knochen einwachsen.

Fibromyxom

Chondromyxoidfibrom ▶ S. 64

Definition. Gutartige Geschwulst, die sich histologisch durch sternförmige Zellen in einem mukoiden Stroma mit spärlichen Retikulinfasern auszeichnet.

Inzidenz. Der Tumor ist relativ selten und wird überwiegend bei älteren Menschen angetroffen. Fibromyxome des Kiefers treten auch bei Patienten im 2. bis 3. Lebensjahrzehnt auf.

Lokalisation. Hauptlokalisation ist der Kieferknochen, selten können sämtliche andere Knochen befallen werden.

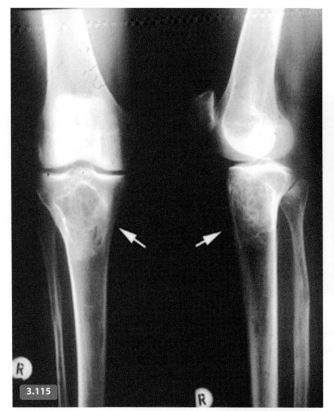
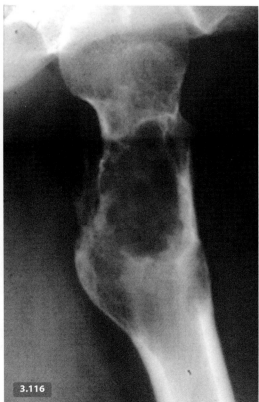
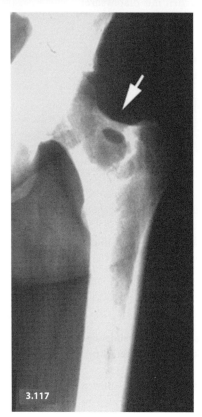

◘ **Abb. 3.115.** Fibromyxom bei einem 56-jährigen Patienten in der proximalen Tibiametaphyse

◘ **Abb. 3.116.** Ossäres Fibromyxom bei einer 29-jährigen Patientin mit ausgedehnter Destruktion von Schenkelhals und trochantären Region des Femurs

◘ **Abb. 3.117.** Ossäres Fibromyxom bei einem 39-jährigen Patienten im Schenkelhals. Im Vergleich zu Abb. 3.116 sehr viel weniger Destruktion

3.4 · Bindegewebige Knochentumoren

Radiologie. Unspezifische osteolytische, meist unscharf von einer welligen Osteosklerosezone umgebene Läsion, in deren Inneren fleckig-strähnige Verdichtungen auftreten. Eine Periostreaktion tritt nicht auf. Die Läsion wächst sehr langsam, trotzdem fehlt meistens eine Sklerosereaktion um die Osteolyse.

MRT. Der Tumor ist nur schwach vaskularisiert, daher nur geringe Kontrastmittelaufnahme in der MRT. Die Läsion ist im T2-gewichteten MRT signalreich (myxoide Tumoranteile).

Differentialdiagnose. Histologisch und MR-radiologisch kommen auch im Chondromyxoidfibrom myxoide Degenerationsherde vor. Das Fibromyxom besteht aber nur aus solchen Strukturen.

Fibröser Kortikalisdefekt

Definition. Durch eine lokale Proliferation des periostalen Bindegewebes hervorgerufene, osteolytische Läsion der Kortikalis. Histologisch findet man den gleichen Aufbau wie beim nichtossifizierenden Knochenfibrom. Wahrscheinlich handelt es sich nicht um einen Knochentumor im eigentlichen Sinn, sondern um eine lokale Entwicklungsstörung.

> Fibröse Knochendysplasie ► S. 156
> Desmoblastisches Fibrom ► S. 103
> Benignes fibröses Histiozytom
>   ► S. 104

Inzidenz. Hauptmanifestationsalter der häufigen Läsion sind die beiden ersten Lebensjahrzehnte.

Lokalisation. Hauptlokalisationen sind die Metaphysen des distalen Femurs, der proximalen und distalen Tibia.

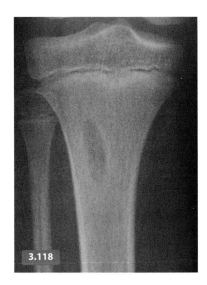

◘ **Abb. 3.118.** Fibröser Kortikalisdefekt bei einem 8-jährigen Jungen an der proximalen Tibia

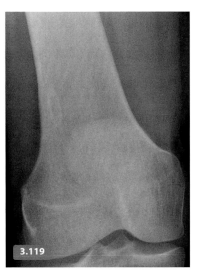

◘ **Abb. 3.119.** Mantelförmiger, fibröser Kortikalisdefekt distaler Femur

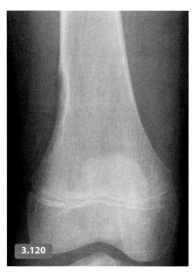

◘ **Abb. 3.120.** Fibröser Kortikalisdefekt distaler Femur mit typischem muschelartigem Rand

Radiologie. Metaphysär gelegener osteolytischer Defekt, der die Kortikalis von Außen einbuchtet und von einem oft gewellten Sklerosesaum umgeben ist.

Szintigraphie. Negativ.

Differentialdiagnose. Fibröse Knochendysplasie, desmoblastisches Fibrom, benignes fibröses Histiozytom.

Fibroblastische Periostreaktion

Parosteales Osteosarkom ▶ S. 89
Periostales Osteosarkom ▶ S. 91

Definition. Nichttumoröse Proliferation des periostalen Bindegewebes. Synonym wird der Begriff des periostalen Desmoid gebraucht.

Inzidenz. Meist sind Heranwachsende, überwiegend männliche Jugendliche betroffen.

Lokalisation. Meist ist die Metaphyse der langen Röhrenknochen (insbesondere des distalen Femurs, Fossa poplitea) betroffen. Auch der Ansatzbereich der Adduktorenmuskulatur im Bereich des Beckens stellt eine häufige Lokalisation dar.

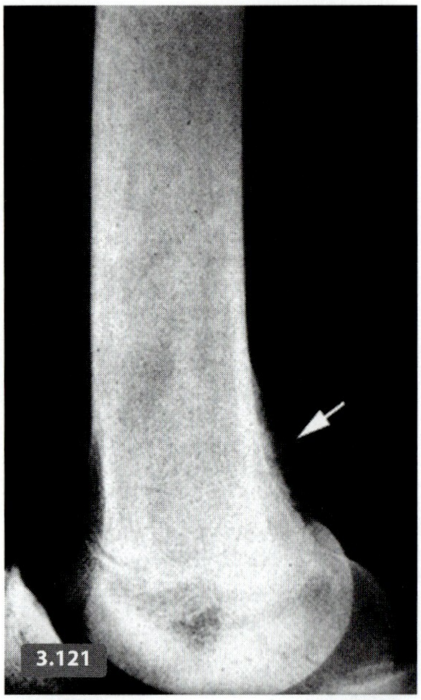

Radiologie. Verbreiterung des Periosts, wobei die darunter liegende Kortikalis aufgeraut und reaktiv sklerotisch verdickt sein kann. Die Kortikalis ist aber niemals destruiert, in der Schnittbilddiagnostik findet sich kein größerer Weichteiltumor.

Abb. 3.121. Fibroblastische Periostreaktion loco typico bei einem jungen Sportler (*Pfeilspitze*)

Differentialdiagnose. Wichtigste Differentialdiagnose ist das parosteale Osteosarkom. Es tritt loco typico an identischer Stelle auf in der Fossa poplitea auf und bevorzugt ein ähnliches Patientenalter; periostales Osteosarkom.

Ossifizierendes Knochenfibrom

Definition. Gutartiger Knochentumor, der eine zentrale fibroossäre Läsion vorwiegend der Kieferknochen darstellt. Auch wird eine Ausreifung einer fibrösen Dysplasie in ein ossifizierendes Knochenfibrom und schließlich in ein Osteom diskutiert.

Enchondrom ▶ S. 55
Chondrosarkom ▶ S. 66
Fibröse Dysplasie ▶ S. 156

Inzidenz. Der Tumor ist selten und tritt beim Erwachsenen auf.

Lokalisation. In über 90% der Fälle ist der Kieferknochen betroffen. Sehr selten findet er sich in den langen Röhrenknochen (als Variante der fibrösen Dysplasie).

Radiologie. Scharf begrenzter Aufhellungsherd mit intraläsionalen Verdichtungen unterschiedlicher Ausprägung. Eine marginale Sklerose kann auftreten, ein expansives Wachstum wird beobachtet.

3.4 · Bindegewebige Knochentumoren

Szintigraphie. Allenfalls geringe Anreicherung in Perfusion und Exsudation. Deutliche Speicherung in der Mineralisationsphase.

Differentialdiagnose. Enchondrom, Chondrosarkom, (fibröse Dysplasie)

Osteofibröse Dysplasie (Campanacci)

Fibröse Knochendysplasie ▶ S. 156
Adamantinom der langen Röhrenknochen ▶ S. 140

Definition. Osteofibröse, gutartige kortikale Läsion in langen Röhrenknochen, die histologisch durch fibröses Gewebe und Faserknochentrabekel gekennzeichnet ist. Histologisch ist die Läsion sehr ähnlich dem ossifizierenden Fibrom des Kieferknochens oder der fibrösen Dysplasie Jaffe-Lichtenstein.

Inzidenz. Es sind Kleinkinder und Kinder unter 10 Jahren betroffen, die Läsion wird bei beiden Geschlechtern gleichermaßen häufig angetroffen. Die Geschwulst ist selten.

Lokalisation. Sicher beschrieben wurde der Tumor bisher nur im Schaft von Tibia und Fibula (Radius?).

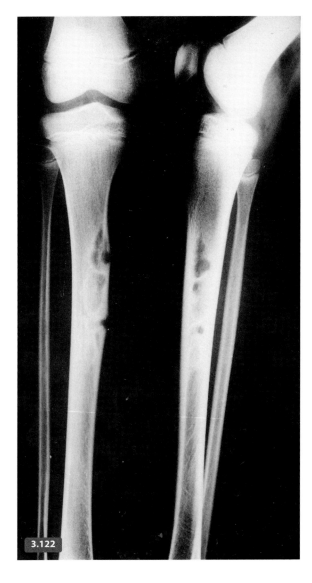

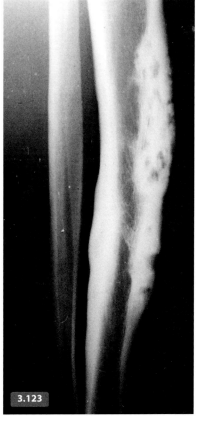

Abb. 3.122. Osteofibröse Knochendysplasie der Tibia

Abb. 3.123. Osteofibröse Knochendysplasie der Tibia bei einem 11-jährigen Jungen

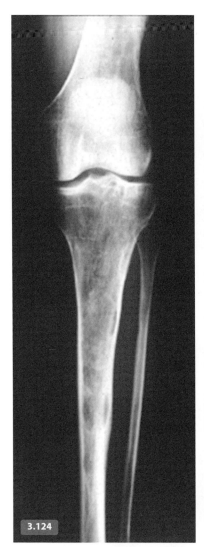
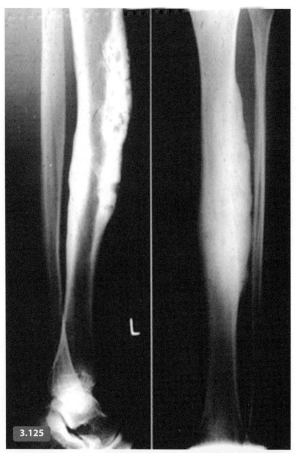
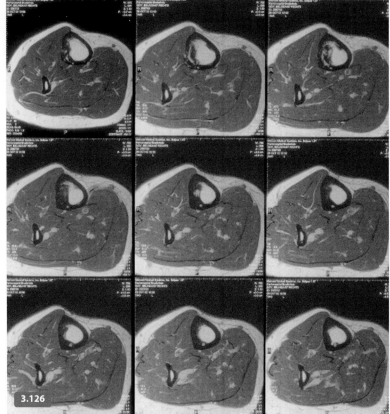

Abb. 3.124. Osteofibröse Dysplasie der Tibia bei einer 27-jährigen Patientin

Abb. 3.125. Osteofibröse Dysplasie der Tibia bei einem 29-jährigen Mann

Abb. 3.126. Osteofibröse Dysplasie Spinecho-T1-gewichtet. Der überwiegend in der Kortikalis der Tibia lokalisierte Tumor ist überwiegend signalarm dargestellt

3.4 · Bindegewebige Knochentumoren

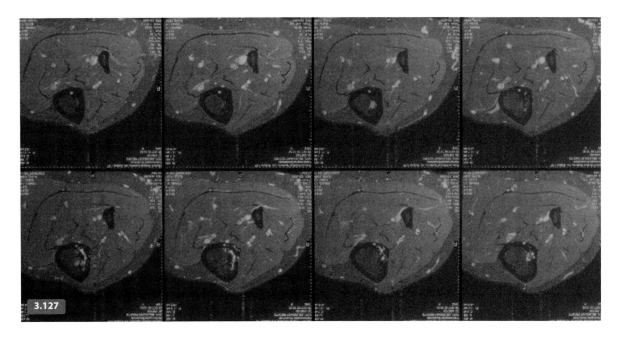

◘ **Abb. 3.127.** Nach Kontrastmittelgabe demarkieren sich einzelne Gefäße im Tumor, das eigentliche Tumorstroma nimmt kein Kontrastmittel auf

Radiologie. Expansive, wabig-strähnige Knochenläsion in der Tibia- (seltener Fibula)diaphyse. Fast immer ist die ventrale Kortikalis mit einbezogen, aber nicht durchbrochen. Die Tibia kann säbelartig nach ventral konvex verbogen und deformiert sein. Es zeigt sich keine Periostreaktion. Satellitenherde proximal oder distal der Geschwulst sind häufig. Es gibt keine radiologische Methode, die sicher ein nichtossifizierendes Knochenfibrom Campanacci von einem Adamantinom (maligner Tumor!) unterscheiden kann. Im Zweifelsfall daher immer Verlaufskontrollen und im Falle einer Konfigurationsänderung der Knochenläsion großzügige Indikation zur Knochenbiopsie.

Im Neugeborenen- und Säuglingsalter kann sich die osteofibröse Dysplasie als tibiale Knochenlücke (Pseudarthrose) manifestieren.

Szintigraphie. Geringe bis mittelgradige Anreicherung in allen drei Phasen. In der Wachtumsphase kann es zu einer deutlichen Mehranreicherung kommen.

Differentialdiagnose. Fibröse Knochendysplasie, Adamantinom der langen Röhrenknochen.

Desmoplastisches Knochenfibrom

Definition. Fibromatöse, benigne oder semimaligne Geschwulst, die lokal destruktiv und invasiv wächst. Histologisch besteht der Tumor aus einem kollagenreichen und zellarmen Bindegewebe.

Inzidenz. Der Tumor ist sehr selten. Er kann jedes Lebensalter betreffen, Hauptmanifestationsalter ist zwischen dem 15. und 25. Lebensjahr.

Lokalisation. Meist sind die Mandibula, das Becken bzw. die langen Röhrenknochen betroffen. Innerhalb eines Röhrenknochens sind die Metaphysen, evtl. unter Beteiligung der Epiphysen betroffen.

Osteoklastom ► S. 109
Ossäres Fibrosarkom ► S. 107
Fibröse Knochendysplasie ► S. 156
Malignes fibröses Histiozytom
  ► S. 106
Nichtossifizierendes Knochenfibrom
  ► S. 95

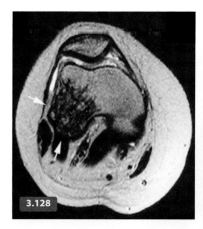
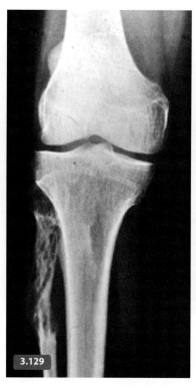
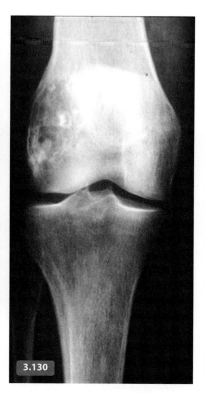

Abb. 3.128. Desmoplastisches Knochenfibrom bei einer 37-jährigen Patientin. Spinecho-T2-gewichtet

Abb. 3.129. Desmoplastisches Knochenfibrom bei einem 47-jährigen Mann an der proximalen Fibula

Abb. 3.130. Desmoplastisches Knochenfibrom bei einer 67-jährigen Frau an der lateralen Femurkondyle

Radiologie. Unspezifische expansive, scharf umschriebene Osteolyse mit Arrosion oder Durchbruch der Kortikalis. Nicht selten findet sich eine pathologische Fraktur.

Szintigraphie. In Einzelfallbeschreibungen erhöhte Speicherung gesehen.

Differentialdiagnose. Osteoklastom, ossäres Fibrosarkom, fibröse Knochendysplasie, malignes fibröses Histiozytom, nichtossifizierendes Knochenfibrom.

Nichtossifizierendes Knochenfibrom
► S. 95
Xanthofibrom ► S. 96

Benignes fibröses Histiozytom

Definition. Spindelzellige Knochenläsion, die aus fibroblastenähnlichen Zellen mit storiformer Anordnung und eingestreuten Histiozyten besteht.

Inzidenz. Die seltene Geschwulst kann in jedem Alter auftreten. Das männliche und weibliche Geschlecht sind in gleichen Anteilen betroffen.

Lokalisation. Hauptlokalisation sind Femur und Tibia, es können aber auch alle anderen Knochen befallen sein. Meist wird die Läsion in der Diaphyse gefunden.

Radiologie. Osteolytische, scharf begrenzte Läsion, die manchmal von einer Randsklerose umgeben ist. Der Tumor kann die Kortikalis durchbrechen und einen Weichteilanteil ausbilden.

3.4 · Bindegewebige Knochentumoren

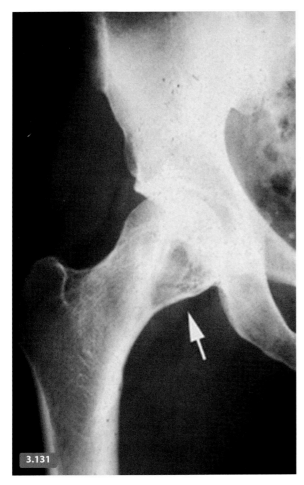

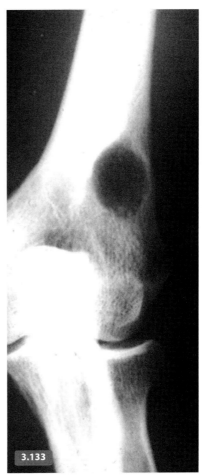

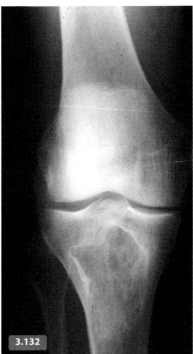

◘ **Abb. 3.131.** Benignes fibröses Histiozytom bei einem 26-jährigen Mann am Schenkelhals (*Pfeil*)

◘ **Abb. 3.132.** Benignes fibröses Histiozytom bei einem 55-jährigen Mann an der proximalen Tibiametaphyse

◘ **Abb. 3.133.** Benignes fibröses Histiozytom bei einem 67-jährigen Patienten der Humerusmeta-, -diaphyse

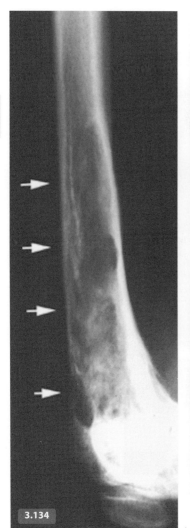
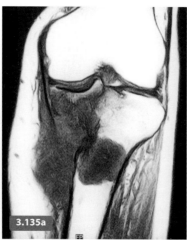
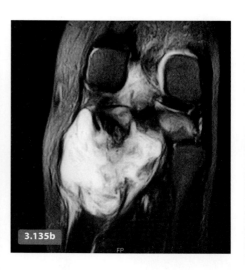
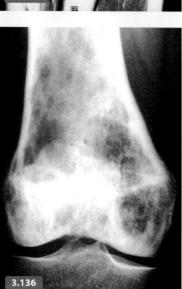

Abb. 3.134. Malignes fibröses Histiozytom der distalen Femurdia-, metaphyse

Abb. 3.135. a Malignes fibröses Histiozytom bei einem 85-jährigen Patienten (Spinecho, T1-gewichtet). Der Tumor ging von der Ulna aus und war sekundär in die Radiusmeta-, -diaphyse eingebrochen. **b** Spinecho-T2-gewichtet von Abb. 3.150

Abb. 3.136. Malignes fibröses Histiozytom bei einer 67-jährigen Patientin mit grob-destruierenden Osteolysen von distalem Femur ohne Beteiligung von Meta- und Epiphyse

Szintigraphie. Geringe Aktivität.

Differentialdiagnose. Nichtossifizierendes Knochenfibrom, Xanthofibrom.

Osteosarkom ▶ S. 82
Fibrosarkom ▶ S. 107
Desmoblastisches Fibrom ▶ S. 103

Malignes fibröses Histiozytom (MFH)

Definition. Maligner Tumor, der aus spindeligen, storiform angeordneten und pleomorphen Zellen aufgebaut ist. Sekundäre MFHs können in alten Knocheninfarkten, nach Strahlentherapie oder Endoprothetik oder in einem Paget-Knochenbezirk auftreten.

Inzidenz. Der Tumor kann in jedem Lebensalter vorkommen, wobei die meisten Fälle zwischen dem 5. und 7. Lebensjahrzehnt angetroffen werden. Die Geschwulst ist selten.

Lokalisation. Hauptmanifestationsorte sind die Metaphysen der langen Röhrenknochen, hier v.a. das distale Femur (45%) und die proximale Tibia (20%). Im Stammskelett ist meist das Becken betroffen. Grundsätzlich kann jeder Knochen betroffen sein. Selten tritt der Tumor multilokulär auf.

3.4 · Bindegewebige Knochentumoren

Radiologie. Unscharf begrenzte, mottenfraßartige exzentrisch im Markraum gelegene Osteolyse. Die Läsion kann die Kortikalis durchbrechen und einen Weichteilanteil ausbilden. Die Periostreaktion ist minimal. Lodwick-Grad II–III.

Szintigraphie. Die Perfusion- und Weichteilphase zeigt eine vermehrte Anreicherung bei weitgehend unauffälligem Mineralstoffwechsel.

Differentialdiagnose. Osteosarkom, Fibrosarkom, desmoblastisches Fibrom.

Ossäres Fibrosarkom

Malignes fibröses Histiozytom
▶ S. 106
Fibroblastisches Osteosarkom
▶ S. 82
Desmoblastisches Fibrom ▶ S. 103

Definition. Maligner, meist im Markraum des Knochens entstehender, spindelzelliger Tumor, der keine tumorösen Knochen-, Osteoid- oder Knorpelstrukturen ausbildet. 25% der Fibrosarkome entstehen sekundär als Folge einer Bestrahlung und können sich auch im Periost oder in der Kortikalis entwickeln.

Inzidenz. Der Tumor wird meist zwischen dem 2. und 7. Lebensjahrzehnt diagnostiziert und tritt bei Männern und Frauen gleichermaßen häufig auf. Es ist eine seltene Geschwulst.

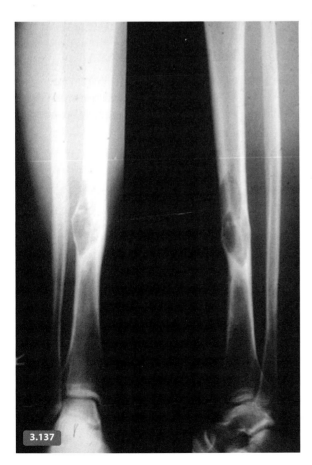

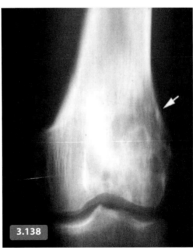

◘ **Abb. 3.137.** Ossäres Fibrosarkom (Grad I) bei einer 34-jährigen Patientin in Tibiaschaftmitte

◘ **Abb. 3.138.** Ossäres Fibrosarkom bei einem 66jährigen Patienten. Die Tomographie zeigt die blasigen Osteolysen im Bereich der distalen Femurmeta-, -epiphyse

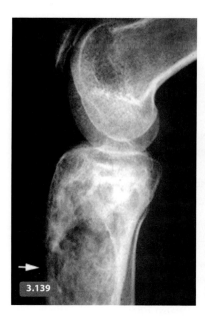
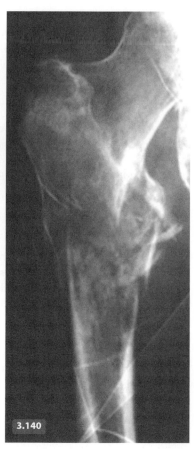

Abb. 3.139. Fibrosarkom, induziert durch eine Strahlentherapie. Bei der 27-jährigen Patientin waren proximale Tibiaepi-, -metaphyse betroffen

Abb. 3.140. Multizentrisches Fibrosarkom mit mehreren Osteolysen im Bereich des Femurschaftes und Schenkelhalses

Lokalisation. Ähnlich dem Osteosarkom sind meist die langen Röhrenknochen, und hier die Metaphysen, seltener die Diaphysen, betroffen. Grundsätzlich kann der Tumor in jedem Knochen vorkommen, allerdings finden sich 70% der Fälle in einem langen Röhrenknochen (Femur 40%, Tibia 16%).

Radiologie. Osteolytische, unregelmäßig begrenzte Läsion mit fehlender Randsklerose, welche die Kortikalis durchbrechen und einen extraossären Weichteilanteil ausbilden kann. Meist nur geringe Periostreaktion, evtl. mit Codman-Dreieck. Keine Tumorverkalkungen. Lodwick-Grad II–III.

Szintigraphie. Variabel, kein charakteristischer Befund.

Differentialdiagnose. Malignes fibröses Histiozytom, fibroblastisches Osteosarkom, desmoblastisches Fibrom.

3.5 Osteoklastom

Synonym. Riesenzelltumor.

Definition. Lokal aggressiv wachsender Tumor mit spindellzelligem Stroma, in das zahlreiche Riesenzellen eingestreut sind.

Histologisch werden drei Grade unterteilt: Grad I (langsam wachsendes Osteoklastom), Grad II (semimalignes Osteoklastom) und Grad III (malignes Osteoklastom, etwa 30% aller Osteoklastome), wobei grundsätzlich immer von einer malignen Potenz der Läsion auszugehen ist. In seltenen Fällen kommt der Tumor polyostotisch vor (0,5%).

> Aneurysmale Knochenzyste S. 147
> Chondroblastom ► S. 60
> intraossäres Ganglion ► S. 151
> »Brauner Tumor« ► S. 306
> Reparatives Riesenzellgranulom
>   ► S. 165
> Riesenzellige Reaktion der kurzen
>   Röhrenknochen ► S. 165
> Nichtossifizierendes Fibrom ► S. 95
> Malignes fibröses Histiozytom
>   ► S. 106

Inzidenz. Die meisten Patienten sind zwischen 20 und 50 Jahre alt, Hauptmanifestationsalter ist das 3. Lebensjahrzehnt. Der Tumor kann, wenn auch selten, im jüngeren und spätem Alter vorkommen. Insbesondere bei jüngeren Patienten überwiegt das weibliche Geschlecht. Die Geschwulst hat unter allen Knochentumoren einen Anteil von etwa 5%.

Lokalisation. Hauptmanifestationsorte sind die Epiphysen der langen Röhrenknochen, v.a. distales Femur (30%), proximale Tibia (25%) und distale Radiusepiphyse (10%). Von dort kann sich der Tumor nach metaphysär ausbreiten. Selten sind die kurzen Röhrenknochen (Metakarpaleköpfchen, Grundphalangen) oder das Stammskelett betroffen (besonders Os sacrum).

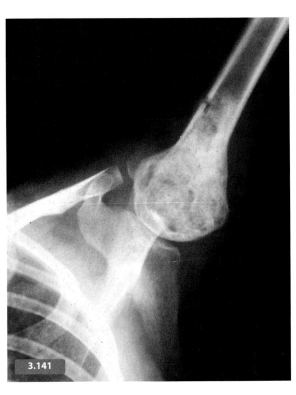
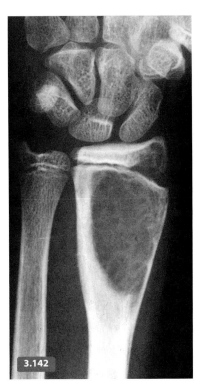

Abb. 3.141. 24-jährige Patientin mit einem Humerus-Osteoklastom, histologisch Grad I

Abb. 3.142. 14-jähriger Junge mit einem Osteoklastom Grad II in der Epiphyse und Metaphyse des distalen Radius. Der Befund zeigt, dass Osteoklastome bei Jugendlichen rasch aus der Epiphyse in die Metaphyse einbrechen, der metaphysäre Tumoranteil kann wesentlich größer sein als der epiphysäre Anteil

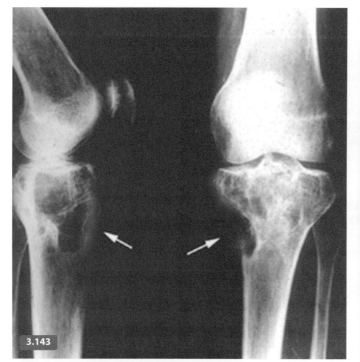

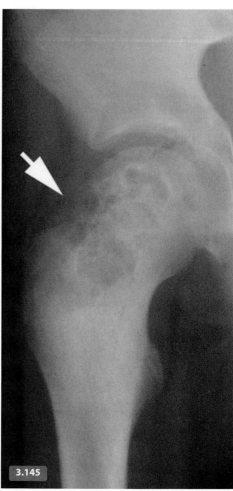

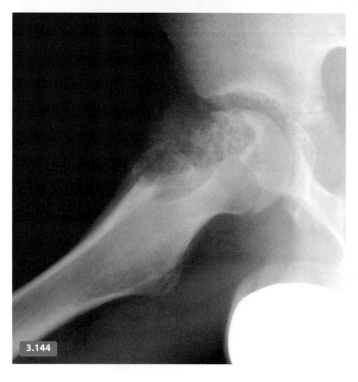

Abb. 3.143. Osteoklastom Grad III bei einer 52-jährigen Patientin an der proximalen Tibiaepi-, -metaphyse

Abb. 3.144. Osteoklastom der Hüftkopfepi-, -metaphyse

Abb. 3.145. 2. Ebene zur Abb. 3.161. Eine zweite Ebene ist notwendig, um die Zuordnung des Tumors zur Epiphyse sicher treffen zu können. Der metaphysäre Anteil kann den eigentlichen ursprünglichen epiphysären Anteil an Größenausdehnung deutlich übertreffen

3.5 · Osteoklastom

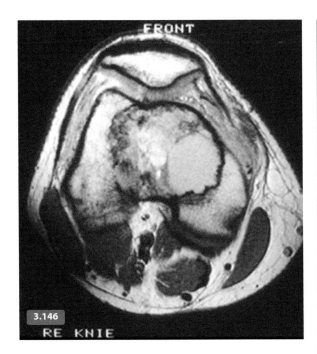

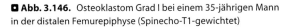

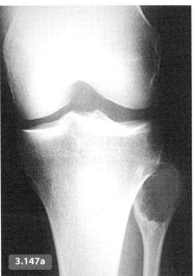

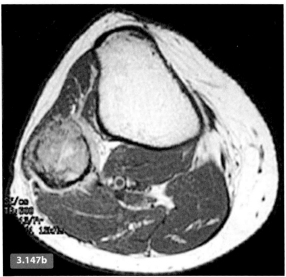

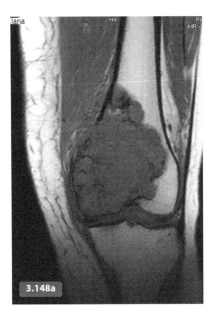

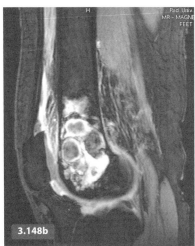

◘ **Abb. 3.146.** Osteoklastom Grad I bei einem 35-jährigen Mann in der distalen Femurepiphyse (Spinecho-T1-gewichtet)

◘ **Abb. 3.147.** a Osteoklastom der proximalen Fibulaepi-, -metaphyse. b Spinecho-T1-gewichtet, transversal des Tumors

◘ **Abb. 3.148.** a Osteoklastom der distalen Femurepi-, -metaphyse (Spinecho-T1-gewichtet). 30-jährige Patientin, histologisch handelte es sich um einen Grad-I-Tumor. b Gradientenechosequenzdarstellung des Tumors. In den Gradientenechos sind die typischen Blutungsresiduen des Osteoklastoms als hämosiderinbedingte Signalauslöschungen gut zu erkennen

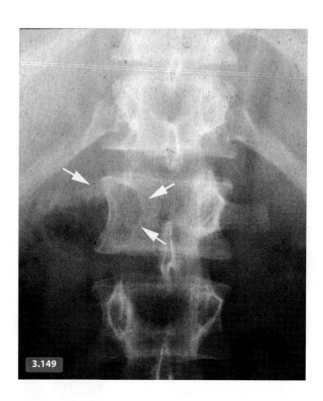

Abb. 3.149. Osteoklastom des Pedikels LWK1 (Grad I)

Radiologie. Osteolytische, meist exzentrisch in einer Epiphyse gelegene, scharf oder unscharf begrenzte Läsion, die zu einer Auftreibung des Knochens führen kann. Der Tumor breitet sich in Richtung Gelenkspalt bis nach subchondral aus, aber auch ein Voranschreiten in Richtung Metaphyse mit Beteiligung der Wachstumsfuge ist häufig. Eine Randsklerose fehlt zumeist, die Kortikalis kann zerstört sein, die Periostreaktion ist, wenn überhaupt vorhanden, minimal. Seltener ist der Tumor von trabekulären Strukturen durchzogen, so dass das so genannte »Seifenblasenbild« entsteht. Im Os sacrum ist ein transartikuläres Wachstum möglich. Osteoklastome der flachen Knochen sitzen in »Epiphysenäquivalenten«, wie z.B. in Apophysen oder im Azetabulum.

MRT. Im MRT signalarmer Tumor im T1-Bild, meist hohes Signal in T2-Bildern. Häufiger Nachweis von hypointensen Hämosiderinresten, seltener Nekrosezonen und intratumoralen Flüssigkeitsspiegeln.

Szintigraphie. Mäßiggradig bis deutlich vermehrte Speicherung in allen drei Phasen die die wahren Tumorgrenzen überschreitet. Große Läsionen zeigen in der Mineralisationsphase häufig ein »Doughnut-Muster« mit ringförmig erhöhter Anreicherung im Randbereich. Die Skelettszintigraphie ist nützlich zum Nachweis eines polyostotischen Befalls.

Differentialdiagnose. Aneurysmale Knochenzyste (kann zusammen mit einem Osteoklastom auftreten), Chondroblastom, intraossäres Ganglion bzw. Geoden. Seltene Epiphysenläsionen sind: »brauner Tumor« (resorptives Riesenzellgranulom bei HPT), reparatives Riesenzellgranulom, riesenzellige Reaktion der kurzen Röhrenknochen, nichtossifizierendes Fibrom, malignes fibröses Histiozytom.

3.6 Osteomyelogene Knochentumoren

Ossäres Lipom

Solitäre Knochenzyste ► S. 142
Intraossäres Ganglion ► S. 151

Definition. Gutartige, aus reifem Fettgewebe bestehende Geschwulst. Lipome können auch parosteal vorkommen. Die meisten intraossären Lipome sind asymptomatisch.

Inzidenz. Betrifft alle Altersstufen.

Lokalisation. Beschrieben wurde die Läsion im Kalkaneus, in den Metaphysen der langen Röhrenknochen (Femur, Tibia, Fibula), im Becken, in Rippen und im Schädelskelett.

> **Radiologie.** Von einer feinen Skleroselinie scharf begrenzte, osteolytische Läsion, die den Knochen auftreiben und die Kortikalis ausdünnen kann (Lodwick-Grad I). Zentral findet sich oft ein kalzifizierter Nidus. Typischer Sitz im Kalkaneus im zentralen Dreieck zwischen den großen Trabekelzügen, im Schenkelhals, oberhalb oder zwischen den Trochanteren.
>
> **MRT.** Im MRT im T1-Bild signalreiche Läsion (wie subkutanes Fettgewebe). Mittels MRT differentialdiagnostische Abgrenzung zur solitären Knochenzyste möglich (Flüssigkeitssignal, Spiegelbildungen). Übergangsformen zwischen solitären Knochenzysten und Lipomen sind möglich.

Differentialdiagnose. Solitäre Knochenzyste: im Kalkaneus und in der Fibula identische Lokalisationen (MRT: Fettsignal im Lipom), intraossäres Ganglion.

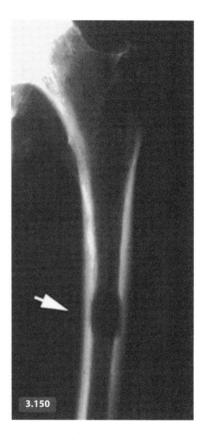

◘ **Abb. 3.150.** Intraossäres Lipom bei einer 83-jährigen Patientin (Tomographie Femurschaft)

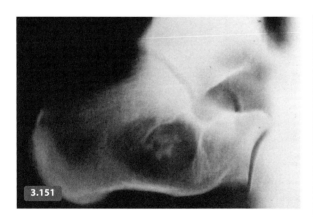

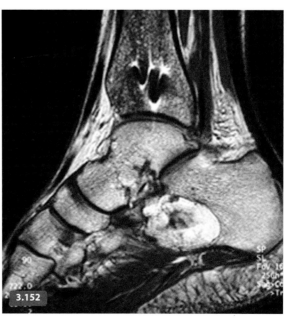

◘ **Abb. 3.151.** Lipom des Kalkaneus. Scharf demarkierte Osteolyse im Zentrum des Kalkaneus, innerhalb der Tumormatrix finden sich popcornartige Verkalkungen

◘ **Abb. 3.152.** Intraossäres Lipom bei einer 22-jährigen Patientin loco typico im zentralen Kalkaneus. Im Spinecho-T1-gewichtet signalreiche Darstellung der Tumormasse

Malignes fibröses Histiozytom
▶ S. 106

Ossäres Liposarkom

Definition. Bösartige, aus dem Fettgewebe des Markraums hervorgehende Geschwulst.

Inzidenz. Die Geschwulst ist extrem selten. Ein Prädilektionsalter kann nicht angegeben werden, der Tumor wurde bei Patienten im Alter zwischen 15 und 60 Jahren beschrieben.

Lokalisation. In der Literatur wird der Befall der langen Röhrenknochen (Femur, Tibia und Humerus) beschrieben.

Radiologie. Knochendestruierende osteolytische Läsion. Dystrophe Verkalkung möglich.

Szintigraphie. In allen drei Phasen vermehrte Speicherung.

Differentialdiagnose. Malignes fibröses Histiozytom.

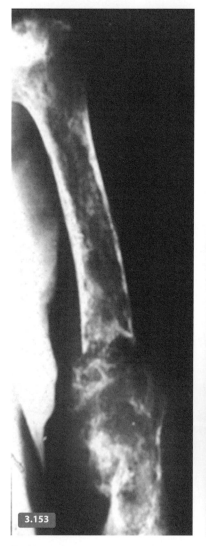

Abb. 3.153. Liposarkom des Humerus

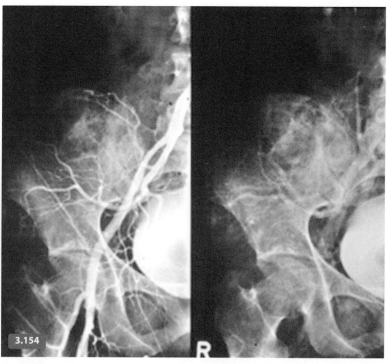

Abb. 3.154. Liposarkom der Beckenschaufel bei einer 44-jährigen Patientin. Die Angiographie zeigt einen mäßig vaskularisierten Tumor mit pathologischen Tumorgefäßen

Medulläres Plasmozytom

Synonym. Multiples Myelom, M. Kahler.

Definition. Maligne, tumoröse, monoklonale Proliferation der Plasmazellen des Knochenmarks. Nach hämatologischen Kriterien handelt es sich um ein aggressives B-Zell-Non-Hodgkin-Lymphom. Man unterscheidet das solitäre Myelom (herdförmig), das multiple Myelom (multizentrisch) und das extramedulläre Plasmozytom. Plasmozytomzellen bilden monoklonale Immunglobuline (IgG 54%, IgA 25%, IgD 1%) oder Leichtketten (20%).

Labor. Extreme Beschleunigung der BSG. Proteinurie (Bence-Jones-Proteine), monoklonale Immunglobuline; Hyperkalziämie.

Inzidenz. Rechnet man die Neoplasie zu den primären Knochengeschwulsten, so ist sie mit mehr als der Hälfte der Fälle der häufigste Knochentumor. Überwiegend sind die Patienten zwischen dem 60. und 70. Lebensjahr, sehr selten vor dem 40. Lebensjahr betroffen. Das Geschlechterverhältnis beträgt m/w 3:2. Häufigkeit: 3 Fälle/100.000 Einwohner/Jahr.

Lokalisation. Am häufigsten betroffen ist die Wirbelsäule, gefolgt von Femur, Schädel, Becken, Sternum, Rippen und Humerus. Selten sind die kurzen Röhrenknochen befallen.

> Osteomyelitis ► S. 179
> Langerhans-Zellhistiozytose ► S. 159
> Metastase ► S. 166
> Knochenlymphom ► S. 122

Radiologie. Die Röntgenaufnahmen zur Detektion von Plasmozytomnestern sollten nach dem Pariser Schema erfolgen: Achsenskelett, Becken, Schädel, proximale lange Röhrenknochen.
Es zeigen sich scharf oder unscharf demarkierte Osteolysen mit oftmals expansivem Charakter. Die Kortikalis ist oftmals rattenfraßähnlich erodiert, eine periostale Knochenneubildung ist untypisch. Die Läsion ist häufig mit einer pathologischen Fraktur mit Weichteilmasse vergesellschaftet. Bei Wirbelsäulenbefall ist häufig die hintere Wirbelkörperkante und der Wirbelkörper betroffen. Wirbelbögen und Wirbelfortsätze werden erst im Spätstadium destruiert.

MRT. In T1-Bildern iso-hypointens im Vergleich zum Muskelsignal, in T2-Bildern heterogenes Signal mit kleinen signalreichen Zonen. Nach Kontrastmittelgabe zeigt sich sich eine moderate diffuse (selten ringförmige) Kontrastmittelanreicherung. In STIR/TIRM-Sequenzen sind die Läsionen deutlich hyperintens abgebildet. Eine Weichteilmasse kann in einem größeren Teil der Läsionen nachgewiesen werden, im Spinalbereich z.B. epidurale oder paravertebrale Tumormassen.
Das klinische Staging erfolgt nach der Klassifikation von Durie und Salmon in 3 Stadien. Im Stadium I wird eine normale röntgenologische Skelettdarstellung oder höchstens eine Osteolyse erwartet. Das Stadium III bedeutet erhebliche osteolytische Knochendestruktionen, Kalziumerhöhung im Serum und Hämoglobinabnahme.

Szintigraphie. Das Skelettszintigramm ist häufig negativ. Alternativ sollte ein Knochenmarkszintigramm durchgeführt werden. Hier lassen sich Plasmozytomherde als photopenische (das Knochenmark verdrängende) Läsionen darstellen.

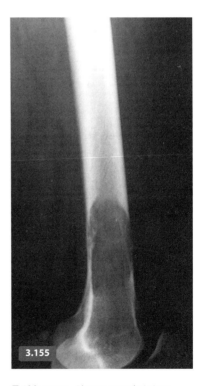

Abb. 3.155. Plasmozytom bei einer 39-jährigen Patientin. Die Osteolyse im distalen Femur ist scharf demarkiert und nicht expansiv

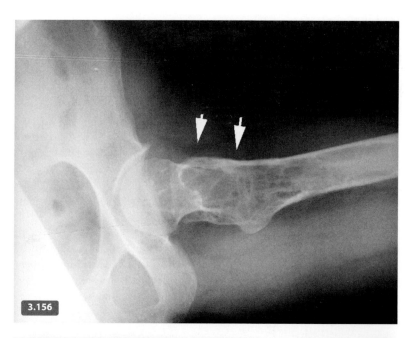

◘ **Abb. 3.156.** Plasmozytomherd bei einer 51-jährigen Patientin im proximalen Femur

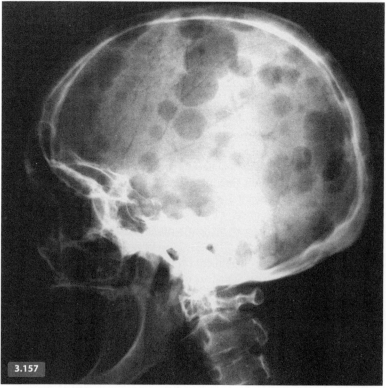

◘ **Abb. 3.157.** »Schrotschussschädel«, hervorgerufen durch zahlreiche Plasmozytomherde in der Schädelkalotte bei einer 71-jährigen Patientin

Differentialdiagnose. Osteomyelitis, eosinophiles Granulom, M. Waldenström, osteoporotische Kompressionsfrakturen von Wirbelkörpern. Metastasen können radiologisch häufig nicht von Plasmozytomherden differenziert werden. Im Gegensatz zu Metastasen involviert das vertebrale Plasmozytom gelegentlich die Bandscheiben und greift sogar auf die benachbarten Deckplatten über. Plasmozytome destruieren im Gegensatz zu Metastasen erst im späten Stadium den Wirbelbogen. Im Zweifelsfall kann eine CT-gesteuerte Feinnadelbiopsie die Klärung bringen. Das bei jüngeren Männern vorkom-

3.6 · Osteomyelogene Knochentumoren

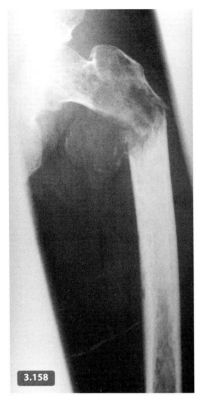

Abb. 3.158. Pathologische Fraktur bei Plasmozytomherd im proximalen Femur bei einer 54-jährigen Patientin

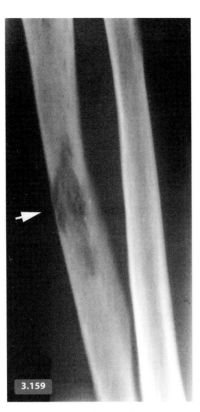

Abb. 3.159. Permiativ wachsender Plasmozytomherd bei einer 55-jährigen Patientin im Ulnaschaft

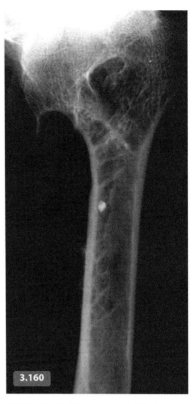

Abb. 3.160. Plasmozytombefall des Humerusschaftes. Spinnwebenartige Septierungen in einer großen, nichtexpansiven Osteolyse

mende POEMS-Syndrom (Crow-Fukase-Syndrom) ist eine Kombination aus peripherer **P**olyneuropathie, **O**rganomegalie (Leber, Milz), **E**ndokrinopathie (Gynäkomastie, Hypothyreose), **m**onoklonale Gammopathie und Hautläsionen (»**s**kin changes«, wie Hyperpigmentierungen). Radiologisch können Osteolysen vergleichbar einem Plasmozytom auftreten.

Ewing-Sarkom

Definition. Hochmaligner Knochentumor, der aus undifferenzierten, runden Mesenchymzellen aufgebaut ist, die reich an Glykogen sind und Abnormalitäten im Karyotyp aufweisen. Klinisch imitiert dieser Tumor häufig eine Osteomyelitis mit Schwellung, Überwärmung, Fieber und Schmerzen.

Osteomyelitis ▶ S. 179
Osteosarkom ▶ S. 82
Lymphom ▶ S. 122
Eosinophiles Granulom ▶ S. 159
Langerhans-Zellhistiozytose
  ▶ S. 159
Stressfraktur ▶ S. 366

Inzidenz. Über 80% der Tumoren treten in den ersten beiden Lebensjahrzehnten auf, der Tumor ist jenseits des 30. Lebensjahres eine Seltenheit. Männliche Jugendliche sind etwas häufiger als weibliche betroffen m/w 1,4:1. Unter allen malignen Knochentumoren beträgt der Anteil etwa 8%. Schwarzhäutige Menschen erkranken extrem selten an einem Ewing-Sarkom.

Lokalisation. Hauptlokalisation sind die langen Röhrenknochen, hier v.a. Femur (22%), Humerus (10%) und Tibia (11%), wobei die Metadiaphysen häufiger als die Diaphysen alleine betroffen sind. Oft findet man auch einen Befall des Beckens mit Os sacrum (12%) und der Rippen (8%). Grundsätzlich kann der Tumor in jedem Knochen vorkommen.

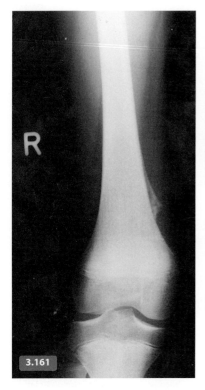
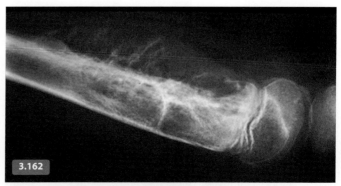
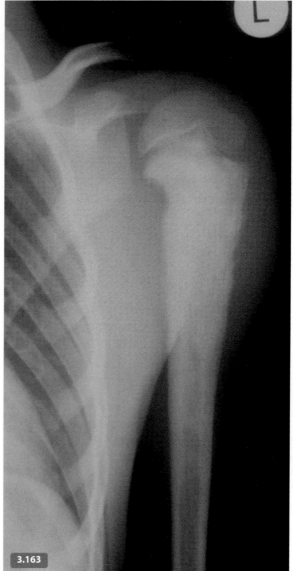

◘ **Abb. 3.161.** Ewing-Sarkom bei einem 9-jährigen Jungen in der distalen Femurmeta-, -diaphyse. Dreieckförmige Periostabhebung (Codman-Dreieck) als initiales Röntgenzeichen dieses Tumors

◘ **Abb. 3.162.** Ewing-Sarkom distaler Femurschaft bei einem 10-jährigen Mädchen mit bürstenartig ausgerichteten Spiculae als häufige periostale Reaktion auf ein Ewing-Sarkom

◘ **Abb. 3.163.** Ewing-Sarkom des proximalen Humerus bei einem 11-jährigen Jungen mit überwiegend osteosklerotischer Läsion

3.6 · Osteomyelogene Knochentumoren

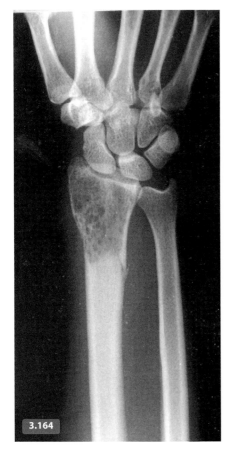

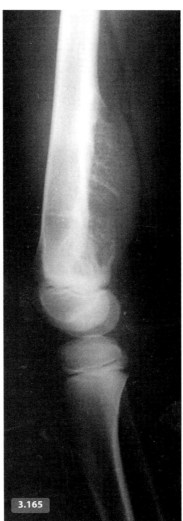

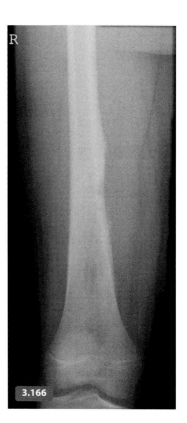

Abb. 3.164. Ewing-Sarkom bei einer 30-jährigen Patientin mit pathologischer Fraktur des distalen Radius. Selten können wie hier Ewing-Sarkome ihren Ausgang aus der Meta-, Epiphyse nehmen

Abb. 3.165. Ewing-Sarkom bei einem 9-jährigen Jungen mit im Röntgenbild auffälliger Weichteilvermehrung, Spiculae-, Periostreaktion und permiativer Knocheninfiltration

Abb. 3.166. Ewing-Sarkom des Femurschafts

Radiologie. Destruktive, intramedulläre, unscharf berandete Osteolyse (Lodwick-Grad II–III), die intraläsional kleinfleckige, mottenfraßartige Aufhellungen haben kann. Die Läsion kann den Knochen auftreiben, die Kortikalis aufblättern oder (fokal) zerstören. Der Durchbruch durch die Kortikalis kann eine reaktive Knochenneubildung im Sinne von Spiculae (»Sunburst«- oder »Hair-on-end-Muster«) oder multiple periostale Schichten von neugebildeten Knochenlamellen (»Zwiebelschalen«) hervorrufen. Der Weichteilanteil ist meist sehr groß und kann die dominierende radiologische Läsion sein. In etwa 10% findet sich eine pathologische Fraktur. Der Tumor ist makroskopisch meist ausgedehnter als das radiologische Bild vermuten lässt.

In der Wirbelsäule befällt der Tumor zuerst den Wirbelkörper; Kompressionsfrakturen sind häufig. Seltener kann der befallene Wirbel oder ein Pedikel auch sklerosieren, noch seltener durchbricht der Tumor das Bandscheibenfach und wächst in den benachbarten Wirbelkörper.

MRT. Im MRT signalarmer Tumor im T1-Bild, mäßig signalreich und homogen im T2-Bild. Die Unterscheidung zur Osteomyelitis und zum eosinophilen Granulom ist kaum möglich. Tendenziell spricht ein
▼

Abb. 3.167. a Ewing-Sarkom bei einem 11-jährigen Mädchen im Bereich des proximalen Humerus (Spinecho-T1). b Der Tumor dargestellt transversal Spinecho-T1 nach Kontrastmittelgabe. c Tumor dargestellt Spinecho-T1-gewichtet. d: Tumor dargestellt mit STIR-Sequenz in koronarer Schichtführung

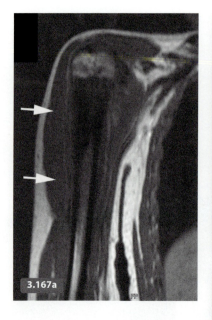
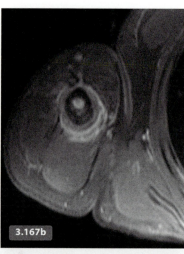
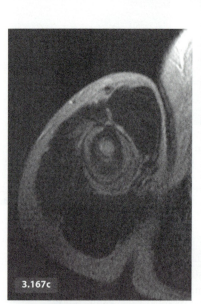
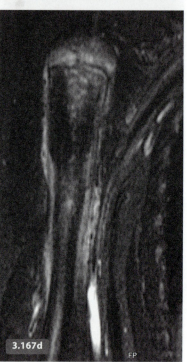

extraossärer Weichteiltumor stark für ein Ewing-Sarkom. Dynamische MRT-Kontrastmittelstudien helfen bei der Beurteilung des Tumoransprechens auf eine Chemotherapie.

Szintigraphie. Meist zeigt sich eine deutliche Speicherung in allen drei Phasen. Das Ewing-Sarkom kann jedoch eine sehr variable Speicherung bis hin zu »cold lesions« aufweisen. Zum Nachweis ossärer Metastasen der Röntgendiagnostik häufig überlegen.

Differentialdiagnose. Akute oder chronische Osteomyelitis (im Zweifelsfall immer Biopsie), Osteosarkom, Lymphom, eosinophiles Granulom bzw. Langerhans-Zellhistiozytose. Stressfraktur (in der MRT Frakturlinie nachweisbar, zudem hat das kontrastmittelaufnehmende extraossäre Gewebe bei der Stressfraktur im Gegensatz zum Ewing-Sarkom keine nekrotischen Einschmelzungen).

3.6 · Osteomyelogene Knochentumoren

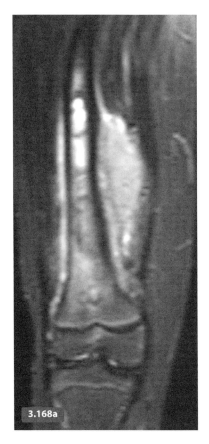
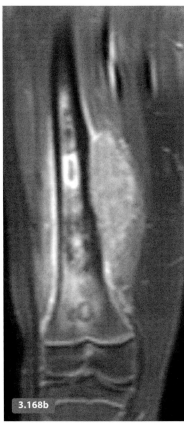
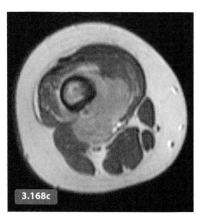
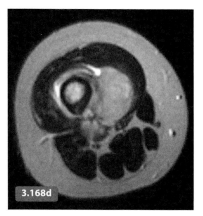
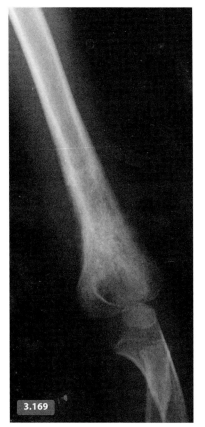
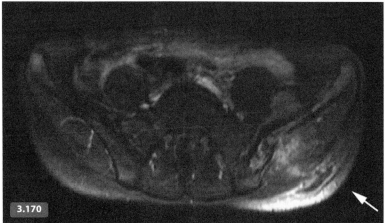

Abb. 3.168. **a** Ewing-Sarkom des Femurschaftes STIR-Sequenz in koronarer Schichtführung. **b** Spinecho-T1-gewichtet, nach Kontrastmittelgabe. Die Kontrastmitteluntersuchung kontrastiert Weichteilanteile des Tumors, wie auch intraossäre Ausbreitung zuverlässig. **c** Ewing-Sarkom des Femurs, dargestellt im Spinecho-T1 nach Kontrastmittelgabe transversal. Die kontrastmittelgestützte Untersuchung zeigt gut die Tumorausdehnung in die umgebenden muskulären Weichteile. **d** Spinecho-T2-gewichtet

Abb. 3.169. Ewing-Sarkom des distalen Humerus bei einem 8-jährigen Jungen

Abb. 3.170. Ewing-Sarkom des Beckens bei einer 22-jährigen Patientin. In der MRT ausgedehnte Osteolyse des Os ilii links mit Kontrastmittelaufnahme in die ossären und extraossären Tumoranteile

Hodgkin-Lymphom ▶ S. 124
Plasmozytom ▶ S. 115
Langerhans-Zellhistiozytose
  ▶ S. 159
Leukämie ▶ S. 125
Osteomyelitis ▶ S. 179

Malignes Knochenlymphom

Synonym. Non-Hogkin-Lymphom.

Definition. Bösartige, durch Proliferation von Lymphozyten und Retikulumzellen gekennzeichnete Läsion. In 10–40% der Fälle findet man einen multilokulären Befall. Grundsätzlich kann eine generalisierte Erkrankung entstehen, das Staging sollte entsprechend den extraskelettalen Formen durchgeführt werden.

Inzidenz. Die Geschwulst kann in jedem Lebensalter vorkommen, mehr als 50% der Tumoren treten bei Patienten auf, die älter als 50 Jahre sind. Männer sind etwas häufiger betroffen. Der Anteil an allen Non-Hodgkin-Lymphomen beträgt 1%.

Lokalisation. Bevorzugt werden die langen Röhrenknochen (Femur, Tibia und Humerus), hier v.a. die Diaphyse und das Becken. Häufig ist auch die Wirbelsäule befallen.

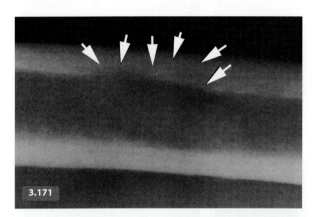

◘ **Abb. 3.171.** Permeativ wachsendes Knochenlymphom in einem langen Röhrenknochen

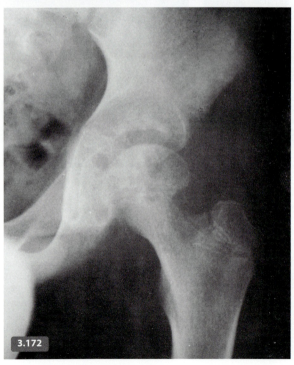

◘ **Abb. 3.172.** Lymphoplastisches Knochenlymphom (T-Zelltyp) bei einem 9-jährigen Jungen, lokalisiert im Schenkelhals links

3.6 · Osteomyelogene Knochentumoren

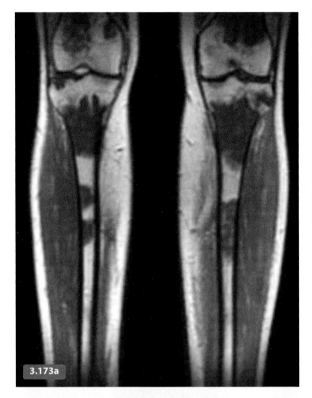

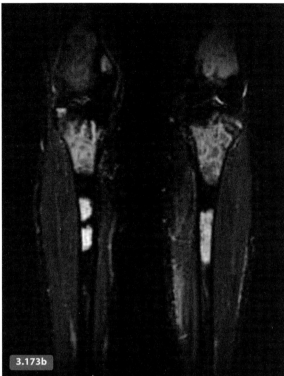

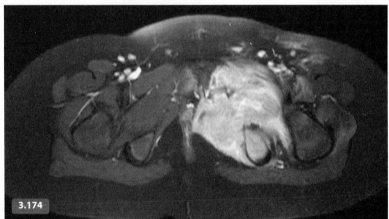

Abb. 3.173. a Multifokales Knochenlymphom im Knochenmark der langen Röhrenknochen (Spinecho-T1-gewichtet). **b** STIR-Sequenz

Abb. 3.174. Anaplastisches Knochenlymphom bei einem 10-jährigen Jungen, ausgehend vom Os ischii. Spinecho-T1-gewichtet fettgesättigt nach i.v.-Kontrastmittelgabe

Radiologie. Grobe, fleckige Osteolyseherde, die von irregulären Osteosklerosezonen durchzogen werden, wodurch eine Wabenstruktur hervorgerufen werden kann. Eine Zerstörung der Kortikalis mit Tumorausbreitung in die Weichteile ist häufig. Die Kortikalis kann auch reaktiv verbreitert und verdichtet sein. Selten gibt es eine homogene reaktive Sklerose des Knochens (insbesondere »Elfenbeinwirbel«).

MRT. Variables Erscheinungsbild der verschiedenen Lymphomtypen bekannt. Im Regelfall ist die Läsion im T1-Bild hypointens und im T2-Bild iso-hyperintens im Vergleich zum normalen Knochenmark. Die Kontrastmittelanreicherung der Läsion ist diffus-homogen. Den besten Kontrast bieten STIR/TIRM-Sequenzen und kontrastmittelunterstütze T1-gewichtete Sequenzen mit Fettsuppression.

Szintigraphie. Ohne Knochenumbau unauffälliges Skelettszintigramm.

Differentialdiagnose. Hodgkin-Lymphom, Plasmozytom, Langerhans-Zell-histiozytose, Leukämie, Osteomyelitis.

Non-Hodgkin-Lymphom ▶ S. 122
Plasmozytom ▶ S. 115
Langerhans-Zellhistiozytose
  ▶ S. 159
Osteomyelitis ▶ S. 179
Leukämie ▶ S. 125

Ossäres Hodgkin-Lymphom

Definition. Maligne Neoplasie des lymphatischen Gewebes, die durch große Blasten (Hodgkin-Zellen), mehrkernige Riesenzellen (Sternberg-Reed-Zellen) und ein entzündliches Begleitinfiltrat gekennzeichnet ist. Die primäre Entstehung im Knochen ist selten, er wird zumeist sekundär befallen.

Inzidenz. Häufigkeitsgipfel finden sich im 3. und 6. Lebensjahrzehnt, wobei das Geschlechtsverhältnis m/w 3:2 beträgt. Das primär ossäre Lymphom ist selten.

Lokalisation. Die Wirbelkörper, das Becken, das Sternum und die langen Röhrenknochen sind am häufigsten befallen.

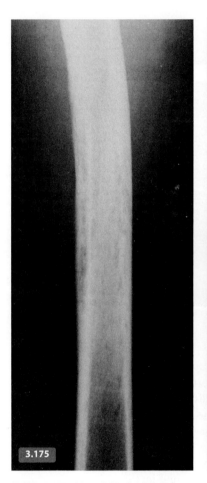

Abb. 3.175. M. Hodgkin des Knochens. Dieses primäre Knochenlymphom bei einer 48-jährigen Patientin zeigt ein permeatives Wachstum im Femurschaft

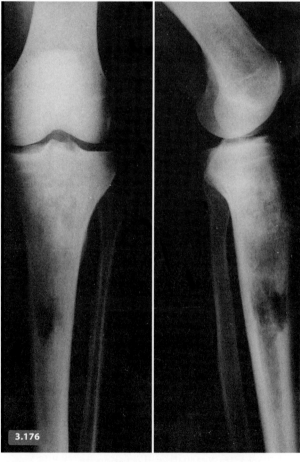

Abb. 3.176. Primäres Hodgkin-Lymphom des Knochens bei einem 56-jährigen Patienten. Permeatives Wachstum des Lymphoms im Tibiaschaft

3.6 · Osteomyelogene Knochentumoren

Radiologie. In etwa 50% der Fälle findet sich ein überwiegend (mottenfraßähnliches) osteolytisches Bild, in 20% der Fälle ein überwiegend osteosklerotisches Bild (Elfenbeinwirbel). Oft findet sich eine periostale Knochenneubildung.

Szintigraphie. Meist positiv mit variabler Intensität bis hin zu einem negativen Kontrast.

Differentialdiagnose. Non-Hodgkin-Lymphom, Plasmozytom, Langerhans-Zellhistiozytose, Osteomyelitis, Leukämie.

Leukämie

Definition. Diffuse, autonome Proliferation eines abnormen Zellstamms der leukozytenbildenden Reihe.

Inzidenz. Leukämien sind häufige Erkrankungen. Akute Leukämien treten mit einer Häufigkeit von 4 Fällen/100.000 Einwohner/Jahr auf. Die chronische myeloische Leukämie hat eine Inzidenz von 1 Fall/100.000 Einwohner/Jahr.

Hodgkin-Lymphom ► S. 124
Non-Hodgkin-Lymphom ► S. 122
Plasmozytom ► S. 115
Langerhans-Zellhistiozytose ► S. 159
Osteomyelitis ► S. 179
Leukämie ► S. 125
Bleiintoxikation ► S. 338

Lokalisation. Bei Kindern mit akuten Verlaufsformen sind die Läsionen meist im Bereich der langen Röhrenknochen sichtbar, die chronischen Formen beim Erwachsenen manifestieren sich regelhaft am Stammskelett.

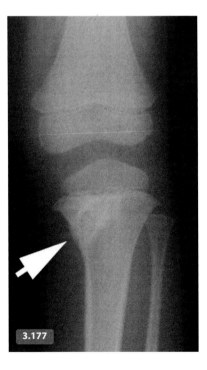
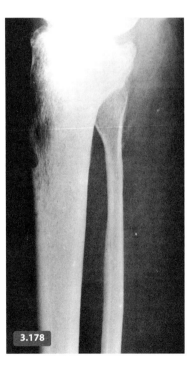

Abb. 3.177. Akute lymphatische Leukämie bei einem Kleinkind. Metaphysäre Knochenveränderungen sind bei akuten Leukämien nicht selten

Abb. 3.178. Akute myeloische Leukämie bei einer 61-jährigen Patientin mit feinporigen Osteolysen, überwiegend im meta-, diaphysären Knochenabschnitt der proximalen Tibia

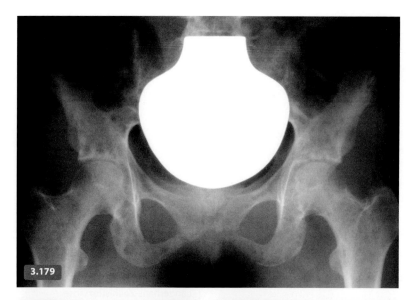

Abb. 3.179. Akute Leukämie mit zahlreichen feinfleckigen Osteolysen des Beckenskeletts

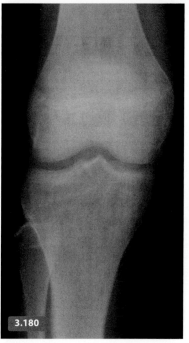

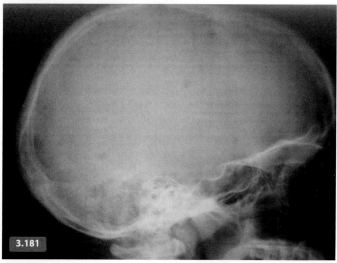

Abb. 3.180. Akute Leukämie mit multifokalen, feinfleckigen Osteolysen

Abb. 3.181. Akute Leukämie mit mehreren, schrotschussartigen Osteolysen der Schädelkalotte

Radiologie. Die Leukämie kann als diffuse Osteoporose, fleckige Osteolyse oder umschriebene Osteolyse imponieren. Sehr selten findet sich eine fokale oder diffuse Osteosklerose, oder eine reaktive periostale Knochenneubildung. Dichte Leukämiebänder parallel zu den Epiphysenfugen in der Metaphyse (Kinder).

Szintigraphie. Ein leukämischer Befall kommt im Skelettszintigramm meist nicht zur Darstellung.

Differentialdiagnose. Hodgkin-Lymphom, Non-Hodgkin-Lymphom, Plasmozytom, Langerhans-Zellhistiozytose, Osteomyelitis. Leukämiebänder: DD Bleiintoxikation.

3.7 Vaskuläre Knochentumoren

Knochenhämangiom

Definition. Gutartige Neoplasie bzw. Dysplasie der Blutgefäße des Knochens. Sonderformen sind das Gorham-Syndrom (kapilläre Hämangiomatose mit massiver Osteolyse, ▶ s. unten) und das Mafucci-Syndrom (Kombination aus multiplen Hämangiomen des Skeletts und der Weichteile mit einer Chondromatose). Die meisten Hämangiome sind asymptomatisch.

Inzidenz. Jedes Lebensalter kann betroffen sein, eine Häufung findet sich zwischen dem 3. und 6. Lebensjahrzehnt. Das männliche und weibliche Skelett sind gleichermaßen oft befallen. Unter allen Knochentumoren hat die Läsion einen Anteil von 1%. Biopsien von Hämangiomen können sehr blutig sein.

Lokalisation. Am häufigsten sind die Wirbelsäule und der Schädel betroffen, oft auch der Kiefer. 10% aller Wirbelsäulen weisen mindestens einen Hämangiomwirbel auf. Bei Befall der langen Röhrenknochen liegt die Läsion meist in der Metadiaphyse. Selten liegt der Tumor subperiostal.

| Lymphangiom ▶ S. 129 |
| Hämangiosarkom ▶ S. 134 |

> **Radiologie.** Überwiegend osteolytische, scharf berandete Läsion, die im Inneren meist eine honigwabenartige trabekulierte Strukturierung aufweist. In platten Knochen kann das Wachstum expansiv sein, manchmal wird eine reaktive Knochenneubildung (Spiculae) beobachtet.
> ▼

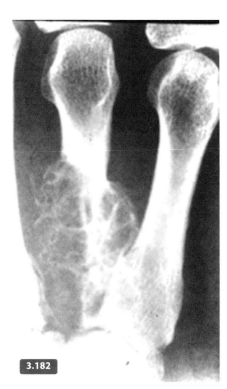

Abb. 3.182. Knochenhämangiom bei einem 35-jährigen Patientin an eine Metatarsale

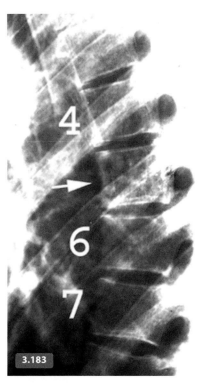

Abb. 3.183. Wirbelkörperhämangiom bei einem 80-jährigen Patienten mit typischer vertikaler, streifiger Textur des befallenen Wirbelkörpers

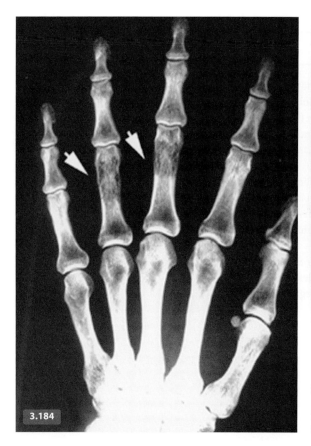

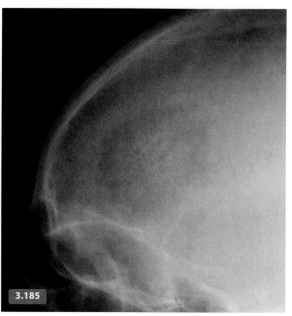

Abb. 3.184. Hämangiomatose des Fingerskeletts

Abb. 3.185. Radspeichenmuster eines Hämangioms in der Schädelkalotte

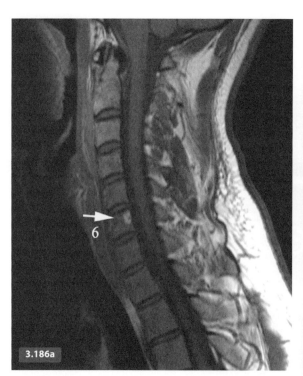

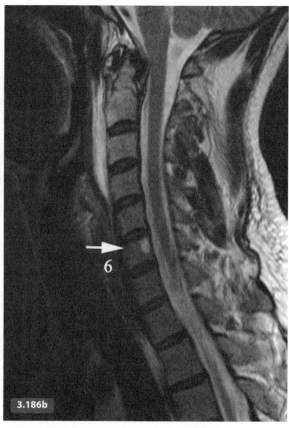

Abb. 3.186a,b. Kleines Hämangiom im Wirbelkörper C 6. Im Spinecho-T1-gewichtet **a** und Spinecho-T2-gewichtet **b** ist das kleine Hämangiom jeweils typisch signalreich dargestellt

In der Wirbelsäule findet sich eine vergröberte, vertikale Spongiosazeichnung im betroffenen Wirbelkörper (Cordsamt-Zeichen). In der transversalen CT-Untersuchung des betroffenen Wirbelkörpers finden sich punktförmige Verdichtungen innerhalb der Läsion, verursacht durch verdickte Trabekelstrukturen, und hypodense Anteile, verursacht durch Fettanteile des Hämangioms. Schädelkalottenhämangiome weisen ein Radspeichenmuster auf.

MRT. Hier ist die Läsion sowohl in T1- und in T2-Bildern signalreich dargestellt (Fettmark innerhalb des Tumors). Nach Kontrastmittelgabe ist ein kräftiges Enhancement der perfundierten Tumoranteile evident. Symptomatische (proliferierende und aggressive) Hämangiome der Wirbelsäule verlieren ihre Hyperintensität im T1-Bild.

Angiographie. Moderate bis kräftige Kontrastmittelanreicherung. Präoperative interventionelle Embolisation von aggressiven Hämangiomen möglich.

Szintigraphie. Im 3-Phasen-Skelettszintigramm normale bis gering erhöhte Perfusions- und Weichteilphase mit oftmals verminderter oder unauffälliger Anreicherung in der Mineralstoffphase.

Differentialdiagnose. Lymphangiom, Hämangiosarkom, vertebrale Metastasen (im T1-Bild hypointens im Vergleich zum Knochenmark), fokale Knochen- bzw. Wirbelkörperverfettung (in der fettsupprimierten STIR-Sequenz isointens, während Hämangiome signalreich bleiben).

Lymphangiom

Definition. Gutartige, aus dilatierten Lymphgefäßen bestehende Läsion, die solitär oder meist multipel auftritt. Die Läsion wächst insbesondere in den Kinder- und Jugendjahren langsam, aber stetig. Häufig sind Lymphangiome der Weichteile, Chylotorax und Aszites, Lymphödeme und zystische Hygrome mit den intraossären Läsionen assoziiert. Diese extraossären Läsionen sind für die Mortalität der Erkrankung verantwortlich.

| Hämangiom ► S. 127 |
| Hämangiosarkom ► S. 134 |
| Gorham-Stout-Syndrom ► S. 131 |

Inzidenz. Der Tumor ist selten. Meist sind Kinder, sehr selten junge Erwachsene älter als 20 Jahre betroffen.

Lokalisation. Jeder Knochen kann betroffen sein. Häufigste Lokalisationen sind Wirbelsäule, Schädel, Tibia, Humerus und kleine Röhrenknochen. Multiple Knochenläsionen sind gerade bei Kindern häufig.

Radiologie. Ausgedehnte lytische, von Sklerosezonen unterteilte Läsion, die auch eine Periostreaktion (meist vom »Sunburst-Typ«) hervorrufen kann. Oft findet sich eine pathologische Fraktur. Gasansammlungen in den Zysten sind nicht selten und sind kein Hinweis auf eine Entzündung.

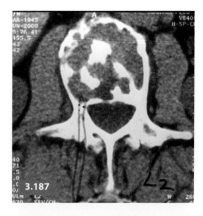

Abb. 3.187. Lymphangiom eines Lendenwirbelkörpers bei einem 55-jährigen Patienten

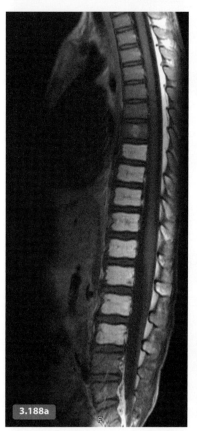
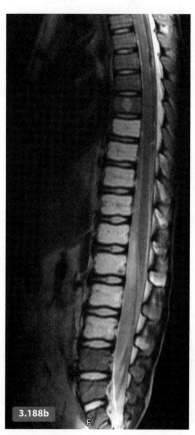
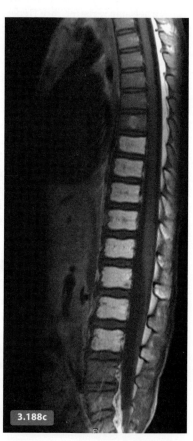

Abb. 3.188. a Ausgedehntes Lymphangiom der Wirbelsäule, das zahlreiche Brust- und Lendenwirbelkörper im T1-gewichteten Spinechobild signalreich darstellt. **b** Die Lymphangiome von **a** sind im Spinecho-T2-gewichtet ebenfalls signalreich. **c** Nach Kontrastmittelgabe keine wesentliche Kontrastanreicherung der Lymphangiome (dies im Gegensatz zu Hämangiomen)

> **MRT.** In der MRT können die zystischen-expansiven Tumoranteile in den T2-Bildern stark hyperintens visualisiert werden. Die Kontrastmittelaufnahme in die Läsion fehlt oder ist nur gering ausgeprägt (insbesondere bei Mischformen mit Lymph-Hämangiomen).

Differentialdiagnose. Hämangiom, Hämangiosarkom. Gorham-Stout-Syndrom.

3.7 · Vaskuläre Knochentumoren

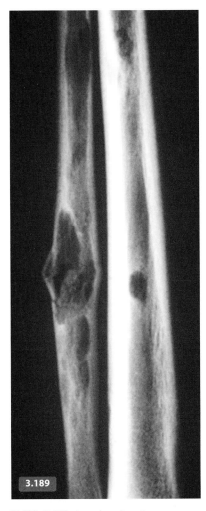

◘ Abb. 3.189. Lymphangiomatose von langen Röhrenknochen

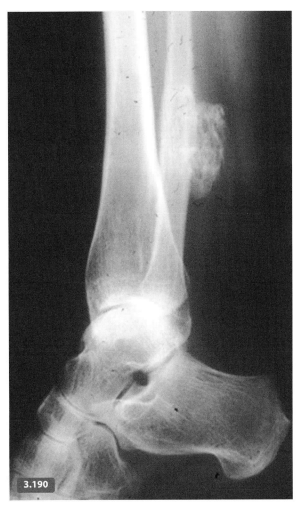

◘ Abb. 3.190. Lymphangiom der distalen Fibula, hier als exostosenartige Skelettläsion imponierend

Gorham-Stout-Syndrom

Osteomyelitis ▶ S. 179

Synonym. Vanishing bone.

Definition. Massive Osteolyse unklarer Ätiologie. Histologisch finden sich hämangiomatöses und lymphangiomatöses Gewebe, das das Knochengewebe progredient ersetzt.

Der Beginn der Osteolysen kann akut oder schleichend sein, in der Vorgeschichte finden sich nicht selten Traumata der betroffenen Skelettabschnitte (Trauma als Trigger). Laboruntersuchungen sind unauffällig.

Inzidenz. Junge Erwachsene unter dem 40. Lebensjahr, meist Männer, werden betroffen. Keine familiären Häufungen.

Lokalisation. Achsen- oder peripheres Skelett. Im Regelfall ist nur eine anatomische Region (z.B. Becken, Hüfte und proximales Femur) betroffen.

Abb. 3.191. Gorham-Stout-Syndrom bei einer 48-jährigen Patientin im Bereich der linken Hüfte. Hüftkopf und Os ischii sind durch diese Knochenerkrankung vollständig abgeschmolzen

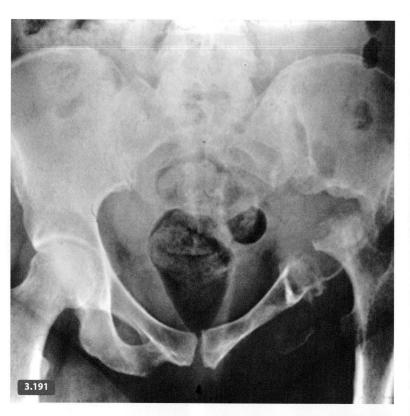

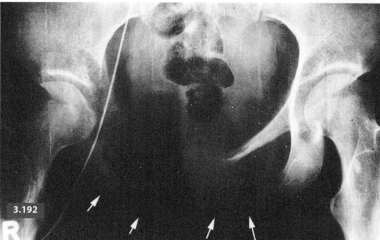

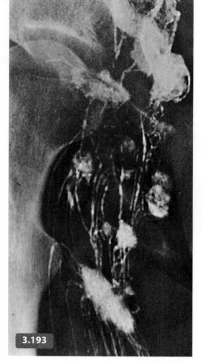

Abb. 3.192. Gorham-Stout-Syndrom mit Destruktion des nahezu ganzen vorderen Beckenrings

Abb. 3.193. Lymphangiographie bei Gorham-Stout-Syndrom. Das Lymphangiographiekontrastmittel verteilt sich in intraossären Lakunen

3.7 · Vaskuläre Knochentumoren

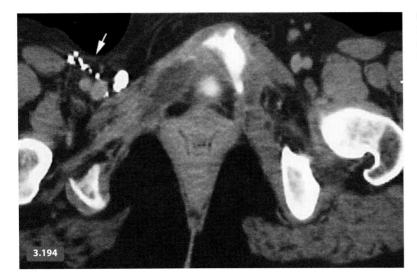

◘ **Abb. 3.194.** CT-Querschnitt durch die Hüftregion unmittelbar nach Lymphangiographie. Die Lymphgefäße sind durch die Kontrastmitteleinlagerung gut demarkiert

Radiologie. Im ersten Stadium finden sich kleinere Osteolysen und fleckigen Entkalkungen in den intramedullären und subkortikalen Regionen. Im zweiten Stadium folgen langsam progrediente Knochenatrophien, Frakturen, Abnahme der Knochendicke und Dissektionen. Im dritten Stadium löst sich der Knochen vollständig auf, die Weichteile atrophieren. Der Osteolyseprozess schreitet voran und springt schließlich auf benachbarte Knochen über.

MRT. Die befallenen Skelettabschnitte sind im T1-Bild relativ homogen signalarm oder signalreich dargestellt, im T2-Bild homogen signalreich. Nach Kontrastmittelgabe folgt eine uniforme Kontrastanreicherung in der Läsion.

Szintigraphie. Erhöhter Uptake bereits in der Perfusionsphase.

Differentialdiagnose. Akroosteolyse Hajdu-Cheney, Karpal-Tarsal-Osteolyse (M.Tyler-Rosenbaum) und wenige weitere sehr seltene Varianten (z.T. Einzelfallberichte). Posttraumatische Osteolyse (laterales Klavikulaende, distaler Unterarm, Sitz- und Schambein), Osteomyelitis.

Hämangioperizytom

Definition. Meist maligner Tumor, der aus Gefäßen mit einreihigem Endothel besteht und von proliferierendem Gewebe umgeben wird.

Inzidenz. In der Regel sind Erwachsene betroffen. Der Tumor ist sehr selten.

Lokalisation. Hauptlokalisation scheinen die langen Röhrenknochen der unteren Extremität zu sein. Grundsätzlich kann jeder Knochen betroffen sein.

Osteosarkom ▶ S. 82
Malignes fibröses Histiozytom
▶ S. 106
Mesenchymales Chondrosarkom
▶ S. 71
Synoviales Sarkom ▶ S. 316

Radiologie. Osteolytische, intramedulläre Läsion, die die Kortikalis zerstören und in die Weichteile ausbrechen kann (Lodwick-Grad I–II).

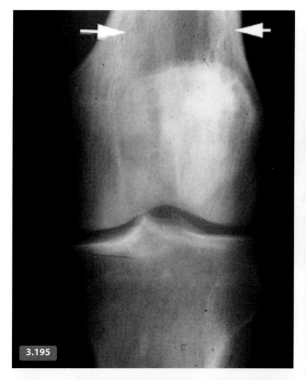

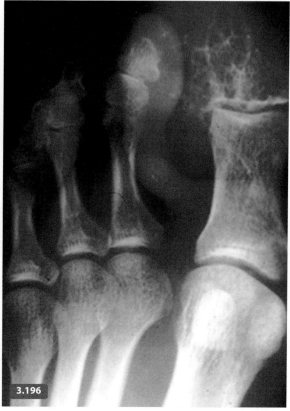

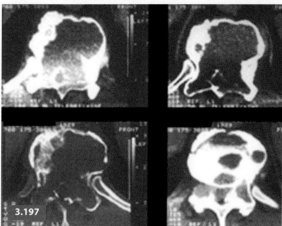

Abb. 3.195. Ossäres malignes Hämangioperizytom der distalen Femurmetaphyse bei einem 55-jährigen Patienten

Abb. 3.196. Interossäres Hämangioperizytom der Endphalanx des Großzehs

Abb. 3.197. Malignes, intraossäres Hämangioperizytom des Wirbelkörpers

> **MRT.** Im MRT unspezifische Läsion, evtl. Radspeichenmuster durch radiär verlaufende Gefäße.

Differentialdiagnose. Osteosarkom, malignes fibröses Histiozytom, mesenchymales Chondrosarkom, synoviales Sarkom.

Hämangiom ▶ S. 127
Lymphangiom ▶ S. 129

Ossäres Hämangiosarkom

Definition. Hochmaligne, destruktiv wachsende Geschwulst, die aus unregelmäßig anastomosierenden Gefäßen mit atypischem, pleomorphen Endothel besteht. In bis zu 50% der Fälle tritt der Tumor multifokal auf.

Inzidenz. Es kann jedes Lebensalter betroffen sein. Der Tumor ist sehr selten.

3.8 · Neurogene Knochentumoren

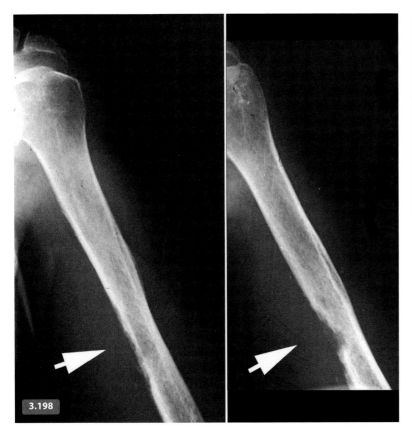
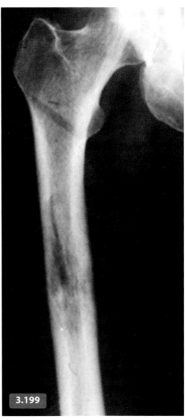

Abb. 3.198. Hämangiosarkom des Humerus bei einem 75-jährigen Patienten

Abb. 3.199. Hämangiosarkom Tibiaschaft bei einer 64-jährigen Patientin

Lokalisation. Es kann jeder Knochen befallen sein, einen Prädilektionsstelle scheinen die langen Röhrenknochen (60%), insbesondere Femur und Tibia zu sein. Innerhalb des Knochens ist die Meta- oder Diaphyse befallen.

Radiologie. Destruktive, unregelmäßig berandete, osteolytische Läsion, die die Kortikalis seifenblasenartig zerstören und in die Weichteile ausbrechen kann. In der Hand- und Fußwurzel kann der Tumor mehrere benachbarte Knochen zerstören (DD: infektiöse Arthritis).

Szintigraphie. Kein charakteristischer Befund.

Differentialdiagnose. Hämangiom, Lymphangiom.

3.8 Neurogene Knochentumoren

Ossäres Neurofibrom

Nichtossifizierendes Knochenfibrom
► S. 95

Definition. Benigner Tumor, der aus peripheren Nervenzellen und lockerem, fibroblastenreichem Stroma aufgebaut ist. Intraossäre Neurofibrome sind im Gegensatz zu periostalen und extraperiostalen Neurofibromen selten. Der Tumor ist die ossäre Manifestation der Neurofibromatosis Recklinghausen. Die Tumoren gehen von kranialen oder peripheren Nerven aus und wachsen als Weichteilmasse.

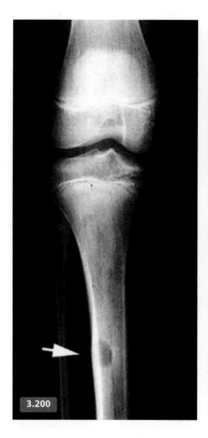
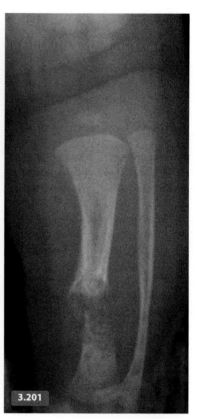

Abb. 3.200. Ossäres Neurofibrom bei einem 12-jährigen Mädchen

Abb. 3.201. Neurofibromatose Typ I bei einem Neugeborenen, hier manifestiert als Tibiapseudarthrose

Inzidenz. Die Neurofibromatose Recklinghausen ist die häufigste Phakomatose. Sie wird autosomal-dominant vererbt. Eine skelettale Manifestation mit Neurofibromen findet sich in etwa 40% der Fälle. Das Hauptmanifestationsalter ist 25 bis 45 Jahre. Nähere Angaben zu den weiteren Skelettmanifestationen ▶ s. in Kap. 4, Skelettdysplasien.

Lokalisation. Jeder Knochen kann betroffen sein. Häufigste Lokalisationen sind in Reihenfolge der Häufigkeit Mandibula (60%), Maxilla, Wirbelsäule (Sakrum), Tibia, Fibula und Humerus.

Radiologie. Intraossäre Neurofibrome sind rare Läsionen (nur bei Neurofibromatose-Patienten) und radiologisch als unspezifische zentrale oder exzentrische Osteolysen sichtbar.
Periostale oder parosteale Formen sind häufiger und kommen auch außerhalb der Neurofibromatose Recklinghausen vor. Sie manifestieren sich als erosive Defekte (durch Druck der Läsion auf den Knochen), exzentrische kortikale Usuren oder durch Aufweitung von Neuroforamina.
Es werden sekundäre Wachstumsstörungen mit Knochenverkrümmungen, Dysplasien der Wirbelkörper mit Ausbildung einer Skoliose, Pseudarthrosen (v.a. der langen Röhrenknochen), beobachtet.

Differentialdiagnose. Multifokales nichtossifizierendes Knochenfibrom; peripherer maligner Nervenscheidentumor (maligne Variante des Neurofibroms), radiologisch eine unspezifische lytische Knochendestruktion mit Weichteiltumor.

3.9 · Chordom

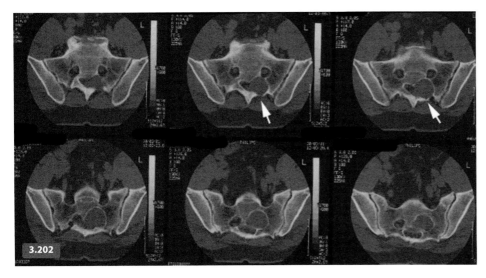

◘ **Abb. 3.202.** Neurinom des Os sacrum

Ossäres Neurinom

Definition. Gutartiger, von den Nervenscheiden ausgehender schmerzhafter Tumor.

Solitäre Knochenzyste ► S. 142
Chondroblastom ► S. 60
Chordom ► S. 137
Chondromyxoid Fibrom ► S. 64
Osteoklastom ► S. 109

Inzidenz. Hauptmanifestationsalter ist das 4. Lebensjahrzehnt, eine Geschlechtsdisposition ist bisher nicht ersichtlich. Der Tumor ist sehr selten.

Lokalisation. Hauptlokalisationen sind der Unterkiefer (50%) und das Sakrum, es können jedoch sämtliche Knochen (z.B. Maxilla, Femur, Humerus) befallen sein.

> **Radiologie.** Unspezifische, umschriebene, meist exzentrisch gelegene, von einer Randsklerose umgebene Läsion, die expansiv wachsen kann, die Kortikalis jedoch intakt lässt. Gelegentlich enger Kontakt des Tumors zu einem Knochengefäßkanal. Intraläsional können Trabekel oder Lobulierungen vorkommen.

Differentialdiagnose. Solitäre Knochenzyste, Chondroblastom, Chordom, chondromyxoid Fibrom, Osteoklastom.

3.9 Chordom

Definition. Maligner, langsam wachsender Tumor, der sich aus den Resten der Notochorda im Bereich des Achsenskeletts (sakrokokzygeal und sphenookzipital) entwickelt. Etwa ein Viertel der Chordome metastasiert hämatogen.

Chondrosarkom ► S. 66
Osteoklastom ► S. 109
Meningozele ► S. 239
Aneurysmale Knochenzyste ► S. 147
Fibröse Dysplasie ► S. 156
Metastasen ► S. 166

Inzidenz. Die Geschwulst manifestiert sich meist nach dem 40. Lebensjahr, es sind aber auch Fälle beim Kind und Jugendlichen beschrieben. Das männliche Geschlecht ist 2mal häufiger betroffen. Der Tumor ist mit einem Anteil von 4% an den malignen Knochentumoren relativ häufig.

Lokalisation. Nahezu 90% der Tumoren sind sakrokokzygeal (50%) bzw. sphenookzipital (40%) lokalisiert, seltener ist die Halswirbelsäule bzw. die Lendenwirbelsäule befallen.

Abb. 3.203. Sakrales Chordom bei einem 38-jährigen Mann (Spinecho-T1-gewichtet)

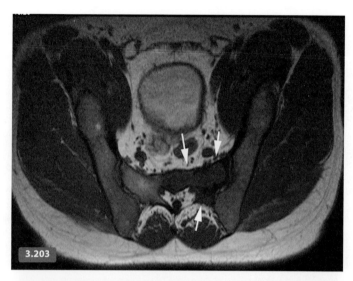

Abb. 3.204. Tumor aus Abb. 3.203, hier Spinecho-T2-gewichtet

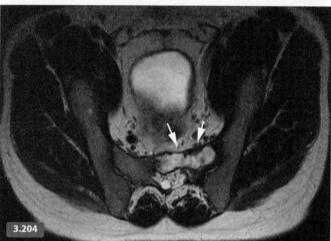

Abb. 3.205. Schädelbasischordom (Spinecho-T1-gewichtet, nach Kontrastmittelgabe) bei einem 50-jährigen Patienten

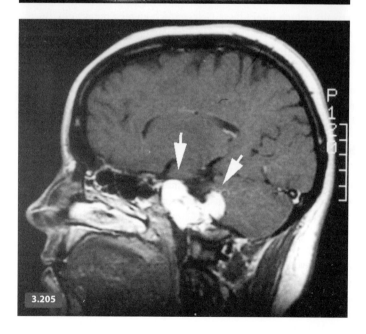

3.9 · Chordom

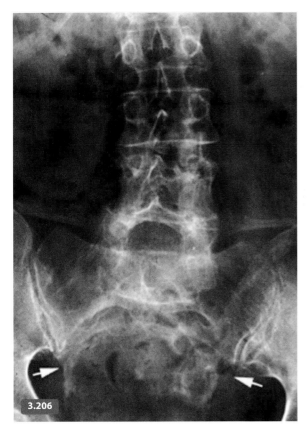

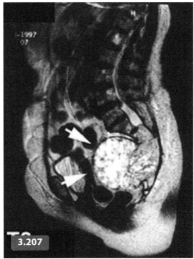

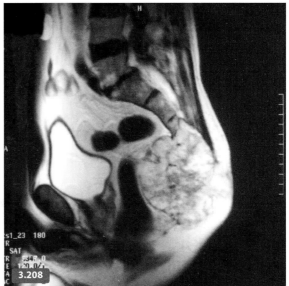

Abb. 3.206. Steißbeinchordom bei einem 62-jährigen Mann

Abb. 3.207. Steißbeinchordom in sagittaler Schnittführung, überwiegend nach intrapelvin wachsend, Spinecho-T2-gewichtet

Abb. 3.208. Steißbeinchordom bei einem 55-jährigen Patienten, Spinecho-T2-gewichtet

Radiologie. Osteolytisch-destruktiver, meist lobulierter Tumor, der oft intraläsionale Verkalkungen aufweist. In seltenen Fällen weist der Tumor ein sklerotisches Bild auf. Sakrokokzygeale Chordome liegen in der Medianlinie im unteren Sakrumbereich, das Sakrum kann durch den Tumor zystisch aufgetrieben oder sklerotisch sein. Häufig findet sich ein präsakraler Weichteilanteil, der in der Hälfte der Fälle Kalzifikationen aufweist. Chordome der Wirbelsäule zeigen einen charakteristischen Befall zweier benachbarter Wirbelkörper mit Destruktion der Bandscheibe, gelegentlich mit pathologischen Wirbelsinterungen.

MRT. Tumormasse, die in den T2-gewichteten Sequenzen hyperintenser als die Bandscheiben imponiert. Die Läsion kann in die benachbarte Bandscheibe und Wirbelkörper invadieren (sagittale T2-gewichtete Bilder). Ein kleiner Teil der Chordome zeigt hypointense (fibröse) Septen. Nach Kontrastmittelgabe erfolgt eine frühe moderate bis kräftige Anreicherung.

Szintigraphie. Positiv. Bei langsam wachsenden Chordomen kann das Szintigramm negativ sein.

Differentialdiagnose. Chondrosarkom, Osteoklastom (neben den Iliosakralgelenken), Meningozele, aneurysmale Knochenzyste (Kinder und Jugendliche), fibröse Dysplasie, Metastasen, sakrokokzygeales Teratom (Kinder; Fettanteile im MRT).

Läsionen, die zwei oder mehr benachbarte Wirbelkörper betreffen sind: Chordom, aneurysmatische Knochenzyste, Metastasen, Spondylodiszitis.

Nichtossifizierendes Knochenfibrom
► S. 95
Osteofibröse Dysplasie Campanacci
► S. 101
Fibröse Dysplasie ► S. 156
Metastase ► S. 166

3.10 Adamantinom der langen Röhrenknochen

Definition. Maligne Knochengeschwulst mit großer Ähnlichkeit zum Adamantinom des Kieferknochen. Die Histogenese ist unbekannt, als Ursprungsgewebe werden Gefäße, Synovia und versprengte Epithelien diskutiert.

Inzidenz. Die Geschwulst tritt meist im mittleren Lebensalter auf und ist bei Männern etwas häufiger als bei Frauen. Der Tumor ist sehr selten. Gehäuftes Auftreten bei Patienten mit osteofibröser Dysplasie Campanacci im selben Knochenabschnitt (meist Tibia).

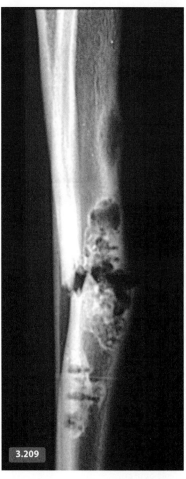

Abb. 3.209. Adamantinom der langen Röhrenknochen bei einem 16-jährigen Mädchen mit pathologischer Fraktur

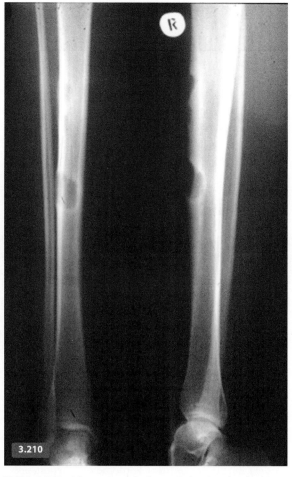

Abb. 3.210. Adamantinom der langen Röhrenknochen bei einer 22-jährigen Patientin

3.10 · Adamantinom der langen Röhrenknochen

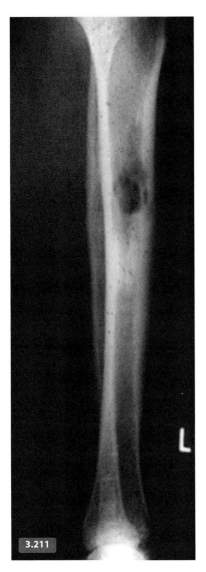

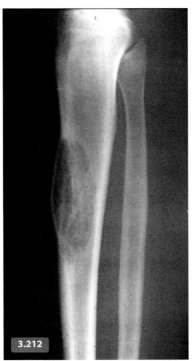

◘ **Abb. 3.211.** Adamantinom des Tibiaschaftes bei einem 56-jährigen Mann

◘ **Abb. 3.212.** Adamantinom der ventralen Tibia bei einem 63-jährigen Mann

Lokalisation. Am häufigsten sind die Tibia und die Fibula befallen (in 50% der Fälle beide Knochen gleichzeitig). Die Läsion ist auch am Femur, Humerus, Radius und Ulna beschrieben.

> **Radiologie.** Osteolytischer, meist exzentrisch gelegener, oft von kleineren, fleckförmigen Lysezonen umgebener Destruktionsherd, der von sklerotisch verdicktem Knochengewebe umgeben ist. Die Kortikalis kann durchbrochen sein. Es gibt keine radiologische Methode, die sicher ein nichtossifizierendes Knochenfibrom Campanacci von einem Adamantinom unterscheiden kann. Im Zweifelsfall daher immer Verlaufskontrollen und im Falle einer Konfigurationsänderung der Knochenläsion großzügige Indikation zur Knochenbiopsie.

Szintigraphie. Variabel mittlere bis starke Anreicherung.

Differentialdiagnose. Nichtossifizierendes Knochenfibrom, Osteofibröse Dysplasie Campanacci, fibröse Dysplasie, Metastase.

> Aneurysmale Knochenzyste ▶ S. 147
> intraossäres Lipom ▶ S. 113
> Osteoklastom ▶ S. 109
> Fibröse Dysplasie ▶ S. 156
> Osteomyelitis ▶ S. 179
> Epidermiszyste ▶ S. 153

3.11 Tumor-like Lesions

Juvenile (solitäre) Knochenzyste

Definition. Expansiv wachsende, osteolytische, meist mit seröser Flüssigkeit gefüllte Läsion. Etwa 70% der Fälle werden durch das Auftreten einer pathologischen Fraktur diagnostiziert.

Inzidenz. Die Mehrzahl der Fälle wird während der ersten beiden Lebensjahrzehnte diagnostiziert. Das männliche Geschlecht ist häufiger betroffen. Die Läsion ist häufig.

Lokalisation. Hauptlokalisation sind die Metaphysen der langen Röhrenknochen (v.a. Humerus und Femur). In selteneren Fällen können Achsenskelett, Talus, Kalkaneus, Radius und Ulna betroffen sein.

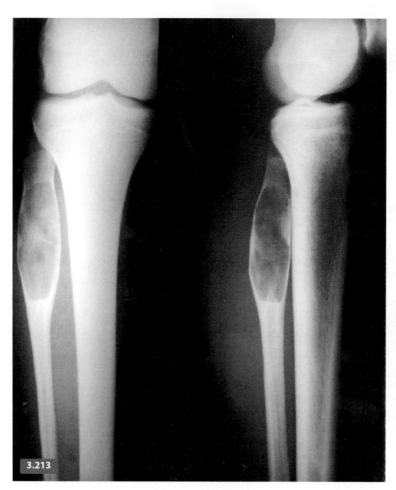
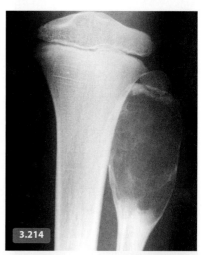
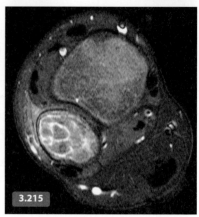

Abb. 3.213. Juvenile Knochenzyste der proximalen Fibula bei einer 17-jährigen Frau

Abb. 3.214. Juvenile Knochenzyste bei einem 5-jährigen Mädchen der proximalen Fibula

Abb. 3.215. Juvenile Knochenzyste der distalen Fibula. Spinecho-T1-gewichtet, nach Kontrastmittelgabe

3.11 · Tumor-like Lesions

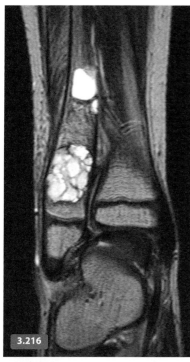

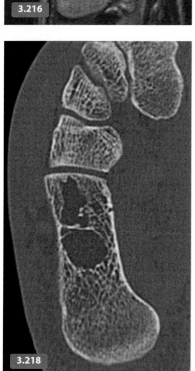

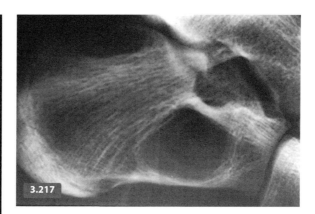

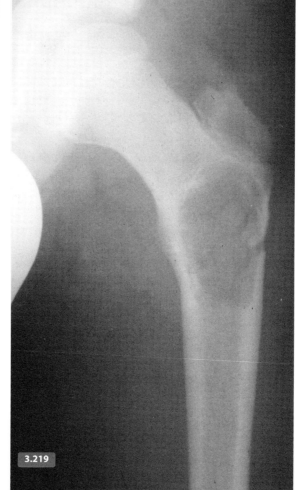

◘ **Abb. 3.216.** Juvenile Knochenzyste Spinecho-T2-gewichtet

◘ **Abb. 3.217.** Kalkaneus-Zyste bei einem 15-jährigen Jungen

◘ **Abb. 3.218.** CT-Untersuchung einer Kalkaneus-Zyste bei einem 30-jährigen Mann

◘ **Abb. 3.219.** Juvenile Knochenzyste bei einem 14-jährigen Jungen in der subtrochantären Femurregion mit pathologischer Fraktur

Radiologie. Zystische, zentral gelegene, expansiv wachsende Osteolyse, die von einer schmalen Randsklerose umgeben wird und von schmalen Septen durchzogen sein kann. Die Kortikalis ist erhalten, eine Periostreaktion fehlt. Häufig Frakturen mit dislozierten, eierschalenartigen Fragmenten, die in die Zyste hineinfallen (»fallen fragment-sign«).

MRT. Im MRT typisch hypointens im T1-Bild, hyperintens im T2-Bild. Septierungen, Flüssigkeisspiegel oder Gas-/Flüssigkeitsspiegel und Frakturen sind häufig. Nach Kontrastmittelgabe zartes Enhancement der Septen und der Randbegrenzung. Nach Frakturen komplexe Signaländerungen in der Zyste möglich.

Szintigraphie. Nach Abschluss des Wachstumsalters – In den meisten Fällen negativ (wenn nicht frakturiert).

Differentialdiagnose. Aneurysmale Knochenzyste, intraossäres Lipom (Kalkaneus), Osteoklastom, fibröse Dysplasie, Osteomyelitis. Epidermis-Zyste (Finger-Endphalanx).

Osteoid-Osteom ▶ S. 75
Juvenile Knochenzyste ▶ S. 142

Zementom der langen Röhrenknochen

Definition. Tumorähnliche Läsion, die aus zellfreiem, zementähnlichem Material besteht und sich aus einer juvenilen Knochenzyste entwickelt.

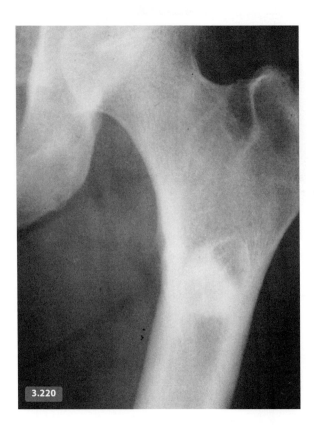

Abb. 3.220. Zementom des proximalen Femurs. Die Zyste ist schon über die Hälfte mit Zement »vollgelaufen«

3.11 · Tumor-like Lesions

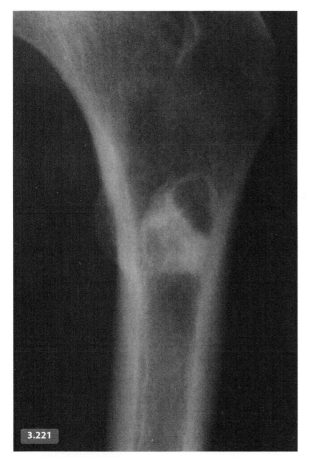

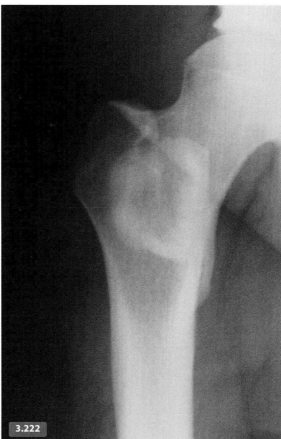

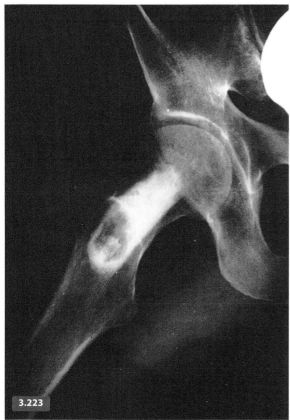

◘ **Abb. 3.221.** Zementom proximaler Femur

◘ **Abb. 3.222.** Zementom

◘ **Abb. 3.223.** Dieses Zementom hat eine längsovale Konfiguration im Schenkelhals rechts

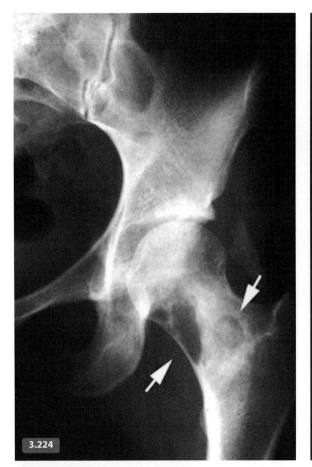
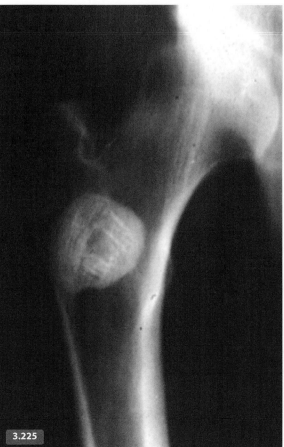
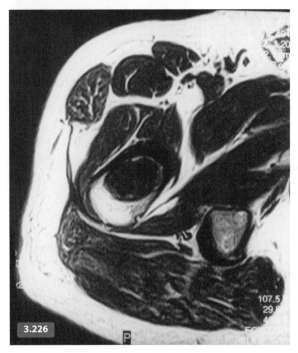

Abb. 3.224. Zementom bei einer 40-jährigen Patientin

Abb. 3.225. Zementom bei einem 48-jährigen Mann

Abb. 3.226. Zementom, dargestellt im Spinecho, T1-gewichtet. Signalarme Darstellung des Zements in der MRT

Inzidenz. Das Hauptmanifestationsalter ist etwas älter als bei der juvenilen Knochenzyste. Überwiegend scheinen Männer betroffen. Die Läsion ist eher häufig.

Lokalisation. Exzentrisch, meist in den Metaphysen der langen Röhrenknochen gelegener Herd. Weitaus häufigster Sitz ist im proximalen Femur.

> **Radiologie.** Strahlendichte, im Inneren oft grobfleckig aufgelockerte, exzentrisch gelegene Läsion. Oft zystische und sklerotische Läsion benachbart (»Zyste und ihr Zementom«).

Szintigraphie. Mittelgradige Anreicherung in allen Phasen.

Differentialdiagnose. Osteoid-Osteom, juvenile Knochenzyste.

Aneurysmale Knochenzyste (AKZ)

Osteoklastom ► S. 109
Osteoblastom ► S. 80
Riesenzellreaktion ► S. 165

Definition. Gutartige, osteolytische Knochenläsion, die aus einer vielkammerigen, blutgefüllten Zyste, die von schmalen Bindegewebssepten durchzogen wird, gebildet wird. Die aneurysmale Knochenzyste ist eine unspezifische Reaktion des Knochens auf eine Vielzahl möglicher Reize, z.B. Trauma oder als Folge von Durchblutungsstörungen, und kann mit verschiedenen Tumoren

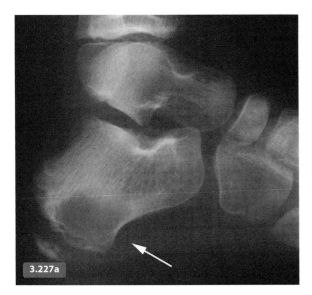
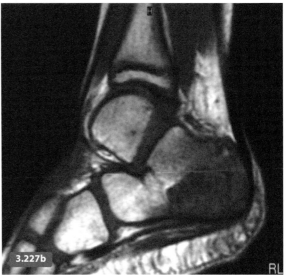
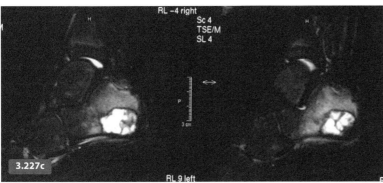

Abb. 3.227. a Aneurysmale Knochenzyste des Kalkaneus bei einem Jugendlichen. b Spinecho-T1-gewichtet der AKZ. c Spinecho-T2-gewichtet mit Fettsuppression mit signalreicher Darstellung der AKZ

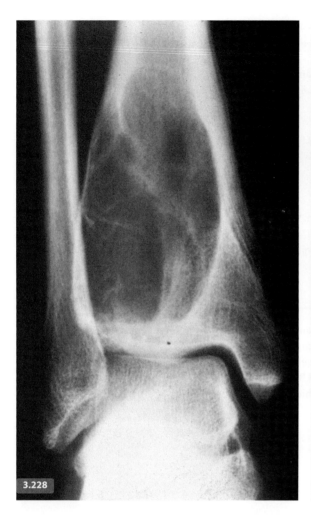
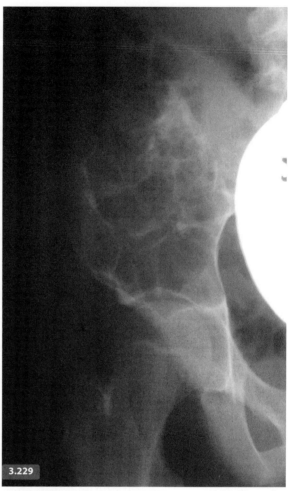

Abb. 3.228. Aneurysmale Knochenzyste bei einem 15-jährigen Jungen in der distalen Tibiametaphyse. Die Läsion liegt überwiegend exzentrisch, die Kortikalis ist auf der Lateralseite ausgedünnt bzw. entwickelt sich eine Neokortikalis. Zarte Septierungen innerhalb der Läsion nachweisbar

Abb. 3.229. Ausgedehnte aneurysmale Knochenzyste des Os ilii

(z.B. Chondroblastom, Chondromyxoidfibrom, Osteoklastom, Osteosarkom) assoziiert sein.

Inzidenz. Etwa 80% der Läsionen entstehen während der ersten zwei Lebensdekaden, das Geschlechterverhältnis ist ausgewogen. Die Läsion ist relativ selten.

Lokalisation. Hauptlokalisationen bilden die Wirbelsäule (hintere Wirbelabschnitte, Processus spinosus) und die langen Röhrenknochen (hier v.a. die Metaphysen, selten die Diaphyse). Weniger häufig sind die kurzen Röhrenknochen, die platten Knochen (v.a. das Becken) und die Fuß- bzw. Handwurzelknochen betroffen.

Radiologie. Exzentrisch gelegene, seifenblasenartige Läsion mit typischem »Blow-out-Charakter«. Im Randbereich ist die Kortikalis ausgedünnt und vorgewölbt. Insbesondere bei einem Befall der Wirbelsäule findet sich ein Übergreifen der Läsion auf einen oder mehrere Wirbelkörper. Selten finden sich intraläsionale Verkalkungen. In der Schnittbilddiagnostik Nachweis unspezifischer Flüssigkeitsspiegel in der gekammerten Läsion (Blutbestandteile). Die Läsion zeigt eine kräftige (inhomogene) Kontrastmittelaufnahme.

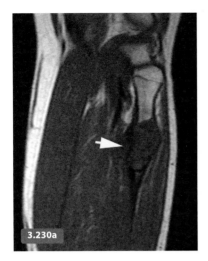
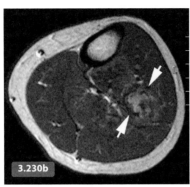
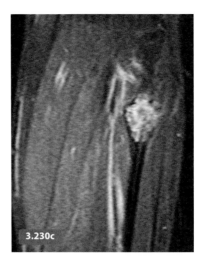

□ **Abb. 3.230.** a AKZ der proximalen Tibia, Spinecho-T1-gewichtet. b Transversalschnitt durch die AKZ, Spinecho-T1-gewichtet, nach Kontrastmittelgabe. Es findet sich eine inhomogene Kontrastmittelaufnahme in die Läsion. Die Kortikalis ist im Sinne einer »Blow-out-Läsion« destruiert. c STIR-Sequenz der AKZ im Sagittalschnitt

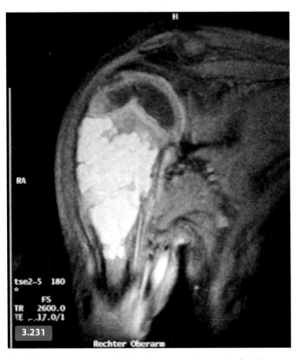

□ **Abb. 3.231.** Aneurysmale Knochenzyste der proximalen Humerusmetaphyse, Spinecho-Protonen-gewichtet mit Fettsuppression

Szintigraphie. In der Perfusions- und Weichteilphase stark positive Anreicherung der gesamten Läsion. In der Knochenphase Anreicherung insbesondere im Randbereich (»doughnut«).

Differentialdiagnose. Osteoklastom, Osteoblastom, Riesenzellreaktion der kurzen Röhrenknochen.

Abb. 3.232. a Aneurysmale Knochenzyste der distalen Fibula bei einem 18-jährigen Patienten. b Spinecho-T1-gewichtet der Läsion. c Spinecho-T1-gewichtet nach Kontrastmittelgabe dieser Läsion. d Die T2-Spinecho-Sequenz zeigt typische Spiegelbildungen innerhalb der zystischen Läsion

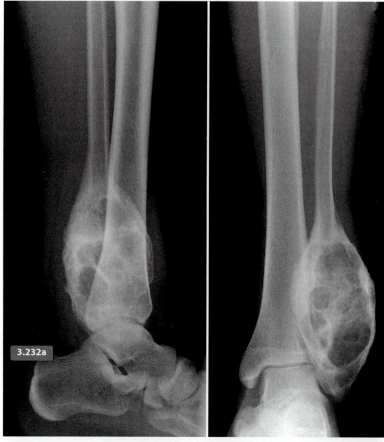
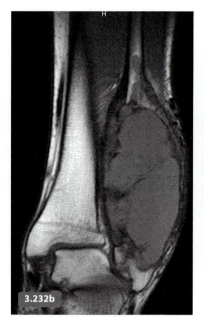
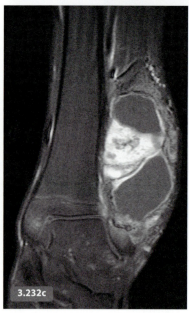
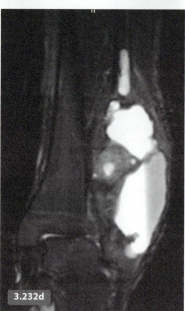

3.11 · Tumor-like Lesions

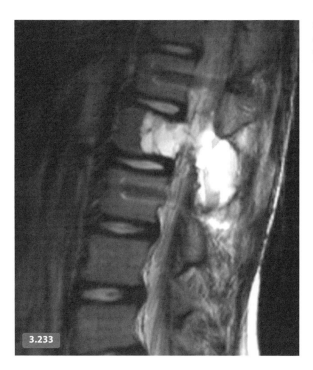

Abb. 3.233. Aneurysmale Knochenzyste eines Wirbelkörpers und posterioren Anteile dieses Wirbels, dargestellt im Spinecho-T2-gewichtet bei einer 14-jährigen Patientin

Intraossäres Ganglion

Definition. Synoviale, im subchondral-juxtaartikulären Bereich eines meist degenerativ veränderten Gelenkes gelegene Zyste.

Inzidenz. Die Läsion tritt meist nach dem 20. Lebensjahr auf, ein Gipfel scheint zwischen der 4. und 5. Lebensdekade zu sein. Kinder sind nur sehr selten betroffen. Männer sind etwas häufiger betroffen.

Lokalisation. Hauptlokalisationen sind das Hüftgelenk (Hüftkopf und Azetabulum), Knie- und Sprunggelenk, weniger häufig sind Hand- und Schultergelenke, Karpalia (Lunatum, Naviculare) und Tarsalia betroffen.

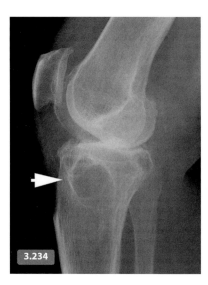
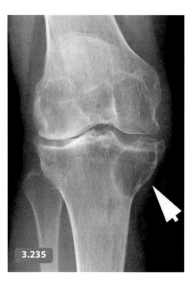

Abb. 3.234. Subchondrales Ganglion bei Gonarthrose in seitlicher Projektion

Abb. 3.235. Ganglion in a.-p.-Projektion

152 **Kapitel 3** · Umschriebene solitäre Knochenläsionen

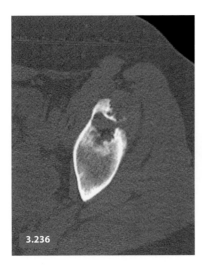

■ **Abb. 3.236.** Ganglion bei Coxarthrose, CT-Schnittbild durch das Azetabulum

■ **Abb. 3.237.** Intraossäres Ganglion bei einer 74-jährigen Patientin, hier als Folge einer besonderen posttraumatischen Belastungssituation

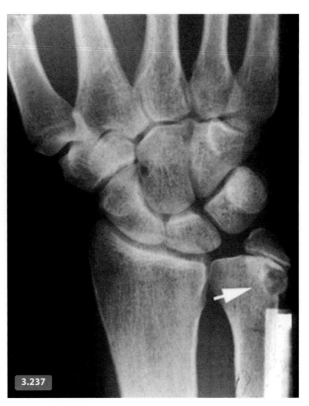

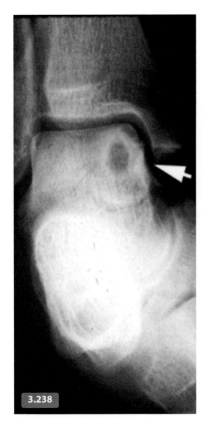

■ **Abb. 3.238.** Intraossäres Ganglion bei einer 69-jährigen Patientin, subchondral in der Talusrolle gelegen

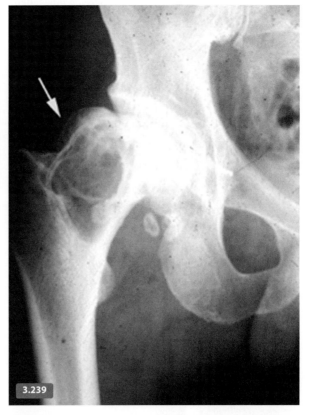

■ **Abb. 3.239.** Großes, intraossäres Ganglion bei einem 34-jährigen Mann bei sekundärer Coxarthrose nach Epiphyseolysis capitis femoris

Radiologie. Gelenknaher, exzentrisch gelegener, rundlich-zystischer Osteolyseherd, der von einer Randsklerose umgeben wird. Pathologische Impressionsfrakturen kommen vor. Große Ganglien können sich bis in die Metaphyse erstrecken.

MRT. In der MRT sind die Läsionen im T1-Bild hypointens, im T2-Bild moderat bis kräftig hyperintens. Spiegelbildungen und Weichteilanteile sind möglich. Der Nachweis der Kommunikation von Ganglion und Gelenkspalt gelingt selten im hochaufgelösten Gelenk-MRT.

Szintigraphie. Negativ oder geringe Akkumulation des Radiopharmakons.

Differentialdiagnose. Osteoklastom (meist kein sklerotischer Randsaum), Chondroblastom (Tumorkalzifikationen). Arthritiszysten (multifokal). Szintigraphie hilft bei der Differenzierung.

Intraossäre Epidermiszyste

Solitäre Knochenzyste ▶ S. 142
Enchondrom ▶ S. 55
Riesenzellreaktion ▶ S. 165

Definition. Gutartige, solitäre osteolytische Läsion, die von einem mehrschichtigen verhornenden Plattenepithel ausgekleidet wird und mit Hornschuppen gefüllt sein kann. Oft findet sich ein Trauma in der Vorgeschichte (Nähnadelverletzung der Endphalanx).

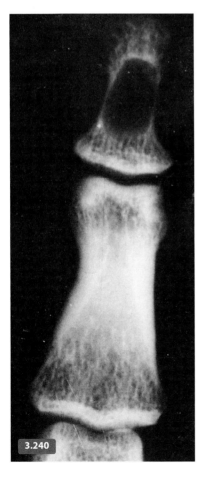

◘ **Abb. 3.240.** Intraossäre Epidermiszyste bei einem 28-jährigen Schneidermeister

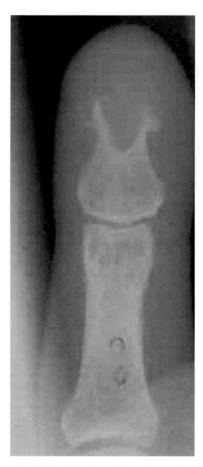

Abb. 3.241. Infizierte Epidermiszyste bei »Nagelkauer«

Inzidenz. Ist der Schädel betroffen, so wird die Diagnose meist in den ersten Lebensjahren gestellt. Hauptmanifestationsalter der Läsion in den Phalangen ist zwischen dem 3. und 5. Lebensjahrzehnt. Die Läsion ist selten.

Lokalisation. Hauptlokalisationen sind das Stammskelett, Phalangen und der Schädelknochen.

> **Radiologie.** Scharf begrenzte, von einer Randsklerose umgebene, oft expansive Osteolyse.

Szintigraphie. Negativ.

Differentialdiagnose. Solitäre Knochenzyste, Enchondrom, Riesenzellreaktion.

3.11 · Tumor-like Lesions

Subchondrale Knochenzyste

Intraossäres Ganglion ▶ S. 151

Definition. Solitäre intraossäre Zyste im Bereich eines Gelenkes.

Inzidenz. Hauptmanifestationsalter ist zwischen der 4. und 6. Lebensdekade, Männer sind etwas häufiger betroffen. Die Läsion ist häufig.

Lokalisation. Hauptlokalisationen sind die Epiphysen der großen Gelenke.

Radiologie. Unterhalb der knorpeligen Gelenkfläche gelegene, scharf begrenze osteolytische Läsion, die durch eine Randsklerose scharf begrenzt wird.

Szintigraphie. Negativ.

Differentialdiagnose. Intraossäres Ganglion.

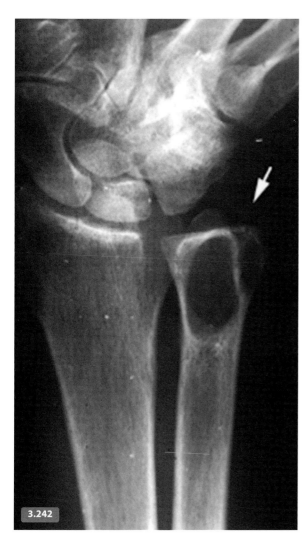

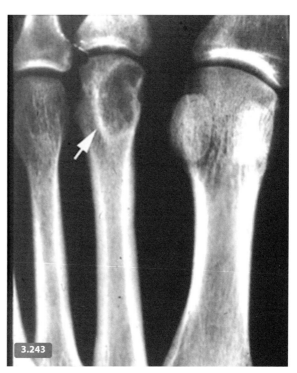

◘ **Abb. 3.242.** Subchondrale Knochenzyste bei einem 71-jährigen Patienten

◘ **Abb. 3.243.** Subchondrale Knochenzyste im Köpfchen des Metatarsale II bei einem 29-jährigen Patienten

156   Kapitel 3 · Umschriebene solitäre Knochenläsionen

Solitäre Knochenzyste ► S. 142
Enchondrom ► S. 55
M. Paget ► S. 349
Nichtossifizierendes Knochenfibrom
  ► S. 95
Osteofibröse Dysplasie ► S. 101
Enchondromatose ► S. 217
Hyperparathyreoidismus ► S. 303
Langerhans-Zellhistiozytose
  ► S. 159

Fibröse Knochendysplasie (Jaffe-Lichtenstein)

Definition. Fehlentwicklung des knochenbildenden Mesenchyms, wobei das Knochenmark durch fibröses Mark ersetzt wird und Faserknochenbälkchen bei ausbleibender Transformation in lamellären Knochen bestehen bleiben. Die Läsion kann monostotisch (80%) und polyostotisch (20%) vorkommen, sie kann mit dem Albright-McCune-Syndrom (3%, endokrine Funktionsstörungen, wie z.B. Pubertas praecox) bzw. dem Mazabraud-Syndrom (fibröse Dysplasie mit Weichteiltumoren) assoziiert sein.

Die häufigste extraskelettale Manifestation der fibrösen Dysplasie sind kutane Pigmentationsstörungen wie Café-au-lait-Flecken.

Inzidenz. Die meisten Fälle werden zwischen dem 5. und 15. Lebensjahr angetroffen, 70% während der ersten drei Lebensdekaden, wobei das weibliche Geschlecht etwas häufiger betroffen ist. Asymptomatische Fälle werden im höheren Lebensalter oft als Zufallsbefund entdeckt. Die Läsion ist häufig.

Maligne Transformationen zu Fibrosarkomen sind selten (0,5%).

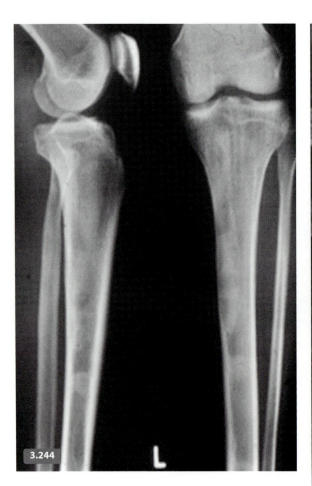

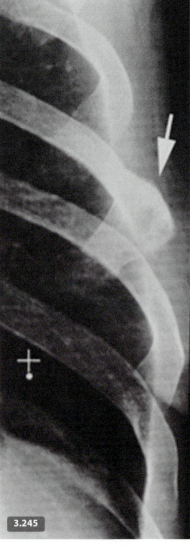

◘ **Abb. 3.244.** Fibröse Knochendysplasie bei einem 35-jährigen Mann der Tibia. Rauchglasartige Strukturänderung des Knochens

◘ **Abb. 3.245.** Umschriebene fibröse Dysplasie einer Rippe (*Pfeil*) bei einer 35-jährigen Patientin

3.11 · Tumor-like Lesions

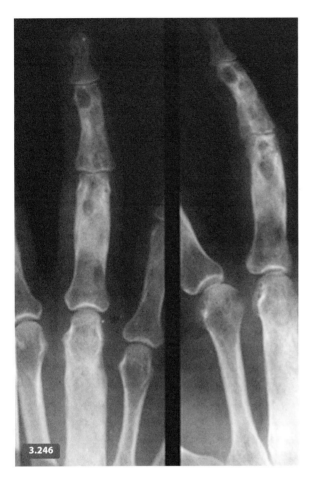

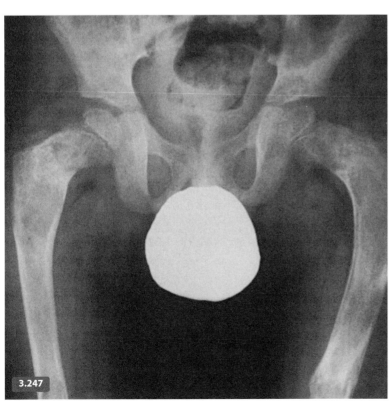

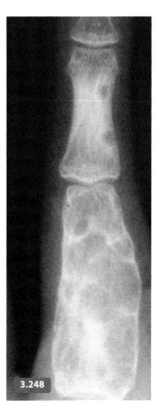

Abb. 3.246. Fibröse Dysplasie eines Fingerstrahls unter Beteiligung des Metakarpale sowie der Grund- und Mittelphalanx

Abb. 3.247. Fibröse Dysplasie beider Femura mit Ausbildung einer bischofstabartigen Verbiegung insbesondere links

Abb. 3.248. Fibröse Dysplasie von Metakarpale I und Daumengrundphalanx

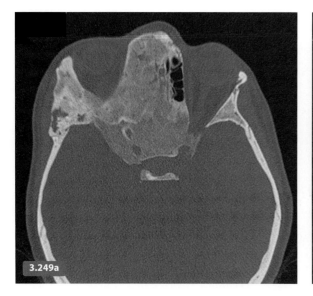
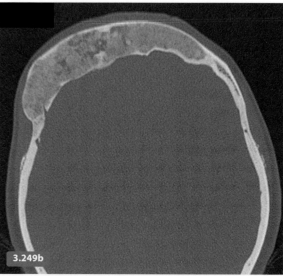

Abb. 3.249. a Fibröse Dysplasie der Schädelbasis bei einer 39-jährigen Frau. b Fibröse Dysplasie der frontalen Schädelkalotte. Mattglasartige Knochenstrukturänderung

Lokalisation. Bei der monostotischen Form sind Rippen, Schädel, Kiefer und proximaler Femur bzw. Tibia befallen. Bei der polyostotischen Form sind die Herde zumeist in Skapula, Humerus, Femur und Tibia lokalisiert. Die Läsion tritt in den überwiegenden Fällen primär in der Metaphyse auf und breitet sich nach diaphysär aus, wo sie oft einen Großteil des Knochens einnehmen kann; seltener ist sie primär in der Diaphyse lokalisiert. Fibröse Dysplasien sind die häufigsten gutartigen Läsionen der Rippen (»Rippenzyste«).

Radiologie. Meist mit einer Auftreibung und Deformierung des Knochens einhergehende Knochendestruktion, die durch diffus-wolkige Verschattungen (»Rauchglas-Muster«) mit Aufhellungen gekennzeichnet ist, wobei trabekel- und septenartige Verdichtungen der Läsion ein polyzystisches Aussehen geben. Es entsteht das typische »mattglasartige« Aussehen, besonders gut sichtbar in der CT mit einer Dichte von 70–130 Houndsfield-Einheiten. Die Kortikalis kann an manchen Stellen arrodiert oder expansiv ausgedünnt, an anderen sklerotisch verdickt sein. Keine Periostreaktionen nachweisbar, die Außenkonturen der Läsion sind gut demarkiert. Verbiegungen von Röhrenknochen (insbesondere Femurhals: Bischofsstab-Konfiguration), Frakturen und Epiphyseolysen sind typische Komplikationen.

MRT. In der MRT finden sich variable Signalintensitäten. Meist sind die Läsionen in den T1-gewichteten Sequenzen signalarm, in den T2-Bildern signalarm oder signalreich. Das Kontrastmittelenhancement ist ebenfalls variabel.

Die kraniofaziale fibröse Dysplasie involviert meist asymetrisch Kalotte und Gesichtsschädel (Leontiasis ossea). Häufige Komplikationen sind die Kompression von Nervenkanälen in der Schädelbasis und Gesichtsschädel (Erblindung, Ertaubung) und der Exophthalmus.

Die betroffenen Rippen sind meist zystisch aufgetrieben und spindelförmig deformiert.

Szintigraphie. Positiv, wichtig zur Suche weiterer Herde und zur Aktivitätsbestimmung.

3.12 · Knochengranulome

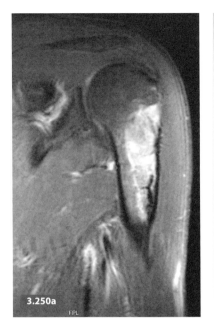
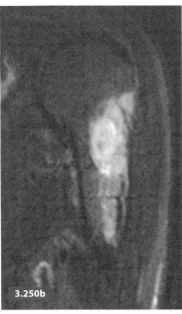

Abb. 3.250. a Fibröse Dysplasien können inhomogen Kontrastmittel aufnehmen (Spinecho-T1-gewichtet nach Kontrastmittelgabe). b Fibröse Dysplasie des Humerusschaftes, mittels MRT (TIRM-Sequenz) signalreich dargestellt

Differentialdiagnose. Bei der monostotischen Form der fibrösen Dysplasie: solitäre Knochenzyste, Enchondrom. M. Paget (Knochenverbiegung). Nichtossifizierendes Knochenfibrom. Osteofibröse Dysplasie (Tibia).

Bei der polyostotischen Form: Enchondromatose, Hyperparathyreoidismus, Langerhans-Zellhistiozytose.

Die kraniofaziale fibröse Dysplasie kann mit einem M. Paget verwechselt werden. Im Gegensatz zu einem Paget-Befall finden sich bei der fibrösen Dysplasie eine häufige Beteiligung der Gesichtschädelknochen. Der M. Paget der Schädelkalotte ist symmetrisch angeordnet.

3.12 Knochengranulome

Eosinophiles Knochengranulom und Langerhans-Zellhistiozytose

Definition. Osteolytische Läsion, die sich aus einem retikulohistiozytären Granulationsgewebe und eosinophilen Granulozyten zusammensetzt.

Systemische maligne Verlaufsformen sind möglich. Klinische Einteilung nach der internationalen Histiozytose-Gesellschaft:
1. Nur solitäre Läsion (z.B. eosinophiles Granulom des Knochens);
2. Multiple Läsionen in einem Organsystem (z.B. multiple Granulome im Skelett);
3. Multiple Läsionen in verschiedenen Organsystemen (z.B. Skelett, Haut und Viszeralorgane). Die alten Bezeichnungen der Schädelbasisverlaufsform (Hand-Schüller-Christian) und der malignen Verlaufsform (Letterer-Siwe) sollten vermieden werden.

> Ewing-Sarkom ▶ S. 117
> Osteomyelitis ▶ S. 179
> Hodgkin-Lymphom ▶ S. 124
> Non-Hodgkin-Lymphom ▶ S. 122
> Hyperparathyreoidismus ▶ S. 303
> Neuroblastommetastase
> Osteolytische Metastasen ▶ S. 166
> Chron. Osteomyelitis ▶ S. 182

Inzidenz. Überwiegend betroffen sind Kinder und Jugendliche, nahezu 80% der Patienten sind jünger als 30 Jahre. Das Geschlechterverhältnis beträgt m/w 2:1. Die Läsion ist relativ häufig. 70% der eosinophilen Granulome sind solitär.

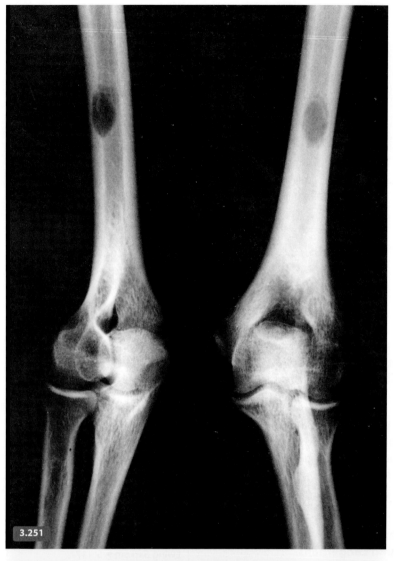
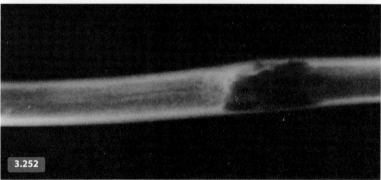
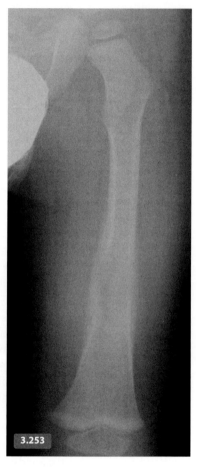

◘ **Abb. 3.251.** Eosinophiles Granulom bei einem 25-jährigen Mann. Wie ausgestanzt wirkende Läsion im Humerusschaft mit Ausdünnung der Kortikalis

◘ **Abb. 3.252.** Eosinophiles Granulom des Humerusschaftes mit hochgradiger Ausdünnung der kortikalen Randstrukturen

◘ **Abb. 3.253.** Eosinophiles Granulom bei einem 2-jährigen Jungen im Femurschaft und periostale Knochenneubildung

3.12 · Knochengranulome

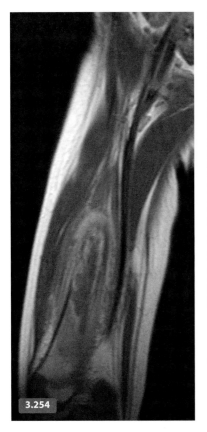

Abb. 3.254. Spinecho-T1-gewichtet, nach Kontrastmittelgabe des eosinophilen Granuloms

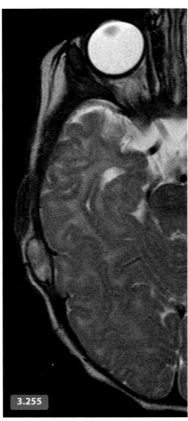

Abb. 3.255. Eosinophiles Granulom der Schädelkalotte bei einem 6-jährigen Jungen. Spinecho-T2-gewichtet

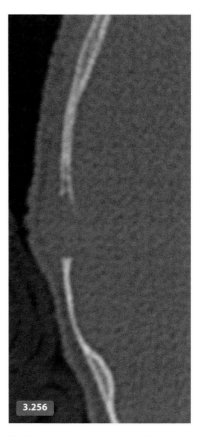

Abb. 3.256. CT eines eosinophilen Granuloms der Schädelkalotte bei einem 2-jährigen Jungen. Wie ausgestanzt wirkende Osteolyse des Schädelknochens

Lokalisation. Hauptlokalisation ist der Schädel (frontal und parietal; 30%), seltener betroffen sind Wirbelsäule (thorakal und lumbal; 12%), Femur, Rippen, Klavikula, posteriore Kiefer und Becken. Hände und Füße sind selten befallen. Es können multiple Herde auftreten. Innerhalb von Röhrenknochen sind Diaphysen und Metaphysen viel häufiger als Epiphysen beteiligt, epiphysärer Befall wird zudem fast nur im Kindesalter beobachtet.

Radiologie. Intramedullärer, zunächst unscharf, dann scharf begrenzter, wie ausgestanzt imponierender osteolytischer Knochendefekt, der expansiv wachsen kann. Die Kortikalis kann arrodiert, selten durchbrochen sein. Typischerweise fehlt eine Periostreaktion bzw. sie ist minimal. Die Läsion kann in den langen Röhrenknochen ausgesprochen aggressiv imponieren und einen malignen Tumor vortäuschen. Sehr selten ist die Läsion intrakortikal gelegen. Durch Wirbelkörperinfiltration entsteht die Wirbelkörperkompression (Vertebra plana). Läsionen im Becken liegen meist supraazetabulär in den Beckenschaufeln. Die Knochendestruktion im Kieferbereich führt zum Bild der haltlosen »schwimmenden« Zähne.

MRT. In der MRT sind die Läsionen hypointens im T1-Bild und inhomogen hyperintens im T2-Bild und nimmt moderat Kontrastmittel auf. Die Kortikalis ist destruiert, das Periost kann abgehoben oder perforiert sein, eine parosteale (epidurale) Weichteilmasse ist möglich.

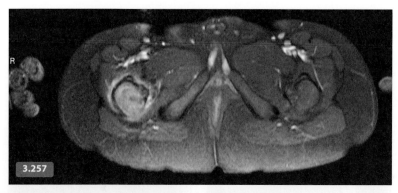

Abb. 3.257. Langerhans-Zellhistiozytose mit Befall des proximalen Femurs rechts, Spinecho-T1-gewichtet, nach Kontrastmittelgabe

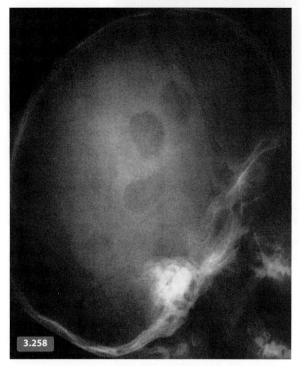

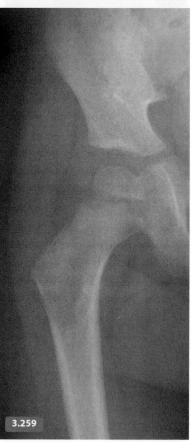

Abb. 3.258. Langerhanszell-Histiozytose mit zahlreichen osteolytischen Defekten in der Schädelkalotte

Abb. 3.259. Langerhans-Zellhistiozytose im Schenkelhals und in der Trochanterregion

Szintigraphie. Sehr variable Speicherung selbst intraindividuell beim Nachweis weiterer Herde. Häufig jedoch falsch-negative Herde ohne osteoblastäre Reaktion. Darum wird heute von vielen Autoren die Ganzkörper-MRT mit fettsupprimierten T2-Sequenzen als Alternative zur Suche weiterer Herde empfohlen.

Differentialdiagnose. In den Röhrenknochen Ewing-Sarkom, Osteomyelitis, multifokale chronische Osteomyeltis (CRMO), Hodgkin-Lymphom, Non-Hodgkin-Lymphom, Hyperparathyreoidimus mit braunen Tumoren. In der Schädelkalotte Dermoidzysten, Neuroblastommetastasen (Kleinkinder, Tumormarker positiv), osteolytische Metastasen.

3.12 · Knochengranulome

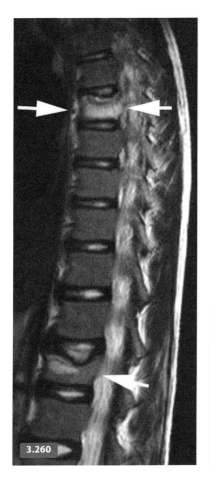
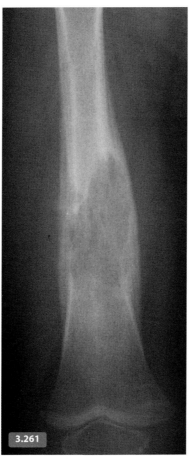

Abb. 3.260. Zwei Wirbelkörper sind hier durch eine Langerhans-Zellhistiozytose infiltriert, die Sinterung der Wirbelkörper hat begonnen. Spinecho-T2-gewichtet

Abb. 3.261. Eosinophile Granulome können einen sehr aggressiven Röntgenaspekt hinterlassen

Lipoidgranulomatose (M. Erdheim-Chester)

Langerhans-Zellhistiozytose ► S. 159
Knocheninfarkt ► S. 174
fibröse Dysplasie ► S. 156

Definition. Granulomatose des Markfettgewebes, die zu einer Ansammlung von cholesterinhaltigen Schaumzellen und ausgeprägten intramedullären Knochenneubildung führt.

Inzidenz. Das Hauptmanifestationsalter ist nach dem 40. Lebensjahr, das männliche Geschlecht überwiegt. Die Erkrankung ist sehr selten.

Lokalisation. Überwiegend betroffen sind die langen Röhrenknochen (meist symmetrisch), seltener die Rippen, das Sakrum, die Wirbelsäule und der Schädel.

> **Radiologie.** Diffuse Markraum- und endostale Sklerose. Bei den langen Röhrenknochen sind Diaphyse und Metaphyse betroffen, die Epiphyse bleibt ausgespart.

Szintigraphie. Positiv. Wertvoll zum Nachweis der Läsion und des symmetrischen Befalls.

Differentialdiagnose. Langerhans-Zellhistiozytose, Knocheninfarkt, fibröse Dysplasie.

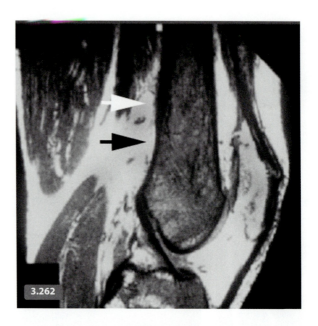

◘ **Abb. 3.262.** Erdheim-Chester-Erkrankung. Spinecho-T1-gewichtet mit hypointenser Signalgebung der langen Röhrenknochen

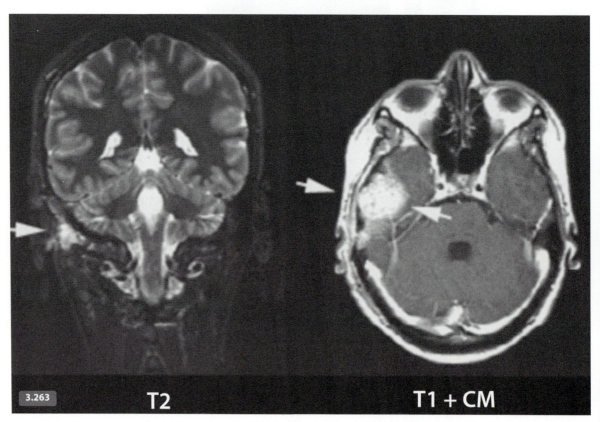

◘ **Abb. 3.263.** Riesenzellgranulom bei einer 16-jährigen Patientin. Dargestellt ist das Spinecho-T2-gewichtet koronar sowie das Spinecho-T1-gewichtet nach Kontrastmittelgabe (*Pfeile*)

3.12 · Knochengranulome

Reparatives Riesenzellgranulom

Osteoklastom ▶ S. 109
Nichtossifizierendes Knochenfibrom ▶ S. 95

Definition. Nichttumoröses Granulationsgewebe mit osteoklastären Riesenzellen, das als Reaktion auf ein Trauma entstehen kann. Eine histologische Verwandtschaft zur aneurysmalen Knochenzyste und weiteren granulomatösen Skelettläsionen besteht.

Inzidenz. Hauptmanifestationsalter ist das 2. und 3. Lebensjahrzehnt. Die Läsion ist selten.

Lokalisation. Lokalisationen sind die Maxilla und die Mandibula.

Radiologie. Scharf begrenzte, von einer zarten Randsklerose umgebene zystische Läsion. Intraläsional können kleine Trabekel nachweisbar sein. Ein expansives Wachstum kann vorkommen, wobei die Kortikalis intakt bleibt. In den kurzen Röhrenknochen ist meist die Dia- oder Metaphyse befallen, die Läsion kann auf die Epiphyse übergreifen.

Differentialdiagnose. Osteoklastom, nichtossifizierendes Knochenfibrom. Schädel: fibröse Dysplasie.

Riesenzellreaktion der kurzen Röhrenknochen

Osteoklastom ▶ S. 109
Enchodrom ▶ S. 55
Aneurysmale Knochenzyste ▶ S. 147

Definition. Benigne osteolytische Läsion, die aus Granulationsgewebe mit fibroblastischem Grundgewebe und osteoklastären Riesenzellen zusammengesetzt ist. Sie ist Folge einer traumatischen Knochenschädigung.

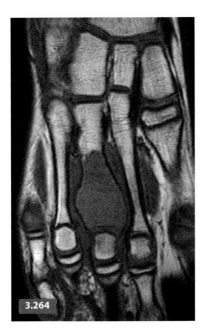

Abb. 3.264. Riesenzellreaktion eines kurzen Röhrenknochens (hier Metatarsale III) bei einem 10-jährigen Jungen. Spinecho-T1-gewichtet

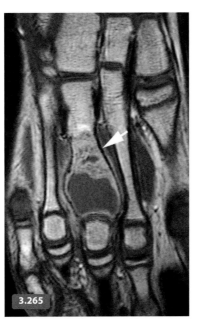

Abb. 3.265. Diese Läsion im Spinecho-T1-gewichtet nach Kontrastmittelgabe

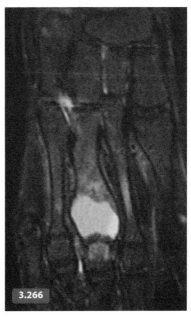

Abb. 3.266. Diese Läsion im Spinecho-T2-gewichtet

Lokalisation. Kurze Röhrenknochen.

> **Radiologie.** Zystische, expansiv wachsende Läsion. Die Kortikalis kann arrodiert sein, eine Periostreaktion fehlt. Intraläsional findet man oft fleckförmige und streifige Verdichtungen.

Szintigraphie. Positiv.

Differentialdiagnose. Osteoklastom, Enchodrom, aneurysmale Knochenzyste.

3.13 Knochenmetastasen

Definition. Hämatogene Absiedlung von Tumorzellen in das Skelettsystem, meist bei Karzinomen, selten bei Sarkomen und Lymphomen. Klinisch oft Primärmanifestation einer Tumorerkrankung. Prinzipiell wird zwischen osteoblastischen und osteolytischen Metastasen unterschieden, auch gemischt osteoblastisch-osteolytische Metastasen kommen vor.

Inzidenz. Etwa 35% der Karzinompatienten entwickeln autoptisch nachweisbare Knochenmetastasen. Eine hohe Rate weisen das Mamma-, Bronchial-, Prostata-, Schilddrüsen- und Magenkarzinom auf.

Lokalisation. Meist wird die Wirbelsäule (80%) und das Femur (40%) befallen. Häufiger Manifestationsort sind auch Rippen und Sternum (25%), Schädel und Becken (20%). Metastasen der kleinen Röhrenknochen sind charakteristisch für Nierenzellkarzinome und kleinzellige Bronchialkarzinome. Metastasen distal von Ellenbogen- oder Kniegelenk sind in der Hälfte der Fälle Filiae von Bronchialkarzinomen.

> **Radiologie.** *Osteolytische Metastasen* (Tabelle 3.4) zeichnen sich durch unregelmäßige permeative Lysezonen (v.a. kleinzelliges Bronchialkarzinom, Lymphome, Neuroblastom) oder durch stark expansive zystische Läsionen (v.a. Nierenzellkarzinom, Adenokarzinom) aus. Die Kortikalis kann arrodiert und/oder durchbrochen sein, oft findet man die Läsion in Verbindung mit einer pathologischen Fraktur. Lodwick-Grad Ic–III. Erst ab einer Minderung der Knochenmasse um ein Drittel kann die Lyse in der Knochenspongiosa röntgenologisch erfasst werden.
> *Osteoblastische* Metastasen weisen einen ungleichmäßigen Skleroseherd auf, der meist schollig-fleckig aufgelockert ist. Homogene Verdickung der Spongiosatrabekel (Lupe!). Bei Wirbelkörperbefall Bild der fokalen Verdichtungen bis hin zum dichten Elfenbeinwirbel. Gemischt osteoblastisch-osteolytische Metastasen zeigen neben osteolytischen Bezirken Areale mit Sklerosen. Es imponiert ein inhomogenes Bild.
> Neben den typischen lokalisierten Metasentypen können als Sonderform *auch diffuse Durchsetzungen* des Knochens imponieren (maligne Osteoporose, v.a. beim Plasmozytom), und auch *periostale Metastasen* mit reaktiver Periostreaktion (v.a. Bronchialkarzinom) entstehen.

3.13 · Knochenmetastasen

Tabelle 3.4. Metastasierung (Reihenfolge nach Häufigkeit)

Osteolytische Metastasen
Bronchialkarzinom > Schilddrüsenkarzinom > Malignes Melanom > Kolorektales Karzinom > Ewing-Sarkom

Osteoblastische und gemischtförmige Metastasen
Prostatakarzinom > Mammakarzinom > Magenkarzinom

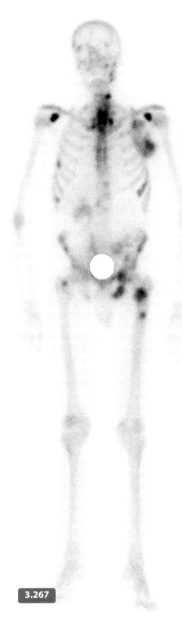

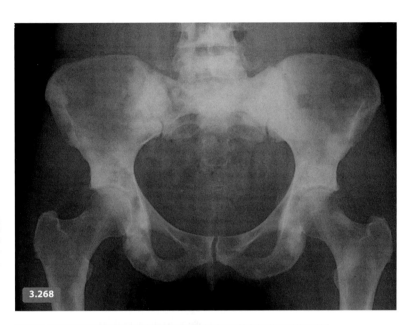

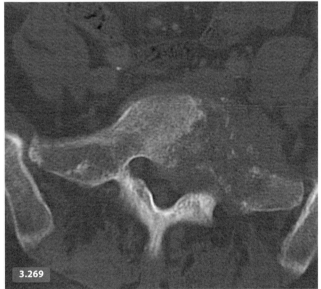

Abb. 3.267. Tc-Skelettszintigraphie mit dem Nachweis multipler Metastasen eines Prostatakarzinoms

Abb. 3.268. Osteoplastische Knochenmetastasen bei Mammakarzinom im Beckenskelett

Abb. 3.269. Osteolytische Knochenmetastase des Os sacrum bei Bronchialkarzinom (60-jährige Patientin). CT-Untersuchung im Knochenfenster

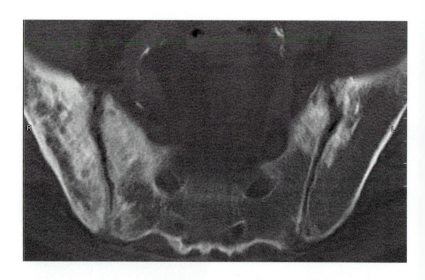

Abb. 3.270. Osteoplastische Metastase des Beckenskeletts bei Prostatakarzinom (CT-Schnitt im Knochenfenster)

MRT. Im MRT meist kontrastmittelaufnehmende Läsion (fettsupprimierte, kontrastmittelunterstützte T1-gewichtete Sequenzen). In den fettsupprimierten T2-gewichteten Sequenzen signalreiche Läsion, Signalintensität auch in osteoblastischen Metastasen erhöht. Mittels der MRT können osteoporotische Wirbelfrakturen von metastasen bedingten pathologischen Frakturen differenziert werden (Kriterien in ◘ Tabelle 3.5).

Szintigraphie. Osteoblastische Metastasen können aufgrund ihrer vermehrten Speicherung des Tc-markierten Phosphatkomplexes leicht aufgefunden werden. Rein osteoklastische Metastasen stellen sich minderspeichernd dar und entgehen hierdurch nicht selten der skelettszintigraphischen Diagnostik. Häufig gelingt dann der positive Nachweis aufgrund der ossären Begleitreaktion im Tumorrandbereich.

◘ **Tabelle 3.5.** MRT-Kriterien einer pathologischen Wirbelkörperfraktur (in Klammer: Spezifität des MR-Kriteriums, nach Cuenod)

Konvexe Begrenzung der Wirbelkörperhinterkante (94%)
Abnormales Signal der Pedikel oder Wirbelbögen (94%)
Epidurale oder paraspinale Weichteilraumforderung (100%)
In den T1-Bildern findet sich eine diffuse Signalminderung im ganzen Wirbelkörper und in den Pedikeln (100%)
Signalsteigerung in den fettsupprimierten T2-gewichteten Bildern nicht nur bandförmig parallel zur Deckplatte, sondern diffus oder fleckig im ganzen Wirbelkörper (100%)
Diskus hat normales Signal
Signalsteigerung des komprimierten Wirbelkörpers in diffusionsgewichteten Sequenzen

3.13 · Knochenmetastasen

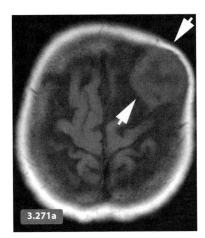
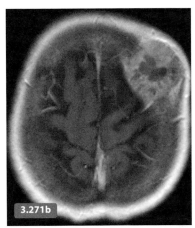
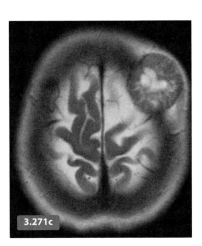
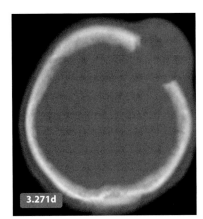

Abb. 3.271. a Metastase eines Nierenzellkarzinoms in der Schädelkalotte. Häufig haben Sarkome eine rundliche, relativ gut abgrenzbare Tumormanifestation. Spinecho-T1-gewichtet. b Die Läsion nimmt nach Kontrastmittelgabe, insbesondere in der Peripherie, kräftig Kontrastmittel auf. c Die Läsion im Spinecho-T2-gewichtet. d CT-Untersuchung im Knochenfenster dieser Läsion

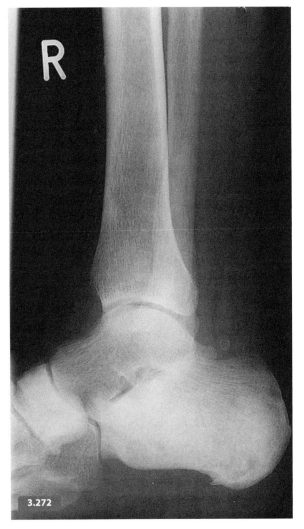

Abb. 3.272. Metastasen eines Prostatakarzinoms im Kalkaneus und Os naviculare vom osteoplastischen Typ

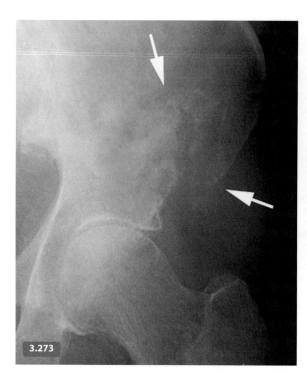

Abb. 3.273. Osteolytisch-osteoplastische Knochenmetastase eines Prostatakarzinoms der Beckenschaufel links

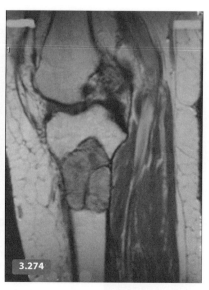

Abb. 3.274. Osteolytische Knochenmetastase eines Hypernephroms in der proximalen Tibia (Spinecho-T1 nach Kontrastmittelgabe)

3.14 Ischämische Knochenerkrankungen

Knochenischämie

Definition. Nekrose des Knochen- und Markgewebes. Unterschieden werden die aseptische und die septische Form. Bei Beteiligung von Knorpelgewebe spricht man von Osteochondronekrose. Die hypothetische Ursache aller aseptischen Osteonekrosen ist die gestörte Balance von Belastung und Belastbarkeit mit Auswirkungen auf die lokale Knochenperfusion. Wie bei allen Infarkten in Organsystemen liegt pathophysiologisch eine Reduktion der Perfusion und Drosselung der Blutversorgung vor. Häufige ätiologische Faktoren sind Trauma, Hämoglobinopathien, Hyperkortisolismus, Zustand nach Organtransplantation, Pankreatitis, Niereninsuffizienz, Tauchererkrankung (Caisson-Syndrom), M. Gaucher, Hyperurikämie, Strahlentherapie, Kollagenosen, Vaskulitiden und Alkoholabusus.

Inzidenz. Jedes Lebensalter kann betroffen sein. Bestimmte Formen haben Prädilektionsorte und sind mit einem Eigennamen gekennzeichnet (Tabelle 3.6).

Lokalisation. Jeder Knochen kann betroffen sein. Bevorzugt betroffen sind Lokalisationen mit primär schon kritischer Durchblutungssituation (Tabelle 3.6).

Radiologie. Im Kindesalter zunächst Wachstumsstörung der Epiphyse (Seitenvergleich, Abweichung von der gesetzmäßigen Verknöcherung). Im Nekrosestadium überwiegend osteosklerotisch, teils osteolytische Läsion, die mit einer Deformierung des betroffenen Skelettabschnittes einhergehen kann. Die Reorganisation abgestorbenen Knochengewebes erfolgt in fester Reihenfolge: Zunächst Resorp-

▼

3.14 · Ischämische Knochenerkrankungen

Tabelle 3.6. Aseptische Knochennekrosen

Lokalisation	Erstbeschreiber	Altersdisposition	Häufigkeit
Obere Extremität			
Capitulum humeri	Panner	Erwachsene	Selten
Os scaphoideum	Preiser	Erwachsene	Selten
Os lunatum	Kienböck	Erwachsene	Selten
Metakarpalköpfchen	Dietrich	Erwachsene	Selten
Basis Endphalangen	Thiemann	Erwachsene	Selten
Untere Extremität			
Femurkopf	Perthes, Legg, Calve	4–10	Sehr häufig
Trochanter major	Mandl	5–15	Selten
Patella	Sinding, Larsen	8–12	Häufig
Tibiaapophyse	Osgood, Schlatter	10–16	Häufig
Proximale Tibiametaphyse	Blount	2–14	Selten[a]
Kalkaneusapophyse	Haglund	5–15	Häufig[a]
Os naviculare	Köhler	4–8	Häufig
Metatarsalkopf II	Freiberg-Köhler	11–18	Häufig
Metatarsalkopf V	Iselin	11–18	Selten
Becken und Wirbelsäule			
Synchondrosis ischiopubica	Odelberg-van Neck	Erwachsene	Häufig
Wirbeldeckplatte	Scheuermann	10–18	Häufig[a]

[a] Die ischämische Ätiologie einiger Läsionen ist umstritten (z. B. Blount, Scheuermann, Haglund).

Tabelle 3.7. MRT-Signalmuster: Stadienverlauf aseptischer Knochennekrosen

Pathologisches Stadium	T1-Signal	T2-Signal
Präinfarkt	↑	→
Nekrose	↑	↑
Frühe Reparation	↓	↑
Späte Reparation	↓	↓

tion der nekrotischen Knochentrabekel (fleckige Entkalkung, Fragmentation), dann Mikrofrakturen und Fragmentation. Schließlich erfolgt die Reparation mit Verkalkungen und einer Überbauung mit neuen Knochenbälkchen, die sich an nekrotische Trabekel anlagern. Der Aufbau kann über mehrere Jahre andauern, in dieser Zeit sind die Regenerate besonders anfällig für neue Osteonekrosen.

MRT. In der MRT verläuft die Knochennekrose stadienhaft (Tabelle 3.7). Das charakteristischste Zeichen ist das Doppellinienzeichen im T2-Bild, es zeigt die Grenzfläche zwischen nekrotischem Knochen und vitalem Knochen an. In den T1-gewichteten Bildern repräsentiert diese Grenzfläche eine signalarme Linie, welche histologisch Granulationsgewebe und Osteosklerose entspricht. Das »crescent sign« zeigt die

▼

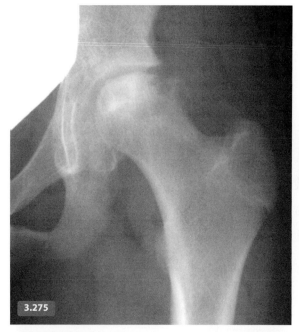
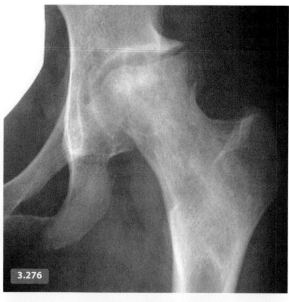
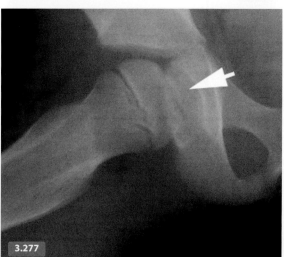
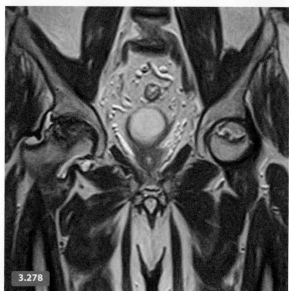
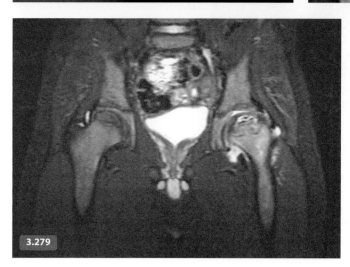

Abb. 3.275. Hüftkopfnekrose links im Fragmentationstadium (Grunderkrankung: Sichelzellenanämie)

Abb. 3.276. Ein Jahr später resultiert eine zur Arthrose disponierende Deformität des gesinterten Hüftkopfes

Abb. 3.277. M. Perthes, in der Lauenstein-Aufnahme kann ein kleines, kappenförmiges Fragment auf der Hüftkopfepiphyse nachgewiesen werden

Abb. 3.278. Spinecho-T2-gewichtet des Befundes von Abb. 3.277. Im linken Hüftkopf lässt sich die Nekrose gut durch das »doppelte Linienzeichen« abgrenzen. Der rechte Hüftkopf ist durch die Kondensation und mit einer Sklerosierung einhergehenden Nekrose signalhypointens

Abb. 3.279. M. Perthes beidseits, links im akuten Stadium, rechts Zustand nach M. Perthes vor einem Jahr. Spinecho-T2-gewichtet

3.14 · Ischämische Knochenerkrankungen

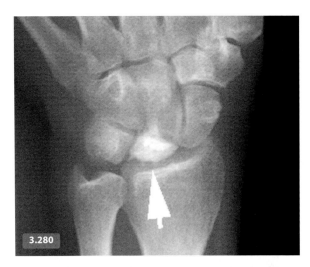

Abb. 3.280. M. Kienböck mit Sklerosierung und Kondensation des Os lunatum

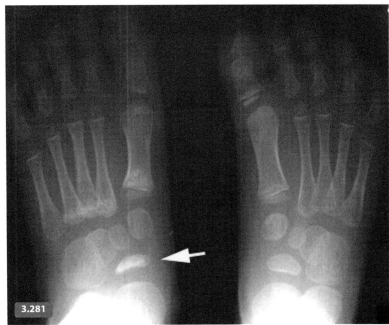

Abb. 3.281. M. Köhler I rechts (Seitenvergleich!)

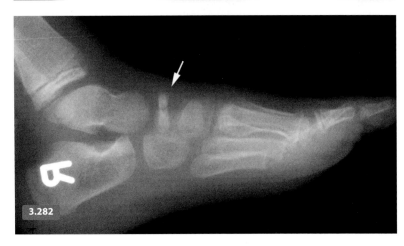

Abb. 3.282. M. Köhler I, das Os naviculare kondensiert zu einer schmalen Sichel

174 Kapitel 3 · Umschriebene solitäre Knochenläsionen

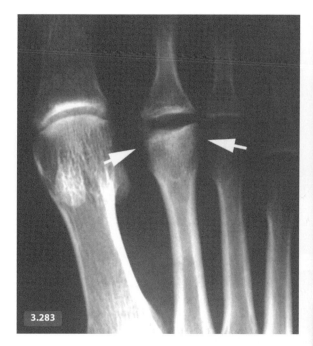

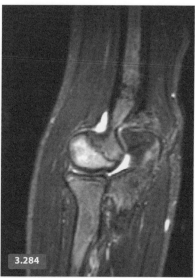

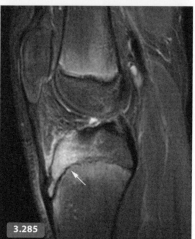

◘ **Abb. 3.283.** M. Köhler II.

◘ **Abb. 3.284.** M. Panner bei einem 12-Jährigen. Sagittale Schicht durch den Ellenbogen mit STIR-Sequenz

◘ **Abb. 3.285.** M. Schlatter bei einem 16-jährigen Jungen (STIR-Sequenz)

oberflächliche Infraktion des gewichttragenden Knochens an. Die MRT gilt heute sensitiver als die Szintigraphie im Nachweis der frühen Osteonekrose und zeigt den Zelltod hämatopoetischer Zellen bereits nach 6 bis 12 Stunden an. Das Staging erfolgt nach diversen Klassifikationsvorschlägen (z.B. Ficat, International Classification of Osteonecrosis of the Femoral Head).

Szintigraphie. In den ersten 48 Stunden negativ, dann positiv. Nicht selten Zufallsbefund bei anderen Fragestellungen, das MRT ist dann diagnoseweisend.

Differentialdiagnose. Trauma. Osteochondrosis dissecans. In der MRT transiente Osteoporose, Infektion, Stressfraktur.

Enchondrom ▶ S. 55
Chondrosarkom Grad I ▶ S. 66

Anämischer Knocheninfarkt

Definition. Herdförmige Nekrosen von Knochen- und Markgewebe als Folge einer Durchblutungsstörung.

3.14 · Ischämische Knochenerkrankungen

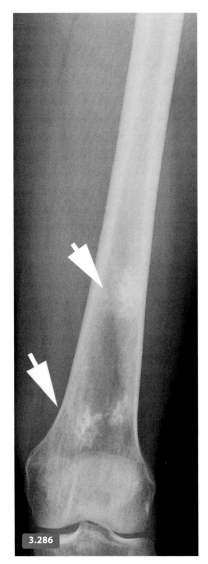

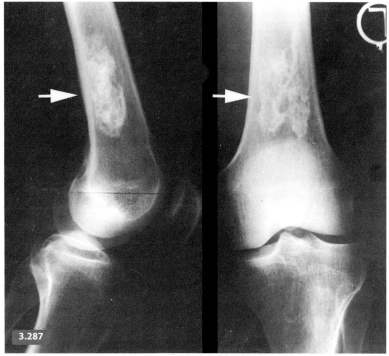

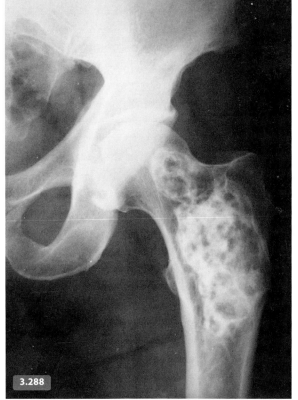

Abb. 3.286. Knochenmarkinfarkt bei einem 52-jährigen Patienten bei Steroidtherapie. Popcornartige Verkalkungen im Knochenmarkraum

Abb. 3.287. Knochenmarkinfarkt des distalen Femur

Abb. 3.288. Knochenmarkinfarkt bei einem 64-jährigen Patienten. Die Abgrenzung zu chondromatösen Tumoren kann schwierig sein und erfordert dann den Einsatz der MRT

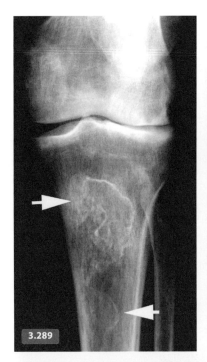
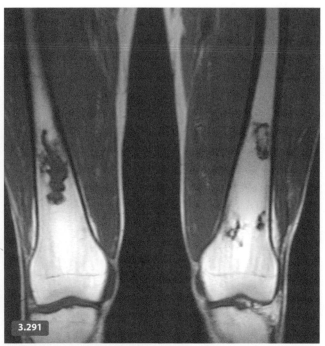
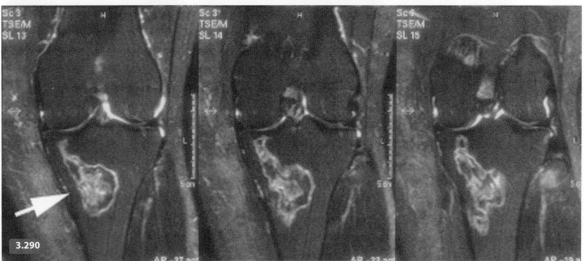

Abb. 3.289. Typische girlandenförmige, serpinöse Erkrankung bei Knochenmarkinfarkt der proximalen Tibia

Abb. 3.290. Knochenmarkinfarkt der proximalen Tibia (STIR-Sequenz). Girlanden- und Doppellinienzeichen

Abb. 3.291. Knochenmarkinfarkt bei einem 52-jährigen Mann in den Femura beidseits (Spinecho-T1-gewichtet)

Inzidenz. Meist handelt es sich um einen Zufallsbefund, der nach dem 4. Lebensjahrzehnt diagnostiziert wird.

Lokalisation. Meist sind die langen Röhrenknochen, hier v.a. die Metadiaphysen, betroffen. Ein symmetrischer Befall ist typisch.

Radiologie. Girlandenförmige, unregelmäßig begrenzte intramedulläre Sklerose.

MRT. Im MRT girlandenförmig begrenzte Läsionen, stadienabhängige Befunde der Signalintensitäten (▶ s. ischämische Knochennekrosen), Randbegrenzung mit Doppellinien v.a. in den T2-gewichteten Spinechobildern.

3.14 · Ischämische Knochenerkrankungen

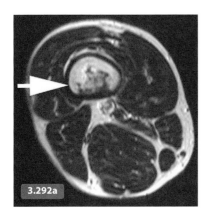

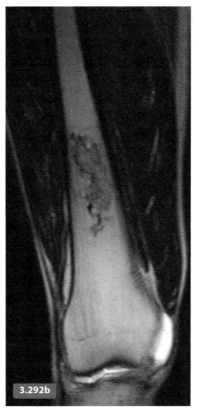

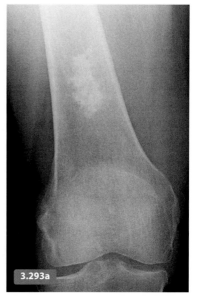

Abb. 3.292. a Knochenmarkinfarkt bei einem 52-jährigen Mann (Spinecho-T2-gewichtet) im distalen Femur. b Der Befund im koronaren Schnittbild (Spinecho-T2-gewichtet)

Abb. 3.293. a Kleiner, umschriebener Knochenmarkinfarkt bei einer 60-jährigen Patientin. Im Vergleich zu einem chondromatösen Tumor keine wesentliche raumfordernde Wirkung oder scalloping der benachbarten Kortikalis abgrenzbar. b Knochenmarkinfarkt im Spinecho-T1-gewichtet. c ▶ siehe Seite 178

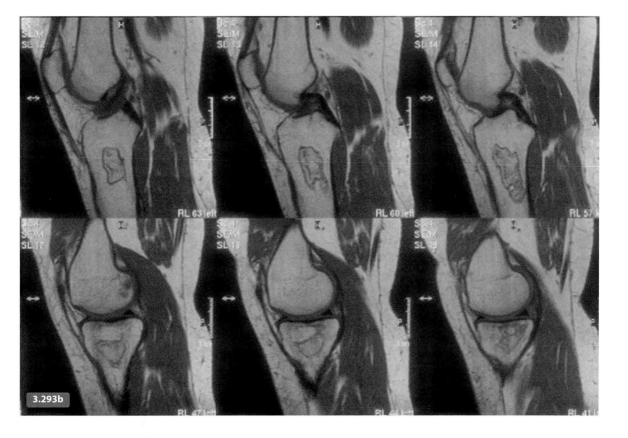

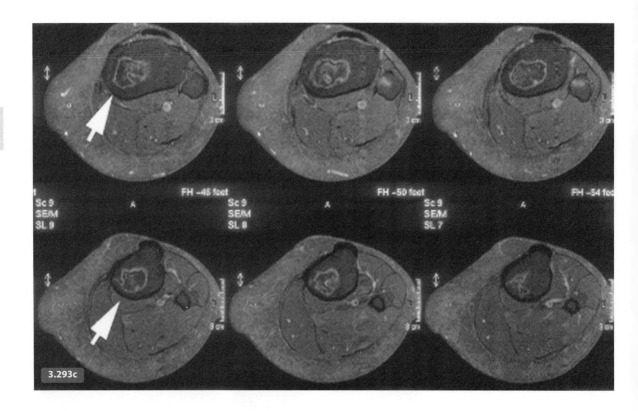

Abb. 3.293. c Der Befund dargestellt im Spinecho-T1-gewichtet, nach Kontrastmittelgabe (Fettsuppression)

Szintigraphie. Perfusionsdefekte in den ersten 48 Stunden. Danach vermehrte Anreicherung als Zeichen des erhöhten Knochenumbaus. Heute durch MRT ersetzt.

Differentialdiagnose. Enchondrom, Chondrosarkom Grad I. In seltenen Fällen kommt es nach Knocheninfarkten zur Entwicklung von Sarkomen.

Akute Arthritiden ▶ S. 264

Transitorische Hüftkopfosteopenie

Synonym. Transitorische Osteoporose. Reflexdystrophie der Hüfte.

Definition. Knochenmarködem-Syndrom infolge einer Zirkulationsstörung in der Epimetaphyse der Hüften, seltener Knie- oder Sprunggelenk.

Klinische Symptome. Sind unspezifisch und bestehen aus Hüftschmerzen, Bewegungseinschränkung und Schonhaltung; meistens akuter Schmerzbeginn.

Inzidenz. Beide Geschlechter werden befallen. Auftreten vom Jugendlichenalter bis zum 6. Lebensjahrzehnt. Bei Frauen gehäuft Inzidenz im 3. Schwangerschafttrimenon. Verteilung: Die transitorische Hüftkopfosteopenie kann als Krankheitsentität selten auch an anderen Epiphysen auftreten (Knie, oberes Sprunggelenk).

> *Radiologie.* Im Röntgenbild homogene Osteoporose bei intakter subchondraler Grenzlamelle. Betroffen ist der Hüftkopf sowie häufig auch der Schenkelhals, seltener das Azetabulum. Am Kniegelenk ist meistens der laterale Femurkondylus betroffen.

3.15 · Entzündliche Knochenerkrankungen

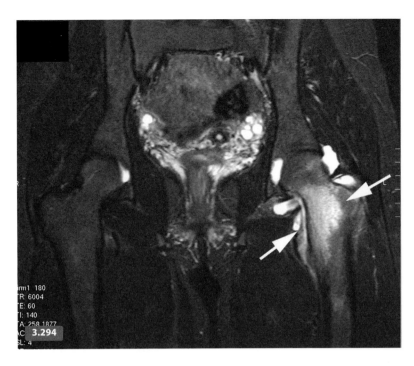

Abb. 3.294. Transitorische Osteoporose (fettsupprimierte TIRM-Sequenz). Das Knochenmarködem bevorzugt den Schenkelhals

MRT. In der MR-Diagnostik findet sich das Knochenmarködem mit hyperintenser Signalgebung in den fettsupprimierten T2-gewichteten Bildern im Hüftkopf und Schenkelhals. Häufig auch geringer Gelenkerguss nachweisbar.

Szintigraphie. Stark positives Skelettszintigramm, auch noch Wochen bis Monaten nach bereits erfolgter klinischer Remission mit Zunahme der Knochendichte im betroffenen Hüftkopf.

Differentialdiagnose. Die Pathogenese der transitorischen Hüftkopfosteopenie wird derzeit noch kontrovers erörtert. Diskutiert werden hyperämische Zirkulationsstörungen, venöse Infarkte, reversibles Frühstadium von ischämischen Knochennekrosen und einige weitere Hypothesen. Insbesondere gibt es eine breite Überlappung der Symptome in der MR-Diagnostik mit den Frühstadien der ischämischen Hüftkopfnekrosen. Weitere Differentialdiagnosen sind akute Arthritiden.

3.15 Entzündliche Knochenerkrankungen

Akute Osteomyelitis

Ewing-Sarkom ▶ S. 117
Non-Hodgkin-Lymphom ▶ S. 122
Hodgkin-Lymphom ▶ S. 124

Definition. Durch Krankheitserreger hervorgerufene Knochen- und Knochenmarkveränderung. Spielt sich die Entzündung im Markraum ab, spricht man von einer Osteomyelitis, ist der gesamte Knochen betroffen, handelt es sich um eine Osteitis. Eine subperiostale Ausbreitung der Entzündung ist häufig. Die Keimeinbringung erfolgt hämatogen (am häufigsten bei Kindern), exogen (posttraumatisch, nach Operation, Bissverletzung), oder sekundär durch Infektion aus Umgebung (z.B. diabetischer Fuß mit Gangrän und sekundärer Osteitis).

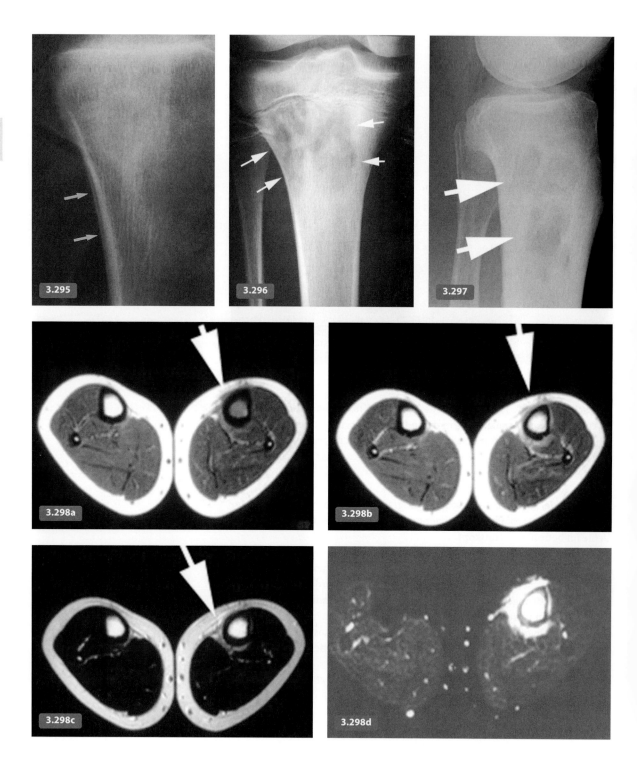

Abb. 3.295. Periostreaktion (monolamellär) bei akuter Osteomyelitis am 7. Erkrankungstag

Abb. 3.296. Akute Osteomyelitis bei einem 14-jährigen Patienten. Unscharf demarkierte, großflächige Osteolyse in der Metaphyse der proximalen Tibia

Abb. 3.297. Osteomyelitis der proximalen Tibia bei einem 50-jährigen Mann

Abb. 3.298. **a** Osteomyelitis der linken Tibia bei einem 9-jährigen Jungen. Spinecho-T1-gewichtet. Das Fettmark ist infiltriert und wirkt hypointens im Vergleich zur Gegenseite. **b** Spinecho-T1-gewichtet, nach Kontrastmittelgabe. **c** Spinecho-T2-gewichtet. Die parossale Infiltration ist jetzt zu erkennen. **d** In der STIR-Sequenz signalreiche Darstellung der intra- und parossalen Entzündung

3.15 · Entzündliche Knochenerkrankungen

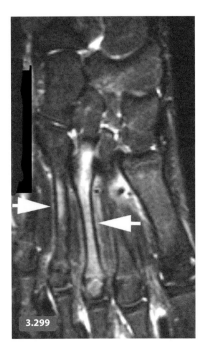
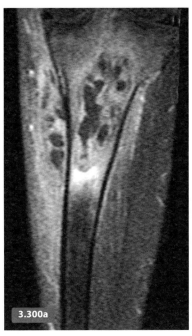
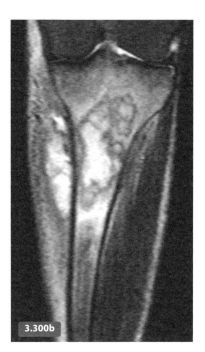

○ **Abb. 3.299.** Osteomyelitis des Metatarsale 3 und 4, in der STIR-Sequenz dargestellt

○ **Abb. 3.300.** a Akute Osteomyelitis bei einem 50-jährigen Mann im Bereich der proximalen Tibiameta-, -diaphyse und Infiltration in die parossalen Weichteile. Nachweis von Staphylococcus aureus in der Biopsie. Spinecho-T1-gewichtet, nach Kontrastmittelgabe (Fettsättigung). b STIR-Sequenz dieses Befundes

Erregerspektrum (wobei generell in der Hälfte aller Fälle einer akuten Osteomyeltis Erreger in der Blutkultur gefunden werden können):
Säuglinge: Staphylococcus aureus, Streptokokken B, E. coli,
Kinder: Staphylococcus aureus, Streptococcus pyogeneus, Haemophilus influenzae, ab
Schulkindalter: Staphylococcus aureus, gramnegative Erreger;
   intravenöse *Drogennutzer:* gramnegative Erreger,
Katzen-und Hundebisse: Pasteurella multocida, Staphylococcus aureus.

Inzidenz. Es kann jedes Lebensalter betroffen sein. Beide Geschlechter sind gleichermaßen häufig betroffen. Die Erkrankung ist häufig.

Lokalisation. Hauptlokalisationen beim Säugling sind die Metaphysen der langen Röhrenknochen, ein Übergriff auf die Epiphyse durch die vaskularisierte Epiphysenfuge ist häufig. Bei Kindern beschränkt sich die Infektion auf die Metapyse, da die metaphysären Gefäße die Knorpelplatte der Wachstumsfuge nicht perforieren. Nach Schluss der Wachstumsfuge (etwa ab dem 16. Lebensjahr) gibt es Gefäßverbindungen zwischen der Metaphyse und der Epiphyse, so dass sich die Infektion von der Metadiaphyse in die Epiphyse und schließlich in das Gelenkkavum ausbreiten kann.

Radiologie. *Kinder:* Nach wenigen Tagen erste Spongiosaunschärfe und regionäre Osteopenie. Ein metaphysärer Fokus ist die Regel, dieser breitet sich zunächst nach lateral aus und durchsetzt die Kortikalis, bildet dort einen subperiostalen Abszess mit lamellärer Periostreaktion. Später fleckiges Bild aus osteolytischen, mottenfraßartigen und osteosklerotischen Herden. Ein röntgendichter, demarkierter Sequester kann frühestens nach 21 Tagen nachweisbar sein.
▼

> *Erwachsene:* Das fest ansitzende Periost verhindert über viele Tage einen subperiostalen Abszess, die periostale Reaktion fehlt oder ist erst nach mehr als 10 Tagen sichtbar. Die Osteodestruktion entspricht dem kindlichen Muster. Beim Erwachsenen sind viel häufiger als bei Kindern die Beckenknochen, kleine Knochen und die Wirbelsäule betroffen. Von Eiter und Granulationsgewebe umgebener nekrotischer Knochen wird röntgendicht (»Sequester«).
>
> **MRT.** Ein unauffälliges MRT (24 Stunden nach dem akuten klinischen Beschwerdebeginn) schließt eine Osteomyelitis aus. Beste Darstellung des frühen hyperintensen Knochenmarködems und Weichteilbeteiligung mit fettsupprimierten T2-gewichteten bzw. STIR-Sequenzen. Nach Kontrastmittelgabe findet sich in fettsupprimierten T1-gewichteten Sequenzen ein ringförmiges Enhancement (zellreiche Umgebungszone) mit zentraler Kontrastmittelaussparung (Nekrose). In tierexperimentellen Studien ist das Szintigramm der MRT bei der Frühdiagnostik unterlegen.

Szintigraphie. Nach wenigen Tagen ist die Perfusionsphase stark positiv. Die Zweiphasen-Ganzkörper-Skelettszintigraphie ist wichtig zum Nachweis eines polyostotischen Befall insbesondere bei der Säuglingsosteomyelitis. Zum Nachweis eines entzündlichen Weichteilprozesses sollte eine Entzündungsszintigraphie ergänzt werden.

Differentialdiagnose. Ewing-Sarkom, Non-Hodgkin-Lymphom, Hodgkin-Lymphom.

Chronische Osteomyelitis

Definition. Eine länger als 6 Wochen bestehende Osteomyelitis wird als chronische Osteomyelitis bezeichnet.

Inzidenz. Siehe »akute Osteomyelitis«. Kortisontherapie, Sichelzellanämie, M. Gaucher und maligne Lymphome sind prädisponierende Faktoren.

Lokalisation. Siehe »akute Osteomyelitis«.

> Ewing-Sarkom ▶ S. 117
> Lymphom ▶ S. 122
> Knocheninfarkt ▶ S. 174
> Diabetischer Fuß ▶ S. 340

> **Radiologie.** Ausgedehnte fleckige, teils osteolytische, überwiegend osteosklerotische Läsion. Oft ist ein Knochensequester nachweisbar. Eine ausgeprägte reaktive Periostitis ossificans ist häufig. Eine chronische Osteomyelitis kann jahrelang ruhen bis ein weiterer Schub die Entzündung erneut anfacht. Radiologische Kriterien der erneuten Aktivität sind neue Sequester, Änderungen des Röntgenbefundes im Vergleich zu Voraufnahmen, unscharfe Randzonen und im MRT nachweisbare Abszesse bzw. subperiostale Flüssigkeitskollektionen.

Szintigraphie. In allen drei Phasen positiv, die szintigraphische Aktivität korreliert mit der Aktivität der Entzündung.

Differentialdiagnose. Ewing-Sarkom, Lymphom, Knocheninfarkt, diabetischer Fuß.

3.15 · Entzündliche Knochenerkrankungen

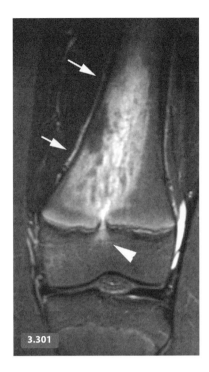

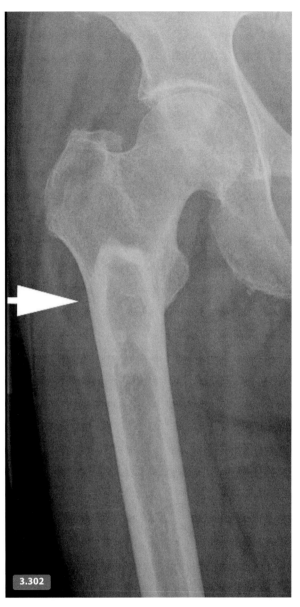

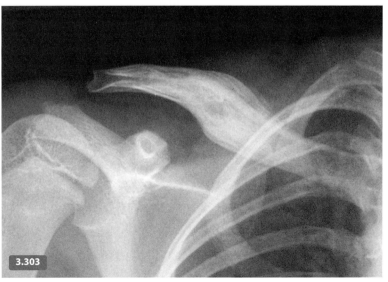

◘ **Abb. 3.301.** Chronische Osteomyelitis (STIR-Sequenz). Die Entzündung hat die Wachstumsfuge bei diesem 9-jährigen Patienten durchbrochen und erreicht jetzt die Epiphyse (*Pfeilspitze*)

◘ **Abb. 3.302.** Chronische Osteomyelitis des Femurschaftes bei einem 70-jährigen Patienten mit breitem Skleroseabgrenzungsrand im kranialen Anteil der Entzündung

◘ **Abb. 3.303.** Chronische Osteomyelitis der rechten Klavikula mit erheblicher Periostitis ossificans

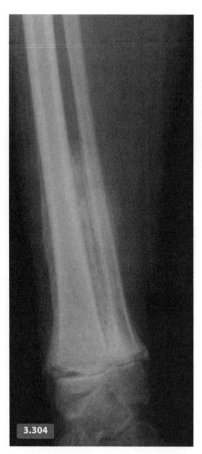
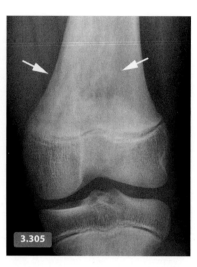

Abb. 3.304. Chronische Osteomyelitis der distalen Tibia mit ausgeprägter Periostitis ossificans

Abb. 3.305. Chronische Osteomyelitis mit gemischten lytischen und sklerosierten Knochenveränderungen der distalen Femurmetaphyse

Solitäre Knochenzyste ▶ S. 142
eosinophiles Granulom ▶ S. 159
Nichtossifizierendes Knochenfibrom
 ▶ S. 95
Enchondrom ▶ S. 55

Brodie-Abszess

Definition. Osteomyelitischer Knochenabszess, der sich bei guter Abwehrlage und geringer Erregervirulenz ausbildet.

Inzidenz. Die Läsion tritt meist beim männlichen Jugendlichen zwischen dem 15. und 25. Lebensjahr auf. Sie ist relativ häufig.

Lokalisation. Meist in der Metaphyse, weniger häufig epi-/metaphysär im Bereich der langen Röhrenknochen (v.a. Femur und Tibia) gelegen.

Radiologie. Zentral im Knochen gelegene, scharf begrenzte, längsovale zystische Läsion, die von einer Randsklerose umgeben wird. Feinste, tunnelartige Verbindungen zwischen Abszess und Wachstumsfuge können häufig radiologisch verifiziert werden und gelten als pathognomon. Größendurchmesser 1–4 cm. Gelegentlich wird eine Periostitis ossificans beobachtet.

MRT. Scharf begrenzter Herd, im T1-Bild signalarm, von einem Ring mit intermediärer Signalintensität (Penumbra-Zeichen) und signalarmen Knochenmarködem umgeben.

Szintigraphie. Positiv in der Perfusionsphase, im Randbereich der Läsion Knochenumbau und damit positiv in der Mineralisationsphase.

3.15 · Entzündliche Knochenerkrankungen

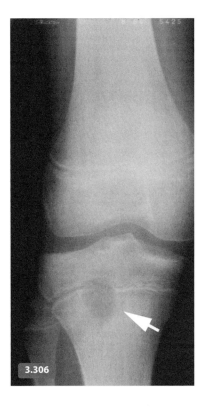

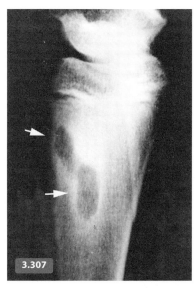

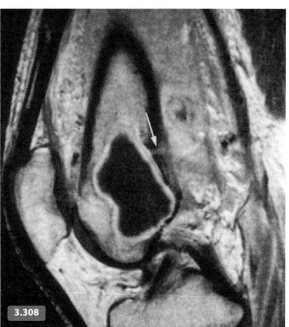

◘ **Abb. 3.306.** Brodie-Abszess bei einem 12-jährigen Jungen, proximale Tibiametaphyse

◘ **Abb. 3.307.** Hier sind zwei unmittelbar benachbarte Brodie-Abszesse in der proximalen Tibia bei einem 15-jährigen Jungen dargestellt

◘ **Abb. 3.308.** MRT eines Brodie-Abszess (Spinecho-T1-gewichtet, nach Kontrastmittelgabe) mit kontrastmittelaufnehmender Abszessmembran. Die *Pfeilspitze* zeigt einen feinen Fistelkanal, der von der Abszesshöhle an die Knochenoberfläche führt

Differentialdiagnose. Solitäre Knochenzyste, eosinophiles Granulom, nichtossifizierendes Knochenfibrom, Enchondrom.

Plasmazelluläre Osteomyelitis

Definition. Chronische Osteomyelitis, die sich bei günstiger Abwehrlage und geringer Virulenz der Erreger ausbildet und keinen Eiter enthält.

Inzidenz. Es sind v.a. Kinder und Jugendliche betroffen. Die Läsion ist weniger häufig.

Lokalisation. Hauptlokalisation sind die Metaphysen der langen Röhrenknochen.

Eosinophiles Granulom ▶ S. 159
Nichtossifizierendes Knochenfibrom ▶ S. 95
Enchondrom ▶ S. 55
Brodie-Abszess ▶ S. 184

Abb. 3.309. Plasmazelluläre Osteomyelitis des Tibiaschaftes

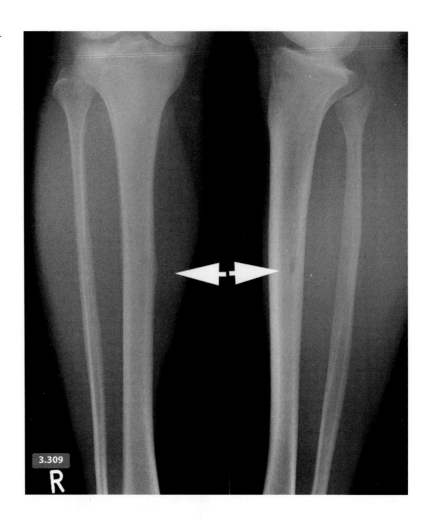

Radiologie. Zystenartige, zentral gelegene Osteolyse, die von einem schmalen osteosklerotischen Randsaum umgeben ist. Eine reaktive Periostitis ossificans kann sich entwickeln.

Szintigraphie. Stark positiv.

Differentialdiagnose. Eosinophiles Granulom, nichtossifizierendes Knochenfibrom, Enchondrom, Brodie-Abszess.

Chronische multifokale rekurrente Osteomyeltis (CRMO)

Definition. Nichteitrige, plasmazelluäre Osteomyeltis des Kindesalters (Median 11 Jahre) ohne Erregernachweis. Pathogenetische Verwandschaft mit dem SAPHO-Syndrom (Synovitis, Arthropathie, Pustulosis, Hyperostose, Osteitis) im Erwachsenenalter. Unspezifische Histologie (im Frühstadium granulozytäre, später plasmalymphozytäre Infiltrate), kein Erregernachweis. Unspezifische Laborveränderungen (▶ s. auch Abschn. 5.1, Entzündliche Gelenkerkrankungen.

Inzidenz. Überwiegend sind Kinder und Jugendliche betroffen.

3.15 · Entzündliche Knochenerkrankungen

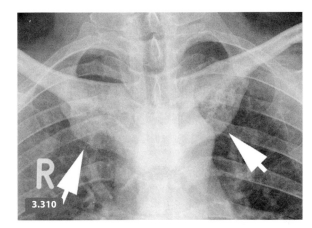

Abb. 3.310. CRMO mit Ausbildung einer Knochenplatte zwischen den Sternoklavikulargelenken beidseits und den sternalen Ansätzen der ersten Rippen beidseits

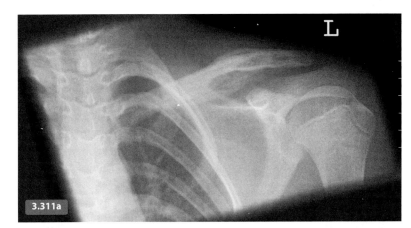

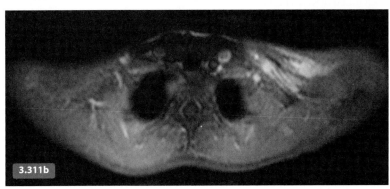

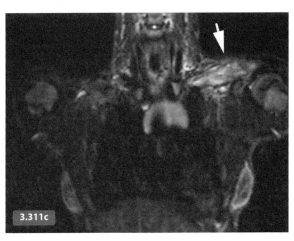
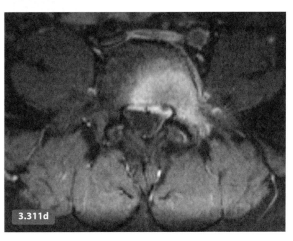

Abb. 3.311. a CRMO mit Osteolysen und osteoplastischen Reaktionen entlang der linken Klavikula. **b** Die Läsion ist hier mit einem Spinecho-T1-gewichtet nach Kontrastmittelgabe dargestellt. **c** Die Läsion ist hier in koronarer Schichtführung mit einer STIR-Sequenz abgebildet. **d** CRMO eines Lendenwirbelkörpers bei diesem Patienten (Spinecho-T1-gewichtet, nach Kontrastmittelgabe)

Lokalisation. Meist multifokaler Befall in folgender Befallswahrscheinlichkeit: Becken, mediale Klavikula und Skapula, Sternum, Wirbelsäule, Metadiaphyse langer Röhrenknochen. In 20% der Fälle extraskelettäre Manifestationen, z.B. pustulöse Hauterkrankung der Handinnenflächen und Fußsohlen. Sowohl CRMO als auch SAPHO zeigen eine Assoziation zwischen der palmaren und plantaren pustulösen Dermatitis und dem Befall der Klavikula (Klavikula-Osteitis und sternoklavikuläre Hyperostose).

> **Radiologie.** Lytische und/oder intensiv sklerotische, unscharf begrenzte Herde, wie bei chronischer Osteomyeltis.

Szintigraphie. Alle drei Phasen positiv, die szintigraphische Aktivität korreliert mit der Aktivität der Entzündung. Zur Suche weiterer Herde indiziert.

Nichteitrige sklerosierende Osteomyelitis Garré

Osteopoikilie ▶ S. 247

Definition. Sonderform der chronischen Osteomyelitis bei geringer Erregervirulenz mit im Vordergrund stehender intramedullärer Neubildung eines faserreichen, dichten Bindegewebes.

Inzidenz. Die Läsion kann sich oft mehrere Jahre nach einer durchgemachten Sepsis entwickeln. Sie ist nicht so häufig wie die akute und chronische Osteomyelitis.

Lokalisation. Hauptlokalisationen sind die Schäfte der langen Röhrenknochen und der Kieferknochen.

> **Radiologie.** Ausgedehnte, dichte, manchmal von kleinen Aufhellungen durchzogene Sklerosezone. Die Kortikalis ist zumeist verdickt und es findet sich eine reaktive periostale Knochenneubildung.

Szintigraphie. Positiv.

Differentialdiagnose. Osteopoikilie.

Bazilläre Angiomatose

Akute Osteomyelitis ▶ S. 179
Osteonekrosen ▶ S. 170

Definition. Reaktive Gefäßreaktion bei immunkomprimierten Patienten nach Infektion mit Rochalimaea henselae oder Rochalimaea quintana. Die Knochenveränderungen können isoliert oder gemeinsam mit Hautläsionen auftreten, die gekennzeichnet sind durch rote, stecknadelkopfgroße angiomatösen Papeln und Knötchen. Serologische Diagnostik möglich. Übertragung wahrscheinlich durch Katzenkontakt.

Inzidenz. Seltenes Auftreten, meist im Rahmen einer HIV-Infektion.

Lokalisation. Jeder Knochen kann betroffen sein, am häufigsten Infektion von Röhrenknochen wie Tibia, Femur, Humerus.

3.15 · Entzündliche Knochenerkrankungen

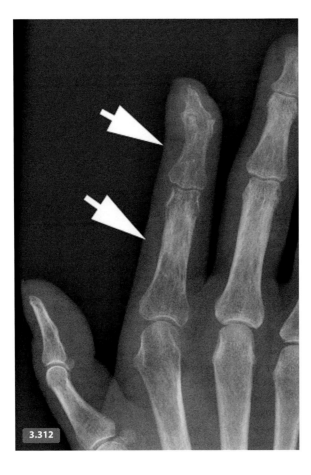

◘ **Abb. 3.312.** Bazilläre Angiomatose mit Strahlbefall von D 2

Radiologie. Lytischer, unscharf begrenzter und mottenfraßartiger, gelegentlich die Kortikalis durchbrechender osteolytischer Defekt, der sich in die Weichteile ausbreiten kann. Im Spätstadium ist die Destruktion des Knochens mit Periostitis und großem Weichteiltumor möglich.

Differentialdiagnose. Akute Osteomyelitis. Kaposi-Sarkom des Knochens und Osteonekrosen (bei Aids-Patienten).

Osteomyelitis tuberculosa

Chronische Osteomyelitis ▶ S. 182

Definition. Hämatogen entstandene, durch das Mycobacterium tuberculosis, seltener durch M. bovis bzw. M. africanum verursachte Osteomyelitis, die oft Knochen und Gelenke gleichzeitig befällt.

Inzidenz. Etwa ein Drittel der Weltbevölkerung ist mit TB infiziert. 85% der Infektionen betreffen die Lunge, etwa 15% manifestieren sich extrapulmonal, d.h. in Lymphknoten, im Urogenitaltrakt oder in Knochen und Gelenken. Die Osteomyelitis tuberculosa ist die häufigste spezifische, den Knochen befallende Entzündung. Alle Altersstufen können erkranken, in Endemiegebieten manifestiert sich die Erkrankung meist im jungen Erwachsenalter. Die Prävalenz ist bei HIV-Infektion, Alkoholismus und bei Kortikosteroidtherapie erhöht. Der unauffällige Hauttest schließt eine Skelett-TBC fast immer aus, Ausnahmen gibt es bei Aids-Patienten und im Zustand schwerer Malnutrition.

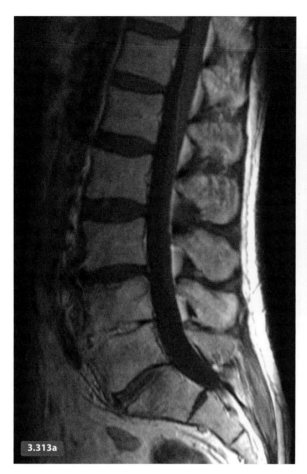
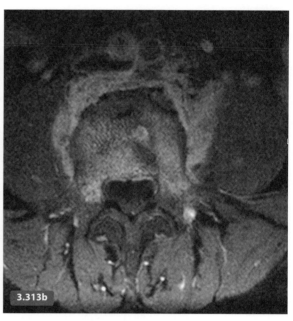

Abb. 3.313. a Spezifische Spondylodiszitis im Bandscheibenraum L 4/5. Spinecho-T1-gewichtet, nach Kontrastmittelgabe. **b** Tuberkulöse Spondylodiszitis, Spinecho-T1-gewichtet, nach Kontrastmittelgabe

Lokalisation. Die Wirbelsäule ist mit 50% Hauptmanifestationsort (spezifische Spondylodiszitis), es folgen Hüft- und Kniegelenk. Bei Kindern sind meist die kurzen Röhrenknochen der Hände und Füße befallen.

Radiologie. 1. *Tuberkulöse Spondylodiszitis*: Die untere BWS und insbesondere der 1. LWK sind die häufigsten Manifestationsorte. Es können einzelne Wirbelkörper, aber auch ganze Wirbelsäulenabschnitte oder Ileosakralgelenke (bis zu zehn benachbarte Wirbelkörper) betroffen sein. 82% der spinalen Tuberkulosen beginnen im anterioren Abschnitt der Wirbelkörper (»Spondylitis anterior«). In einem Zeitraum von 2 bis 5 Monaten breitet sich die Infektion entlang dem anterioren (posterioren) Längsband aus und erreicht die benachbarte Bandscheibe. Die Infektion des Diskus führt zu seiner Höhenabnahme. Die Kombination aus Wirbelkörperdestruktion und Diskushöhenabnahme ist prinzipiell identisch zur Spondylodiszitis anderer Erreger, allerdings verläuft die tuberkulöse Infektion sehr viel langsamer. Die paraspinale Infiltration und Abszedierung erfolgt meist anteriolateral und in den Psoasmuskel. Wirbelkörperkollaps und Wirbeldestruktion führen zur typischen Kyphose (Gibbus). Eine ausgeheilte spinale TBC hinterlässt häufig eine Blockwirbelbildung (Fusion) und dichte Elfenbeinwirbel. Atlantoaxiale Destruktionen und intramedulläre Rückenmarkskompressionen sind sehr selten.

▼

Differentialdiagnose zur unspezifischen Spondylitis: Die Spondylodiscitis tuberculosa zeigt neben den Zeichen der konventionellen Spondylitis besonders häufig einen intraossären Abszess (ähnlich einer Brucellose), eine Meningenbeteiligung, eine subligamentäre Ausbreitung und, besonders ausgeprägte, paraspinale Abszessformation. Der Verlauf ist nur langsam über Monate hinweg progredient. Die Knochen-TBC kann als reine Spondylitis, d.h. ohne Diskusbeteiligung ablaufen.

2. *Tuberkulöse Osteomyelitis*: Jeder Knochen kann betroffen sein. In den langen Röhrenknochen ist meist die Epiphyse betroffen, so dass die Infektion in das benachbarte Gelenkcavum einbrechen kann. Bei Kindern kann die Infektion die Metaphyse und Wachstumsfuge betreffen und zu Wachstumsstörungen führen. Ein diaphysärer Befall der Röhrenknochen ist hingegen selten (1%). Radiologisch findet sich eine fleckige, teils osteolytische, von Sklerosezonen durchzogene Läsion. Die infizierten Knochentrabekel werden resorbiert. Perifokal meist Knochenatrophie (Osteoporose). Eine reaktive Periostitis ossificans ist selten. Eine besondere Verlaufsform ist die zystische Skelett-TBC. Käsige Knochennekrosen können als intraossäre Zysten imponieren, im Kindesalter kann das Extremitätenskelett dadurch symmetrisch zystisch durchsetzt sein (meist Metaphysen). Im Gegensatz dazu ist die zystische Knochen-TBC des Erwachsenen im Achsenskelett, Schädel und Schultergürtel zu finden und zeigt eher eine feine Randsklerose um die zystischen Läsionen herum.

3. Die *tuberkulöse Daktylitis* der kleinen Röhrenknochen der Hände und Füße ist fast nur bei Kindern unter 10 Jahren zu finden. Die Erkrankung beginnt mit einer Weichteilschwellung, später wird der feinwabige-zystische Knochenumbau und die geringe Periostreaktion sichtbar. Im Spätstadium kann der betroffene Röhrenknochen expansiv ausgedünnt sein (Spina ventosa), histologisch ist der Markraum dann vollständig mit tuberkulösen Granulomen aufgefüllt. Die Spina ventosa kann auch bei Pilzinfektionen des Knochens, bei Leukosen, Sarkoidose und Sichelzellanämie gefunden werden.

4. *Tuberkulöse Arthritis*: ▶ s. Abschn. 5.1, Gelenkerkrankungen, pyogene Arthritiden.

Szintigraphie. Langanhaltende, mäßiggradige Mehrspeicherung. Bei multifokalem Befall dient das Skelettszintigramm zum Nachweis weiterer Herde.

Differentialdiagnose. Unzpezifische Osteomyelitis, Brucellose.

Spondylitis infectiosa

Chordom ▶ S. 137
Metastasen ▶ S. 166
Spondylodiscitis rheumatica ▶ S. 267
Osteochondrosis intervertebralis ▶ S. 358
M. Scheuermann ▶ S. 360

Definition. Primäre hämatogene Keimabsiedelung im diskusnahen, meist vorderen Wirbelkörperabschnitt. Nur der noch vaskularisierte Diskus des Kleinkindes kann als alleinige Diszitis infiziert sein, beim Erwachsenen immer Befall des diskusnahen Knochens (Spondylodiszitis). Die klinische Latenzzeit zwischen Infektion und Symptomatik beträgt bei unspezifischen Keimen wenige Wochen, bei Mycobacterium tuberculosis mehrere Monate.

Lokalisation. In 70% ist die LWS befallen; bei tuberkulöser Spondylitis in 50% die untere BWS und LWK 1.

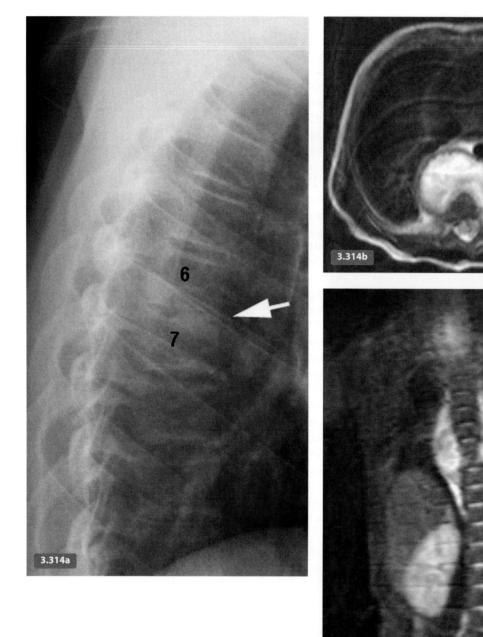

Abb. 3.314. **a** Spondylodiszitis bei einem 14-jährigen Jungen BWK 6/7. **b** Der Befund dargestellt im Spinecho-T2-gewichtet. Ausgedehnter paravertebraler Abszess. **c** STIR-Sequenz dieser Spondylodiszitis mit spindelförmigem Abszess, ausgehend von Th 6/7

Erregerspektrum: Staphylococcus aureus, gramnegative Erreger, Brucellen. Mycobacterium tuberculosis (▶ s. »Osteomyelitis tuberculosa«).

Radiologie. Initiales Zeichen ist in der Hälfte der Fälle die reaktionslose Diskushöhenabnahme mit Unschärfe der Wirbelgrund- bzw. deckplatte. Später finden sich Destruktionen der betroffenen Wirbelkörper, asymmetrische Wirbelsinterung und Gibbusbildung. Im Reparationsstadium zunehmende Glättung und schärfere Abgrenzung der Abschlussplatten mit Randsklerose.

3.6 · Osteomyelogene Knochentumoren

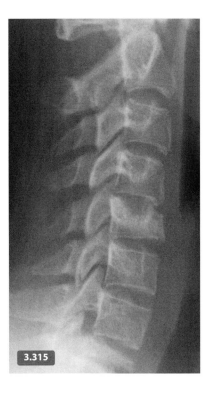

◘ **Abb. 3.315.** Spondylodiszitis HWK 4/5 bei einem 10-jährigen Mädchen

MRT. In den T1-gewichteten, sagittalen Aufnahmen typische Unschärfe von Wirbelabschlussplatten (84%) mit subdiskaler Signalminderung. Prävertebrale Weichteilschwellung (97%), evtl. mit Abszedierung. In den sagittalen T1-gewichteten Sequenzen mit Fettsättigung und nach Kontrastmittelgabe charakteristische Kontrastmittelanreicherung im Diskusraum und den subdiskalen Wirbelanteilen (95%). In den fettsupprimierten T2-Bildern sind die infizierten Bandscheiben signalhyperintens (93%). Häufiger zeigt der ganze Wirbelkörper eine Signaländerung in den fettsupprimierten T2-Bildern bzw. STIR-Bildern (66%), seltener ist nur ein Teil des Wirbelkörpers signalreich dargestellt (33%).

Differentialdiagnose. Chordom; Metastasen, Spondylodiscitis rheumatica (bei Patienten mit rheumatoider Arthritis), degenerative Bandscheibenerkrankung (Osteochondrosis intervertebralis mit subdiskaler Sklerose und Spondylophyten, Bandscheibenvakuumphänomen), M. Scheuermann (juvenile Deformierung der Brustwirbelkörper mit Keilform der Wirbelkörper und Einbrüche in die Wirbelabschlussplatten, sog. »Schmorl-Knötchen«).

Sarkoidose des Knochens

Definition. Granulomatöse Entzündung ungeklärter Ätiologie, die vorwiegend das retikuloendotheliale System, in 10–20% der Fälle den Knochen befällt.

Inzidenz. Der Häufigkeitsgipfel liegt zwischen dem 20. und 40. Lebensjahr, beide Geschlechter sind etwa gleich häufig betroffen. Die Erkrankung ist häufig.

Lokalisation. Vorwiegend betroffen sind die Mittel- und Endphalangen von Finger und Zehen (Ostitis cystoides multiplex Jüngling).

Enchondrom ► S. 55
Solitäre Knochenzyste ► S. 142
Chronische Osteomyelitis ► S. 182
Knochen-TBC ► S. 189

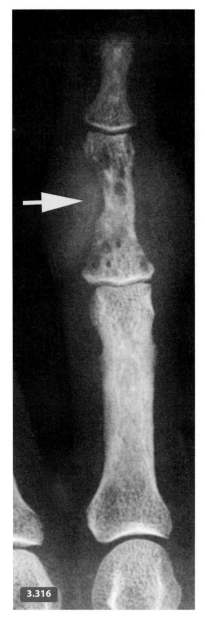

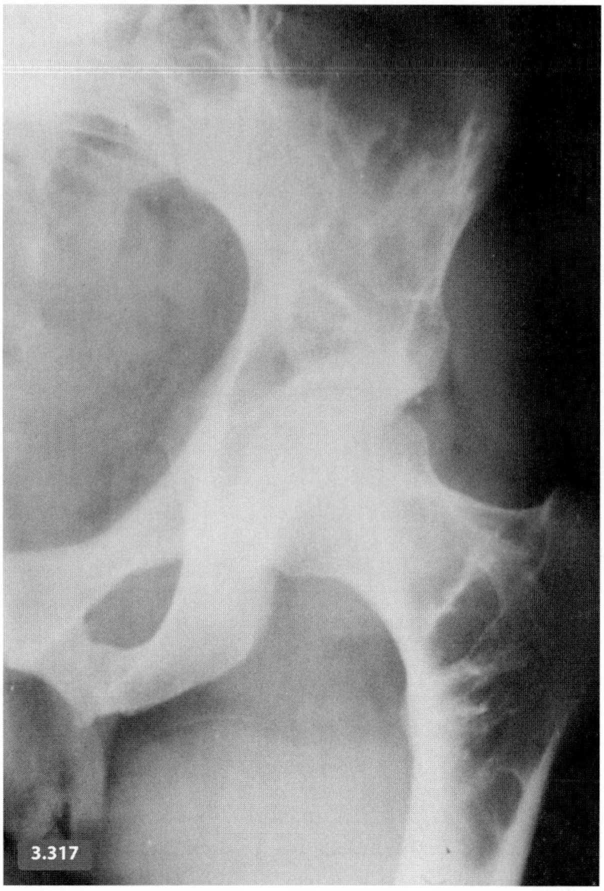

◘ **Abb. 3.316.** Skelettsarkoidose Mittel- und Endglied des Zeigefingers

◘ **Abb. 3.317.** Skelettechinokokkose des Os ilii und des proximalen Femurs

Solitäre Knochenzyste ▶ S. 142

Radiologie. In den kurzen Röhrenknochen kommt es meist zu einer scharf begrenzten, fleckig-zystische Aufhellung ohne nachweisbare Randsklerose oder reaktive Periostitis. Auch werden (multifokale) Osteosklerosen beobachtet, charakteristisch ist eine bandförmige Sklerose bei Befall der Darmbeinschaufeln.

Szintigraphie. Positiv (bei fortschreitender Erkrankung mit reaktivem Knochenumbau). Das Skelettszinitigramm hilft bei dem Nachweis multipler Läsionen.

Differentialdiagnose. Enchondrom, solitäre Knochenzyste, chronische Osteomyelitis. Knochen-TBC.

Ossäre Echinokokkose

Definition. Parasitärer Befall der Knochen durch die Finnen des Hundebandwurmes. Die serologische Diagnostik ist unzuverlässig.

Inzidenz. Überwiegend betroffen sind Kinder und Jugendliche.

Lokalisation. Am häufigsten sind das Becken und die Wirbelsäule betroffen, weniger häufig die langen Röhrenknochen und der Schädel.

3.6 · Osteomyelogene Knochentumoren

Radiologie. Multizystischer Knochenumbau, der große Teile des befallenen Skelettabschnitts einnehmen kann. Fokal kann eine Randsklerose nachweisbar sein. Der Knochen ist zumeist aufgetrieben, die Kortikalis kann verdünnt sein, ist jedoch in ihrer Kontinuität erhalten. Eine Periostreaktion fehlt.

Szintigraphie. Im Randbereich der Läsion positiv.

Differentialdiagnose. Solitäre Knochenzyste.

Myositis ossificans

Osteosarkom ▶ S. 82

Definition. Tumorähnliche, heterotope Knochenneubildung im Weichgewebe, meist innerhalb der Muskulatur, seltener in Sehnen oder Bändern). Die Läsion entsteht nach einem Trauma, ist während der Wachstumsphase schmerzvoll und überwärmt. Das Wachstum der Läsion ist selbstlimitierend, kann aber eine Größe von bis zu 10 cm im Durchmesser erreichen.

Inzidenz. Jedes Patientenalter kann betroffen sein.

Lokalisation. Die am häufigsten betroffenen Stellen sind Knie, Ober- und Unterschenkel sowie Hüften (insbesondere bei paraplegischen Patienten).

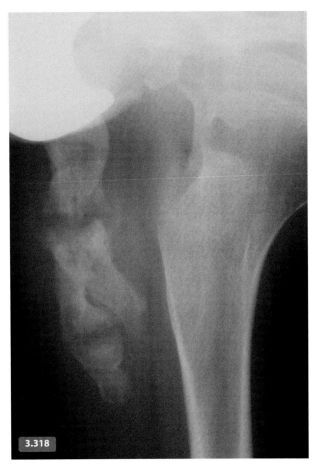

Abb. 3.318. Myositis ossificans posttraumatica bei einem 13-jährigen Jungen

Abb. 3.319. **a** Myositis ossificans posttraumatica des Oberschenkels bei einer 15-Jährigen. **b** Myositis ossificans in der MRT-Darstellung. Die Läsion ist nimmt inhomogen Kontrastmittel auf (Spinecho-T1-gewichtet mit Fettsuppression nach Kontrastmittelgabe). **c** Die T2-gewichtete fettsupprimierte Sequenz zeigt ein perifokales Muskelödem. Kreatininkinase im Serum war normal

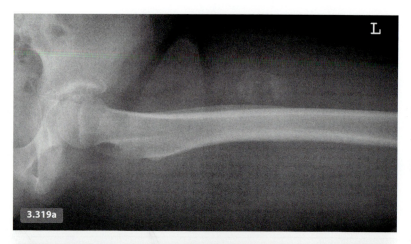
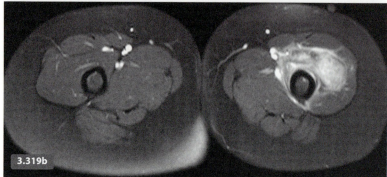
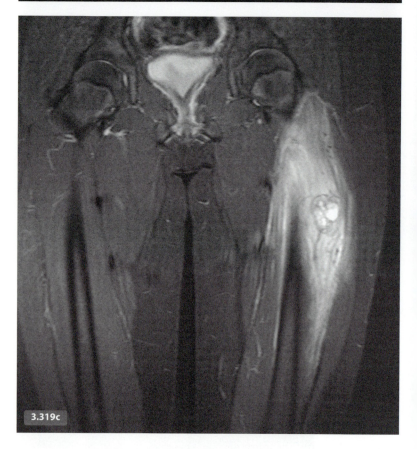

3.6 · Osteomyelogene Knochentumoren

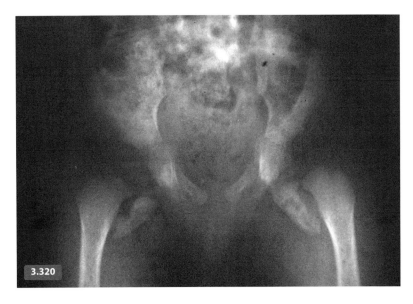

Abb. 3.320. Myositis ossificans progressiva bei einem 3 Monate alten Mädchen

Radiologie. Im Proliferationsstadium findet sich eine im Röntgenbild flaue, unscharfe Weichteilmasse ohne Kalzifikationen. Mit zunehmender Reifung der Läsion kommt es zunächst zu einer Kalzifikation der Randstrukturen (Kalkschale), die etwa 6 bis 8 Wochen nach dem Trauma auf dem Röntgenbild gut zu erkennen ist. Längere Zeit bleibt das Zentrum der Läsion ohne Kalzifikation.

MRT. In Abhängigkeit vom Stadium (Proliferation, Reifung) finden sich unterschiedliche MRT-Befunde. Im akuten Stadium findet sich eine inhomogene, unscharf berandete Läsion mit hyperintensen Bezirken im T2-Bild. Die MRT zeigt einen pseudomalignen Weichteilprozess. Im Reifestadium ist der Weichteiltumor scharf abgrenzbar, kann Fettinseln mit entsprechenden charakteristischen Signalveränderungen aufweisen und ist im T2-Bild meistens hyperintens-inhomogen nachweisbar.

Szintigraphie. 1. Zur Frühdiagnostik: Es findet sich in allen drei Phasen bereits eine vermehrte Speicherung, bevor im Röntgen Verkalkungen nachweisbar sind.

2. Zur Bestimmung eines geeigneten Operationszeitpunktes: Bei nachgewiesener Aktivität im 3-Phasen-Skelettszintigramm kommt es postoperativ gehäuft zu Rezidiven.

Differentialdiagnose. Osteosarkom (kann auch histologisch eine schwierige DD sein). Im Gegensatz zum Osteosarkom ist die Verkalkung bei einer Myositis ossificans aber zunächst in der Peripherie der Läsion nachweisbar. Es findet sich stets eine gute Grenzzone zwischen der Myositis ossificans und dem benachbarten Knochen.

Es sollten immer Verlaufskontrollen zum Ausschluss eines parostealen Osteosarkoms oder sonstigen Weichteiltumors durchgeführt werden. In der Verlaufskontrolle müssen nach und nach die »Reifungszeichen« der Myositis ossificans nachweisbar sein.

»Myositis ossificans multiplex progressiva«, synonym Münchmeyer-Syndrom (Abb. 3.320): Seltene Erkrankung mit progressiver fortschreitender Verknöcherung der quergestreiften Muskulatur während der Wachstumsphase.

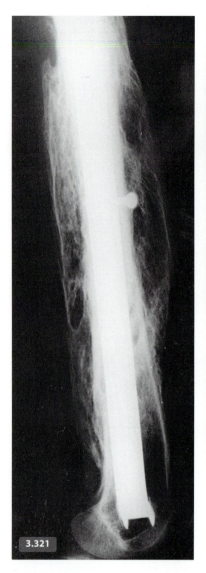

3.321

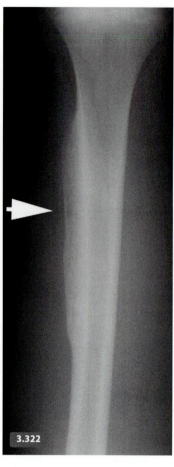

3.322

Abb. 3.321. Chronische, posttraumatische Periostitis ossificans bei einem 18-jährigen Mann nach infizierter Osteosynthese

Abb. 3.322. Chronische Periostitis ossificans entlang des Tibiaschaftes

Beginn meist im Nacken, Rumpf, Becken. Häufig andere Deformitäten wie Mikrodaktylie, v.a. von Daumen und Großzehen. Ursächlich liegt eine Differenzierungsstörung des Mesenchyms vor.

Periostitis ossificans

Definition. Reaktion des periostalen Bindegewebes auf eine Entzündung mit Bildung von neuem Knochen.

Inzidenz. Die reaktive Veränderung tritt bei der Osteomyelitis auf, zumeist beim Jugendlichen. Sie ist relativ häufig.

Lokalisation. Siehe »Osteomyelitis«.

Radiologie. Je nach Stadium der Osteomyelitis: Anfänglich lässt sich eine Verbreiterung des Periostes erkennen, das eine Doppelkontur aufweisen kann. Spiculae bilden sich nach etwa 2 bis 3 Wochen aus. Später beobachtet man Knochenschalen, die doppeltkonturiert sein können.

Szintigraphie. Positiv in allen drei Phasen.

Differentialdiagnose. Ewing-Sarkom, Entzündliche Periostitis ossificans.

Ewing-Sarkom ▶ S. 117

Skelettdysplasien: Generalisierte Änderungen von Wachstum oder Form

4.1 Wie klassifiziert man Skelettdysplasien? – 200
      Achondrogenesis Typ I – 200
      Achondrogenesis Typ II – 201
      Achondroplasie – 202
      Asphyxierende Thoraxdysplasie – 203
      Cherubismus – 206
      Chondrodysplasia-punctata-Gruppe – 206
      Chondroektodermale Dysplasie – 209
      Cleidokraniale Dysplasie – 212
      Diaphysäre Dysplasie Typ Camurati-Engelmann – 212
      Diastrophische Dysplasie – 215
      Dyschondroosteosis Léri-Weill – 215
      Dysplasia epiphysealis hemmimelica Trevor-Fairbank – 215
      Enchondromatosis – 217
      Endostale Hyperostose von Buchem – 219
      Endostale Hyperostose Worth – 219
      Multiple kataloginäre Exostosen, Osteochondromatose – 220
      Hypochondroplasie – 223
      Kampomele Dysplasie – 223
      Klippel-Feil-Anomalie – 224
      Kniest-Dysplasie – 225
      Kurzrippen(Polydaktylie)-Syndrome – 226
      Kyphomele Dysplasie – 228
      Madelung-Deformität – 229
      Maffucci-Syndrom – 231
      Melorheostose – 231
      Mesomele Dysplasie – 231
      Gemischte sklerosierende Knochendysplasie – 232
      Metaphysäre Chondrodysplasien – 232
      Metatrope Dysplasie – 234
      Multiple epiphysäre Dysplasie – 236
      Neurofibromatose I (v. Recklinghausen, NF1) – 239
      Osteogenesis imperfecta (OI) – 240
      Osteopathia striata – 244
      Osteopetrosis – 244
      Osteopoikilose – 247
      Progressive pseudorheumatoide Chondrodysplasie (PPC) – 247
      Pseudoachondroplasie – 249
      Pyknodysostose – 250
      Morbus Pyle – 251
      Robinow-Syndrom – 251
      Spondyloepimetaphysäre Dysplasien – 252
      Spondyloepiphysäre Dysplasien – 252
      Sprengel-Deformität – 258
      Thanatophore Dysplasie – 258
      Thanatophore Dysplasievarianten – 261
      Tibia vara – 261
      Trichorhinophalangeales Syndrom Typ I – 261

> **Definition.** Skelettdysplasien (Osteochondrodysplasien) sind systemische Entwicklungsstörungen des Knorpel- und Knochengewebes.

4.1 Wie klassifiziert man Skelettdysplasien?

In der jetzt gültigen Klassifikation der Skelettdysplasien, der »Pariser Nomenklatur« in der Fassung von 1997, werden 32 Gruppen (Familien) mit insgesamt 225 einzelnen Dysplasien (Entitäten) gruppiert. Bei etwa 100 dieser Dysplasien sind die genetischen Defekte molekularbiologisch kartiert.

Die Basisdiagnostik stellen die Röntgenaufnahmen des Skeletts dar. Ein Minimalprogramm zur Erfassung einer Skelettdysplasie umfasst: Lendenwirbelsäule in 2 Ebenen, Beckenübersicht, Hand links a.-p., Femur a.-p. mit Hüfte und Knie und Schädel seitlich.

Bei Totgeborenen/Aborten empfiehlt sich die Anfertigung einer Übersichtsaufnahme des Gesamtskeletts (Babygramm).

Oft kann eine sinnvolle Diagnose erst im Rahmen des klinischen Gesamtbilds gestellt werden, wichtig ist die Inspektion des Patienten, Messung der Körpergröße und Körperproportionen, bestimmte Laborwerte (Pankreasenzyme, alkalische Phosphatase, Blutbild) sowie die Familienanamnese. Skelettdysplasien sind genetische Erkrankungen mit erheblichen, auch intrafamiliären Unterschieden in der Ausprägung (Expressivität und Penetranz). Die praktische Bedeutung der Skelettdysplasiediagnostik liegt in der genetischen Beratung der betroffenen Familie und der Prognosestellung.

Noch seltenere Skelettdysplasien können mit Hilfe des Standardwerks von Spranger (2002) gesucht werden. Das kommerzielle Datenbanksystem REAMS (London) und die Internet-Datenbank genetischer Erkrankungen des amerikanischen NIH (http://www.ncbi.nlm.nih.gov/Omim) sind weitere Hilfen zur Differentialdiagnostik.

Dargestellt sind Skelettdysplasien, welche mit einer Frequenz von mehr als 0,5/100.000 Lebendgeborenen in Europa auftreten.

Die nachfolgenden 50 häufigsten Skelettdysplasien werden nach alphabetischer Ordnung stichwortartig mit ihren wichtigsten radiologischen Kennzeichen abgehandelt.

Achondrogenesis Typ I

Definition. Frühletale Skelettdysplasie mit charakteristischen Knochenveränderungen. Autosomal-rezessiv vererbt.

> **Radiologie.** Ausgeprägter mikromeler Zwergwuchs mit stummelartigen Extremitäten. Verminderter Mineralsalzgehalt und unzureichende Ossifikation des Schädelknochens sowie fehlende, oder stark eingeschränkte Ossifikation von Sakrum und Wirbelkörpern. Kurze, horizontale und dünne Rippen mit becherförmiger Auftreibung der Rippenenden. Beim Typ I a kurze und dünne Rippen mit aufgetriebenen Rippenenden und häufig auch Rippenfrakturen. Deformierte und sehr kleine Beckenschaufeln, fehlende Ossifikation von Os pubis und Os sacrum. Ausgeprägte Verkürzung der langen Röhrenknochen mit trapezoiden-länglichen (Ib) oder keilförmigen krummen (Ia) Femura. Häufig fetaler Hydrops und Polyhydramnion.

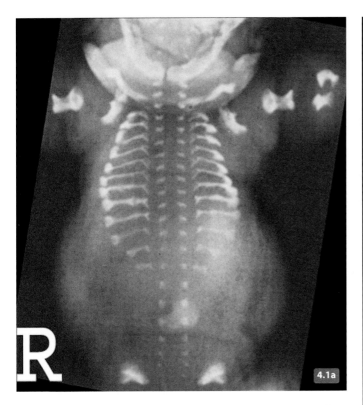
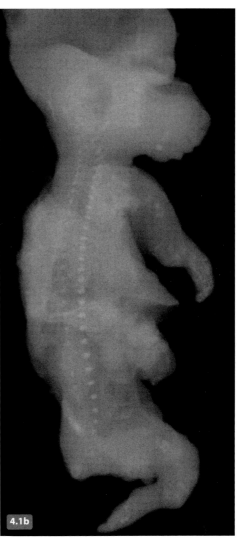

Abb. 4.1. a Achondrogenesis I. Ausgeprägter Zwergwuchs dieses neugeborenen mit stummelartigen langen Röhrenknochen. Wirbelkörper bislang nicht ossifiziert. Kurze und horizontal stehende Rippen. Sehr kleine Beckenschaufeln mit fehlender Ossifikation von Os pubis und Os sacrum. **b** Sektionsfall aus der 18. SSW: Achondrogenesis Ib. Im Gegensatz zum Typ Ia ist die Fibula nicht ossifiziert, die Femura stark gekrümmt

Achondrogenesis Typ II

Synonym. Langer-Saldino-Typ.

Definition. Letale Osteochondrodysplasie mit schwerem angeborenem Minderwuchs mit kurzem Rumpf und kurzen Extremitäten. Autosomal-dominant vererbt. Gehört zur Gruppe der Typ-II-Kollagenopathien, einer Gruppe von COL2A1-Gen-Defekten mit breitem phänotypischen Spektrum, von der klinisch harmlosen Hypochondroplasie über Kniest-Dysplasie und spondyloepiphysären Dysplasie bis hin zur letalen Achondrogenesis Typ II.

> **Radiologie.** Schwere Osteopenie aller oder der meisten Wirbelkörper. Bei Geburt nicht ossifiziertes Os sacrum, Os ischium, Os pubis, Talus und Kalkaneus. Ausgeprägte Verkürzung der langen Röhrenknochen sowie der kurzen Röhrenknochen von Händen und Füßen. Konkave Metaphysen. Schädeldach mit normaler Ossifikation. Kleine Beckenschaufeln mit konkaven inferioren und medialen Rändern. Unterschiedliche Verkürzung der Rippen.

Differentialdiagnose. Andere Typ-II-Kollagenopathien (▶ s. Definition).

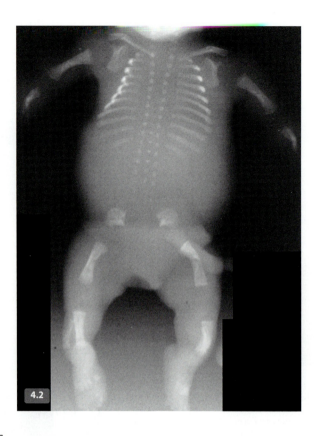

Abb. 4.2. Achondrogenesis Typ II. Bei diesem Neugeborenen ist die Ossifikation der Wirbelkörper, des Os sacrums, des Os pubis sowie von Talus und Kalkaneus ausgeblieben. Kurze Rippen

Hypochondroplasie ▶ S. 223

Achondroplasie

Synonym. Chondrodystrophie.

Definition. Disproportionierter kurzgliedriger Minderwuchs mit fast normaler Sitzhöhe. Ausgelöst durch eine Mutation auf dem FGFR3-Gen auf Chromosom 4 (4p.16.3), welcher den Fibroblasten-Wachstumsrezeptor kodiert (enchondrales Wachstum). Erwachsengröße zwischen 116 cm und 140 cm.

Inzidenz. Häufigste nichtletale Skelettdysplasie mit ungefähr einem Fall bei 26.000 Lebendgeborenen.

Radiologie. Großer Schädel mit schmalem Foramen magnum. Kleine hintere Schädelgrube wegen einer Kraniosynostose der Schädelbasis. Häufig Erweiterung der Seitenventrikel. Eingesunkene Nasenwurzel. Kurze, flache Wirbelkörper. Torpedoartige Form der Wirbelkörper in den ersten Lebensjahren. Der normale Zuwachs der Interpedikulardistanzen zwischen Wirbelkörper LWK 1 und LWK 5 fehlt. Vielmehr sind die Interpedikulardistanzen von LWK 1 und LWK 5 identisch oder werden nach kaudal hin sogar schmäler. In den seitlichen Aufnahmen der LWS finden sich kurze Pedikel mit einem engen Rückenmarkkanal. Häufig anteriore Keilbildung einer oder mehrerer Wirbelkörper. Champagnerglasform des Beckens. Quadratische Beckenschaufeln. Flaches Azetabulumdach.

Mikromelie. Kurze und dicke lange Röhrenknochen mit V-geformten Metaphysen. Proximale Femura sind transparent durch den ver-

4.1 · Skelettdysplasien

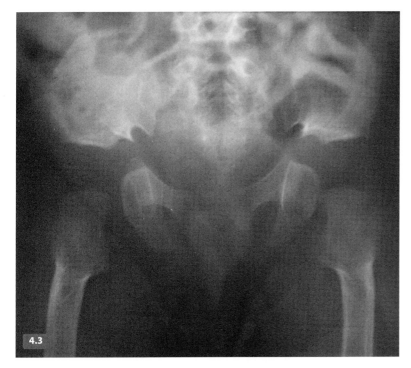

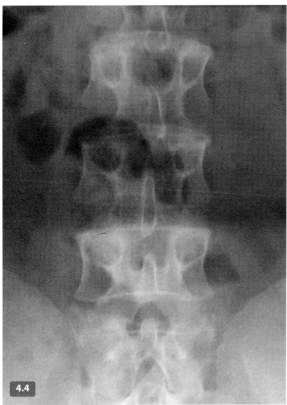

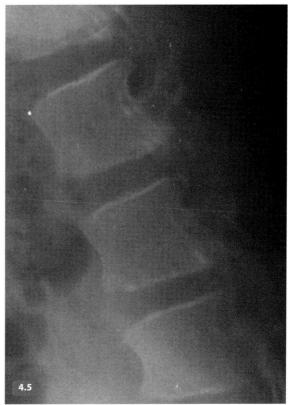

◘ **Abb. 4.3.** Achondroplasie. Diagnose durch Beckenübersichtsaufnahme mit Champagnerglasform des Beckens. Abgeflachtes Azetabulum. Mediale Spornbildung am medialen Azetabulumrand bds. Proximale Femura bzw. Schenkelhälse sind osteopen (verminderter a.-p.-Durchmesser des Schenkelhalses)

◘ **Abb. 4.4.** Konvergenz der Interpedikularabstände im Lumbalbereich, d.h. die Abstände zwischen 2 Pedikeln ist bei WK L5 geringer als bei WK L1

◘ **Abb. 4.5.** Achondroplasie mit breiten Zwischenwirbelräumen und kurzen Pedikeln der a.-p.-Durchmesser der WK ist verringert. Häufig bogige Impression der WK-Hinterkante

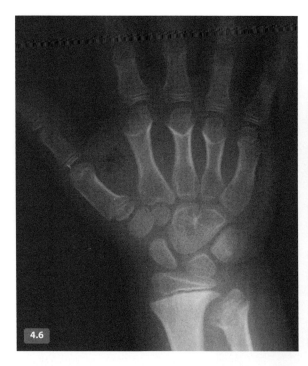
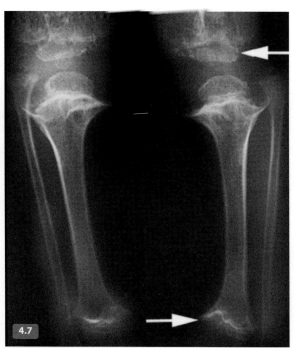

Abb. 4.6. Verkürzung der Metakarpalia sowie der kurzen Röhrenknochen des Handskeletts. Nicht selten findet sich eine Ulna-Minusvariante

Abb. 4.7. Relative Verlängerung der Fibula gegenüber der Tibia bei einem Achondroplasie-Patienten. V-förmig deformierte Metaphysen mit »zentraler Einbuchtung« der metaphysären Abschlussplatte

minderten anterioren-posterioren Durchmesser des Schenkelhals. Am Handskelett kurze und breite Metakarpalia und Phalangen. Häufig findet sich eine Verlängerung der Fibula gegenüber der Tibia. Kurze Rippen mit Becherungen der Rippenenden.

Differentialdiagnose. Hypochondroplasie, die Veränderungen sind ähnlich, aber quantitativ geringer ausgeprägt. Homozygote Achondroplasie, zeigt identische Veränderungen wie thanatophore Dysplasie.

Mesomelie ▶ S. 231
Chondroektodermale Dysplasie
▶ S. 209

Asphyxierende Thoraxdysplasie

Synonym. Jeune-Syndrom.

Definition. Bereits klinisch fällt der lange schmale Thorax, die Verkürzung der langen Röhrenknochen sowie die progressive Nephropathie auf. Im Regelfall schwere klinische Manifestation mit schwieriger Beatmungssituation. Häufig letaler Verlauf. Autosomal-rezessive Vererbung mit unterschiedlicher Expression.

Radiologie. Im Thoraxröntgenbild findet sich ein schmaler, glockenförmiger Thorax, kurze Rippen in horizontaler Ausrichtung, Fahrradlenker-Klavikel. Verkürzte Extremitäten. Kleines Becken, kleine, flache Beckenschaufeln. Dreizack-Azetabulum mit inferiorem Dorn am medialen Azetabulumrand. In zwei Drittel der Fälle bereits bei Geburt nachweisbare proximale Femurkopfossifikation. Brachydaktylie mit kurzen mittleren und distalen Phalangen, die metaphysären Abschlussplatten an den kurzen Röhrenknochen der Hand zeigen eine Becherung. Bei älteren Kindern Nachweis von Zapfenepiphysen. Gelegentlich Hexadaktylie. Häufig Sagittalnahtsynostose.

4.1 · Skelettdysplasien

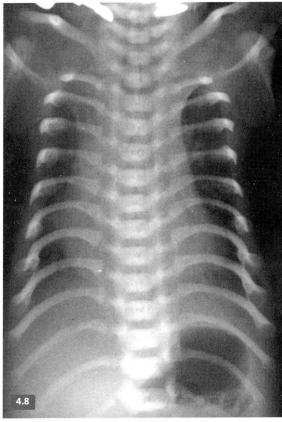

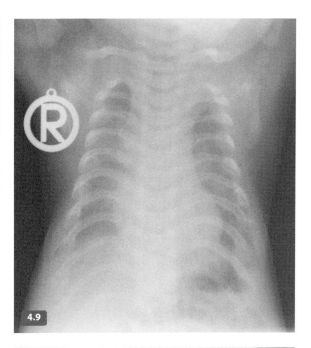

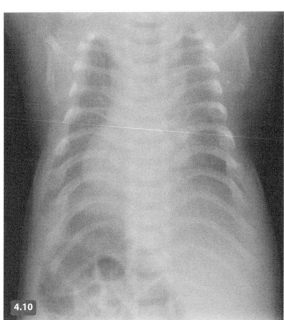

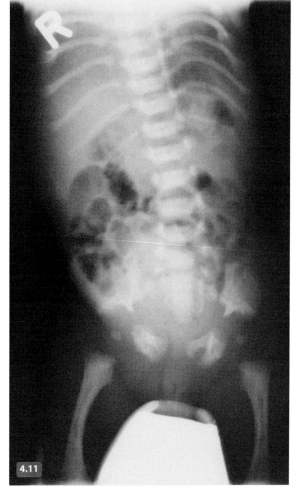

◘ **Abb. 4.8.** Asphyxierende Thoraxdysplasie mit schmalem, länglich konfiguriertem Thorax. Auffällige Fahrradlenker-Schlüsselbeine

◘ **Abb. 4.9.** Asphyxierende Thoraxdysplasie. Neugeborenes

◘ **Abb. 4.10.** Weiterer Fall einer asphyxierenden Thoraxdysplasie bei einem Neugeborenen mit Situs inversus kombiniert

◘ **Abb. 4.11.** Asphyxierende Thoraxdysplasie. Bereits bei der Geburt nachweisbare proximale Femurkopfossifikation. Kleine Beckenschaufeln sowie Dreizack-Azetabulum mit Spornbildung am medialen Azetabulumrand bds.

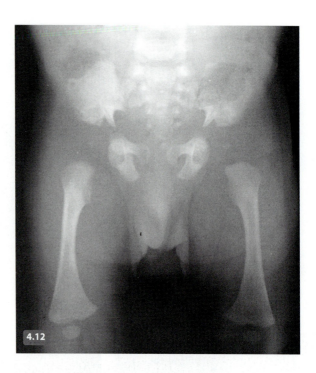

Abb. 4.12. Asphyxierende Thoraxdysplasie bei einem Neugeborenen. Kleine Beckenschaufeln sowie Dreizack-Azetabulum. Proximale Femurköpfe bereits bei Geburt ossifiziert

Differentialdiagnose. Andere Kurzrippensyndrome (dort Mesomelie!). Die Beckenkonfiguration und Brachydaktylie sind sehr ähnlich der chondroektodermalen Dysplasie.

Cherubismus

Definition. Autosomal-dominant vererbte, ausgeprägte Expansion der Mandibula, symmetrisch oder unilateral. Dieses Krankheitsbild hat seinen Namen von den barocken »Engelsbacken« der betroffenen Kinder. Deskriptiv wird der Terminus »Cherubismus« aber auch bei der beidseitigen fibrösen Dysplasie der Mandibula benutzt.

Radiologie. Seifenblasenartige Auftreibung der osteolytischen Mandibula. Die Maxilla ist nicht oder nur sehr gering beteiligt. Fehlanlage der Zähne bzw. dentale Agenesien.

Chondrodysplasia-punctata-Gruppe

Synonym. Stippled epiphyses.

Definition. Kennzeichnend für alle Formen der Chondrodysplasia punctata sind die punktförmigen Verkalkungen im kindlichen knorpeligen Skelett (Epiphysen, Wirbelsäule). Sie sind im Regelfall bei Geburt manifest. Genetisch sind die verschiedenen Krankheitsbilder der Chondrodysplasia-punctata-Gruppe heterogen. Die verschiedene Typen werden nachfolgend aufgeführt.

Conradi-Hünermann-Typ

Der Conradi-Hünermann-Typ hat eine X-chromosomal-dominant vererbte Erkrankung (Gen-Lokus Xp11.23-p11.22). Von den verschiedenen Chondrodysplasia punctata-Formen ist diese die häufigste und bekannteste.

4.1 · Skelettdysplasien

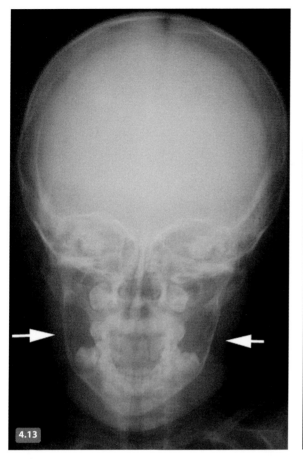

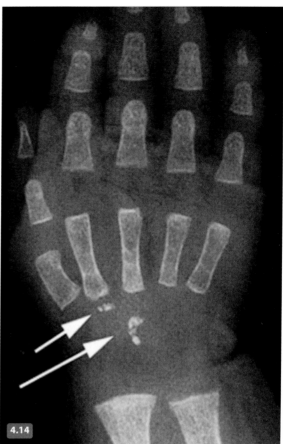

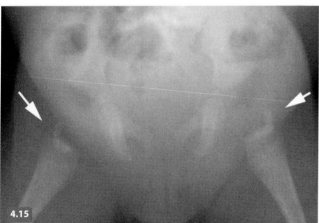

◘ **Abb. 4.13.** Cherubismus mit seifenblasenartiger Auftreibung der Mandibula bds.

◘ **Abb. 4.14.** Chondrodysplasia punctata vom Typ Conradi-Hünermann. Punktförmige Verkalkung in der Handwurzel bei einem 4 Wochen alten Säugling

◘ **Abb. 4.15.** Warfarin(Marcumar®)embryopathie mit Verkalkungen der proximalen Femurepiphyse bei einem Neugeborenen. Dies ist eine DD zu Chondrodysplasia-punctata-Dysplasien

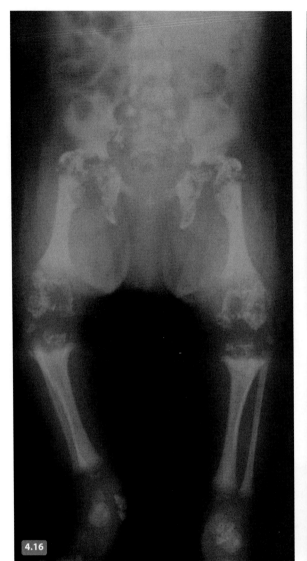
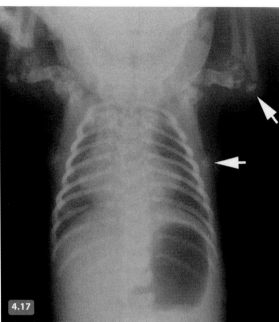
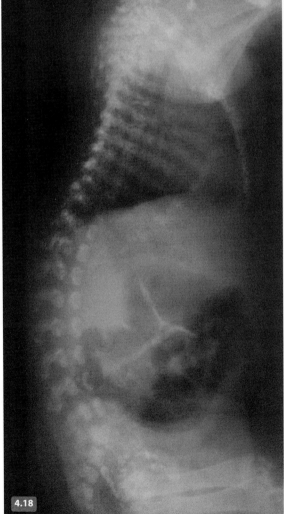

Abb. 4.16. Conradi-Hünermann-Typ einer Chondrodysplasia punctata mit multiplen Verkalkungen der Epiphysen

Abb. 4.17. Chondrodysplasia punctata Typ Conradi-Hünermann, hier auch Nachweis von Verkalkungen in der Thoraxwand

Abb. 4.18. Chondrodysplasia punctata Typ Conradi-Hünermann mit WK-Deformitäten. Die Wirbelkörper sind in der Form von kleinen Säulen angeordnet. Zudem lag eine Kyphoskoliose der BWS vor

> **Radiologie.** Asymmetrische Verkürzung aller langen Röhrenknochen. Punktförmige Verkalkungen in den knorpeligen Anteilen der Wirbelsäule, Sternum, Rippenenden, Processus coracoideus, Glenoid, Carpalia, Tarsalia, Beckenskelett sowie in den Weichteilen im Bereich der Gelenke, der distalen Epiphysenzentren langer Röhrenknochen, Trachea und Larynx. Multiple dichte Verkalkungen in den Wirbelkörpern (Kindesalter), Wirbelkörperdeformitäten, Skoliose, Mittelgesichtshypoplasie. Die Kalzifikationen verschwinden nach dem 2. bis 4. Lebensjahr.

Chondrodysplasia punctata vom rhizomelen Typ

Die Chondrodysplasia punctata vom rhizomelen Typ ist bereits deutlich seltener. Bei dieser Form findet sich die stippchenförmige Verkalkung überwiegend außerhalb des Achsenskeletts und kaum im Bereich von Larynx und Trachea. Sehr kurze Humeri und kurze Femura. Koronale Spaltenbildungen der Wirbelkörper (Säuglingsalter). Im Neuro-MRT findet sich eine schwere Myelinisierungsretardierung sowie eine zerebrale-kortikale Atrophie.

Sheffield-Typ

Bei der Chondrodysplasia punctata vom Sheffield-Typ ist das hervorragende Kennzeichen die punktförmigen Kalzifikationen von Talus und Kalkaneus, wobei der Kalkaneus aus mehreren Ossifikationszentren besteht.

Tibia-Metakarpalia-Typ

Beim autosomal-dominant vererbten Tibia-Metakarpalia-Typ finden sich eine Verkürzung des IV. Metakarpalia mit Kalkstippchen. Weitere Metakarpalia sowie proximale Phalangen können ebenfalls verkürzt sein. Kurze Tibiae, seltener auch andere lange Röhrenknochen verkürzt.

Differentialdiagnose. Alkoholembryopathie, Warfarin- und Hydantoinembryopathie. Rötelnembryopathie. Mütterlicher Diabetes. Mukolipiodose II. Trisomie 18 und 21.

Chondroektodermale Dysplasie

Synonym. Ellis van Creveld-Syndrom, mesoektodermale Dysplasie.

Definition. Bei Geburt manifest mit kurzen Rippen und schmalem Thorax, disproportionierten, zentrifugal betontem Zwerchwuchs, Polydaktylie der Hände (100%) und der Füße (25%).

Klinik. Disproportionierter Zwergwuchs mit nach distalwärts progressiver Verkürzung der Extremitäten; mit Nagelauffälligkeiten, Zahndysplasien und Herzfehlern. Autosomal-rezessive Vererbung mit Genort Chromosom 4p16.

> **Radiologie.** Hexadaktylie. Verkürzung der langen Röhrenknochen und der Rippen, Verbiegungen der langen Röhrenknochen. Abgeflachte und hypoplastische Beckenschaufeln sowie Dreizack-Deformität des medialen Azetabulumrands, prämature Ossifikation der Femurkopf-
> ▼

epiphyse mit verzögerter Ossifikation der Epiphysen in der Knieregion. Ausgeprägte Verkürzung der Fibulae. Exostose der medialen proximalen Tibia. Vergrößerung der proximalen Enden von Ulna und distalem Ende des Radius. Bei älteren Kindern nur 9 Karpalknochen. Beim Neugeborenen Knochensporn an der medialen Metaphyse der distalen Humeri.

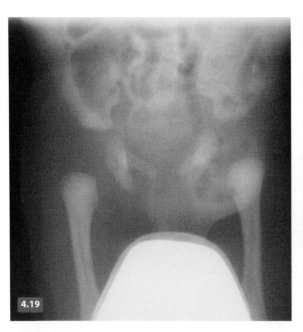

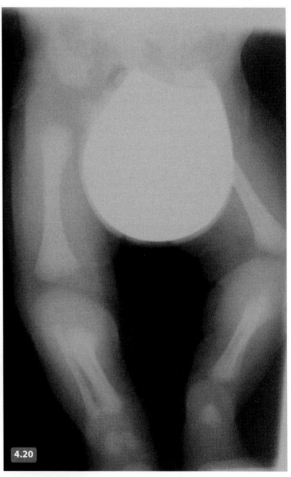

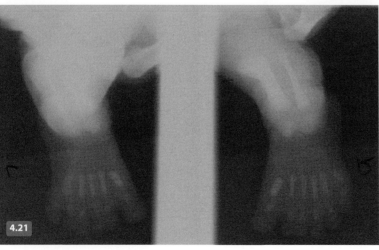

◘ **Abb. 4.19.** Chondroektodermale Dysplasie, Beckenübersichtsaufnahme bei einem Neugeborenen. Abgeflachte und hypoplastische Beckenschaufeln, angedeutete Dreizack-Deformität des medialen Azetabulumrandes, prämature Ossifikation der Femurkopfepiphyse links. Femura bds. verkürzt

◘ **Abb. 4.20.** Chondroektodermale Dysplasie bei einem Neugeborenen. Bislang keine Ossifikation der Knieepiphysen. Exostose an der medialen und proximalen Tibia, die Fibulaverkürzung ist bei diesem Neugeborenen noch nicht nachweisbar

◘ **Abb. 4.21.** Chondroektodermale Dysplasie mit Hexadaktylie beider Füße

4.1 · Skelettdysplasien

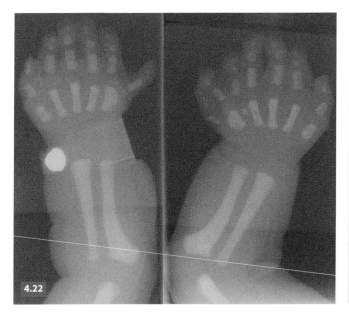

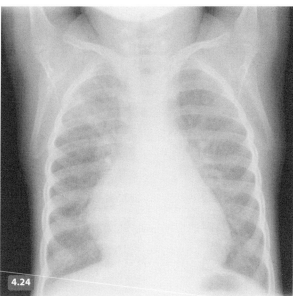

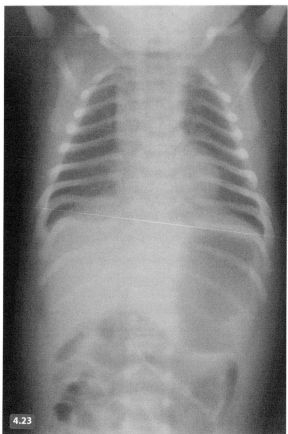

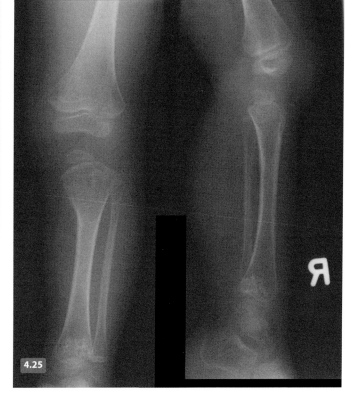

◘ **Abb. 4.22.** Chondroektodermale Dysplasie mit Hexadaktylie beider Hände

◘ **Abb. 4.23.** Chondroektodermale Dysplasie bei einem Neugeborenen mit relativ schmalem Thorax durch Verkürzung der Rippen

◘ **Abb. 4.24.** Chondroektodermale Dysplasie bei einem Patienten im Alter von 1 Jahr. Weiterhin schmaler Thorax

◘ **Abb. 4.25.** Chondroektodermale Dysplasie. Bei diesem 3 Jahre alten Kind findet sich die relative Verkürzung der Fibula gegenüber der Tibia.

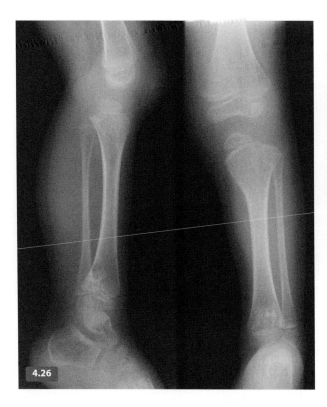
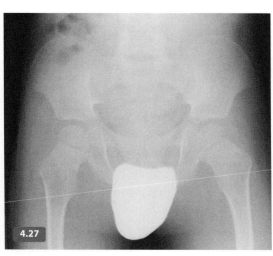

Abb. 4.26. Chondroektodermale Dysplasie mit disproportioniertem Zwergwuchs. Nach distalwärts progressive Verkürzung der Extremitäten. Ossifikationsauffälligkeiten an Metaphysen. Relativ kurze Fibulae

Abb. 4.27. Chondroektodermale Dysplasie bei einem 4-jährigen Kind mit fortgeschrittener Ossifikation der Femurkopfepiphyse (z.B. im Vergleich zu den Epiphysen der Knieregion). Horizontal stehendes Azetabulumdach bds. hypoplastische Beckenschaufeln bds.

Differentialdiagnose. Hexadaktylie, schmaler Thorax und Beckendysplasie kommen auch bei der asphyxierenden Thoraxdysplasie vor.

Cleidokraniale Dysplasie

Definition. Häufige Dysplasie mit großen Schädelfontanellen und weiten Suturen. Im Neugeborenenalter häufig eine erschwerte Respiration aufgrund eines zu kleinen Brustkorbes.

> **Radiologie.** *1.* Brachyzephaler Schädel mit multiplen Schaltknochen. Die anteriore Fontanelle bleibt bis in das Erwachsenenalter geöffnet. Steiler Klivus. Hypoplasie von Gesichtsschädelknochen. Breite Mandibula. Prognathie. *2.* Aplasie oder teilweise Aplasie der Klavikula beidseits. Schmale Scapulae. *3.* Sonst: Verschiedene Anomalien der Knochen des Handskeletts, verzögerte Ossifikation der Os pubis mit weitem Symphysenspalt, bis in das Erwachsenenalter nachweisbar. Unterentwickelte Darmbeinschaufeln. Verzögerte Zahnentwicklung. Posteriore Keilwirbelbildung der thorakalen Wirbelkörper.

Diaphysäre Dysplasie Typ Camurati-Engelmann

Definition. Progrediente diaphysäre Dysplasie mit charakteristischen Knochenveränderungen, Muskelschmerzen und -schwäche sowie Ganganomalien. Krankheitsbeginn der autosomal-dominanten Erbkrankheit in der frühen Kindheit. Ursache ist eine Mutation im TGFB-Gen Chromosom 19q13.1.

4.1 · Skelettdysplasien

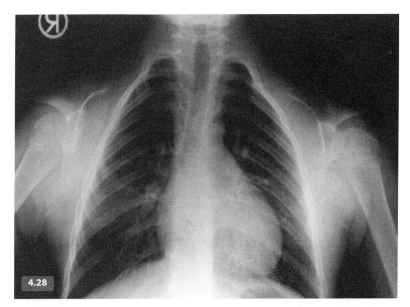

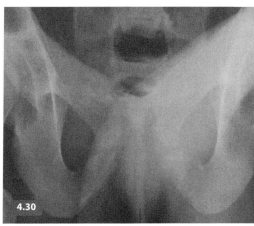

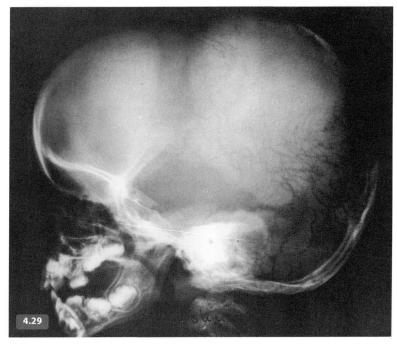

Abb. 4.28. Kleidokraniale Dysplasie mit Aplasie der Claviculae bds. und schmalen Scapulae

Abb. 4.29. Deformierter Schädel mit multiplen Schaltknochen insbesondere okzipital. Geöffnete vordere Fontanelle bei diesem 3-jährigen Jungen

Abb. 4.30. Kleidokraniale Dysplasie mit verzögerter Ossifikation des Os pubis mit weitem Symphysenspalt sowie noch sichtbare Synostose zw. Os pubis und Os ischii bds. bei einer erwachsenen Frau

Radiologie. Abnorme Dichte der Schädelbasis und progressive kortikale Sklerose der Diaphysen der langen und kurzen Röhrenknochen. Die Metaphyse ist im Regelfall von dieser Sklerose ausgespart, die Schädelkalotte kann beteiligt sein. Die Knochenszintigraphie zeigt eine vermehrte Aktivität in den langen Röhrenknochen. Die Kortikalis der langen Röhrenknochen zeigt eine interne und externe Dickezunahme. Dadurch wird der Markraum der langen Röhrenknochen in charakteristischer Weise langstreckig eingeengt.

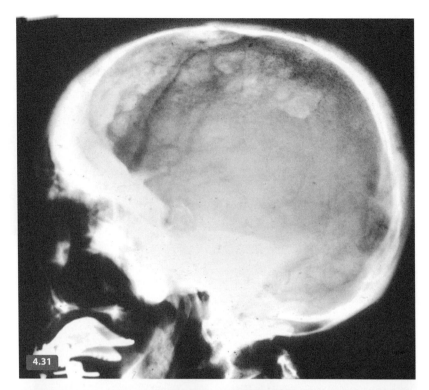

Abb. 4.31. Diaphysäre Dysplasie Typ Camurati-Engelmann mit abnormer Dichte von Schädelbasis und Schädelkalotte

Abb. 4.32. **a** Kortikale Sklerose der Diaphysen der langen und kurzen Röhrenknochen, hier am Beispiel des Femurs. Die Metaphysenregion ist von der Sklerose ausgespart. **b** Kortikale Sklerose bei diaphysärer Dysplasie Typ Camurati-Engelmann mit Befall von Tibia mit charakteristischer Aussparung der Metaphysenregionen

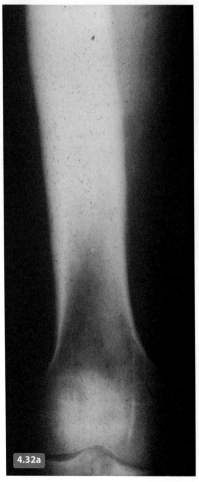
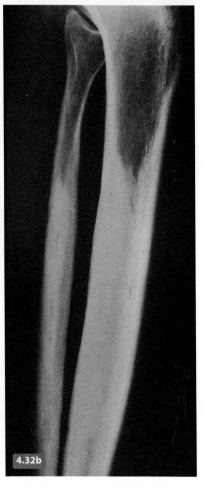

Diastrophische Dysplasie

Synonym. Atypische Achondroplasie mit Verplumpung von Händen und Füßen.

Definition. Ab der Geburt klinisch nachweisbare, autosomal-rezessiv vererbte Erkrankung mit einem mikromelen Zwergwuchs, Gelenkkontrakturen, Fußdeformitäten (Sichelfuß, Klumpfuß), Anhalterdaumen und Gaumenspalte (50%). Ursächlich ist eine Mutation im Sulfat-Transport-Gen (DTDST), wie bei Achondrogenesis IB und bei der multiplen epiphysären Dysplasie (MED).

> **Radiologie.** Manifestationen sind die kurzen, dicken und verplumpten Röhrenknochen mit verzögerter Ossifikation der abgeflachten Epiphysen. Kurze, breite Schenkelhälse, laterale distale Femurepiphyse unterossifiziert. Häufig kurzes und ovoides Metakarpale I im Kindesalter. Deformitäten von Tarsalia und Carpalia. Multiple Subluxationen der Gelenke, insbesondere Klumpfüße und Ellenbogenluxationen. Nach der Säuglingszeit progressive Skoliose und Kyphose. Zervikale Kyphose und häufige Subluxation des Atlantoaxialgelenkes. Dornfortsatzspaltenbildungen zervikal und sakral. Häufig Tracheomalazie.

Dyschondroosteosis Léri-Weill

Definition. Häufigste Form der mesomelen Dysplasie mit typischer Verkürzung und Verbiegung des distalen Radius.

> **Radiologie.** Verkürzung und Verbiegung von Radius und dreieckförmige Konfiguration der distalen Radiusepiphyse. Die Handwurzelknochen sind zwischen der V-förmig stehenden Gelenkflächen von distalem Radius und distaler Ulna keilförmig eingeklemmt. Verkürzung beider Tibiae. Differentialdiagnostisch müssen andere Skeletterkrankungen mit einer Madelung-Deformität (so wird die Konfiguration von distalem Radius und Ulna bezeichnet) ausgeschlossen werden (posttraumatisch, Turner-Syndrom, akromesomele Dysplasie).

Dysplasia epiphysealis hemmimelica Trevor-Fairbank

| Osteochondrom ▶ S. 53 |

Definition. Typische unilaterale und asymmetrische Vergrößerung eines Knie- oder Sprunggelenkes mit Varus- oder Valgus-Fehlstellung des Gelenkes.

> **Radiologie.** Vergrößerung einer Epiphyse mit irregulärer Außenkontur und Ossifikation. Auch die angrenzenden Knochen und Gelenkpartner können ein verstärktes Größenwachstum aufweisen. Am häufigsten betroffen sind der Talus, die distale Femurepiphyse und die distale Tibiaepiphyse. Schwere Fälle sind bereits bei Geburt manifest, ansonsten wird das Krankheitsbild im Kindesalter auffällig.

Differentialdiagnose. Osteochondrom mit konsekutiver Wachstumsstörung.

Abb. 4.33. Diastrophische Dysplasie mit plumpem Handskelett mit Deformitäten der Handwurzelknochen, Verkürzung und Verplumpung von Metakarpalia und einzelnen Phalangenknochen

Abb. 4.34a, b. Diastrophische Dysplasie bei einem Neugeboren. Klinisch war eine Klumpfußstellung und Extremitätenverkürzung sichtbar. **a** Radiologisch erhebliche Verkürzung aller langen Röhrenknochen und **b** Luxation des Radiusköpfchens

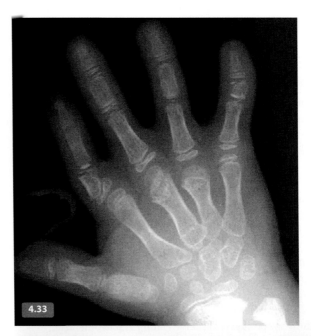

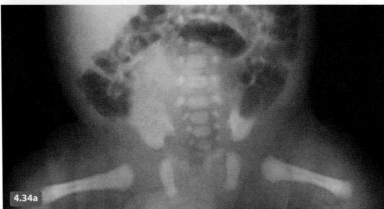

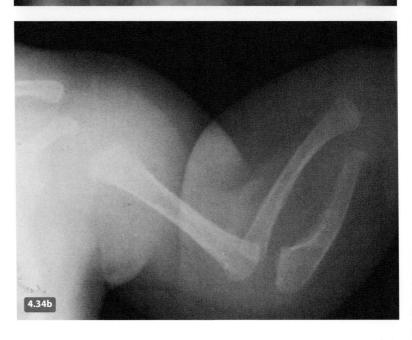

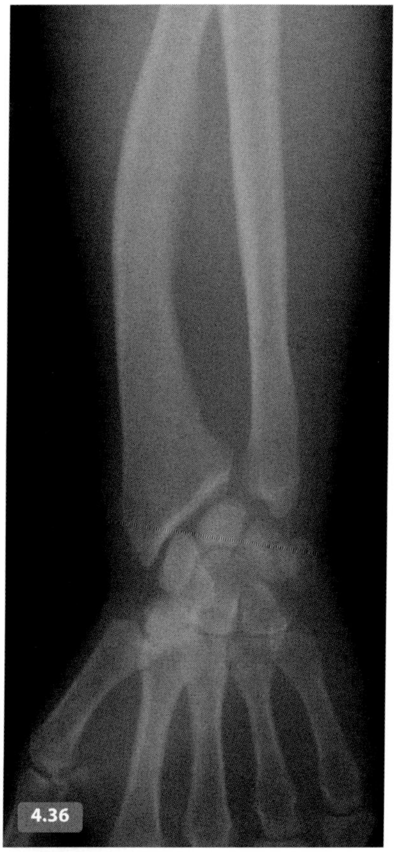

4.1 · Skelettdysplasien

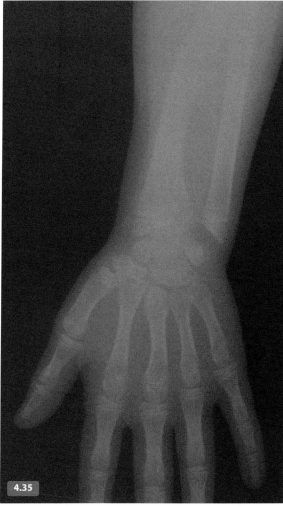

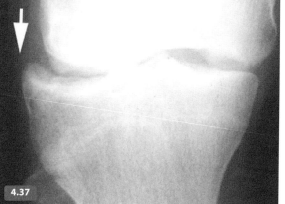

Abb. 4.35. Dyschondroosteose Léri-Weill mit mesomeler Verkürzung der Unterarmknochen und typischer Konfiguration der dreieckförmigen distalen Radiusepiphyse, sog. Madelung-Deformität von distalem Radius, Ulna und Carpalia

Abb. 4.36. Dyschondroosteose Léri-Weill mit schwerer Madelung-Deformität

Abb. 4.37. Dysplasia epiphysealis hemimelica mit Vergrößerung und Irregularität der lateralen Tibiaepiphyse

Enchondromatosis

Synonym. M. Ollier.

Definition. Zahlreiche Enchondrome der Röhrenknochen, des Beckens und der Rippen. Seltener Beteiligung der Carpalia und Tarsalia, der Schädelbasis und der Wirbelsäule. Die Enchondrome können uni- oder bilateral auftreten. Häufig assymetrische Länge der betroffenen Extremitätenknochen. Pathologische Frakturen, maligne Transformation in ein Chondrosarkom in bis zu 30% der Fälle nach dem 20. Lebensjahr.

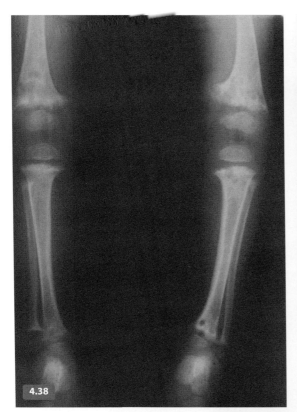
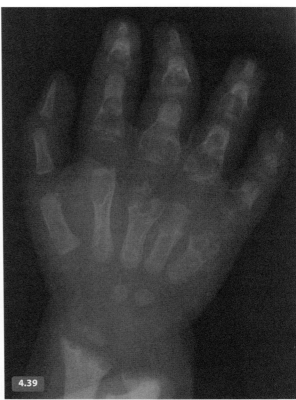
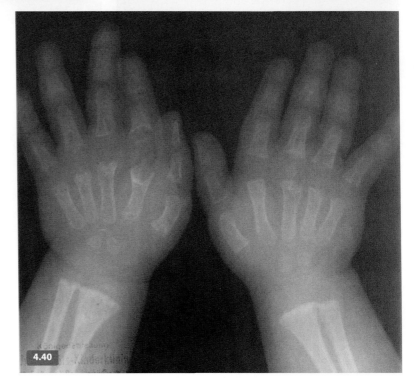

Abb. 4.38. Enchondromatosis mit zahlreichen, überwiegend metaphysär lokalisierten Enchondromen in der Knieregion sowie distale Tibia bds. Wachstumsstörungen sind z.B. metaphysäre Achsabweichungen

Abb. 4.39. Zahlreiche Enchondrome in den kurzen Röhrenknochen des Hand- und Fingerskeletts. Wachstumsstörungen auch an den distalen Unterarmmetaphysen. Es handelt sich um eine Enchondromatose bei einem 3 Monate alten Mädchen

Abb. 4.40. Enchondromatose am Hand- und Fingerskelett bei einem 1 Monat alten Jungen

4.1 · Skelettdysplasien

Das *Maffucci-Syndrom* besteht aus einer Enchondromatose mit zahlreichen kutanen Hämangiomen. Eine Enchondromatose mit Wirbelkörperbeteiligung wird als *Spranger-Syndrom*, die Enchondromatose mit Wirbelsäulenbeteiligung und Taubheit als *Wallis-Syndrom* bezeichnet.

Inzidenz. Die Enchondromatose tritt sporadisch auf.

> **Radiologie.** Siehe »Enchondrom«.

Endostale Hyperostose van Buchem

Definition. Generalisierte kortikale Hyperostose mit autosomal-rezessivem Erbgang. Charakteristisches Gesicht mit breiter Mandibula und flacher Nase. Höhere Insidenz in den Niederlanden. Genort ist das SOST-Gen auf Chromosom 17q12.

> **Radiologie.** Die Auffälligkeiten sind erst in der späten Kindheit bzw. Pubertät nachweisbar. Radiologisch findet sich eine endostale diaphysäre Hyperostose der langen Röhrenknochen mit Verschmälerung des Markraums. Sklerose der Schädelkalotte mit Verlust der Diploe und Einengung der Hirnnervenkanäle II, V und VII. Unterpneumatisierte Nasennebenhöhlen. Sklerose und Hyperostose der Mandibula, seltener der Rippen und Schlüsselbeine.

Differentialdiagnose. Endostale Hyperostose Typ Worth.

Endostale Hyperostose Worth

Definition. Autosomal-dominant vererbte mineralisierte kortikale Hyperostose. Beginn der Krankheitssymptome in der späten Kindheit.

> **Radiologie.** Endostale Sklerose der Schädelkalotte, Verlust der Diploe, Sklerose und Hyperostose der Mandibulae, der langen Röhrenknochen-Diaphysen, der kurzen Röhrenknochen der Hände und Füße mit Einengung der Markräume. Einengung des Foramen magnum und der hinteren Schädelgrube.

Differentialdiagnose. Infantile kortikale Hyperostose Calley, hier Krankheitsbeginn im frühen Säuglingsalter. Kortikale Hyperostose von Mandibula, Clavicula und Rippen. Selten sind lange Röhrenknochen betroffen. Die Epiphysen bleiben ausgespart. Gleichartige Veränderungen finden sich auch bei einer Therapie mit Indomethacin im Säuglingsalter.

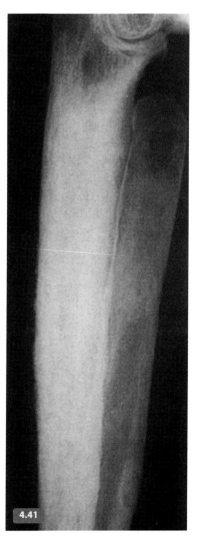

Abb. 4.41. Endostale Hyperostose van Buchem (Unterarm)

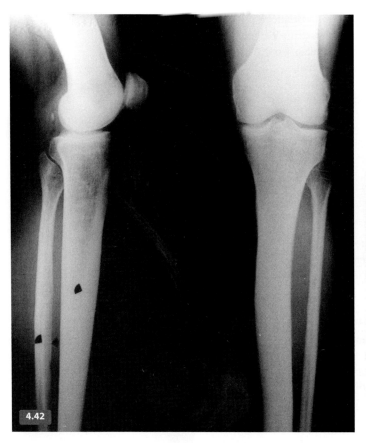
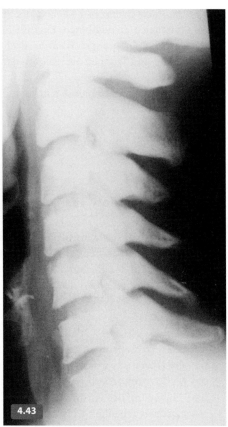

Abb. 4.42. Endostale Hyperostose Typ Worth. Endostale Sklerose der langen Röhrenknochen

Abb. 4.43. Hyperostose Typ Worth bei einem 52-jährigen Mann mit Sklerosierung sämtlicher HWK

Multiple katalaginäre Exostosen, Osteochondromatose

Definition. Skelettdysplasie, charakterisiert durch multiple Osteochondrome (Exostosen). Autosomal-dominante Vererbung, bekannter chromosomaler Defekt. Die Auffälligkeiten beginnen in der frühen Kindheit.

> **Radiologie.** Zahlreiche Osteochondrome (kartalaginäre Exostosen), die typischerweise von den Metaphysen der langen Röhrenknochen ausgehen. Disproportionierte Verkürzung der betroffenen langen Röhrenknochen mit Deformitäten. Seltener werden die flachen Knochen, Rippen und Wirbelsäule sowie Schädelbasis betroffen sein. Madelung-Deformitäten des Unterarms, lokale Schmerzen und Gefäß-Nerven-Infektion sind möglich. Ab dem Erwachsenenalter ist eine maligne Transformation in ein Chondrosarkom mit einer Wahrscheinlichkeit von bis zu 25% möglich. Eine Verdickung der Knorpelkappe auf über 2 cm in der MRT-Diagnostik ist dringend verdächtig auf eine maligne Transformation eines Osteochondroms. Sehr selten Transformation in ein Osteosarkom oder Spindelzell-Sarkom.

Szintigraphie. Ein Überblick über sämtliche Osteochondrome des Betroffenen kann mit einer Skelettszintigraphie erbracht werden. Nach der Pubertät speichern Osteochondrome nicht oder nur gering Nukleide in der Mineralphase der Phasen-Skelettszintigrapie, eine starke Anreicherung ist verdächtig auf eine maligne Transformation des Tumors (▶ s. Abschn. 3.2, Chondrogene Skeletttumoren). Ein unauffälliges Szintigramm schließt eine maligne Transformation praktisch aus.

4.1 · Skelettdysplasien

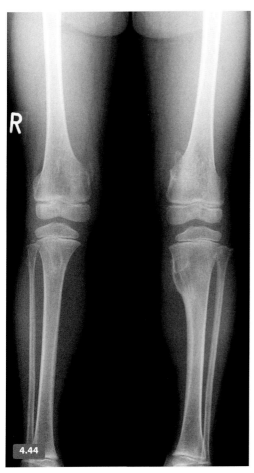

4.44

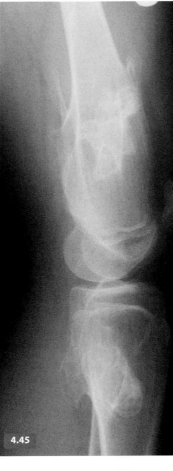

4.45

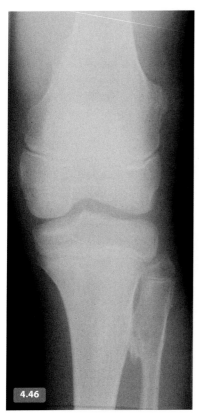

4.46

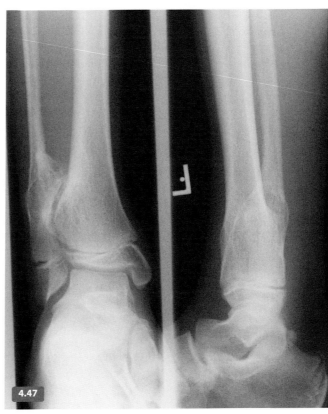

4.47

Abb. 4.44. Osteochondromatose bei einem 4 Jahre alten Jungen mit mehreren Osteochondromen an den metaphysären Abschnitten der langen Röhrenknochen

Abb. 4.45. Familiäre Osteochondromatose mit zahlreichen gestielten Osteochondromen in der Knieregion.

Abb. 4.46. Osteochondromatose

Abb. 4.47. Osteochondromatose am distalen Unterschenkel mit konsekutiven Wachstumsstörungen der beteiligten Skelettabschnitte

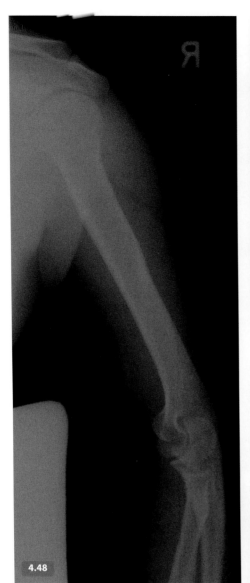
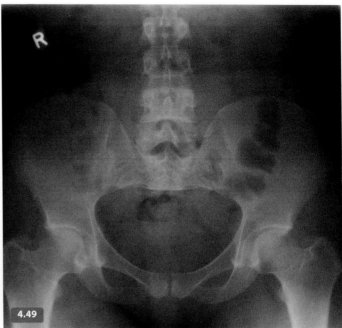
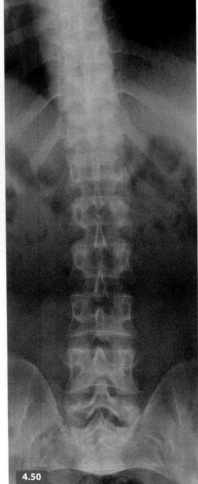

Abb. 4.48. Hypochondroplasie mit Verkürzung des Humerus

Abb. 4.49. Hypochondroplasie mit verkleinerten Darmbeinschaufeln und flachem Azetabulum

Abb. 4.50. Lendenwirbelsäule bei einem Patienten mit Hypochondroplasie, die Interpedikularabstände von LWK 1 sind breiter als diese Distanz am LWK 5

Hypochondroplasie

Achondroplasie ▶ S. 202

Definition. Heriditäre, der Achondroplasie ähnelnde Skelettdysplasie. Eine der häufigsten autosomal-dominant vererbten Erkrankungen. Milde, variable Verkürzung der langen Röhrenknochen. Makrozephalie mit betonter Stirn. Kurze Phalangen und plumpe Hände und Füße.

> **Radiologie.** In der LWS a.-p.-Aufnahme fällt die Abnahme der Interpedikularabstände von L 1 bis L 5 auf. In der seitlichen LWS-Aufnahme findet sich eine posteriore, auffallende konkave Begrenzung der Wirbelkörperhinterkanten. Die Wirbelkörper sind geringfügig abgeflacht. Vermehrte Lendenlordose. Flaches Azetabulum. Verkleinerung der Darmbeinschaufeln. Metaphysäre Abschlussplatten der langen Röhrenknochen geringfügig verbreitert. Kurzer und breiter Schenkelhals. Erwachsenenendgröße unter 150 cm.

Differentialdiagnose. Achondroplasie.

Kampomele Dysplasie

Definition. Durch Verbiegung von Ober- und Unterschenkel gekennzeichnete, häufig letale, erbliche Erkrankung des Neugeborenen. Vererbungsmodus

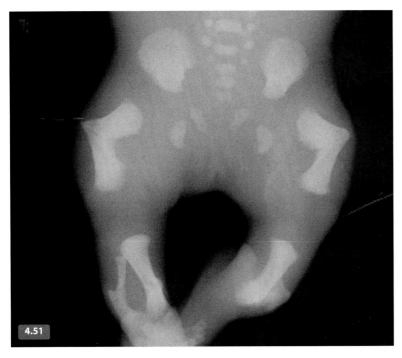

Abb. 4.51. Kampomele Dysplasie mit Angulierung der Femura und anterior-lateralen Scheitelkrümmungspunkt

wahrscheinlich dominant, über das SOX 9-Gen (Chromosom 17q24). Genetisch männliche Säuglinge können einen weiblichen Phänotyp aufweisen.

Radiologie. Angulierung der Femura mit Scheitelkrümmungspunkt anterior-lateral (Telefonhörer-Femura). Hypoplastische und angulierte Tibia und hypoplastische Fibula. Auffällig hypoplastische Scapulae.

Neben dem Leitsymptom der Kampomelie (»Knochenverbiegung«) findet sich häufig ein vergrößerter Schädel mit abgeflachtem Os frontale und verschmälerter Schädelbasis. Ausladendes Okziput. Hypoplasie bzw. verminderte Ossifikation der Halswirbelsäule und der Mandibula. Verspätete Ossifikation der Pedikel und der Wirbelkörper der Brustwirbelsäule. Häufig fehlt das 12. Rippenpaar. Glockenförmiger Thorax. Verminderte Ossifikation des Sternums.

Differentialdiagnose. Kongenitale Verbiegungen der langen Röhrenknochen (z.B. bei Oligohydramnion) sowie zahlreiche andere, aber sehr viel seltenere kampomele Dysplasien.

Klippel-Feil-Anomalie

Definition. Verkürzung der Halswirbelsäule mit Fusionen, Halbwirbelbildungen oder Hypoplasien von Halswirbelkörpern. Häufig sekundäre neurologische Ausfälle.

Spondylitis im Kindesalter ▶ S. 191
juvenile idiopathische Arthritis
▶ S. 271

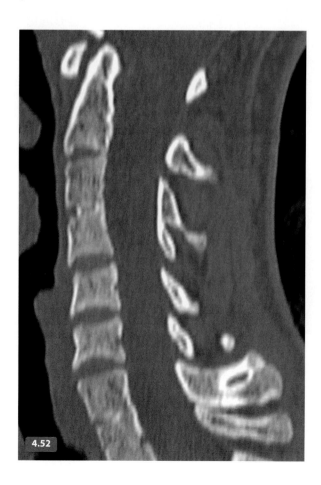

◨ **Abb. 4.52.** Klippel-Feil-Anomalie mit segmentalen Fusionen an mehreren HWK-Abschnitten (sagittale CT-Rekonstruktion einer CT-Untersuchung der HWS)

4.1 · Skelettdysplasien

Gehäufte Assoziation mit Sprengel-Deformität (Schulterblatthochstand), Turner-Syndrom (XO), Alkoholembryopathie, Syringomyelie.

Radiologie. Die Halswirbelsäule zeigt knöcherne Anomalien, insbesondere Wirbelkörperfusionen, seltener Halbwirbel und hypoplastische Wirbel.

Differentialdiagnose. Zustand nach Spondylitis im Kindesalter, juvenile idiopathische Arthritis.

Kniest-Dysplasie

Spondyloepiphysäre Dysplasie
▶ S. 252

Definition. Autosomal-dominante, genetisch chromosomal definierte Entwicklungsstörung des Skeletts, insbesondere der Wirbelsäule. Klinisch fällt die Schwerhörigkeit, Myopie und Retinadegeneration, Gaumenspalte und der disproportionierte Minderwuchs mit vermehrter lumbaler Lordose auf. Die

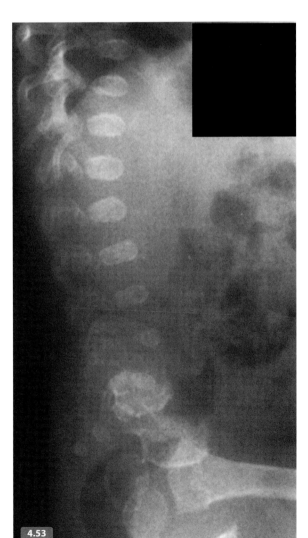

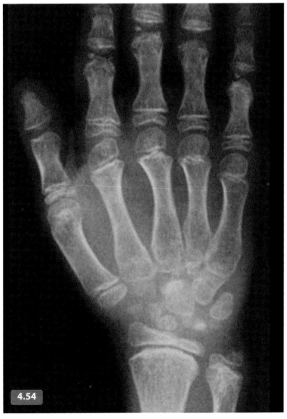

Abb. 4.53. Kniest-Dysplasie mit Platyspondylie mit irregulären Endplatten der LWK

Abb. 4.54. Verkürzung der Metakarpalia und Phalangenknochen. Halbmondförmige Konfiguration der abgerundeten metaphysären Abschlussplatten am distalen Radius. Irreguläre Anordnung der Carpalia. Rauchglasartige Matrix des Knochens. Die Epiphysen an den kurzen Röhrenknochen der Hände zeigen abgeflachte Epiphysen

Kniest-Dysplasie ist eine Typ-2-Kollagenopathie, wie z.B. die spondyloepiphysäre Dysplasie. Die Mutation liegt im COL2A1-Gen.

> **Radiologie.** Platyspondylie mit irregulären Endplatten und ventraler Zuspitzung der Wirbelkörper. Koronare Spalten der Wirbelkörper in der Kindheit, schmale Interpedikularabstände in der LWS. Im Verlauf des Kleinkindalters kommt es zur progressiven Skelettdysplasie mit kurzen und metaphysär verbreiterten langen Röhrenknochen. Die metaphysäre Abschlussplatte hat eine halbmondförmig-abgerundete Konfiguration. Im späteren Lebensalter schmerzhafte, geschwollene Megaepiphysen. Irreguläre Epiphysenfuge. Rauchglasartige Matrix des Knochens. Abgeflachte Epiphysen der kurzen Röhrenknochen der Hände mit vergrößerten Gelenksspalten. Ausgeprägte Coxa vara mit kurzen Schenkelhälsen.

Weiterführende Diagnostik. Der »Schweizer-Käse-Befund« der Knorpelbiopsie infolge einer Kollagensynthesestörung ist beweisend.

Differentialdiagnose. Andere Typ-II-Kollagenopathien wie die spondyloepiphysäre Dysplasie congenita. Die Arthroophthalmopathia Stickler ist die leichte Form des Kniest-Syndroms.

Kurzrippen(Polydaktylie)-Syndrome

Definition. Heterogene Familie von neonatal-letalen, autosomal-rezessiv vererbten Skelettdysplasien mit dem radiologischen Leitsymptom der kurzen Rippen. Die Rippenverkürzung und konsekutive Lungenhypoplasie führt zur letalen Ateminsuffizienz. Polydaktylie kommt häufig vor, ist aber nicht obligat. Assoziierte Fehlbildungen an Herz, Urogenitalsystem und Darm, Kiefer-Gaumen-Spalten und ZNS sind häufig.

Die Dysplasie wird in verschiedene, unten aufgeführte Typen klassifiziert. Darüber hinaus gibt es noch einige seltene unklassifizierte Formen.

Typ-I: Saldino-Noonan

Definition. Letal verlaufende, im Regelfall Mädchen betreffende und autosomal-rezessiv vererbte Skelettdysplasie. Klinisch auffällig durch Hydrops, schmalen Thorax und vielen internen Fehlbildungen wie Herzfehler, Ösophagusatresie, Urogenitalfehlbildungen und ZNS-Dysplasien. Der Tod tritt wenige Stunden bis Tage nach Geburt auf.

> **Radiologie.** Leitsymptom ist die erhebliche Verkürzung der Rippen. Kleine Scapulae. Kleine und nach superior hin deformierte Schlüsselbeine. Extreme Verkürzung der langen Röhrenknochen. Fibula beidseits häufig fehlend. Verminderte Ossifikation von Metakarpalia, Metatarsalia und Phalangen. Torpedoartige Form der Femura. Azetabulum horizontal (bei Typ Majewski unauffällig). Lange Röhrenknochen zeigen ausgefranste Enden.

Typ II: Majewski

Definition. Letal verlaufende, rezessiv vererbte Skelettdysplasie. Im Vergleich mit Typ I fallen die Kinder bei Geburt durch ein Hydrops fetalis auf. Prominente Stirn. Kurzer und schmaler Thorax mit ausladendem Abdomen. Unterentwickelte Mandibula, Spaltbildungen von Kiefer und Gaumen. Bevorzugt mesomele ausgeprägte Verkürzung der langen Röhrenknochen mit auffällig kurzen Tibiae.

> **Radiologie.** Verkürzte oder ovoide Konfiguration der Tibiae. Die Metaphysen der langen Röhrenknochen sind abgerundet. Vorzeitige Ossifikation der proximalen Femurepiphyse.

Typ III: Verma-Naumoff

Definition. Mildere Variante des Typ Saldino-Noonan (verschiedene Allelmutation des gleichen Gens). In 50% der Fälle sind männliche Feten betroffen. Meist fehlt die Polydaktylie.

> **Radiologie.** Radiologisch und klinisch ähnlich wie Typ I, allerdings milder verlaufend. Häufig V-förmige Vertiefung an den Enden der langen Röhrenknochen. Femur und Tibiaenden zeigen das Bild der angeschälten Banane.

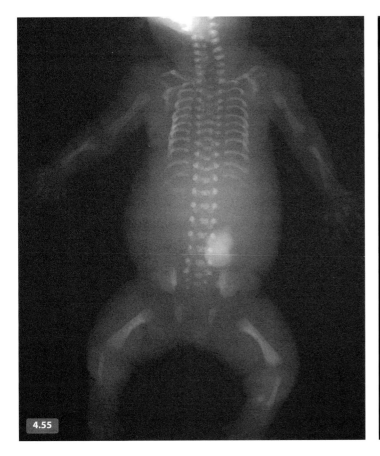
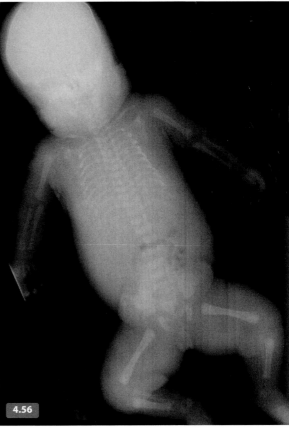

Abb. 4.55. Kurzrippen-Polydaktylie-Syndrom Typ II. Stark verkürzte Konfiguration der Tibiae. Erheblich verkürzte Rippen, ausladendes Abdomen. Verkürzung aller langen Röhrenknochen

Abb. 4.56. Kurzrippen-Polydaktylie-Syndrom Typ II Majewski. Hier das Bild einer Todgeburt

Abb. 4.57. Kurzrippen-Polydaktylie-Syndrom vom Typ Verma-Naumoff. Die Femur- und -Tibiaenden zeigen das Bild der angeschälten Banane

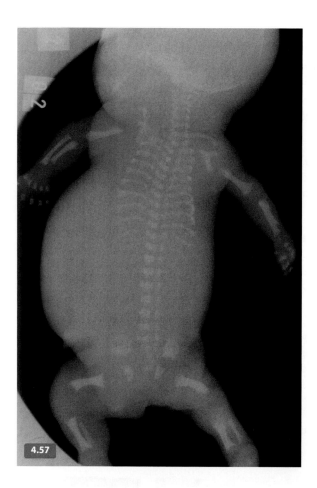

Typ IV: Beemer-Langer

Radiologie. Sehr ähnlich dem Typ II, allerdings ohne Polydaktylie. Tibia nahezu normal entwickelt.

Kampomelie-Syndrom ▶ S. 223

Kyphomele Dysplasie

Definition. Kyphomelie und Kampomelie sind häufig synonym gebrauchte Bezeichnungen für die Verbiegungsanomalien der langen Röhrenknochen. Bei dem kyphomelen dysplastischen Syndrom im engeren Sinne handelt es sich um eine autosomal-rezessive Erkrankung mit einem disproportionierten Minderwuchs vom resomelen-mesomelen Typ.

Radiologie. Ausgeprägte Verbiegung der Extremitäten. Häufig nur 11 Rippenpaare mit Verkürzung und Becherung der Rippenenden. Gelegentliche leichte Platyspondylie.

Differentialdiagnose. Antley-Bixler-Syndrom (Kampomelie mit Kraniostenose), klassisches Kampomelie-Syndrom (▶ s. oben).

Madelung-Deformität

Definition. Bajonettförmige Achsabknickung der Hand gegenüber dem Unterarm.

> **Radiologie.** Subluxationsstellung der Hand nach volar mit dorsal vorspringender Ulna. Vorzeitiger Schluss der Radius-Wachstumsfuge. Radiuslänge verkürzt, Ulnalänge gesteigert. Dreieckform der Radiusepiphyse. Das Os lunatum liegt in der dreieckförmigen Vertiefung zwischen der schrägen Radiusepiphyse und distalen Ulna.
> Die Madelung-Deformität ist ein Teilsymptom der Leri-Weill-Erkrankung und tritt gehäuft beim Turner-Syndrom (XO) auf.

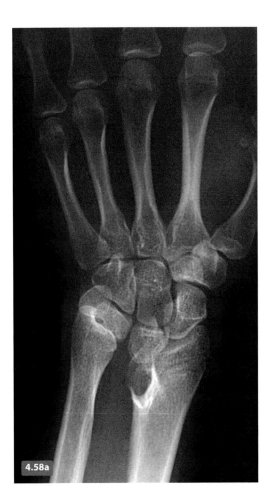
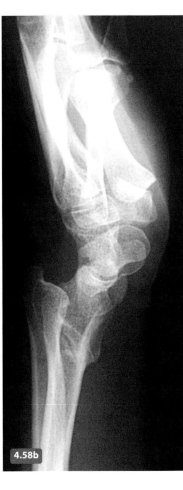

Abb. 4.58. a Madelung-Deformität mit Verkürzung des Radius und Dreieckform der Radiusepiphyse. b Seitliche Darstellung von Subluxationsstellung der Hand nach volar mit nach dorsal vorspringender Ulna

Abb. 4.59. Weiteres Beispiel einer Madelung-Deformität

Abb. 4.60. a Maffucci-Syndrom, eine Kombination aus mehreren Enchondromen (z.B. Grundphalanx D II) und großen kavernösen Hämangiomen am Handrücken, hier als Weichteilschatten sichtbar. Kleinere Phelobolithen finden sich in Projektion auf das Triquetrium. **b** Angiographie einer Hand bei Maffucci-Syndrom. Zahlreiche kontrastmittelgefüllte Hämangiome in den Weichteilen der Handwurzel und Mittelhand ersichtlich

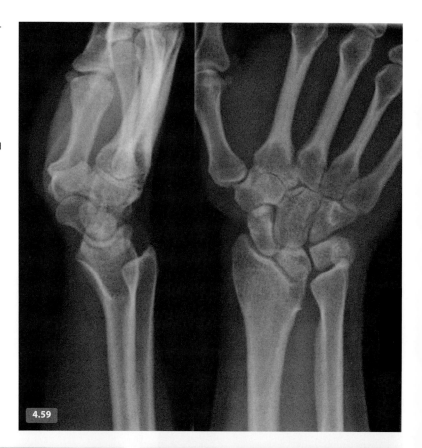

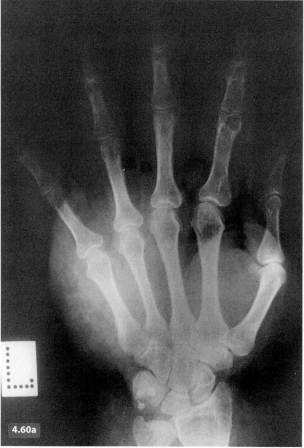

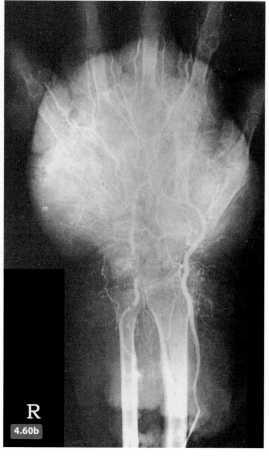

Maffucci-Syndrom

Definition. Das Maffucci-Syndrom ist die nichtheriditäre Kombination der Enchondromatose mit einer Hämangiomatose. Weiteres ▶ s. unter »Enchondromatose«.

> **Radiologie.** Multiple Enchondrome, besonders an Händen und Füßen. Kapilläre und kavenöse Hämangiome der Haut und der inneren Organe. Manifestation meist vor der Pubertät. Maligne Entartungen bei etwa 20% der Patienten (Chondrosarkome, Hämangiosarkome). Im Röntgenbild können häufig Phlebolithen innerhalb der Gefäßtumoren entdeckt werden.

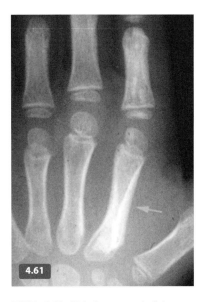

Abb. 4.61. Melorheostose mit dichter Hyperostose, die an das herabfließende geschmolzene Wachs einer brennenden Kerze erinnert

Melorheostose

Synonym. Leri-Joanny-Syndrom.

Definition. Ätiologisch unklare Bindegewebserkrankung mit umschriebenen Osteosklerosen. Die Patienten fallen mit Skelettschmerzen und Bewegungseinschränkungen der Gelenke (Kontrakturen) auf. Die Asymmetrie der Extremitätenbeteiligung ist charakteristisch.

> **Radiologie.** Monostotische oder polyostotische kortikale, dichte Hyperostose, die an das herabfließende geschmolzene Wachs einer brennenden Kerze erinnert. Diese »Kerzenwachserkrankung« kann aber auch das Weichgewebe betreffen und große Weichgewebskalzifikationen auslösen. Bei Kindern kommt es zum vorzeitigen Epiphysenfugenschluss. Die betroffenen Areale zeigen eine vermehrte Aktivität in der Knochenszintigraphie.
> Im typischen Fall keine Differentialdiagnosen.

Mesomele Dysplasie

Definition. Bei den mesomelen Dysplasien handelt es sich um eine sehr heterogene Gruppe von dysproportionierten Verkürzungen von Unterarm bzw. Unterschenkel ohne oder mit Beteiligung von Händen und Füßen. Von den rund 20 bekannten Formen mit unterschiedlichen Vererbungsmodi ist der autosomal-dominant vererbte *Nievergelt-Typ* der häufigste.

> **Radiologie.** Hypoplasie von Radius und Ulna mit Ellenbogendysplasie und Subluxation des Radiusköpfchens bzw. radioulnaren Synostosen. Karpalknochenfusionen, Brachydaktylien und Klinodaktylie. Ausgeprägte Hypoplasie von beiden Unterschenkelknochen, rhomboide Form von Tibia und Fibula (δ-Tibia) mit relativer Vergrößerung der Fibula. Synostose von Tarsal- und Metatarsalknochen. Häufig Klumpfüße.

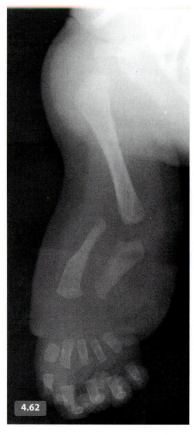

Abb. 4.62. Mesomele Dysplasie mit Verkürzung von Unterarm (bzw. Unterschenkel) vom Typ Nievergelt

Differentialdiagnose. Andere mesomele Dysplasien z.B. Langer-Typ (kurze Unterarme und Radiusverbiegung bei Ulnahypoplasie), Robinow-Typ (Mesomelie mit gespaltenem Daumenendglied, Brachydaktylie und »Fetalgesicht«) und andere, sehr viel seltenere Formen.

Gemischte sklerosierende Knochendysplasie

Definition/Radiologie. Diese klinisch oft harmlose Knochendysplasie besteht aus der Kombination einer Melorheostose, Osteopoikilose und Osteopathia striata mit oder ohne fokale Knochensklerosen. Szintigraphisch findet sich ein erhöhter Uptake in den betroffenen Skelettabschnitte.

Kombinationen mit einer kranialen Sklerose, einer kortikalen Hyperostose mit metadiaphysären Veränderungen oder einer sklerodermen Hauterkrankung sind beschrieben.

Metaphysäre Chondrodysplasien

Definition. Heterogene Gruppe von Kleinwuchsformen mit dysplastischen Veränderungen der Metaphyse. Derzeit etwa 20 bekannte Formen. Die sehr häufigen Typen Jansen, Schmidt, McKusick sowie Shwachman werden näher ausgeführt:

Typ Jansen

Definition. In der frühen Kindheit auffälliger Minderwuchs. Autosomal-dominanter Vererbungsmodus.

Radiologie. Schwere Irregularitäten der verbreiterten und becherförmigen Metaphysen. Große Epiphysen. Häufig leichte Verbiegungen der langen Röhrenknochen, insbesondere der unteren Extremitäten. In der Kindheit auffallend weite Epipyhsenfugen der kurzen Röhrenknochen der Hände.

Mit zunehmendem Alter werden die metaphysären Irregularitäten stärker ausgeprägt bis hin zu einer »Fragmentation« der Metaphysen der langen Röhrenknochen. Hypoplasie der Mandibula.

McKusick-Typ

Definition. Bereits klinisch fallen die Kinder durch ihre spärlichen, dünnen und wenig pigmentierten Kopfhaare auf. Der Kleinwuchs fällt bereits in der früheren Kindheit auf. Klinisch imponiert eine ausgesprochene ligamentäre Schlaffheit der Kapsel-Band-Apparate der großen Gelenke bei gleichzeitiger verminderter Ellenbogenextension. Autosomal-rezessive Variante mit bekanntem chromosomalem Defekt.

Radiologie. In der frühen Kindheit fällt die Verkürzung der Röhrenknochen, die abgerundete proximale Femurepiphyse mit verzögerter Ossifikation auf. In den ersten beiden Lebensjahren finden sich radiologisch im Regelfall noch keine metaphysären Auffälligkeiten. Nach dem 2. Lebensjahr Becherung und Unregelmäßigkeiten sowie Frag-
▼

mentation der Metaphysen, vor allem im Kniebereich. Auffällige Verkürzung der Metakarpalia und Metatarsalia, der Phalangen sowie kegelförmig verkürzte Endglieder. Relativ kleines Beckenskelett mit schmalen und runden Femurköpfen.

Schmid-Typ

Definition. Autosomal-dominant vererbte Kollagenopathie.

Radiologie. Diffuse, metaphysäre Irregularitäten mit Verbreiterung der Wachstumsfuge, am stärksten im Kniebereich. Vergrößerung der Femurkopfepiphyse (in 75% der Fälle) und Coxa vara (70%). Becherung der anterioren Rippen. Keine Beteiligung der Hand oder Wirbelsäule.

Shwachman-Typ

Definition. Kombination der metaphysären Chondrodysplasie mit einer exokrinen Pankreasinsuffizienz und einer zyklischen Neutropenie. Autosomal-rezessiv vererbt. Aufgrund der Pankreasinsuffizienz sind die Kinder bereits im Kindergartenalter deutlich wachstumsretadiert, untergewichtig, weisen ein Malabsorptions-Syndrom und viele schwere Infektionen auf. 25% der Kinder haben eine Neutropenie, 70% eine Thrombozythopenie und ein erhöhtes Risiko für Leukämien und Leberzirrhose.

Radiologie. Metaphysäre Veränderungen, vor allem in der Knie- und Hüftregion. Irreguläre Ossifikationen der anterioren Rippenenden. Coxa vara und Epiphysenlösungen der proximalen Femurepiphyse. Verkürzung der fünften Finger. Carpalia im Vergleich zur Altersnorm zu klein. Generalisierte Osteoporose.

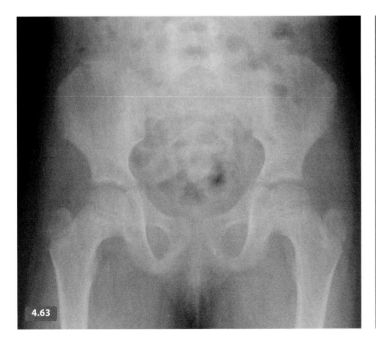

Abb. 4.63. Schmidt-Typ einer metaphysären Chondrodysplasie. Irreguläre Wachstumsfuge, relativ große Femurkopfepiphyse und Kleinwuchs

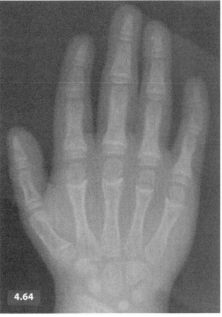

Abb. 4.64. Metaphysäre Dysplasie Typ Schmidt mit irregulären Metaphysen von distalem Radius und Ulna. Das Handskelett ist unauffällig

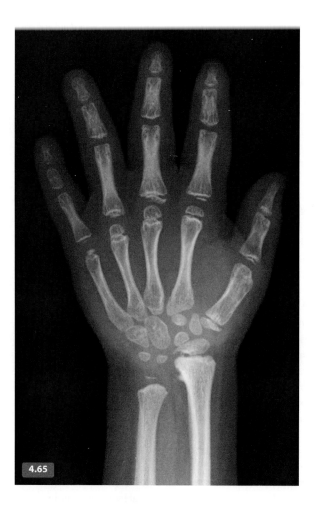

Abb. 4.65. Metaphysäre Dysplasie vom Shwachman-Typ. Verkürzung des 5. Fingerstrahls. Carpalia irregulär und im Vergleich zur Altersnorm zu klein. Generalisierte Osteoporose. Metaphysäre Wachstumsstörung

Spondylometaphysäre Dysplasie
► S. 252

Metatrope Dysplasie

Synonym. Hyperplastische Achondroplasie.

Definition. Durch ausgeprägten Gestaltwandel während der Entwicklung charakterisierte erbliche Dysplasie. Autosomal-dominante und -rezessive Typen. Letale und nicht-letale Verläufe. Es handelt sich im Säuglingsalter um einen kurzgliedrigen Zwergwuchs, im weiteren Verlauf um einen kurzrumpfigen Minderwuchs mit einer schweren, progressiven Skoliose und Kyphoskoliose. Bei Geburt häufig kleiner »Schwanz« nachweisbar, bestehend aus einem häutigen Anhang in der kokzygealen Region bzw. Analfalte.

Radiologie. In der frühen Kindheit fallen die aufgetriebenen, halbmondförmigen proximalen Femur- und Humerusmetaphysen (sog. »Hellebarden«) auf. Dichte und dünne (hostienförmige, selten rhomboide) Wirbelkörper. Kurze Rippen. Kleine Beckenschaufeln mit abgeflachter, tiefstehender Spina iliaca anterior (Hellebardenbecken).

In der späteren Kindheit zunehmende Kyphoskoliose mit Platyspondylie, Keilwirbeln und höckerartigen Ausbuchtungen auf den dorsalen Wirbelkörpern. Trompetenartigen Epi-/Metaphysen der langen
▼

4.1 · Skelettdysplasien

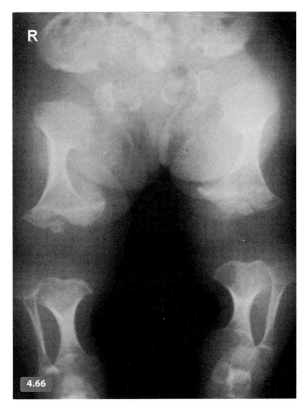

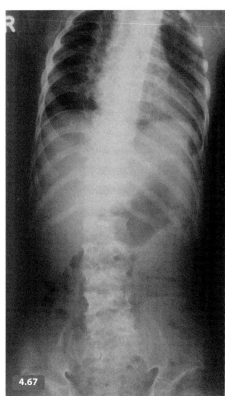

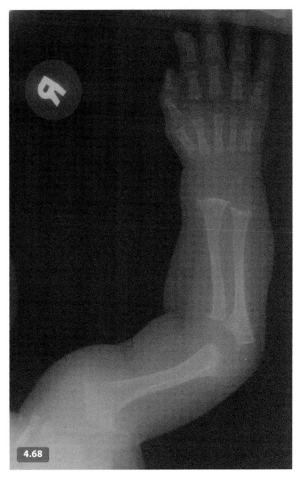

◘ **Abb. 4.66.** Metatrope Dysplasie mit halbmondförmigem Femur und Tibia-Fibulametaphysen. Kleine Beckenschaufeln. Verkürzung der langen Röhrenknochen

◘ **Abb. 4.67.** Metatrope Dysplasie bei einem 3 Monate alten Jungen mit abgeflachten dichten WK und kurzen Rippen. Verbreitertes, abgeflachtes Beckenskelett

◘ **Abb. 4.68.** Metatrope Dysplasie bei einem 3 Monate alten Jungen mit Hellebarden-Form der proximalen Humerusmetaphyse. Verkürzte lange Röhrenknochen

Kapitel 4 · Skelettdysplasien

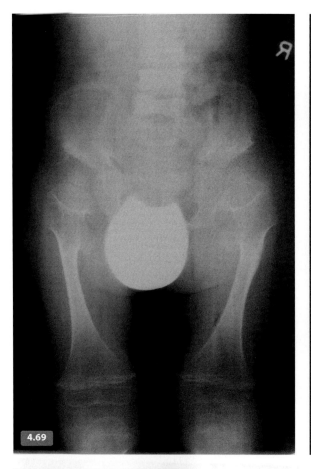

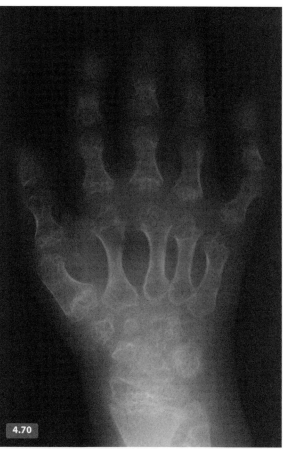

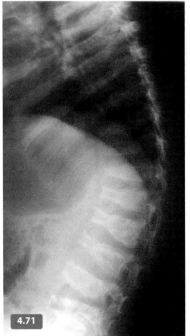

Abb. 4.69. Metatrope Dysplasie bei einem 5 Monate alten Jungen mit trompetenförmigen Auftreibungen der Metaphysen

Abb. 4.70. Metatrope Dysplasie bei einem 3 Jahre alten Jungen mit sehr irregulären Carpalia. Verkürzung der trompetenartig konfigurierten kurzen Röhrenknochen

Abb. 4.71. Thorakolumbaler Wirbelsäulenabschnitt bei einem 3 Jahre alten Jungen mit metatoper Dysplasie, deutlich abgeflachte, im anterior-posterioren Durchmesser vergrößerten WK. Kyphoskoliose

Röhrenknochen sowie der kurzen Röhrenknochen der Hände und Füße. Häufig hypoplastischer Dens mit möglicher Dislokation im Atlanto-Dentalgelenk.

Differentialdiagnose. Spondylometaphysäre Dysplasie.

Multiple epiphysäre Dysplasie

Synonym. Fairbank-Erkrankung, Ribbing-Erkrankung.

Hypothyreose ► S. 312
Spondyloepiphysäre Dysplasie
  ► S. 252
M. Perthes ► S. 170

Definition. Autosomal-dominant vererbte, fehlerhafte Entwicklung der Epiphysen. Die Erkrankung ist heute über fünf, nichtallele Markergene zu diagnostizieren. Es handelt sich um eine Kollagenopathie mit Manifestation in der Kindheit oder Pubertät. Klinisch imponieren Gangauffälligkeiten mit eingesteiften

4.1 · Skelettdysplasien?

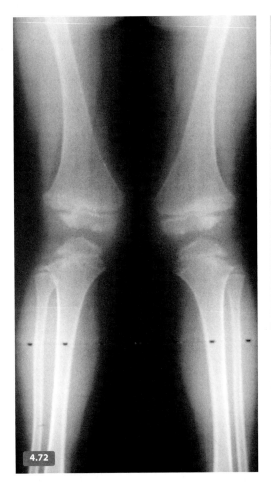

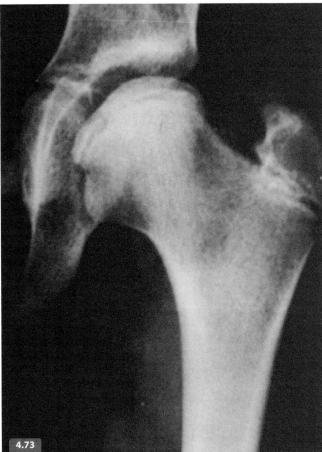

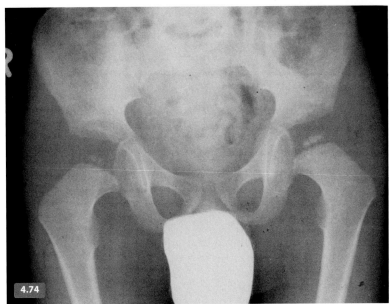

◘ **Abb. 4.72.** Multiple epiphysäre Dysplasie mit deutlich zu kleinen Epiphysen in der Kniegelenkregion. Verkürzung der langen Röhrenknochen

◘ **Abb. 4.73.** Multiple epiphysäre Dysplasie Typ Ribbing mit abgeflachter, deutlich zu kleiner Hüftkopfepiphyse

◘ **Abb. 4.74.** Multiple epiphysäre Dysplasie bei einem 4 Jahre alten Jungen und für das Alter viel zu kleine Epiphysen

Abb. 4.75. Multiple epiphysäre Dysplasie (MED) vom Typ Fairbank bei einem 9 Jahre alten Jungen

Abb. 4.76. Ossifikationsstörung der Carpalia sowie sämtlicher Epiphysen am Hand- und Fingerskelett

Abb. 4.77. 1-jähriger Junge mit multipler epiphysärer Dyplasie, dargestellt die epiphysären Wachstumsstörungen am Sprunggelenk und der Fußwurzel

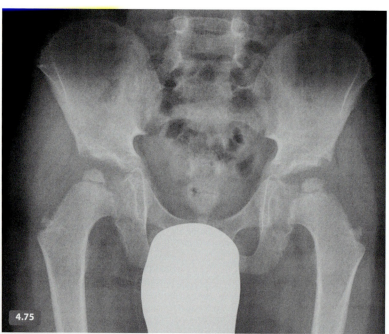

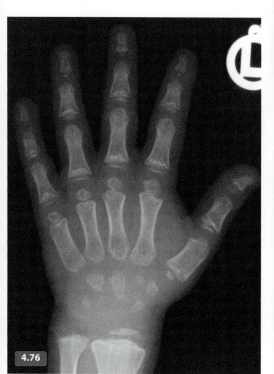

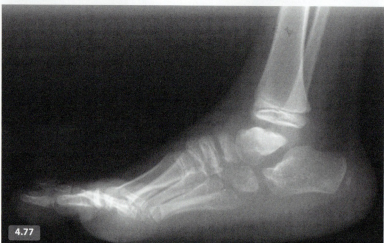

Hüft- und Kniegelenken. Die Patienten erleiden bereits im 2. Lebensjahrzehnt eine Arthrose der großen Gelenke. Die Körpergröße und Proportion ist normal. Klinisch unterschieden wird zwischen der milden *Ribbing*-Form und der schwer verlaufenden *Fairbank*-Form. Die Ribbing-Form involviert meist nur die Hüftgelenke, wobei innerhalb einer Familie Patienten mit der Ribbing- als auch mit der Fairbank-Erkrankung auftreten können. Die multiple epiphysäre Dysplasie (MED) gehört zu den häufigsten Skelettdysplasien überhaupt.

Radiologie. Es finden sich kleine, irreguläre und fragmentierte, zum Teil abgeflachte Epiphysen aller langen Röhrenknochen. Am stärksten betroffen ist die Hüftkopfepiphyse. Die sekundären Ossifikationszentren der Röhrenknochen, der Handwurzel und Fußwurzel zeigen eine verspätete Ossifikation. Die Wirbelkörper können variabel höhengemindert sein. Die kurzen Röhrenknochen sind nur sehr gering verkürzt.

4.1 · Skelettdysplasien?

Differentialdiagnose. Klinisch muss eine Hypothyreose ausgeschlossen werden. Eine Hüftkopfnekrose bzw. der M. Perthes kann mittels MRT abgegrenzt werden (in der MRT zeigen die Hüftkopfepiphysen bei einer epiphysären Dysplasie ein unauffälliges Signalverhalten). Die Pseudoachondroplasie ist genetisch und phänotypisch mit der MED verwandt. Spondyloepiphysäre Dysplasie.

Neurofibromatose I (v. Recklinghausen, NF 1)

Definition. Autosomal-dominant vererbte Phakomatose. Zellen der embryonalen Ganglienleiste wandern in verschiedene Gewebe und Körperregionen und bilden dort neurale, gliale und endokrine pigmentierte Gewebeinseln.

Diagnose. Die Diagnose beruht auf klinischen Kriterien (mehr als 5 Café-au-lait-Flecken, kutane Neurofibrome, Irisharmatome Lisch).

Inzidenz. Häufige Erkrankung, die Prävalenz in der Bevölkerung liegt bei 1/3000.
Skelettveränderungen finden sich bei zwei Dritteln der Patienten.

Radiologie. Die *Wirbelsäule* ist der häufigste Manifestationsort: Aufweitung der Foramina intervertebralia durch Schwannome der Nervenwurzeln. Kyphoskoliose, bedingt durch dysplastische Wirbelkörper. Erweiterter Spinalkanal, verursacht durch intramedulläre Tumoren und Meningozelen. Posteriores Scalloping der Wirbelkörper-
▼

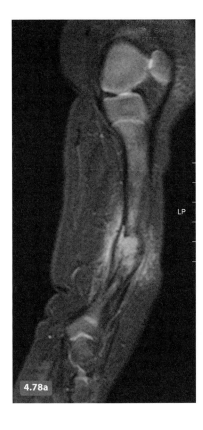
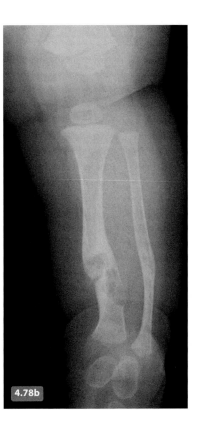
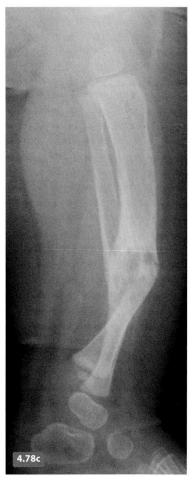

Abb. 4.78. **a** Kongenitale Tibiapseudarthrose bei Neurofibromatose I. Koronare MRT-Schicht durch den Unterschenkel in T2-Wichtung. **b** Kongenitale Pseudarthrose bei einem 3 Monate alten Jungen im Rahmen einer Neurofibromatose I. **c** Seitliche Abbildungsebene

hinterkante durch Schwannome und Duraektasien. Unspezifische Dysplasien wie Spina bifida und Sakralisation von LWK 5.

Lange Röhrenknochen: Schlanke Röhrenknochen, Verbiegungsanomalien. Kongenitale Pseudarthrosen (Tibia, Fibula, Humerus, Ulna). Häufung von subperiostalen Hämatomen. Bizarre undulierende kortikale und periostale Hyperostosen.

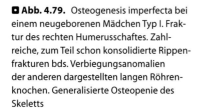

Kindesmisshandlung
juvenile Osteoporose ▶ S. 333
steroidinduzierte Osteoporose
  ▶ S. 340
Kupfermangel ▶ S. 339

Osteogenesis imperfecta (OI)

Synonym. M. Lobstein, M. Vrolik, Glasknochenkrankheit.

Definition. Sehr variable, durch vermehrte Knochenbrüchigkeit charakterisierte Bindegewebserkrankung (Kollagenopathie des Kollagens Typ I). Die Diagnose einer OI kann molekulargenetisch (über 200 bekannte Mutationen auf Chromosom 7 und 17) und biochemisch (Kollagensynthese in Fibroblastenkultur) gestellt werden. Die molekulargenetische oder biochemische Diagnose korreliert kaum mit den klinischen Typen bzw. der Prognose und ersetzt die radiologische Diagnose nicht. Die Erkrankung ist autosomal-dominant vererbt und die häufigste Skelettdysplasie überhaupt. Ein gehäuftes Auftreten von Osteosarkomen ist bei diesen Patienten bekannt.

Radiologie. Gemeinsame radiologische Manifestation aller Typen sind die erhöhte Knochenfragilität sowie die hyperplastischen Kallusformationen. Generalisierte Hypomineralisation des Skeletts mit dünner Kortikalis und rarefizierter Trabekelstruktur.

Die internationale klinische (WHO-)Klassifikation differenziert in 4 Typen:

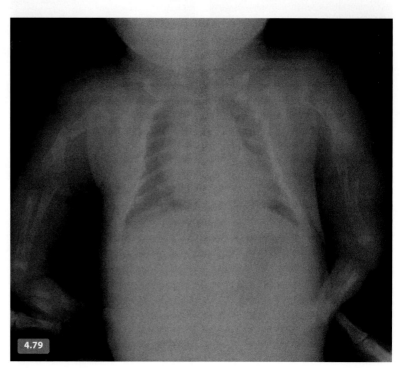

Abb. 4.79. Osteogenesis imperfecta bei einem neugeborenen Mädchen Typ I. Fraktur des rechten Humerusschaftes. Zahlreiche, zum Teil schon konsolidierte Rippenfrakturen bds. Verbiegungsanomalien der anderen dargestellten langen Röhrenknochen. Generalisierte Osteopenie des Skeletts

4.1 · Skelettdysplasien

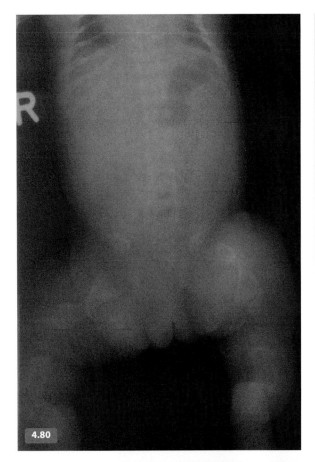
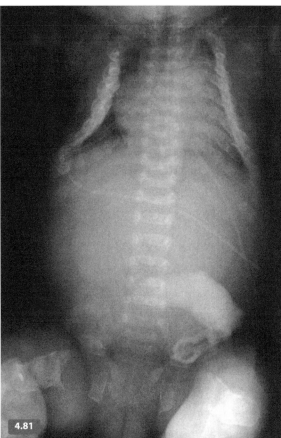
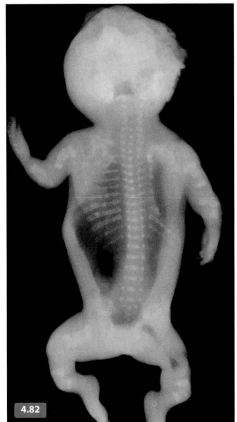
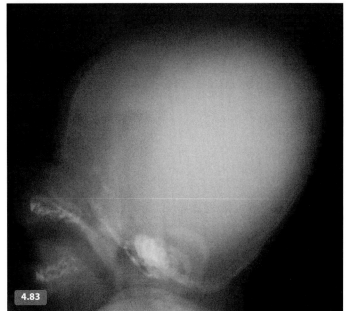

Abb. 4.80. OI Typ I bei einem Neugeborenen mit zahlreichen kongenitalen Frakturen

Abb. 4.81. OI Typ II, Neugeborenes

Abb. 4.82. OI Typ II, Totgeburt (Sektionsfall)

Abb. 4.83. 4 Wochen alter Säugling mit OI. Schaltknochen in der osteopenen Kallotte abgrenzbar

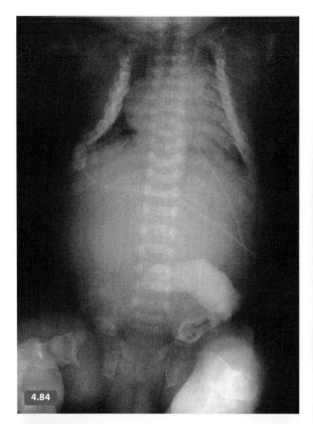

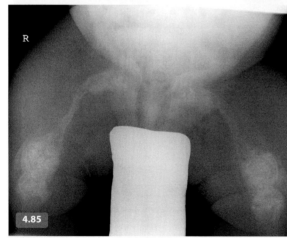

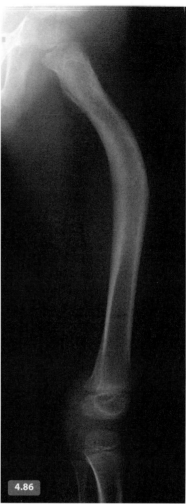

Abb. 4.84. OI Typ III bei einem 12-jährigen Jungen

Abb. 4.85. Becken und Oberschenkelregion bei einem 9-jährigen Jungen mit OI Typ III

Abb. 4.86. Femurverbiegung bei OI Typ IV. Keine Frakturen nachweisbar

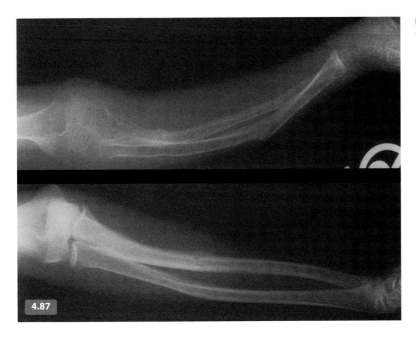

◘ **Abb. 4.87.** Unterschenkelverbiegungen und Frakturen bei OI Typ IV

Osteogenesis imperfecta Typ I A/B

Definition. Autosomal-dominante Vererbung mit normalen Zähnen (Typ IA, 40%) oder Dentinogenesis imperfecta (Typ IB, 60%). Charakteristische Knochenbrüchigkeit, blaue Skleren, im Erwachsenenalter in 50% der Fälle Hörverlust. Die Wahrscheinlichkeit von Knochenbrüchen steigt nach der Geburt an und geht nach der Pubertät deutlich zurück.

> **Radiologie.** Siehe oben. Zusätzlich Hydrozephalus, häufig mit basiliärer Impression vergesellschaftet. Impression des oberen Zervikalmarks. Retardierte Ossifikation des Schädels mit zusätzlichen Schädelnähten (»wormian bones«).

Osteogenesis imperfecta Typ II

Definition. Überwiegend autosomal-dominant vererbt, seltener gonadale Mosaiken oder rezessive Vererbung. Typ-II-OI sind perinatal letal verlaufend.

> **Radiologie.** Auffällig sind Neugeborene durch die fehlende Ossifikation des Schädels oder sehr ausgeprägte Schaltknochen der Schädelkalotte mit schwerer Mineralisationsstörung. Gekürzte und akkordeonartig zusammengefaltete lange Röhrenknochen. Diffuse Osteoporose mit Ausdünnung der Kortikalis des gesamten Skeletts.

Osteogenesis imperfecta Typ III

Synonym. Progressive deformierende Osteogenesis.

Definition. Autosomal-rezessiv vererbte, nichtletale und seltene OI-Manifestationen. Allenfalls geringe Blaufärbung der Skleren. Bei Geburt und im Säuglingsalter multiple Frakturen, im Erwachsenenalter progressive Deformierung der Extremitäten bei multiplen Frakturen. Kyphoskoliose mit Minderwuchs. Bindegewebsschwäche. Vorzeitiger Hörverlust. Hohe Letalität im Säuglingsalter.

> **Radiologie.** Diese Verlaufsformen zeigen bei den Patienten eine schwere Osteoporose. Gesicht, Schädel und Schädelbasis gut ossifiziert, hingegen Schädelkalotte weitgehend deossifiziert. Nur geringe Verkürzung der langen Röhrenknochen mit erheblicher Angulation der Schäfte. Häufig popcornartige Verkalkungen in den Metaphysenregionen und irreguläre, wabenartige Knochenstruktur der Röhrenknochen. Fischwirbelbildungen mit Kyphoskoliose.

Osteogenesis imperfecta Typ IV

Synonym. Osteogenesis imperfecta tarda Lobstein.

Definition. Autosomal-dominant vererbte Formen mit normalen Skleren. Typ IV a mit normalen Zähnen, IV b mit Dentinogenesis imperfecta. Insgesamt nur geringe bis mäßige Knochenfragilität. Allenfalls geringe Blaufärbung der Skleren.

> **Radiologie.** Manifestation ähnlich wie Typ I, Frakturen sind etwas seltener.

Differentialdiagnose. Kindesmisshandlung, juvenile Osteoporose, steroid-induzierte Osteoporose und Kupfermangel.

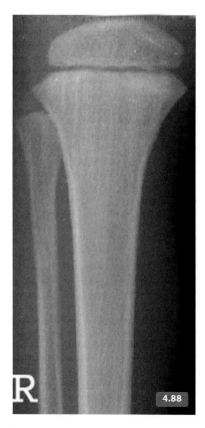

Abb. 4.88. Osteopathia striata bei einem Schulkind (Zufallsbefund)

Osteopathia striata

Synonym. Voorhoeve-Erkrankung.

Definition. Harmlose Knochenstrukturerkrankung. Vererbungsmodus sporadisch oder autosomal-dominant mit geringer Expression.

> **Radiologie.** Vertikal ausgerichtete, feine, dichte Knochenlinien, insbesondere an den Enden der langen Röhrenknochen. Die Osteopathia striata kann mit einer Schädelkalotten-Sklerose vergesellschaftet sein.

renale Osteopathie ► S. 309
Hyperparathyreoidismus ► S. 303
sklerosierende Knochenerkrankung
 ► S. 219
Bleivergiftung ► S. 338
M. Paget ► S. 349
Leukämie ► S. 125

Osteopetrosis

Synonym. Albers-Schönberg-Erkrankung, Marmorknochenerkrankung.

Definition. Autosomal-dominant vererbliche, generalisierte Knochenverdichtung, verursacht durch eine verminderte Aktivität der Osteoklasten. Klinisch fallen die Patienten mit Anämie oder Panzytopenie sowie mit diffusen Knochenschmerzen auf. Sie tragen erhöhtes Risiko von malignen Tumoren und Lymphomen.
Klinisch-genetisch können eine infantile letale Form, eine juvenile Form, eine Verlaufsform mit renaler tubulärer Azidose und schließlich die Dysostosklerose (abgeflachte Wirbelkörper, keine Anämie) unterschieden werden.

4.1 · Skelettdysplasien

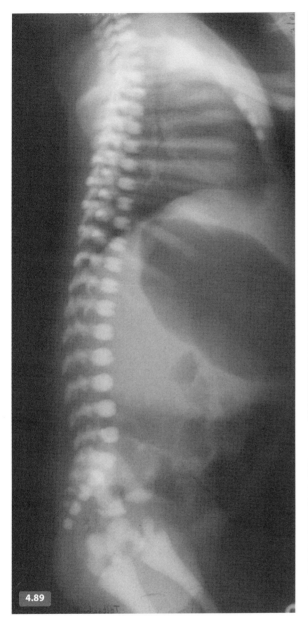
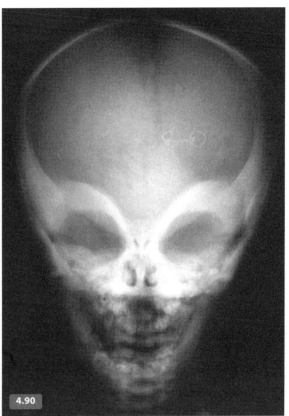
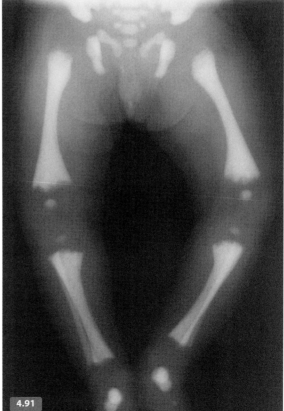

Abb. 4.89. Osteopetrose (Säugling)

Abb. 4.90. Osteopetrose bei einem 2-Monate alten Mädchen. Erhebliche Knochendichtezunahme der Schädelbasis und des Gesichtsschädels

Abb. 4.91. Osteopetrose bei einem 1-Monate alten Mädchen

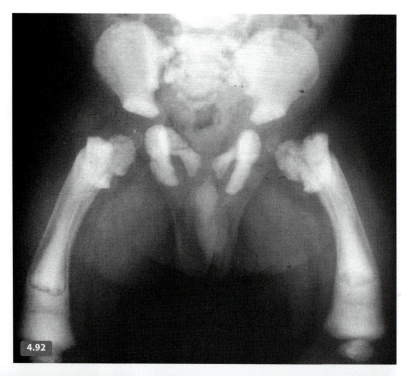

◻ **Abb. 4.92.** 18-Monate alter Junge mit Osteopetrose

◻ **Abb. 4.93.** Juvenile Osteopetrose (Zufallsbefund)

◻ **Abb. 4.94.** Adulte Osteopetrose mit »Sandwich-Wirbeln« (Zufallsbefund)

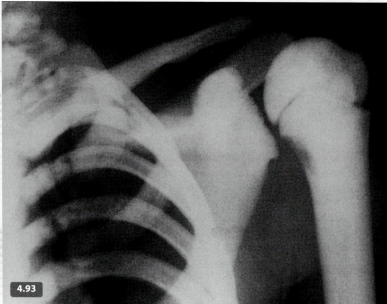

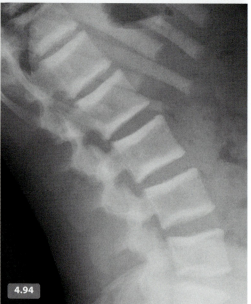

Radiologie. Marmorartige Verdichtungen der Knochen am gesamten Skelett. Insbesondere sehr dicker und dichter Schädelknochen, an der Schädelbasis besonders ausgeprägt. Hypoplastische Nasennebenhöhlen. Metaphysäre Verdichtungslinien an den langen Röhrenknochen. Becherung der Metaphysen und der Rippenenden. »Knochen-im-Knochen-Bild« der Wirbelkörper und der langen und kurzen Röhrenknochen. Sandwichartige Verdichtungen der schichtweise aufgebauten Wirbelkörper.

Häufige pathologische Frakturen und Osteomyelitiden. In der Knochenszintigraphie verstärkte diffuse Aufnahme des Tracers.

Differentialdiagnose. Chronische Nierenerkrankungen mit renaler Osteopathie, Hyperparathyreoidismus, andere sklerosierende Knochenerkrankungen, Bleivergiftung, M. Paget, Leukämie und die normale Neugeborenen-Osteosklerose müssen bedacht werden.

Osteopoikilose

Definition. Autosomal-dominant vererbtes Leiden, häufig als radiologischer Zufallsbefund diagnostiziert. Assoziation mit kutanen Fibromen möglich.

> **Radiologie.** Sklerotische Knocheninseln verschiedener Größe und Form in der Spongiosa des Beckens, der Meta- und Epiphysen der langen Röhrenknochen sowie der Handwurzelknochen.

Differentialdiagnose. Knochenmetastasen, Osteopathia striata, multiple Osteome (Kompaktainseln).

Progressive pseudorheumatoide Chondrodysplasie (PPC)

Juvenile rheumatoide Arthritis
► S. 271
HLA-B-27-assoziierte Spondylarthropathie ► S. 279
Scheuermann-Erkrankung ► S. 360

Definition. Die autosomal-rezessive spondyloepiphysäre Dysplasie manifestiert sich im Kindesalter durch Gangauffälligkeiten.

> **Radiologie.** Charakteristische Platyspondylie, Erosionen an den anterioren Wirbelkörperendplatten und eindrückliche Scheuermannähnliche Deckplattendefekte. Verschmälerte Gelenkspalten und abgeflachte Epiphysen. Häufig vergrößerte Hüftköpfe und verschmälerte Hüftgelenkspalten. Ein großes Os trigonum (akzessorischer Knochen am Talus) ist meist nachweisbar.

Differentialdiagnose. Juvenile rheumatoide Arthritis, HLA-B-27-assoziierte Spondylarthropathie. Der Wirbelsäulenbefund kann mit einer Scheuermann-Erkrankung verwechselt werden.

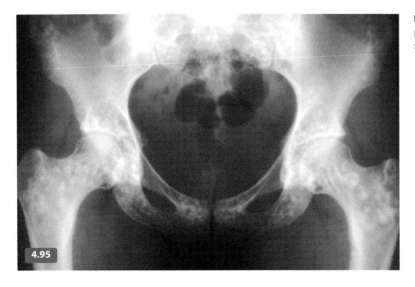

Abb. 4.95. Zufallsbefund einer Osteopoicilosis am Beckenskelett einer erwachsenen Frau

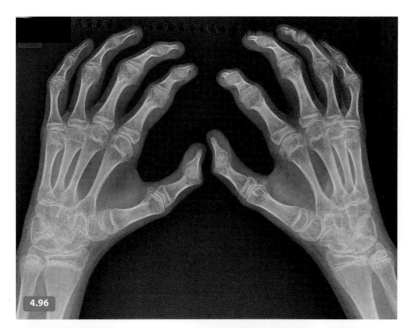
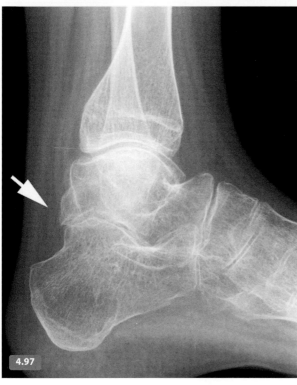
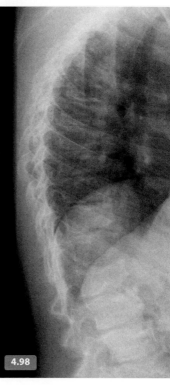

Abb. 4.96. PPC: keine erosiven oder ankylosierenden Veränderungen am Handskelett

Abb. 4.97. Proc. posterior tali bei einem Patienten mit PPC

Abb. 4.98. Platyspondylie bei PPC (12-jähriger Junge)

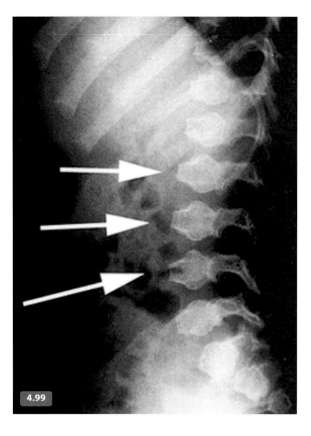

Abb. 4.99. Charakteristische Platyspondylie mit anteriorer Zungenbildung der Wirbelkörper oder bikonkave Wirbelkörperdeformitäten bei Pseudoachondroplasie

Pseudoachondroplasie

Definition. Pseudoachondroplastische Form einer spondyloepiphysären Dysplasie. Autosomal-dominant vererbte Erkrankung, eindeutige genetische chromosomale Diagnose möglich (COMP-Gen 19p13). Im ersten Lebensjahr unauffällige Körperentwicklung, dann verzögerte Laufentwicklung. Im Kindergartenalter disproportionierter Minderwuchs mit auffälligen Verkürzungen der Extremitäten und des Rumpfes sowie besondere Verkürzung der Hände und Füße (»Pseudoachondroplasie«). Erwachsenengröße 82 cm bis 140 cm.

Achondroplasie ▶ S. 202
Hypochondroplasie ▶ S. 223
Mukopolysaccharidose ▶ S. 347
Multiple epiphys Dysplasie ▶ S. 236

Radiologie. Die Erkrankung manifestiert sich mit einer Verkürzung aller Röhrenknochen, pilzartig aufgetriebenen Metaphysen und fragmentierten Epiphysen. Häufige Verkleinerung der Epiphysen, insbesondere an Hüften und Phalangen. Charakteristische Platyspondylie und Irregularitäten der Wirbelkörperendplatten. Häufige anteriore Zungenbildung der Wirbelkörper oder bikonkave Wirbelkörperdeformitäten. Häufige atlantoaxiale Dislokationen mit neurologischen Komplikationen. Irreguläres Azetabulum (Früharthrose!) mit Coxa vara und abgerundetem Os ilium. Hypoplastische und abnormal konfigurierte Handwurzel- und Fußwurzelknochen.

Differentialdiagnose. Achondroplasie, Hypochondroplasie (Gesichts- und Hirnschädel normal geformt, Krankheitsmanifestation erst nach dem ersten Lebensjahr), Mukopolysaccharidose Typ IV sowie die multiple epiphysäre Dysplasie (keine Wirbelbeteiligung).

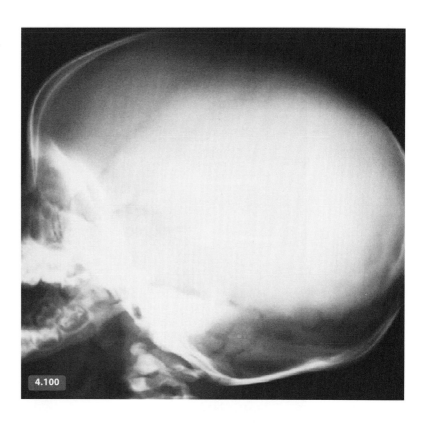

Abb. 4.100. Kahnartige Vorwölbung der Stirn (Skaphozephalus), stark verzögerter Verschluss der großen Fontanellen und Suturen bei einem jungen Mann mit Pyknodysostose

Kleidokraniale Dysplasie ▶ S. 212

Pyknodysostose

Definition. Autosomal-rezessiv vererbte, sklerosierende Skeletterkrankung mit kurzgliedrigem Zwergwuchs und auffallenden kraniofazialen Abnormalitäten. Mutation des CSTK-Gens 1q21 mit Störung der enzymatischen Osteoklastenfunktion.

> **Radiologie.** Kahnartige Vorwölbung der Stirn und des Okziput, stark verzögerter Verschluss der großen Fontanellen und Suturen, evtl. »wormian-bones« (zusätzliche Nähte der Schädelkalotte). Fehlender oder stark verringerter Kieferwinkel. Mikrognathie. Zahnabnormalitäten. Mastoidzellen und Nasennebenhöhlen unterentwickelt und nicht belüftet. Generalisierte Osteosklerose des gesamten Skelettsystems. Die akromialen Enden der Claviculae sind hypoplastisch. Hypoplasie oder Aplasie der distalen Phalangen der Hände. Häufig spontane Frakturen am peripheren- und am Achsenskelett. Der französche Maler Tolouse-Lautrec hat zeitlebens seine offene Fontanelle durch das Tragen eines Hutes verdeckt.

Differentialdiagnose. Kleidokraniale Dysplasie (normale Knochendichte).

Morbus Pyle

M. Gaucher ▶ S. 342

Definition. Asymptomatische metaphysäre Modellierungsstörung der Knochen, autosomal-rezessiv vererbt.

> **Radiologie.** Auffällige Erlenmayer-flaschenartige Verbreiterung der langen Röhrenknochen, am stärksten ausgeprägt an den distalen Oberschenkelknochen. Verdickung der Claviculae, der Rippen und der Os ischii und Os pubis. Häufig milde Prognathie. Weitere Varianten der Pyle-Erkrankung bekannt.

Differentialdiagnose. M. Gaucher.

Robinow-Syndrom

Synonym. Fetal-face-syndrome Robinow-Silverman-Smith.

Definition. Mesomeler Zwergwuchs mit auffälligen fetalen Gesichtsveränderungen (breite Flachnase mit nach vorn gerichteten Nasenlöchern). Die Vererbung ist genetisch heterogen, in den meisten Fällen aber autosomal-

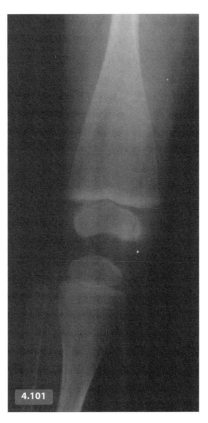

◘ **Abb. 4.101.** Erlenmeyer-artige Auftreibung der Metaphysen bei einem 1-jährigen Mädchen mit M. Pyle

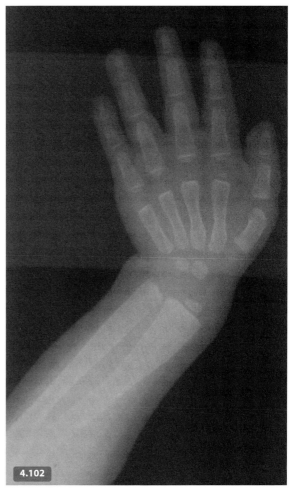

◘ **Abb. 4.102.** Unterarm-Hand-Skelett der gleichen Patientin

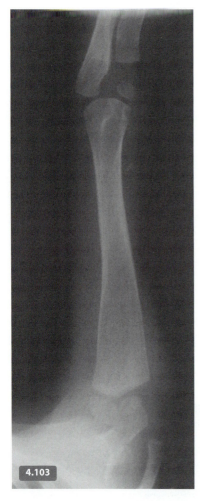

Abb. 4.103. Oberarmskelett bei einem 14-Monate alten Jungen mit M. Pyle

dominant. Der Phänotyp ist ausgesprochen variabel, insbesondere bei betroffenen Mädchen. Auffällig langes Gesicht mit Makrozephalus und prominenter Stirn. Etwa ein Viertel der Patienten zeigt einen fazialen Nävus. Hypertelorismus. Zahnstellungsanomalien. Genitale Dysplasien. Kongenitale Herzerkrankungen.

> **Radiologie.** Mesomele Verkürzung des Extremitätenskeletts (am stärksten betroffen ist der Unterarm mit einer Verkürzung der Ulna gegenüber dem Radius und einer Radiusluxation). Brachymesophalangie V. Klinodaktylie V. Bifide terminale Phalangen von Händen und Füßen. Multiple Rippenanomalien sowie Wirbelkörperfehlbildungen sind häufig vorhanden.

Differentialdiagnose. Aarskog-Syndrom.

Spondyloepimetaphysäre Dysplasien

Definition. Zahlreiche Unterformen mit autosomal-dominanter und rezessiver Vererbung mit dem Leitsymptom der generalisierten Platyspondylie.

> **Radiologie.** Generalisierte Platyspondylie mit irregulärer Endplatte der betroffenen Wirbelkörper. Verzögerte epiphysäre Ossifikation sowie weite und irreguläre metaphysäre Abschlussplatten. In der Säuglingsperiode von der sponyloepiphysären Dysplasie nicht zu unterscheiden.

Spondyloepiphysäre Dysplasien

Synonym. Spranger-Wiedemann-Dysplasie, SED.

Definition. Autosomal-dominant vererbte Erkrankung der Neugeborenen und Kleinkindern mit bekanntem chromosomalen Genort (COL2A1-Gen).

> **Radiologie.** Leitsymptom ist die auffällige Form der Wirbelkörper (birnenförmig oder ovoid). Generalisierte Verkürzung aller langen Röhrenknochen. Fehlende Ossifikation des Os pubis. Verzögerte Ossifikation der Epiphysen der Kniegelenke, des Talus oder Kalkaneus.
> In der späteren Kindheit und im Erwachsenenalter auffällige Platyspondylie mit erheblichen Unregelmäßigkeiten der Grund- und Deckplatten. Hypoplasie des Dens. Gefahr der Dislokation im Atlantodentalgelenk. Auffällige Verzögerung der epiphysären Ossifikation. Hochstand des Trochanter major mit Coxa vara.

Differentialdiagnose. Kniest-Dysplasie, Achondrogenesis Typ II und SED sind Mutationen des COL2-Gens und repräsentieren unterschiedliche Ausschnitte aus dem Spektrum von allelen Mutationen mit unterschiedlichem klinischen Verlauf.

4.1 · Skelettdysplasien

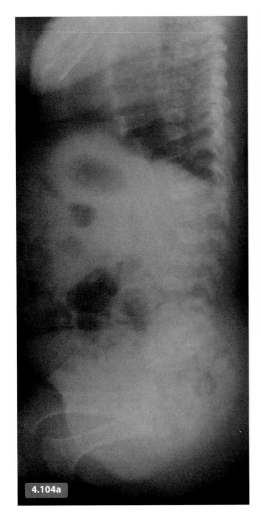
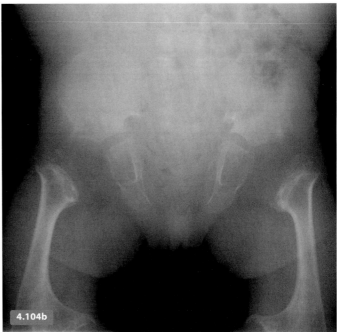
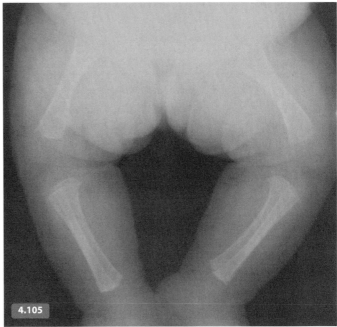

Abb. 4.104a,b. 9-monatiger Junge mit SED Spranger-Wiedemann (Wirbelsäule, Becken)

Abb. 4.105. SED Spranger-Wiedemann bei einem 3-Monate alten Jungen

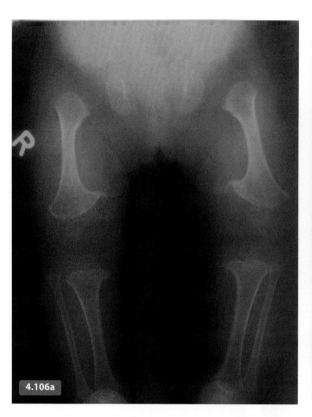 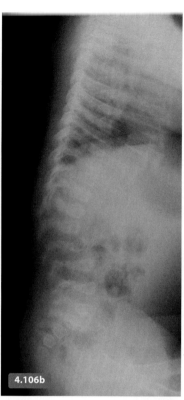

Abb. 4.106a,b. SED Spranger-Wiedemann bei einem 2-jährigen Jungen

Spondyloepiphysäre Dysplasia tarda

Definition. Häufig erst in der Pubertät diagnostizierte Dysplasie mit Kleinwuchs, Rücken- und Hüftschmerzen. X-chromosomal vererbte Erkrankung mit bekanntem chromosomalen Genort (SEDL-Gen Xp22). Viele weitere spondyloepiphysäre Dysplasien sind unklassifiziert und mit zahlreichen weiteren Erkrankungen assoziiert (Haut- und Gefäßveränderungen, endokrine Auffälligkeiten, mentale Retardierung, Arthropathien und Brachydaktylien, fazialen und zephalen Skelettveränderungen, Optikusatrophie und Immunschwächesyndromen).

Radiologie. Platyspondylie, dabei höckerartige Verbreiterung der Wirbelkörperdeckplatten im posterioren Drittel (Ovoid-Wirbel). Am stärksten betroffen ist die lumbale Wirbelsäule, weniger betroffen hingegen Thorax und Halswirbelsäule. Auffällig schmale Bandscheibenzwischenräume.
Im Erwachsenenalter generalisierte Platyspondylie. Milde epiphysäre Dysplasie mit kleinen, irregulären Epiphysen der langen Röhrenknochen. Schmales Becken mit Coxa vara und kurzen Schenkelhälsen. Vorzeitige Gelenkdegeneration, vor allem der Hüft- und Schultergelenke, bereits bei jungen Erwachsenen nachweisbar.

Spondylometaphysäre Dysplasie
Synonym. SMD.

Definition. Zahlreiche klassifizierte und nichtklassifizierte Untertypen der spondylometaphysären Dysplasie sind bekannt. Die drei häufigsten sind der Typ Kozlowski, der Corner-fracture-Typ sowie der Sedaghatian-Typ.

4.1 · Skelettdysplasien

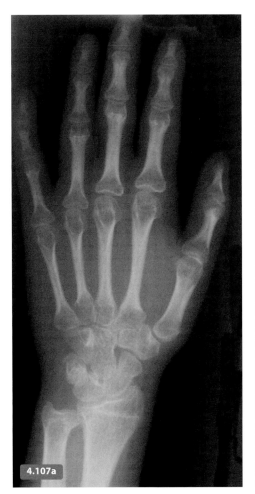
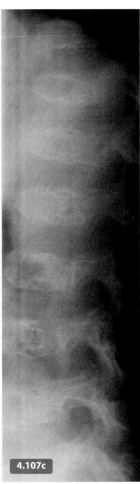
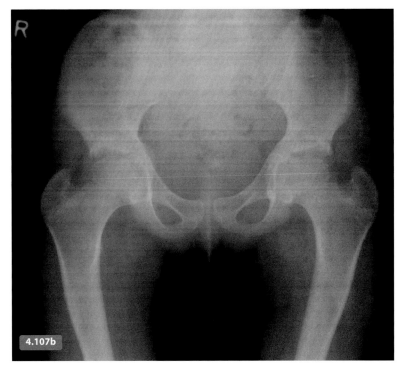

Abb. 4.107a–c. Spondyloepiphysäre Dysplasia tarda mit milder epiphysärer Dysplasie und ovoiden-abgeflachten Wirbelkörpern (16-jähriger Mann)

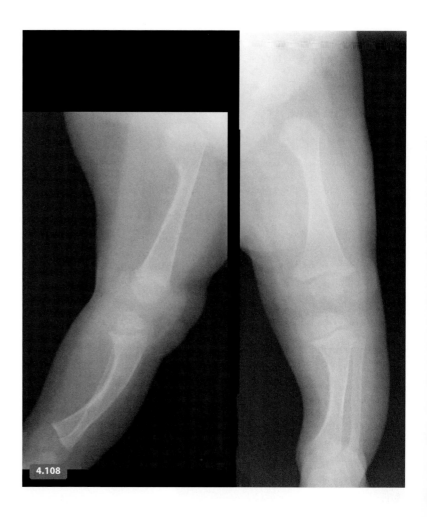

Abb. 4.108. Unklassifizierte SMD bei einem Säugling

Typ Kozlowski

Definition. Autosomal-dominante Form mit nur mäßigem Körperstamm-Kleinwuchs. Erwachsenengröße unter 140 cm.

Radiologie. Generalisierte schwere Platysspondylie, verschmälerte Bandscheibenzwischenräume, Kyphoskoliose. Bereits im frühen Erwachsenenalter erhebliche Bandscheibendegeneration. Am Röhrenknochenskelett finden sich irreguläre metaphysäre Abschlussplatten, insbesondere am proximalen Femur. Epiphysenfuge leicht erweitert. Der Ossifikationskern der proximalen Femurepiphyse ist irregulär geformt. Das Azetabulumdach ist im Säuglingsalter auffallend horizontal. Verzögerte Skelettreife insbesondere der Carpalia.

Corner-fracture-type

Synonym. Sutcliff-Typ.

Definition. Autosomal-dominant vererbte Form mit mildem Zwergwuchs. Die Coxa vara werden mit Gehstörungen klinisch auffällig.

4.1 · Skelettdysplasien

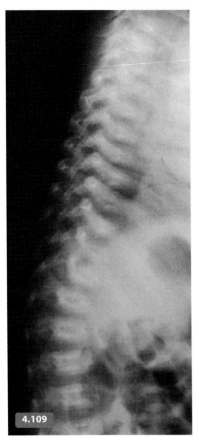
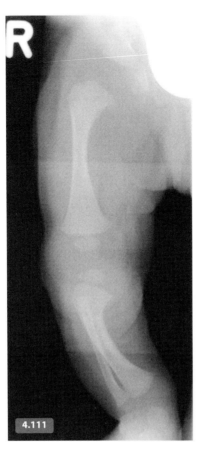

Abb. 4.109. SMD Typ Kozlowski: schwere Platyspondylie bei einem 1-Jährigen

Abb. 4.111. SMD Typ Kozlowski mit irregulären Metaphysen

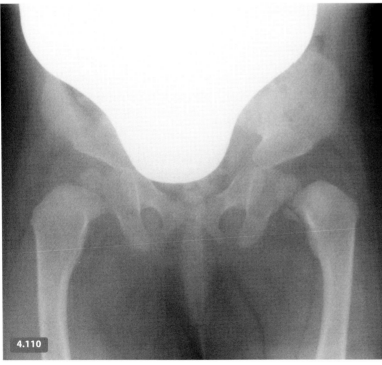

Abb. 4.110. SMD Typ Kozlowski. Beckenskelett: metaphysäre Dysplasie der proximalen Femura

> **Radiologie.** Progressive Coxa vara, insbesondere nach dem 2. Lebensjahr auffällig. Nahezu vertikal stehende Epiphysenfuge der proximalen Femura. Unregelmäßige, fragmentierte metaphysäre Abschlussplatten der langen Röhrenknochen (»flake like«). Am stärksten ausgeprägt sind die Veränderungen ebenfalls am proximalen Femur. Häufig erweiterte Epiphysenfugen. Die Wirbelsäule zeigt ovoid geformte Wirbelkörper, d.h. die frühkindliche Wirbelkörperform persistiert bis in das späte Kindesalter. Erwachsene zeigen eine milde Platyspondylie.
>
> Im Kleinkindesalter imponieren die proximalen Femura aufgrund der Coxa vara wie umgedrehte Golfschläger.

Typ Sedaghatian

Definition. Spondylometaphysäre Dysplasie mit perinatal letaler Verlaufsform. Rezessive Vererbung.

> **Radiologie.** Schwere rhizomele Verkürzung der langen Röhrenknochen. Sehr irreguläre, verbreiterte und gebecherte Metaphysen. Abgeflachte Epiphysen. Moderate Platyspondylie. Enger Brustkorb mit 11 Rippen und gebecherten vorderen Rippenenden. Brachydaktylie. Die Enden der Metakarpalia und Phalangen zeigen charakteristische, becherförmige irreguläre metaphysäre Abschlussplatten.

Sprengel-Deformität

Synonym. Sprengel-Feil-Anomalie.

Definition. Einseitiger Schulterblatthochstand mit Skapulahypoplasie, verursacht durch den ausgebliebenen embryonalen Deszensus der Skapula. Meist sporadisches Auftreten, wenige Fälle mit dominanter Vererbung.

> **Radiologie.** Fixierter Skapulahochstand mit Bewegungseinschränkung dieser Schulter. Meist fibröser oder knöcherner Strang zwischen Skapula und unterer Halswirbelsäule (»Os omovertebrale«).
>
> Assoziationen zum Klippel-Feil-Syndrom, Rippenanomalien, Gaumenspalten und Klumpfuß.

Thanatophore Dysplasie

Thanatophore-Dysplasie-Varianten
► S. 261
Achondrogenesis ► S. 200

Definition. Autosomal-dominante, häufig durch eine spontane Mutation des Fibroblastenwachstumsgens FGFR3 entstandener dysproportionierter Zwergwuchs, der perinatal meist tödlich verläuft. Im Neugeborenenalter mikromele Dysplasie mit kurzen langen Röhrenknochen, auffälligen Verbiegungen der Röhrenknochen und einen relativ großen Kopf und normal langem Körperstamm. Der sehr schmale knöcherne Thorax verhindert eine ausreichende Atemtätigkeit und führt rasch zur respiratorischen Insuffizienz.

4.1 · Skelettdysplasien

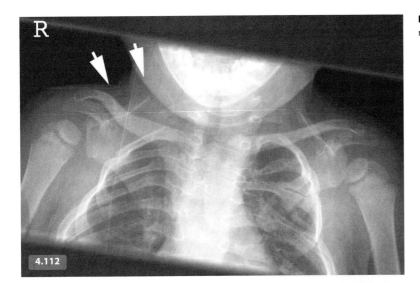

Abb. 4.112. Schulterblatthochstand rechts (Sprengel-Deformität)

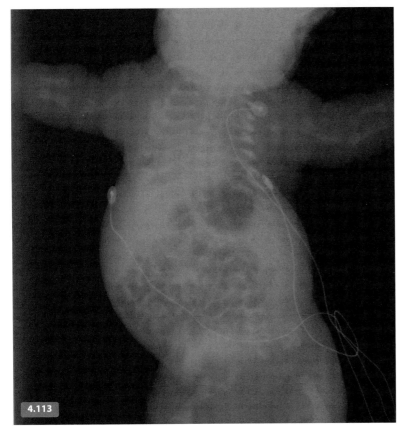

Abb. 4.113. Neugeborenes mit Thanatophorer Dysplasie

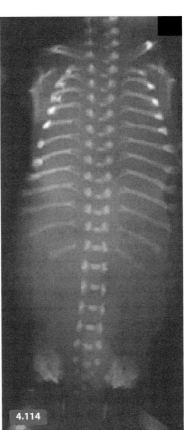

Abb. 4.114. Neugeborenes mit Thanatophorer Dysplasie

◘ **Abb. 4.115.** Wirbelsäulenbefund (Platyspondylie) bei einem Neugeborenen mit Thanatophorer Dysplasie

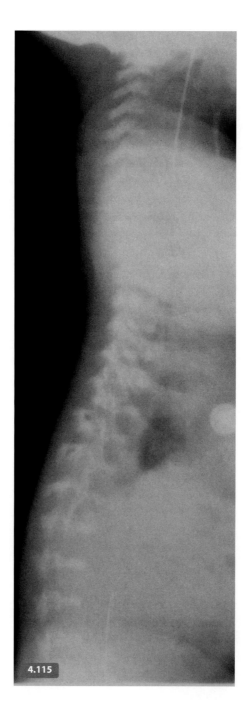

Radiologie. Radiologisch fällt ein »Kleeblattschädel« auf. Sehr kurze Rippen mit erheblicher Verkleinerung des Thoraxraumes in beiden Ebenen. Kleine Scapulae. Schwere Platyspondylie mit anterior abgerundeten Wirbelkörpern und relativ weiten Bandscheibenzwischenräumen. In der a.-p.-Projektion haben die Wirbelkörper eine U- oder H-Form. Charakteristische kurze und schmale Darmbeinschaufeln mit horizontalem Azetabulumdach. Medialer Beckensporn oberhalb des Azetabulumdachs. Ausgeprägte Verkürzung und Verbiegung der langen Röhrenknochen, insbesondere die Femura erinnern an die Form von Telefonhörern. Kurze und breite kurze Röhrenknochen der Hände und Füße.

Differentialdiagnose. Thanatophore-Dysplasie-Varianten, Achondrogenesis. Die Kleeblattschädel-Konfiguration und Telefonhöhrer-Femura können fehlen (sog. Typ II der thanatophoren Dysplasie).

Thanatophore Dysplasievarianten

Definition. Zu den thanatophoren Varianten gehören die Typen *San Diego*, *Torrance* und *Luton*. Diese wahrscheinlich ebenfalls autosomal-dominant vererbten Manifestationen der thanatophoren Dysplasie sind radiologisch kaum zu unterscheiden. Im Vergleich zur klassischen thanatophoren Dysplasie zeigt sich eine sehr starke Verkürzung der langen Röhrenknochen, insbesondere der Femura. Erhebliche Osteopenie der kranialen Schädelbasis. Sehr kurze und besonders dünne Rippen. Scheibendünne und dichte Wirbelkörper, die Platyspondylie ist also noch ausgeprägter als bei der klassischen thanatophoren Dysplasie. Die langen Röhrenknochen sind nicht verbogen, also keine Telefonhörer-Konfiguration des Femurs.

Tibia vara

Synonym. Blount-Dysplasie.

Definition. Wachstumsstörung der medialen proximalen Tibiametaphyse und Epiphysenfuge mit konsekutivem Genu varum. Klinisch Beginn mit Hinken im 2. Lebensjahr (infantile Form) oder 6. bis 12. Lebensjahr (juvenile Form).
Die Hypothese, die Tibia vorn sei Folge einer Ischämie, gilt als überholt.

> **Radiologie.** Defektzone der medialen proximalen Tibiametaphyse. Innentorsion des Unterschenkels und O-Beinstellung (Varusbiegung) des betroffenen Kniegelenks. Im fortgeschrittenen Stadium partieller Epiphysenfugenschluss.

Rachitis ▶ S. 324
Metaphysäre Skelettdysplasie ▶ S. 232

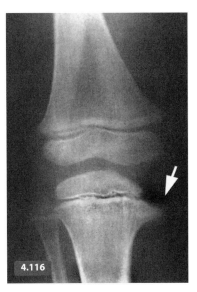

Abb. 4.116. Tibia vara

Stadieneinteilung. Nach Langenskjöld (1952) in 6 radiologische Stadien.

Differentialdiagnose. Rachitis. Metaphysäre Skelettdysplasien (immer symmetrisch).

Trichorhinophalangeales Syndrom Typ I

Definition. Autosomal-dominant vererbtes Fehlbildungssyndrom mit Zapfenepiphysen und Gesichtsdysmorphie, birnenförmiger prominenter Nase und auffällig großen Ohren. Erkrankung mit eindeutiger genetischer Zuordnung zum mutierten TRP1-Gen 8q24. Klinisch fallen die Kinder durch das spärliche, langsam wachsende Kopfhaar und den auffälligen Augenbrauen (medial betonte, lateral dünne Augenbrauen) auf. Die Diagnose kann über die Lichtmikroskopie bzw. Elektronikmikroskopie der Haar-Morphologie gestellt werden.

Abb. 4.117. Trichorhinophalangeales Syndrom Typ I mit kleinen abgeflachten Hüftepipiphysen

Abb. 4.118. Elfenbeinepiphysen an den verkürzten Phalangen

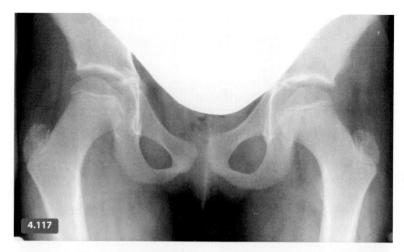

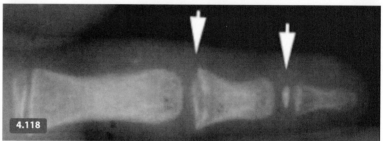

Radiologie. Tiegelförmig konfigurierte Epiphysen an den Phalangen. Häufig finden sich »Elfenbeinepiphysen« (verdichtete Epiphysen) und ein vorzeitiger Wachstumsfugenschluss der betroffenen Phalangen. Perthesähnliche Veränderungen an den kleinen Hüftköpfen. Frühzeitige Coxarthrose im jungen Erwachsenenalter. Brachymetakarpie und Brachymetatarsie.

Differentialdiagnose. Es finden sich ähnliche radiologische Manifestationen bei der autosomal-dominant vererbten tricho-rhino-phalangealen Dysplasie Typ II, bei der zusätzlich multiple kartalaginäre Exostosen am Skelett nachgewiesen werden können. Thiemann-Syndrom (keine Haarauffälligkeiten).

Gelenkerkrankungen und Rheumatologie

5.1 Entzündliche Gelenkerkrankungen – 264
  Wie erkennt man eine entzündliche Gelenkerkrankung? – 264
  Arthritiszeichen in der MRT der Hand – 265
  Die Skelettszintigraphie zum Nachweis
  entzündlicher Gelenkerkrankungen – 267
  Rheumatoide Arthritis (RA) – 267
  Juvenile rheumatoide Arthritis – 271
  Psoriasisarthropathie – 274
  Reiter-Syndrom – 277
  Dermatose-assoziierte akquiriertes Hyperostosesyndrom,
  SAPHO-Syndrom – 278
  Enteropathische Arthritis – 278
  Spondylitis ankylosans – 279
  Lupus erythematodes disseminatus (LED) – 283
  Progressive systemische Sklerodermie – 284
  Mischkollagenose und Sharp-Syndrom – 285
  Skelettsarkoidose – 286
  Pyogene Arthritis – 287

5.2 Degenerative und metabole Gelenkerkrankungen – 289
  Arthrosis deformans – 289
  Chronische Gicht und Arthritis urica – 290
  Chondrokalzinose (Kalziumkristallarthritis) – 292
  Primäre Hämochromatose – 293
  Neurogene Osteoarthropathie – 294
  Sympathische Reflexdystrophie – 296
  Ochronose – 297
  Morbus Fabry – 298
  Sichelzellanämie – 299
  Thalassämie – 301
  Hyperparathyreoidismus – 303
  Hypoparathyreoidismus – 307
  Pseudohypoparathyreoidismus – 307
  Rachitis und Osteomalazie – 307
  Renale Osteopathie – 309
  Akromegalie (Hyperpituitarismus) – 309
  Schilddrüsenassoziierte Arthropathien – 311
  Pierre-Marie-Bamberger-Syndrom (Hypertrophe Osteoarthropathie) – 312
  Multizentrische Retikulohistiozytose – 313
  Hämophilie – 314

5.3 Tumoröse Gelenkerkrankungen – 315
  Chondromatose – 315
  Synoviales Sarkom – 316
  Villonoduläre Synovitis – 317
  Lokalisierte noduläre Synovitis – 319
  Morton-Neurom – 320
  Sonstige seltene Gelenktumoren – 321

5.1 Entzündliche Gelenkerkrankungen

Wie erkennt man eine entzündliche Gelenkerkrankung?

Die radiologischen Arthritiszeichen können in vier große Klassen eingeteilt werden:

1. Die Weichteilzeichen

Sie treten innerhalb weniger Tage bis Wochen nach dem klinischen Arthritisbeginn auf. Im Röntgenbild imponiert eine Verdickung der periartikulären Weichteile, eine Verlagerung bzw. Verformung des Fettstreifens entlang der Gelenkkonturen und Gelenkpaltverbreiterung.

2. Die arthritischen Kollateralphänomene

Die Kollateralphänomene werden radiologisch Wochen bis Monate nach Krankheitsbeginn erfassbar. Durch die Einwirkung von Zytokine auf die subchondralen Osteoklasten kommt es zu einer gelenkbezogenen Demineralisation, es resultiert die radiologisch fassbare »gelenknahe Osteopenie« des Arthritikers.

3. Die arthritischen Direktzeichen

Die Direktzeichen sind erst Wochen bis Monate bzw. Jahre nach Krankheitsbeginn erkennbar. Im Gegensatz zu den Kollateral- und Weichteilzeichen sind die Direktzeichen spezifisch für die Arthritisdiagnose. Durch den Einbruch von entzündlichem Granulationsgewebe in die subchondrale Spongiosa entstehen zystische Knochendefekte, die sog. »*Signalzysten*«. Durch die arthritische Knorpeldestruktion wird der Gelenkspalt konzentrisch verschmälert.

Das weitere Fortschreiten des Angriffs aggressiven Granulationsgewebes (»Pannus«) auf Knorpel und Knochen führt schließlich zur *Erosion*. Diese radiologisch wie ausgebissen wirkenden randständigen Knochendefekte sind nahezu der Beweis für eine arthritische Gelenkerkrankung. Histologisch kann gezeigt werden, dass der aggressive Angriff des Pannus von zwei Seiten simultan erfolgt, sowohl vom Gelenkkavum aus, als auch vom Subchondrium und der Markhöhle heraus. Der weitere Verlauf ist durch die Gelenkdestruktion gekennzeichnet, im schwersten Ausprägungsgrad auch »*Mutilation*« bezeichnet. Der Endzustand wird durch die zunächst fibröse, dann die knöcherne Ankylose erreicht.

4. Gelenkfehlstellung

Gelenkfehlstellung (Subluxation, Luxation, ulnare Deviation der Finger) werden zunächst durch die entzündlichen, fibrösen Kapselschrumpfungen

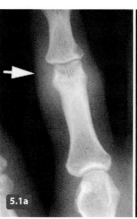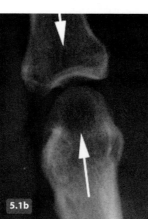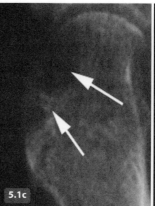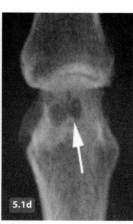

Abb. 5.1a–d. Stadien der Arthritis: **a** Weichteilschwellungszeichen und Gelenkerguss, **b** gelenknahe Osteoporose und Schwund der Grenzlamelle, **c** Erosion der Grenzlamelle und des subchondralen Knochens, **d** subchondrale Zystenbildungen, Gelenkspaltverschmälerungen

5.1 · Entzündliche Gelenkerkrankungen

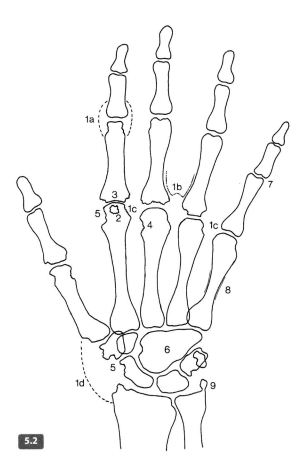

◘ **Abb. 5.2.** Arthritiszeichen: Weichteilschwellung: Zeichen der Weichteilschwellung sind spindelförmige Auftreibungen der Gelenkkapsel (*1a*), konvexe Begrenzung der Inderdigitalhautfalten (»Schwimmhäute«; *1b*), der Abstand zwischen den Metakarpalköpfchen IV und V ist größer als der Abstand zwischen den Metakarpaleköpfchen II bis III (*1c*), der Skaphoidfettstreifen wird konvex nach außen verlagert (*1d*). Signalzysten in der subchondralen Spongiosa (*2*), Gelenkspaltverschmälerung (*3*), anfänglich auch Spalterweiterung durch Gelenkerguss möglich, Grenzlamellenschwund (*4*), Erosionen (*5*), Usuren und schließlich Ankylosierung (*6*), Gelenkdeviation und Subluxation (*7*), Periostreaktion an den Metakarpalia (*8*), Erosion des Processus styloideus ulnae (*9*)

bewirkt. Später wird die verschobene Gelenkgeometrie durch die Ankylose fixiert.

Arthritiszeichen in der MRT der Hand

Die knöchernen Manifestationen der arthritischen Gelenkveränderungen werden mit den konventionellen Aufnahmen zuverlässig erfasst. Die MRT bietet darüber hinaus die Möglichkeit, frühzeitig Weichteilzeichen und Knorpelschäden sowie Ergüsse und Pannusformationen abzugrenzen.

Die *MRT-Zeichen* im Einzelnen:
- Gelenkergüsse: Signalreich in den T2-betonten Sequenzen.
- Weichteilschwellung und Ödem: Signalreich in den T2-betonten Sequenzen.
- Erosionen des hyalinen Knorpels: Unterbrechungen und Signalauslöschungen des Knorpelbands (fettsupprimierte T2-gewichtete Spinecho- oder Gradientenechosequenzen).
- Knöcherne Erosionen: Unterbrechung der signalfreien Kortikalis und Interposition von Weichteilgewebe in allen Sequenzen. Änderung der äußeren Knochenkontur. Signaländerungen im angrenzenden Fettmark. Knöcherne Erosionen sind am Besten in T1-gewichteten Sequenzen sichtbar. Früherosionen der hyalinen Knorpelkappen der kleinen Gelenke können gut mit 3D-fettgesättigten Gradientenechosequenzen visualisiert werden.
- Tenosynovitis mit Verdickung und Ergussbildung der Sehnenscheiden von Flexoren und Extensoren (Ergüsse sind signalreich in den T2-Bildern).

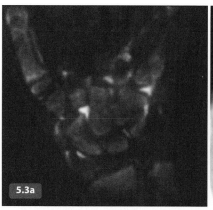
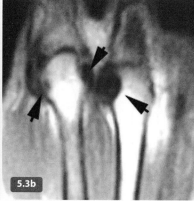
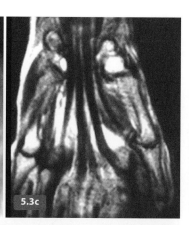

Abb. 5.3a–c. Arthritiszeichen in der MRT: **a** Gelenkergüsse, **b** Erosionen, **c** Ergüsse in den Sehnenscheiden durch Tenosynovitis

Abb. 5.4. Arthritis im MCP-Gelenk V, intensive Kontrastmittelaufnahme in der entzündeten Synovialis (T1-gewichtet, nach Kontrastmittel, fettsupprimiert)

Abb. 5.5. Die Kontrastmittelgabe erleichtert entscheidend die Detektion der entzündeten Synovialis

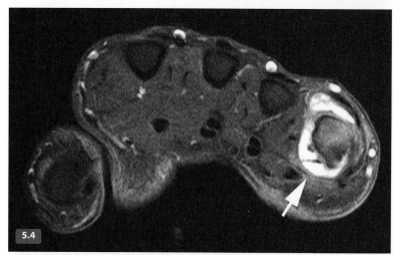

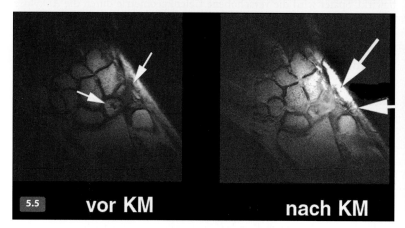

- Direktnachweis von raumforderndem Pannusgewebe im Gelenkkavum. In den ersten Monaten nach Krankheitsbeginn ist das Pannusgewebe im T2-Bild signalreich und reichert bei T1-gewichteten fettsupprimierten Sequenzen erkennbar gadoliniumhaltige Kontrastmittel an. Nach frühestens 10 Monaten Krankheitsaktivität wird das Pannusgewebe im T2-Bild signalärmer. Bei dynamischen Kontrastmittelstudien nimmt vaskularisiertes Pannusgewebe sehr kräftig Kontrastmittel auf, während fibröser Pannus nur ein geringes Enhancement zeigt.

5.1 · Entzündliche Gelenkerkrankungen

Tabelle 5.1. Arthritiszeichen – Röntgen vs. MRT

Pathophysiologie	Röntgen	MRT
Gelenkerguss	+	+++
Weichteilschwellung	+	+++
Pannus	−	+++
Knorpelerosion	−	++
Knochenerosion	++	++

Die Skelettszintigraphie zum Nachweis entzündlicher Gelenkerkrankungen

Arthritische Erkrankungen betreffen häufig multiple Gelenke. Aus diesem Grund sollte eine 2-Phasen-Ganzkörper-Skelettszintigraphie (Weichteil- und Knochenphase) mit Zusatzaufnahmen der Hände und Füße durchgeführt werden. Auf die Perfusionsphase wird entweder verzichtet oder sie wird über dem am meisten betroffenen Gelenk akquiriert. Die Mehrspeicherung des Radiodiagnostikums ist insbesondere in der Weichteilphase proportional zur Entzündungsaktivität. Somit kann das Verfahren sowohl zur Frühdiagnose als auch zur Verlaufskontrolle und dem Therapiemonitoring eingesetzt werden. Da systemische Gelenkerkrankungen häufig ein typisches Befallmuster aufweisen, trägt die Skelettszintigraphie oftmals zur Diagnosefindung bei.

Rheumatoide Arthritis (RA)

> pyogene Arthritis ► S. 287
> Psoriasisarthropathie ► S. 274
> Gicht ► S. 290
> multizentrische Retikulohistiozytose
> ► S. 313
> Kollagenose ► S. 283

Definition. Chronische-entzündliche Systemerkrankung, über eine Synovialitis kommt es zur Arthritis, Knorpelschädigung, Knochenerosion und Gelenkdestruktion. Die Krankheit verläuft schubweise progredient. Extraartikuläre Krankheitsmanifestationen an Lunge, Gefäßen, Herz und Haut sind möglich.

Diagnostische Kriterien. Vier von 7 Kriterien der amerikanischen Rheumagesellschaft (ARA) wie Morgensteifigkeit, Rheumaknoten, Hand- und Fingerarthritis, Arthritissymmetrie, Röntgenveränderungen, positiver Rheumafaktor und simultane Arthritis in 3 oder mehr Gelenkarealen müssen zur Diagnosestellung erfüllt sein. Die Kriterien Morgensteifigkeit, klinische Arthritis und Symmetrie des Gelenkbefalls müssen für mindestens 6 Wochen vorliegen.

Weitere diagnostische Hinweise. Stimulierte B-Lymphozyten produzieren Autoantikörper gegen ein Fragment des Immunglobulin IgG. Diese Autoantikörper werden »Rheumafaktor« genannt. Der Rheumafaktor ist bei etwa 70–80% der Patienten positiv (»seropositiv«), hingegen nur bei 5% der gesunden Durchschnittsbevölkerung (meist niedrigtitrig). Viele andere Autoimmunerkrankungen zeigen ebenfalls einen positiven Rheumafaktor. Hochtitrige Rheumafaktoren korrelieren bei Rheumatikern mit einer schwerer verlaufenden Erkrankung.

Ein HLA-DR4 Antigen ist bei 70% der Patienten nachweisbar (in der gesunden Normalbevölkerung bei etwa 25%) und ist mit einem schwereren Verlauf der Arthritis assoziert.

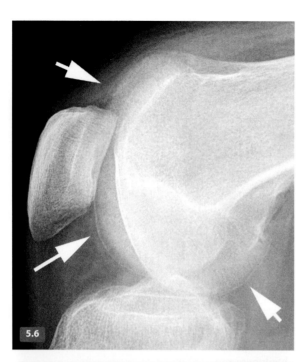

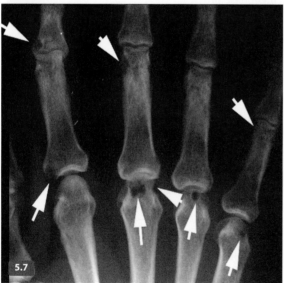

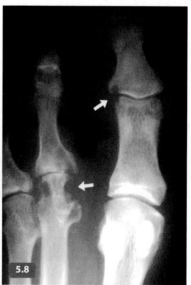

◘ **Abb. 5.6.** Subchondrale bandförmige Osteopenie bei früher Gonarthritis

◘ **Abb. 5.7.** Typische Erosionen an den MCP- und PIP-Gelenken bei einer rheumatoiden Arthritis (Larsen-Stadium III)

◘ **Abb. 5.8.** Erosionen am Vorfußskelett bei rheumatoider Arthritis

Inzidenz. Betrifft etwa 1–2% der Bevölkerung, Frauen etwa 3mal so häufig wie Männer. Der Häufigkeitsgipfel liegt in der 4. Lebensdekade. Beginnt die RA nach dem 60. Lebensjahr, liegt eine Alters-RA oder »late onset RA« (LORA) vor.

Radiologie. Typisches symmetrisches manuelles Befallsmuster unter Bevorzugung der proximalen Interphalangealgelenken und Metakarpophalangealgelenken, oft in symmetrischer Anordnung. Allererste Erosionen finden sich meist an der Radialseite der Metakarpalköpfchen, häufig an den Metakarpalköpfchen IV und V. Im weiteren Verlauf folgt dann der Befall der und des Processus styloideus ulnae. Am Fußskelett finden sich erste Erosionen meist am Metatarsaleköpfchen V.
▼

5.1 · Entzündliche Gelenkerkrankungen

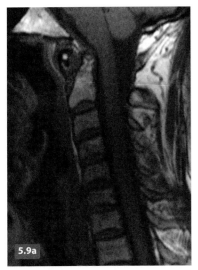
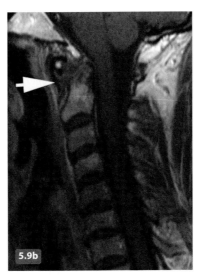
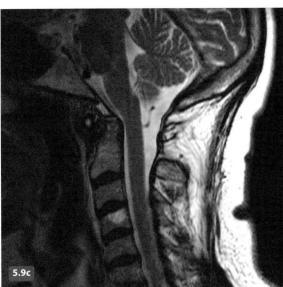

Abb. 5.9a–c. Erosionen an der Densspitze und Synovitis im Atlantodentalgelenk. Konsekutive Impression des Spinalmarks. **a** Spinecho T1-gewichtet, **b** nach Kontrastmittelgabe, **c** Spinecho T2-gewichtet

Die fortgeschrittene RA zeigt folgende *weitere Röntgenzeichen:*
- Mutilationen bzw. fortgeschrittene Gelenkdestruktionen insbesondere an den kleinen Gelenken der Hände und Füße und an den Handwurzeln.
- Knopflochdeformität und Schwanenhalsdeformität sind simultane Fehlstellungen in den distalen und proximalen Interphalangealgelenken der Hände.
- Radiuskrypte am distalen Radius, entstanden durch Destruktion des Testutschen Ligaments, welches die Aufgabe der ligamentären Stabilisierung des Radiokarpalgelenks eingebüßt hat. Es resultiert eine bajonettartige Abknickung des Carpus gegenüber dem Unterarm.
- Ulnare Deviation der Fingergelenke durch Subluxation in den MCP-Gelenken, später Luxation und Synostosierung dieser Gelenkreihen.

▼

- Ankylosierung und Synostierung der Os carpalia (»Os carpale«).
- Weichteilverkalkungen, zystische Osteolysen unterschiedlicher Größe, v.a. in den Karpalia und distalen Unterarmknochen (arthritische Signalzysten, abgeräumte fokale Knochennekrosen, intraossäre Rheumaknotengranulome).
- An den großen Gelenken entstehen Erosionen und Usuren an den Gelenkrändern. Später entwickeln sich sekundäre Arthrosen und präankylotische Gelenkdestruktionen (Hüfte, Knie, Schulter, Ellenbogen in symmetrischer Ausbildung).
- Erosionen im Atlantodentalgelenk führen zu Destruktionen des Dens axis mit der Gefahr der Gefügelockerung und Erweiterung des atlantodentalen Gelenkspaltes. Der Hypermobilitätsverdacht erfordert seitliche Funktionsaufnahmen in Reklination und Inklination. Die Diagnose der entzündlich bedingten Hypermobilität im Atlantodentalgelenk ist eine schwerwiegende Komplikation einer rheumatoiden Arthritis: Das Rückenmark und Medulla oblongata sind durch eine Kompression durch den mobilen Dens gefährdet. Zusätzlich können Pannusformationen an der Rückseite des Dens (»Alarmerosion an der Densdorsalseite«) den Spinalkanal einengen. Die MRT-Diagnostik kann das Ausmaß der Pannusformationen im Atlantodentalgebiet und die Zerstörung von Knochen und Ligamenten direkt visualisieren.

Abb. 5.10. Fortgeschrittene rheumatoide Arthritis des Kniegelenks (Spinecho T1-gewichtet, nach Kontrastmittelgabe, fettsupprimiert). Kontrastmittelaufnahme in die entzündete Synovialis sowie in den subchondralen, erodierten Knochen

Abb. 5.11. Spätstadium einer rheumatoiden Arthritis (Larsen-Stadium V, Stadium der Ankylosierung im Karpalbereich). Subluxationen und Ulnadeviationen in den MCP-Gelenken

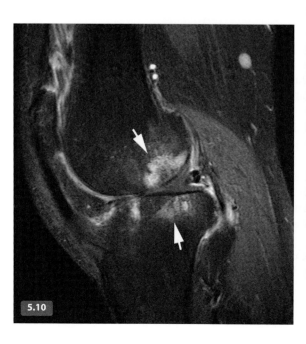
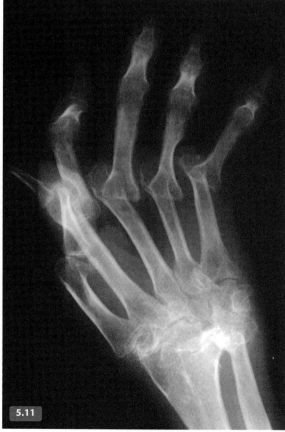

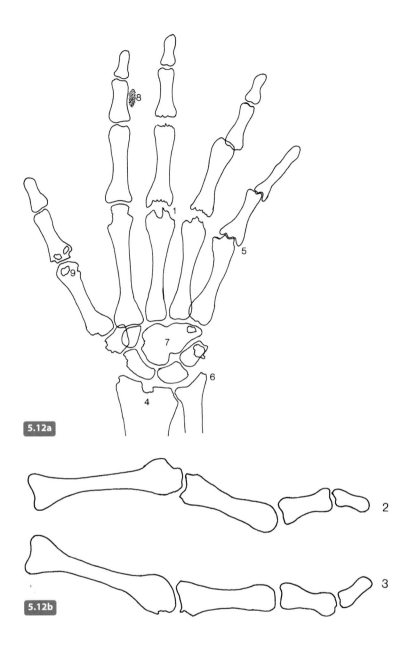

Abb. 5.12. Zeichen der fortgeschrittenen rheumatoiden Arthritis: Mutilationen bzw. fortgeschrittene Gelenkdestruktion (*1*), Knopflochdeformität (*2*) und Schwanhalsdeformität (*3*), also simultane Fehlstellungen in den distalen und proximalen Interphalangealgelenken, Radiuskrypte durch Destruktion des Testutschen-Ligaments, welches die Aufgabe der ligamentären Stabilisierung des Radiokarpalgelenks einbüßt (*4*), Ulnardeviation der Fingergelenke und Luxationen (*5*), Abschmelzen des Processus styloideus ulnae (*6*), Ankylosierung der Ossa carpalia (*7*), Weichteilverkalkung (*8*), zystische Osteolysen in den Karpalia und subchondralen Knochen (intraossäre Rheumaknoten), abgeräumte fokale Knochennekrosen (*9*)

Szintigraphie. Zum Nachweis von Lokalisation und Entzündungsaktivität der betroffenen Gelenke sowie zur Hilfe bei der Diagnosefindung anhand des typischen Musters (mit häufig symmetrischem Befall der MCP und PIP).

Differentialdiagnose. Borreliose, pyogene Arthritis, chronisch verlaufende reaktive (postinfektiöse) Arthritis. Psoriasisarthropathie, Gicht, multizentrische Retikulohistiozytose, Kollagnosen, Lepra.

Juvenile rheumatoide Arthritis

Definition. Der Krankheitsbeginn der Arthritis liegt vor dem 16. Lebensjahr mit mono-, oligo- oder polyartikulärem Befall.

Einteilung. *Systemische juvenile Polyarthritis* (M. Still, 10%): Kleinkindesalter mit systemischer Beteiligung von Leber, Milz, Lymphknoten, Perikard,

---

akute Leukämie ▶ S. 125
Synoviales Sarkom ▶ S. 316
Hämophilie ▶ S. 314
Osteochondrosis dissecans ▶ S. 170
bakterielle Arthritis ▶ S. 287

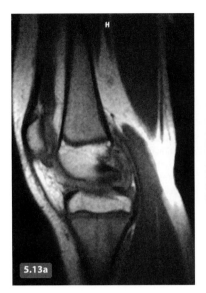 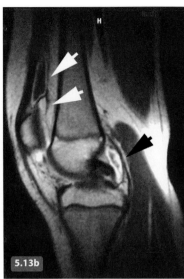 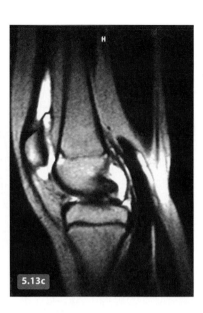

Abb. 5.13. **a** Juvenile chronische Polyarthritis (JIA), Kniegelenk, Spinecho T1-gewichtet. **b** Nach Kontrastmittelgabe Kontrast-Enhancement in die entzündete Synovialis. **c** Spinecho T2-gewichtet

Haut. Hohes Fieber mit hohen Entzündungsparametern und Anämie sind typisch. Radiologisch liegt eine Oligoarthritis vor (Handgelenke, Hüfte bevorzugt).

Die *seronegative Polyarthritis* (30%) beginnt als symmetrische Polyarthritis kleiner und großer Gelenke (Hände, Finger, Knie). Krankheitsbeginn in der gesamten Kindheit möglich.

Die *seropositive (Rheumafaktor positiv) Polyathritis* (10%) betrifft meist präpubertäre Mädchen und verläuft klinisch wie die rheumatoide Arthritis des Erwachsenen.

Bei der *frühkindlichen Oligoarthritis* (Oligoarthritis Typ I, 25%) liegt der Erkrankungsbeginn in der Kleinkindzeit unter Bevorzugung von Knie- und Sprunggelenken. Die Hälfte der Kinder entwickelt eine Iridozyklitis.

Die *HLA-B27-positive Oligoarthritis* (Oligoarthritis Typ II, 25%) der präpubertären Knaben manifestiert sich sehr häufig mit Enthesopathien, Achillodynie, später mit Sakroiliitis und Spondylitis ankylosans.

Tabelle 5.2. Stadien der rheumatoiden Arthritis

Modifizierte Larsen-Stadien der rheumatoiden Arthritis	
0	Normalbefund
I	Weichteilschwellung, Erguss
II	Gelenknahe Osteopenie
III	Erosionen, Usuren, Arthritiszysten
IV	Gelenkfehlstellungen, Subluxationen
V	Ankylose, Os carpale

Radiologie. Arthritiszeichen wie bei der adulten rheumatoiden Arthritis. Besonderheiten sind die folgenden Röntgenzeichen: Abgeschmolzene Enden der Röhrenknochen, die ausgeprägte Neigung zur Periostreaktion, eine frühe Tendenz zur Ankylose, Gelenkfehlstellung, Wachstums- und Reifestörungen wie Brachychymetakarpie, Verkürzung und Verschmächtigung von Röhrenknochen, ausgeprägte Weichteilschwellungen, Abschmelzen von Sesambeinen, metaphysäre waagrechte Aufhellungsbänder als Allgemeinzeichen für Wachstumsstörungen, verfrüht oder verspätet auftretende Knochenkerne, gelenknahe Demineralisation mit strähnigem Charakter. Bei 60–70% der Verläufe findet sich ein Befall der Halswirbelsäule (»5. Extremität des juvenilen Rheumatikers«). Häufiger als bei der rheumatoiden Arthritis des Erwachsenen sind neben Erosionen des Atlantodentalgelenkes, des Dens und der kleinen Wirbelgelenke auch postarthritische Ankylosen und Wirbelverblockungen nachzuweisen.

Szintigraphie. Nachweis von Lokalisation und Entzündungsaktivität der betroffenen Gelenke.

5.1 · Entzündliche Gelenkerkrankungen

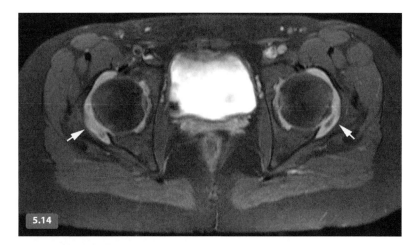

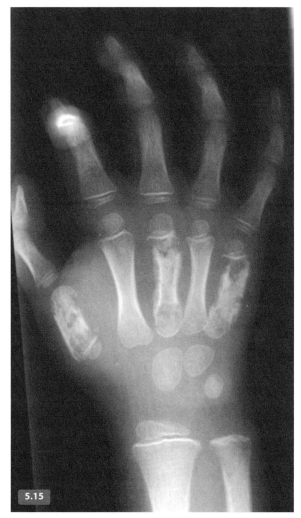

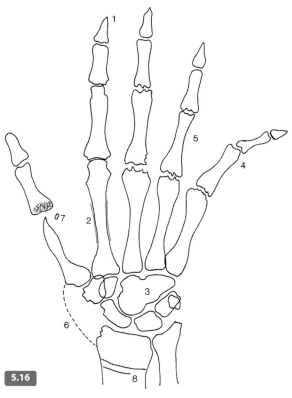

Abb. 5.14. JCA mit Befall beider Hüften (Spinecho T1, nach Kontrastmittelgabe und Fettsättigung)

Abb. 5.15. Juvenile Arthritis der Hände mit Handskelettdeformitäten, Periostreaktionen und Osteolysen

Abb. 5.16. Schema der juvenilen chronischen Polyarthritis. Besonderheiten sind hier die abgeschmolzenen Enden der Röhrenknochen (1), ausgeprägte Neigung zu Periostreaktionen (2), frühe Tendenz zur Ankylose (3), Gelenkfehlstellung (4), Wachstums- und Reifestörung, wie Brachymetakarpie, Verschmächtigung von Röhrenknochen (5), ausgeprägte Weichteilschwellung (6), Abschmelzen von Sesambein (7), metaphysäre, waagerechte Aufhellungsbänder als Allgemeinzeichen für Wachstumsstörungen (8), verfrüht oder verspätet auftretende Knochenkerne, gelenknahe Demineralisation

Differentialdiagnose. Die akute Leukämie (besonders ALL) des Kindesalter kann eine Reihe der oben angeführten Röntgenzeichen imitieren; sie sollte durch Überprüfung des »großen Blutbildes« unwahrscheinlich gemacht werden. Radiologische Hinweise für eine Leukämie im Kindesalter sind submetaphysäre Aufhellungsbänder der Röhrenknochen, diffuse Osteoporose besonders im metaphysären Knochenabschnitt, Ausdünnung der Kortex bei medullärer Expansion, Knochendestruktionen, Periostreaktionen und subperiostale Knochenneubildung. Kindliche Leukämien sind gelegentlich mit der Dysplasie des distalen Radius oder Daumens assoziiert.

Maligne Knochentumoren, Hämophilie, Osteochondrosis dissecans, bakterielle Arthritis und Coxitis fugax.

Psoriasisarthropathie

Definition. Unter den hellhäutigen Menschen erkranken 7% an einer Psoriasis (Schuppenflechte), höchstens jeder 10. Patient entwickelt eine Psoriasisarthropathie. Die Hauterscheinungen gehen der Arthritis in über 90% der Fälle voraus, bei Patienten mit Psoriasisarthropathie ohne Hauterscheinungen ist zumeist eine familiäre Psoriasisdisposition bekannt. Die Gelenkmanifestationen sind initial oft mono- oder oligoartikulär und asymmetrisch angeordnet. Die bevorzugt betroffenen Gelenke sind die kleinen Hand- und Fußgelenke und die Handwurzeln.

Deskriptiv werden am Handskelett ein Transversaltyp mit Befall einer Gelenkreihe (meist PIP- und DIP-Gelenke) vom Axialtyp mit Befall eines Fingerstrahls differenziert.

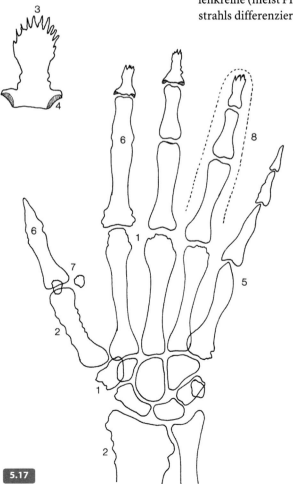

Abb. 5.17. Psoriasisarthropathie-Schema. Charakteristisches Nebeneinander von osteodestruktiven (*1*) und osteoproliferativen Gelenkveränderungen (*2*). Osteodestruktive Veränderungen sind: Erosionen, Gelenkspaltverschmälerungen, Mutilationen. Osteoproliferative Veränderungen sind: Knochenanbauten an den Gelenkkapseln (»Mausohren«; *4*), Periostreaktionen, Protuberanzen und knotige oder lamelläre Knochenverdickungen (*2*). Akroosteolysen (»Morgenstern«; *3*), ungeordnete Gelenkfehlstellungen (*5*) und Ankylose (*6*), stachelige Sesambeinproliferation (*7*), Weichteilschwellung des gesamten Strahls (»Wurstfinger« oder Daktylitis; *8*). Nur geringe Ausprägung der gelenkbezogenen Demineralisation

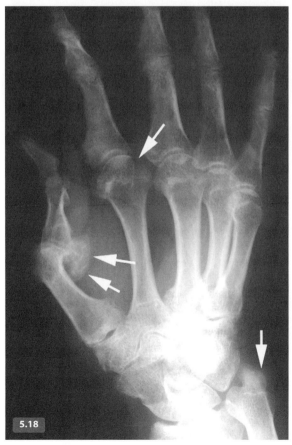

Abb. 5.18. Psoriasisarthropathie

5.1 · Entzündliche Gelenkerkrankungen

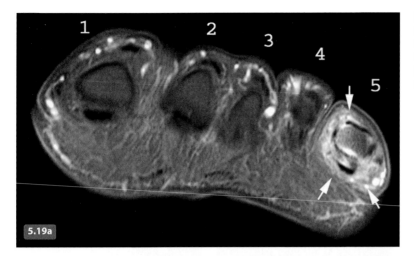

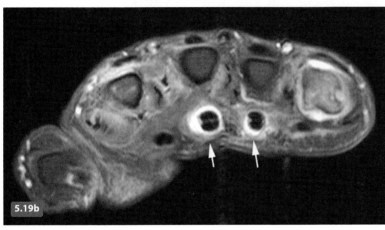

Abb. 5.19. a Psoriasisarthropathie, Spinecho T1-gewichtet, nach Kontrastmittelgabe, Transversalschnitt durch die MTP-Gelenke. **b** Nach Kontrastmittelgabe Nachweis einer synovialen Entzündung der Sehnenscheiden

Radiologie. Charakteristisches Nebeneinander von osteodestruktiven und osteoprolifertiven Gelenkveränderungen.

Osteodestruktive Gelenkveränderungen: Erosionen, Gelenkpaltverschmälerungen, Mutilationen und Ankylosen. *Osteoproliferative Veränderungen:* Knochenanbauten an den Gelenkkapseln, ossifizierende Kapsulitis (»Mausohren«; »Wollkragen«), metadiaphysäre Periostreaktionen, Protuberanzen und kortikale knotige oder lamelläre Knochenverdickungen. Akroosteolysen (Morgensternbild) der akralen Knochenenden. Stachlige Sesambeinproliferation an Händen und Füßen. Erhebliche Weichteilschwellung des gesamten Strahls an Fingern und Zehen, z.T. auch ohne ossäre Veränderungen (»Wurstfinger«, Daktylitis).

Weitere mögliche Skelettmanifestationen der Arthritis psoriatica sind die (asymmetrische) Sakroiliitis, Parasyndesmophyten (Abb. 4.88), Fibroostitiden an Band- und Sehneninsertionen (u.a. Patellasporn, Fersensporn).

Reiter-Syndrom ▶ S. 277

Szintigraphie. Zum Nachweis von Lokalisation und Entzündungsaktivität der betroffenen Gelenke sowie zur Hilfe bei der Diagnosefindung anhand des typischen Musters (Befall der kleinen Finger- oder Fußgelenke im Strahl oder der DIP beim Transversaltyp).

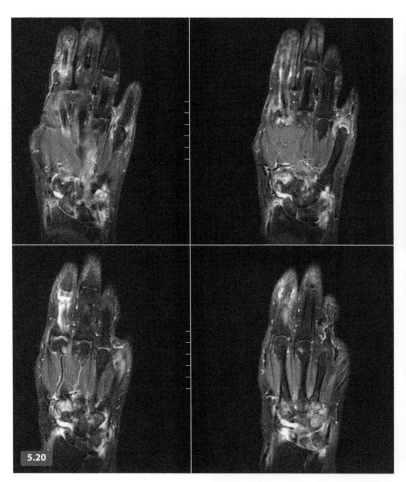
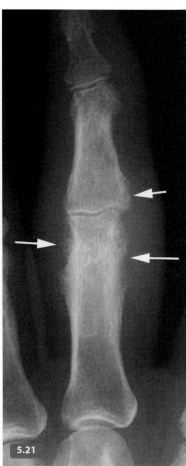

Abb. 5.20. Psoriasisarthropathie, Spinecho, T1-gewichtet, nach Kontrastmittelgabe und Fettsättigung. Die befallenen Gelenke reichern deutlich Kontrastmittel an

Abb. 5.21. Psoriasisarthropathie (Daktylitis, osteoproliferative Veränderungen)

Differentialdiagnose. Gegen eine rheumatoide Arthritis am Handskelett spricht, wenn das Karpometakarpalgelenk I eine Dominanz der erosiven Veränderungen gegenüber den anderen Gelenken übernimmt. Das charakteristische Nebeneinander von osteoproliferativen und osteodestruktiven Gelenkveränderungen kommt auch bei HLA-B27-positiven Gelenkerkrankungen vor, namentlich bei der chronischen reaktiven Arthritis bzw. Reiter-Syndrom. Die Gichtarthropathie kann irreguläre kammartige periostale Knochenneoformationen in Gelenknähe ausbilden.

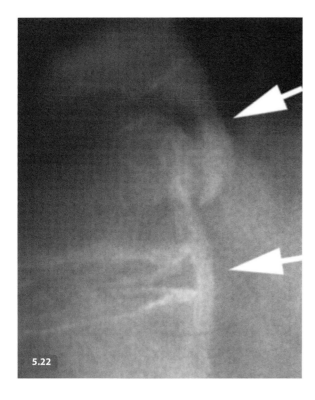
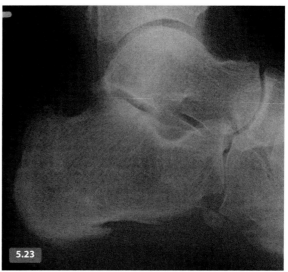

Abb. 5.22. Detailaufnahme von Parasyndesmophyten

Abb. 5.23. Entzündliche Enthesiopathie am Kalkaneus (entzündlicher unterer Fersensporn)

Reiter-Syndrom

Definition. Das Reiter-Syndrom besteht aus der Trias *Urethritis, Konjunktivitis und seronegativer Arthritis*. Typischerweise manifestiert sich die Erkrankung im Anschluss an eine bakterielle Urethritis oder Durchfallerkrankung. Das freie Intervall zwischen der Infektion und der reaktiven Arthritis beträgt wenige Wochen. Die Arthritis verläuft asymmetrisch und sehr schmerzhaft. Klinisch imponiert an Händen und/oder Füßen eine Daktylitis (»Wurstfinger bzw -zeh«) mit prallen Gelenkergüssen. 80% der Reiter-Patienten findet sich ein HLA-B27 positives Histokompatibilitätsantigen.

Inzidenz. Die Reiter-Arthritis findet sich meist bei jungen Männern. Aids-Patienten haben eine vielfach erhöhte Prävalenz für das Reiter-Syndrom.

Radiologie. Die Reiter-Arthritis verläuft weniger destruktiv-erosiv als die Arthritis psoriatica und befällt eher die untere Extremität. Die osteoproliferative Komponente ist weniger stark ausgeprägt, hervorstechend sind periostale diaphysäre Proliferationen (Lamellentyp, kleinknotige Anbauten) an den kleinen Röhrenknochen. Sonst: Sakroiliitis, Syndesmophyten oder Parasyndesmophyten an der LWS und am thorakolumbalen Übergang (▶ s. Abb. 5.29–5.33).

Szintigraphie. Mehrspeicherung in beiden Phasen entsprechend der Entzündungsaktivität.

Dermatose-assoziiertes akquiriertes Hyperostosesyndrom, SAPHO-Syndrom

Definition. Eine einheitliche Nomenklatur hat sich in der Literatur nicht durchsetzen können (SAPHO-Syndrom, pustolöse Arthroosteitis, chronisch rekurrente multifokale Osteomyelitis CRMO, sternokostoklavikuläre Hyperostose und viele andere Bezeichnungen). Die Patienten erkranken häufig an einer nichtpsoriatischen Pustuolose der Handinnenseiten bzw. Fußsohlen (palmar-plantare Pustulose). Als assoziierte Osteopathie entwickeln die Patienten entzündliche chronische Osteosklerosen und Osteoproliferationen am Achsenskelett und an den Extremitäten. ▶ Siehe auch Abschn. 3.15: Entzündliche Knochenerkrankungen.

> **Radiologie.** Sehr häufige osteoproliferative und destruktive entzündliche Läsionen der Klavikula und Sternoklavikulargelenken sowie Ausbildung einer sternoklavikulären Hyperostose mit groben plattenartigen Verkalkungen der Ligamenta costoclaviculare (Fibroostose). Osteoproliferative Anbauten an den Dia-/Metaphysen der Phalangen bzw. lamelläre periostale Reaktionen an den Diaphysen der langen Röhrenknochen. Chronische Osteomyelitis mit unspezifischer Histologie und fehlendem Erregernachweis an den langen Röhrenknochen, den Schlüsselbeinen und seltener einzelnen Wirbelkörpern. Sklerosierte fokale Läsionen in Wirbelkörpern, an Wirbelkörpervorderkanten und Wirbelbögen, seltener auch Syndesmophytenbildungen ohne Sakroiliitisnachweis. Wie bei allen anderen seronegativen Spondylarthropathien können auch erosive und nichterosive periphere Arthritiden vorkommen.

Szintigraphie. Traceranreicherungen an den entzündlich betroffenen Skelettabschnitten zeigen die Multifokalität der Erkrankung. Bei der Hälfte der Patienten sind Anreicherungen an den knöchernen Enden der ersten Rippenpaare, Manubrium sterni und mediale Klavikulaenden (Stierkopfzeichen) innerhalb der ersten fünf Krankheitsjahre nachweisbar.

Differentialdiagnose. Auch die Osteoarthropathie im Rahmen der *Acne conglobata* und *Acne fulminans* zählen zu diesen dermatoseassoziierten Skeletterkrankungen. Hier finden wir ein osteoproliferatives Element in Form von lamellären Periostreaktionen an den Diametaphysen der Röhrenknochen (Phalangen) sowie schmerzhafte asymmetrische Polyarthralgien ohne radiologisch fassbare Arthritisdirektzeichen.

Enteropathische Arthritis

Definition. Etwa 10–20% der Patienten mit einer entzündlichen Darmerkrankung zeigen Symptome der peripheren Arthritis. Assoziationen bestehen zum M. Crohn und zur Colitis ulcerosa, insbesondere werden solche Arthritiden bei einer Kolonbeteiligung oder bei Patienten mit Komplikationen der chronisch entzündlichen Darmerkrankung (z.B. Fisteln, Abszess) manifest. Die Schwere der Arthritis korreliert mit der Heftigkeit und dem Nachlassen des entzündlichen Schubs der Grunderkrankung, die Destruktionstendenz dieser Arthritiden ist eher gering.

5.1 · Entzündliche Gelenkerkrankungen

Radiologie. Weichteilschwellungen. Erosionen nur bei rezidivierenden oder chronischen Arthritiden, lamelläre Periostreaktionen, gelegentlich Akroosteolysen, diffuse Osteoporose (Malabsorption, Kortisontherapie).

Szintigraphie. Nachweis von Lokalisation und entzündlicher Aktivität der betroffenen Gelenke.

Spondylitis ankylosans

Synonym. M. Bechterew.

Definition. Ankylosierende, progrediente entzündliche Wirbelsäulenerkrankung, die auf dem Boden einer genetischen Disposition (nahezu immer HLA-B27-Antigen) entsteht.

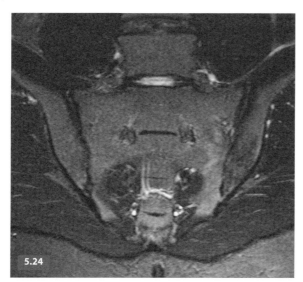

◘ **Abb. 5.24.** Sakroiliitis, Spinecho T1-gewichtet nach Kontrastmittelgabe und Fettsuppression. Floride Entzündung im linken IS-Gelenk

◘ **Abb. 5.25.** Fortgeschrittene, beidseitige Sakroiliitis mit Gelenkspaltverschmälerung, subchondralen Sklerosen, Erosionen und beginnende Ankylose

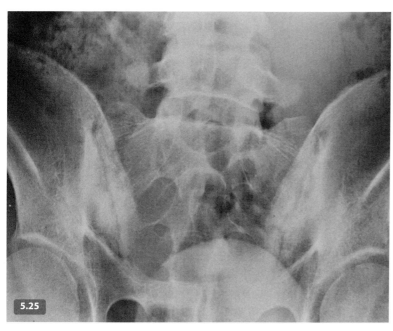

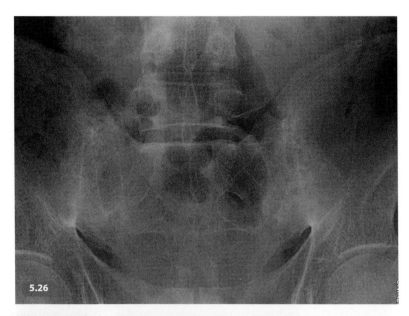

Abb. 5.26. Fortgeschrittene Sakroileitis mit Ankylosierung der Iliosakralgelenke

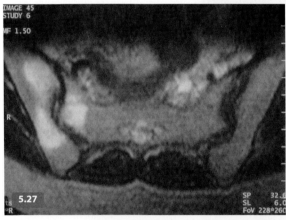

Abb. 5.27. Subchondrales Knochenmarködem bei florider Sakroileitis (STIR-Sequenz)

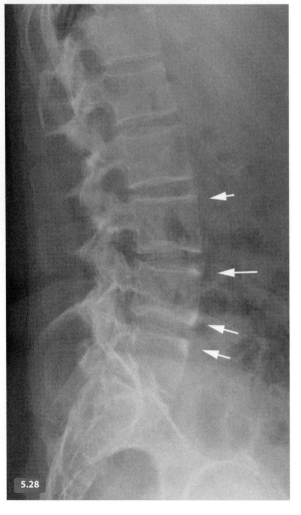

Abb. 5.28. Glanzecken und Kastenwirbel bei Spondylitis ankylosans

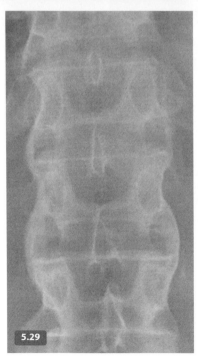

Abb. 5.29. Syndesmophyten bei M. Bechterew im LWS-Bereich

5.1 · Entzündliche Gelenkerkrankungen

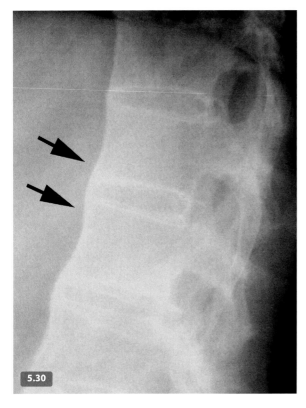

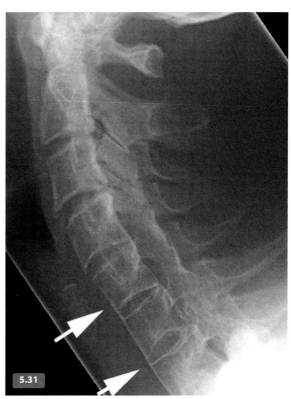

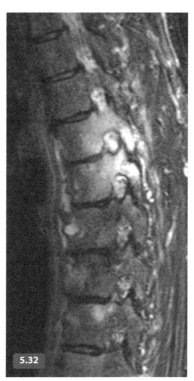

Abb. 5.30. Syndesmophyten bei M. Bechterew im BWS-Bereich

Abb. 5.31. M. Bechterew mit zervikalem Befall, Syndesmophytenbildungen am zerviko-thorakalen Übergang

Abb. 5.32. Florides Stadium eines M. Bechterew mit Knochenmarködemen der entzündeten kleinen Wirbelgelenke und Wirbelbögen (STIR-Sequenz)

Eine periphere Gelenkbeteiligung bei einem M. Bechterew ist häufig (30% der Patienten), die periphere Mono- oder Oligoarthritis manifestiert sich gelegentlich noch vor der charakteristischen Sakroiliitis bzw. Spondylitis. Das häufigste Initialsymptom der Erkrankung ist der frühmorgendliche, tiefe Rückenschmerz.

Inzidenz. Männer sind 3mal häufiger betroffen als Frauen, der Erkrankungsbeginn liegt meist in der 2. und 3. Lebensdekade.

Radiologie. *1. Sacroiliitis:* 90% aller Bechterew-Patienten entwickeln frühzeitig eine Sakroiliitis, in 90% der Fälle ist die Sakroiliitis bilateral. Zum radiologischen Nachweis der Sakroiliitis gehören Erosionen, feine knospenartige Osteoproliferationen (Sägeblattzeichen) und polymorphe subchondrale Knochensklerosen. Dabei treten die Röntgensymptome simultan, nicht nacheinander auf (von Dihlmann als »buntes Bild« apostrophiert). In der MRT-Diagnostik ist die Kontrastmittel-gestützte T1-gewichtete fettsupprimierte Sequenztechnik wegweisend. Die entzündete Synovialis im Gelenkspalt und evtl. der angrenzende subchondrale Knochenmarkraum nehmen bei einer

▼

floriden Sakroiliitis deutlich Kontrastmittel auf. Gelenkserguss und subchondrale Zysten können im fettsupprimierten T2/TIRM-Bild gefunden werden, während die Darstellung der Erosionen in T1- und T2-gewichteten hochaufgelösten Spinechosequenzen gelingt. Die MRT ist der Szintigraphie im Nachweis der Sakroiliitis überlegen.

Im Spätstadium mündet die Sakroiliitis in einer knöchernen Ankylose der Gelenkfuge.

2. *Spondylitis ankylosans* (Syndesmophytenbildung, ◘ Abb. 5.33, im Spätstadium bambusstabartige Versteifung der Wirbelsäule).

3. *Kasten- und Tonnenwirbelbildung* an der LWS (die Wirbelkörpervorderkante ist begradigt oder sogar konvexbogig-bauchig). Die Wirbelkörperdeckplatten können umschriebene erosive oder sklerosierte Läsionen (Anderson-Läsion) aufweisen. Sie entsprechen Stressreaktionen der Wirbelkörperdeckplatten an mobilen Wirbelsäulensegmenten bei sonst knöchern versteifter Wirbelsäule.

4. Ossifizierende Enthesopathien (Achillessehnen-Fersensporn, Ossifikationen an Sehnenansätzen von Trochanteren, Sitzbein, Plantaraponeurose).

Szintigraphie. Allenfalls ergänzend zur Röntgenuntersuchung indiziert. Im frühen Stadium gelingt der Nachweis von Lokalisation und entzündlicher Aktivität der betroffenen Gelenke. Im späten Krankheitsverlauf zeigt sich häufig nur noch eine geringe Mehrspeicherung entlang der Wirbelsäule im Bereich der knöchernen Ankylosen.

Differentialdiagnose. Der M. Bechterew ist der Prototyp einer Reihe von seronegativen (also Rheumafaktor-negativen), HLA-B27-assoziierten, chronisch entzündlichen Erkrankungen der Gelenke und des Achsenskelettes. Zu dieser Gruppe der *seronegativen Spondylarthropathien* zählen die reaktive Arthritis und der M. Reiter, die Arthritis psoriatica mit Sakroiliitis, enteropathische Arthritiden bei M. Crohn, Colitis ulcerosa und M. Whipple. Die gemeinsame genetische Basis (HLA-B27) erklärt die familiären Häufungen dieser Krankheitsbilder. Patienten mit seronegativen Spondylarthropathien entwickeln mit einer Häufigkeit von 50–90% eine (asymmetrische) Sakroiliitis und eine Spondylitis mit Parasyndesmophyten (◘ Abb. 5.33). Die periphere Gelenkbeteiligung der seronegativen Spondylarthropathien bevorzugt die unteren Extremitäten und verläuft viel seltener erosiv-destruktiv als eine rheumatoide Arthritis. Osteoproliferative Phänomene wie Enthesiopathien, Knochensporne an Band- und Sehnenansätzen und Periostreaktionen finden sich hingegen bei seronegativen Spondylarthropathien wesentlich häufiger als bei der rheumatoiden Arthritis.

Eine Pseudosakroiliitis kann bei einem HPT auftreten. Bakterielle Sakroiliitiden verursachen keine simultan auftretenden Erosionen und Osteoproliferationen. Sie verlaufen vielmehr mit den abfolgenden Stadien der Erosion und Knochendestruktion, der reparativen Osteosklerose und schließlich der Ankylose.

Differentialdiagnose der Vertebralosteophyten: *Syndesmophyten (a)*: In Längsachse der Wirbelsäule ausgerichtet, den Diskusraum zart-spangenförmig überbrückend. Syndesmophyten verlaufen in der Gewebeschicht zwischen Diskusaußenfläche und vorderem Längsband. Syndesmophyten kommen bei Spondylitis ankylosans Bechterew und selten bei seronegativen Spondylarthropathien vor. Die ersten Syndesmophyten entstehen meist im thorakolumbalen Übergang.

Parasyndesmophyten: Kommen bei seronegativen Spondylarthropathien (Psoriasis-Arthropathie, reaktiven Arthritiden und Reiter-Syndrom, chronisch entzündliche Darmerkrankungen) vor. Der Stierhorntyp (*b*) sitzt einer Wirbelkörperkante auf und läuft parallel der benachbarten Wirbelkante entlang, ohne direkten knöchernen Kontakt zum Nachbarwirbel zu haben. Der Schaltknochentyp (*c*) liegt in den perivertebralen Weichteilen ohne knöchernen Kontakt zu den Wirbelkörpern. Die paravertebrale Stange (*d*) sitzt zwei benachbarten Wirbelkörperkanten auf, ohne einen direkten Knochenkontakt zu den Wirbeln auszubilden.

Marginaler Spondylophyt (e): In Analogie zu den Osteophyten der peripheren Gelenke entstehen bei der Bandscheibendegeneration an den Wirbelkanten knöcherne Ausziehungen.

Submarginale Spondylophyten (f) entstehen bei der degenerativen Wirbelsäulenerkrankung ohne Diskuserniedrigung. Submarginale Spondylophyten entsprechen Traktionsspornen, konsekutiv entstanden durch Zug am Wirbelsäulenlängsband.

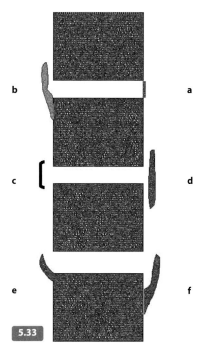

◘ **Abb. 5.33.** Wirbelosteophyten: Erklärung im Text

Lupus erythematodes disseminatus (LED)

Definition. Entzündliche Systemerkrankung der Haut und der Gefäße zahlreicher Organe, verbunden mit Ablagerungen von Immunkomplexen (DNA-Bruchstücke, DNA-Antikörper). Zugrunde liegt eine abnorme Immunreaktion mit Hyperreaktivität von T- und B-Lymphozyten, die nicht durch die üblichen immunregulatorischen Mechanismen unterdrückt werden.

Die Polyarthritis im Rahmen des LED ist eine häufige Erscheinung (80–90% der Patienten), verursacht jedoch nur selten erosive Gelenkveränderungen. Klinisch fallen symmetrisch geschwollene Gelenke (meist PIP- und MCP-Gelenke) mit Tendosynovitiden auf. 10–20% der Patienten entwickeln Gelenkfehlstellungen mit Schwanenhalsdeformitäten und Ulnardeviationen in den MCP-Gelenken.

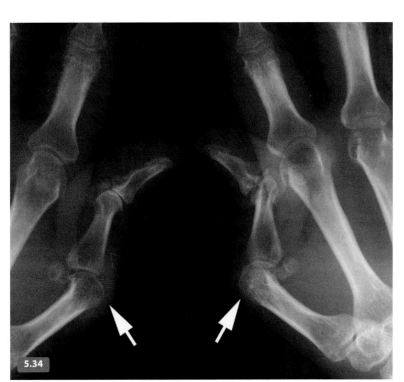

◘ **Abb. 5.34.** Lupus erythematodes mit groben Gelenkfehlstellungen ohne wesentliche Gelenkerosionen (»Anhalterdaumen-Zeichen«).

Diagnostik. Autoantikörper: Unspezifische antinukleäre Antikörper (ANA) bei 95% der LED-Patienten. Ein negativer ANA-Test macht aber die Diagnose LED unwahrscheinlich. Der relativ spezifische Anti-Doppelstrang-DNS-AK ist in 70% der Fälle, der spezifische Anti-SM in 30% positiv. Das Vorliegen von mindestens vier der insgesamt 11 SLE-Kriterien der Amerikanischen Rheumagesellschaft ARA stellt die Diagnose mit einer Spezifität von 98% (z.B. Schmetterlingsgesichtserythem, Serositis, Nierenbeteiligung, hämatologische und immunologische Befunde, Polyarthritis).

Inzidenz. Es sind überwiegend jüngere Frauen betroffen, die Prävalenz liegt bei 30 pro 100.000 Einwohnern.

> **Radiologie.** Gelenknahe Entkalkung, periartikuläre Weichteilschwellung, ausgeprägte Gelenkfehlstellung ohne erosive Gelenkveränderungen (besonders ulnare Deviationen der MCP-Gelenke), Weichteilverkalkungen, Akroosteolyen, ischämische epiphysäre Knochennekrosen und kleine subchondrale rundliche Osteolysen (resorbierte vaskulitisch-ischämische Knochennekrosen) vor allem an den Metakarpalköpfchen und Os lunatum.

Szintigraphie. Nachweis von Lokalisation und entzündlicher Aktivität der betroffenen Gelenke.

Progressive systemische Sklerodermie

Synonym. Progressive Systemsklerose, PSS.

Definition. Systemerkrankung des Bindegewebes mit Überproduktion und Anhäufung von Kollagen mit nachfolgender Fibrose von Haut und inneren Organen und obliterierender intimaproliferativer Angiopathie (aberrante Regulation des Fibroblastenwachstums mit erhöhter Biosyntheserate an Kollagen). Das *CREST*-Syndrom umfasst die »Calcinosis«, das Raynaud-Phänomen, die »esophageal dysfunction«, die Sklerodaktylie und die Teleangiekstasie und wird heute als limitierte Verlaufsform der Sklerodermie von der systemischen Sklerodermie abgegrenzt.

Diagnostik. Charakteristische Hautveränderungen, v.a. mit symmetrischer Hautverdickung und -verhärtung an den Extremitäten, Stamm und Gesicht, Sklerosierung des Zungenbändchens, Tabaksbeutelmund, Raynaud-Symptomatik, bei Ösophagusbeteiligung ist diagnostisch eine Kontrastmitteldarstellung hilfreich (Zeichen des peristaltikgeminderten, weit klaffenden Ösophagus), basal betonte Lungenfibrose und pulmonale Hypertonie (HR-CT). Autoantikörper (Anti-Scl-70 bei 30–40% der Fälle erhöht, ANA bei 95% erhöht; beim CREST-Syndrom Nachweis der Anticentromerantikörper ACA in 20%).

Besondere Verlaufsformen. Das Vorkommen von Weichteilverkalkungen bei der Sklerodermie wird *Thibierge-Weissenbach-Syndrom* genannt.

Inzidenz. Bevorzugt betroffen sind Frauen im 3. bis 5. Lebensjahrzehnt. Die jährliche Inzidenz beträgt 14 Fälle pro 1 Million Einwohner.

5.1 · Entzündliche Gelenkerkrankungen

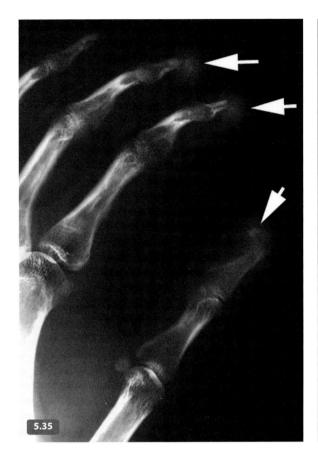

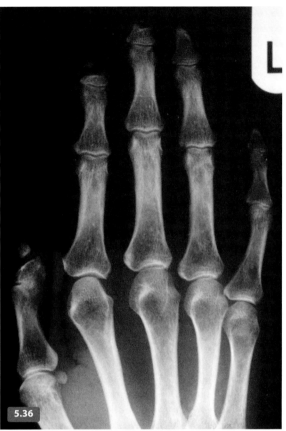

◘ **Abb. 5.35.** Sklerodermie mit Akroosteolysen

◘ **Abb. 5.36.** Akroosteolysen und periartikuläre Weichteilverkalkungen bei CREST

Radiologie. Weichteilatrophie (Sklerodaktylie): Der Haut- und Weichteilmantel der Haut wird zu eng (»Zuckerhutfinger«) und zwingt die Gelenke in eine Fehlstellung (Krallenhand). Osteolyse an den Fingerspitzen und Processus styloideus ulnae (»Rattenbisse«). Arthritiszeichen aller Hand- und Fingergelenke kommen vor. Diffuse (oder gelenknahe) Handskelettentkalkung. Weichteilverkalkungen. Feinste zahlreiche Osteolysen im Handwurzelbereich (punktförmige Nekrosen).

Szintigraphie. Nachweis von Lokalisation und entzündlicher Aktivität der betroffenen Gelenke. Häufig vermehrte Speicherung im Bereich der Fingerspitzen.

Mischkollagenose und Sharp-Syndrom

Definition. Eine Mischkollagenose ist ein Überlappungssyndrom aus einem systemischen Lupus erythematodes, einer progressiven Sklerodermie, einer Polymyositis und einer rheumatoiden Arthritis.

Inzidenz. 80% der Patienten sind weiblich, das Erkrankungsalter reicht in einer weiten Spanne vom Kind bis zum Greis, das Durchschnittsalter ist 37 Jahre.

> **Radiologie.** Arthritisweichteilzeichen, Kollateralphänomene und Arthritisdirektzeichen, wobei das Befallsmuster oft der rheumatoiden Arthritis ähnelt. Fehlstellungen auch an Gelenken, die keine erosiven Veränderungen zeigen. Weichteilverkalkungen. Akroosteolysen (»Rattenbissfinger«). Dysfunktion des Ösophagus bei 80% der Patienten (Kontrastdarstellung). Lungenfibrose bei 85% der Patienten (HR-CT).

Szintigraphie. Nachweis von Lokalisation und entzündlicher Aktivität der betroffenen Gelenke.

Skelett-Tuberkulose ▶ S. 288
Osteopathie ▶ S. 244

Skelettsarkoidose

Synonym. M. Jüngling.

Definition. Die Sarkoidose (M. Boeck) kann als granulomatöse Systemerkrankung alle mesenchymalen Gewebe befallen und ist histologisch durch nichtverkäsende epitheloidzellige Granulome mit Langhans-Riesenzellen charakterisiert. Die Epitheloidzellgranulome können diffus im Knochenmark auftreten, ohne an benachbarten Knochentrabekeln Veränderungen zu bewirken. Kommt es jedoch zur Interaktion zwischen Granulomen und Knochen, kann sowohl eine Osteolyse oder eine reaktive Sklerose auftreten.

Diagnostik. Thoraxübersichtsbild. Labor: Hyperkalzämie, ACE-Erhöhung (70%).

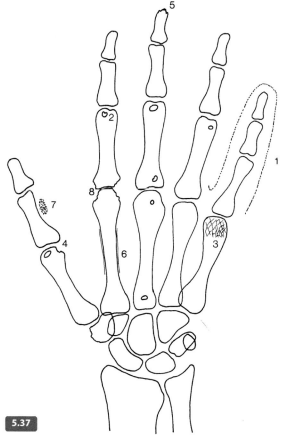

Abb. 5.37. Schema Skelettsarkoidose. Weichteilschwellung, meist Strahlbefall mit »Wurstfingern« (*1*), zystische und scharf berandete Osteolysen (Osteoitis multiplex zystica; *2*), kreisrund oder oval mit schmaler oder ohne Randsklerose. Diese vorwiegend epi-/metaphysär gelegenen Osteolysen können später zu größeren Defekten konfluieren. Grob-trabekulärer Spongiosaumbau mit Netz- oder Wabenstruktur (*3*), randständige Konturdefekte (*4*) und Akroosteolysen (*5*), Periostreaktionen (*6*), Weichteilverkalkung (*7*), Arthritiszeichen an den MCP- und PIP-Gelenken (*8*). Der diaphysäre Befall ist bei Kindern und Jugendlichen häufiger, da die Spongiosa der Markhöhle in diesem Alter der Ausbreitung der Granulome wenig Widerstand entgegenbringt (DD: Skelettuberkulose im Kindesalter)

5.1 · Entzündliche Gelenkerkrankungen

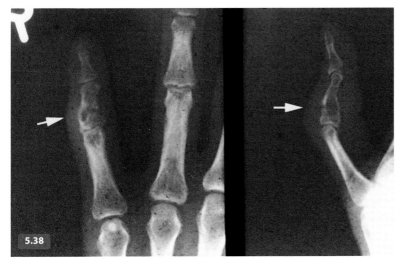

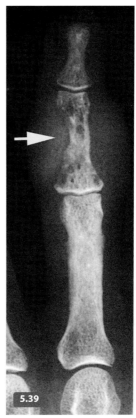

Radiologie. Weichteilschwellungen, meist Strahlbefall mit »Wurstfinger« als Ausdruck der charakteristischen Sarkoidose-Daktylitis. Zystische und scharf berandete Osteolysen (»Ostitis multiplex cystica«), kreisrund oder oval mit schmaler oder ohne Randsklerose, vorwiegend epimetaphysär gelegen. Die Osteolysen können zu größeren Defekten konfluieren. Grobtrabekulärer Spongiosaumbau mit Netz- oder Wabenstruktur, initial besonders epimetaphysär anzutreffen. Randständige Konturdefekte und Akroosteolysen. Periostreaktionen, Weichteilverkalkungen. Arthritiszeichen an den MCP- und PIP-Gelenken. Sklerosereale in den terminalen Phalangen. Mutilierende Spätform mit groben Zerstörungen, schwerpunktmäßig der distalen Phalangen. Diaphysärer Befall ist bei Kindern häufiger (die diaphysäre Markhöhle der Kinder ist durch eine grobmaschige Spongiosa aufgefüllt, welche der Ausbreitung der Granulome weniger Widerstand entgegenbringen).

◘ **Abb. 5.38.** Skelettsarkoidose

◘ **Abb. 5.39.** Skelettsarkoidose mit Daktylitis

Szintigraphie. Nachweis von Lokalisation und entzündlicher Aktivität der betroffenen Gelenke.

Differentialdiagnose. Neben der zystischen Form der Skelett-Tuberkulose ist auch an eine Osteopathie bei akuter Pankreatitis zu denken. Die intramedullären Fettnekrosen führen ebenfalls zu multiplen Osteolyseherden in den Hand-, Fuß-, und langen Röhrenknochen.

Pyogene Arthritis

Rheumatoide Arthritis ▶ S. 267
neuropathische Arthropathie
▶ S. 294

Definition. Eitrige Gelenkentzündung. Drei grundlegende Mechanismen ermöglichen den mikrobiellen Erregern das Gelenk zu erreichen.
- Hämatogen (meist Staphylokokken und Streptokokken),
- durch direkte Infektion (z.B. durch eine offene Fraktur) oder
- per continuitatem durch Ausbreitung der Keime von einer benachbarten Keimquelle aus.

Bei der pyogenen Arthritis ist die Gelenkpunktion für die Diagnostik entscheidend. Die Gelenkflüssigkeit enthält massenhaft polymorphkernige Leukozyten (>10.000/ml). Neben einem gram-gefärbten Präparat muss eine aerobe und anaerobe Kultur angelegt werden.

> **Radiologie.** Im Regelfall ist nur ein einzelnes Gelenk befallen.
> Im *Frühstadium* (erste zwei Wochen): Gelenkerguss, Gelenkpalterweiterung, Weichteilschwellung. Im *fortgeschrittenen Stadium*: Gelenkbezogene fleckige Demineralisation der Epiphysen und Schwund der Grenzlamelle, subchondralen Osteolyse, Gelenkspaltverschmälerung. Im *Endstadium*: Fibröse und zuletzt knöcherne Ankylose.
>
> **MRT.** Weichteilschwellung und Gelenkerguss werden bereits nach wenigen Stunden sichtbar. Generell sind die T1-und T2-Relaxationszeiten bei Transsudaten länger als bei Exsudaten. Fettsupprimierte kontrastmittelunterstütze T1-gewichtete Sequenzen zeigen frühzeitig die entzündungsbedingte Kontrastmittelanreicherung in der Synovialis.
> Im weiteren Verlauf kann mittels MRT die Destruktion von Knorpel, subchondralem Knochen und Gelenkkapsel visualisiert werden.

Besondere Form: tuberkulöse Arthritis

Sie betrifft insbesondere große gewichttragende Gelenke wie Hüfte und Knie, kann selten aber jedes andere Gelenk einschließlich Ileosakralgelenk und Sternoklavikulargelenk infizieren. Radiologisch findet sich die Phemister-Trias aus starker gelenknaher Osteoporose, peripher angeordneter Erosionen (Gelenkränder) und nur langsam progredienter Verschmälerung des Gelenkspalts. Die Erkrankung heilt häufig mit der knöchernen Ankylose des Gelenkspalts aus.

Szintigraphie. Massive Mehrbelegung in allen drei Phasen.

Differentialdiagnose. Rheumatoide Arthritis (symmetrischer, polyartikulärer und langsamerer Verlauf), neuropathische Arthropathie (Gelenkinstabilität, Fehlstellung, der spröde trophische Knochen fragmentiert und »zerbröselt« reaktionslos).

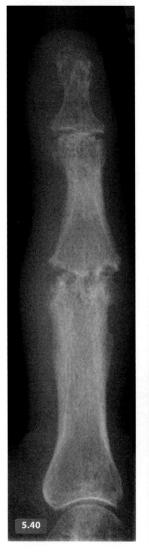

Abb. 5.40. Septische Arthritis im PIP-Gelenk. Weichteilschwellung, erosive Gelenkdestruktion

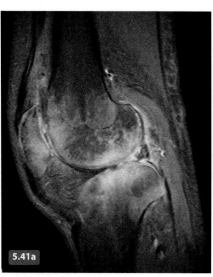
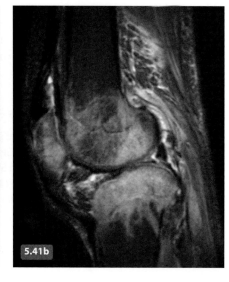

Abb. 5.41. a Septische Gonarthritis. Spinecho T1-gewichtet, nach Kontrastmittelgabe. **b** Spinecho T2-gewichtet

5.2 Degenerative und metabole Gelenkerkrankungen

Arthrosis deformans

Definition. Eine Arthrose entwickelt sich durch ein andauerndes Missverhältnis zwischen Belastung und Belastbarkeit der Gelenke. Der größte Risikofaktor für die Entwicklung einer primären Arthrose ist das Alter des Patienten.

Sonderformen. Die entzündlich-aktivierte Arthrose ist eine durch Knorpeldetritus angefachte reaktive Synovialitis. Als Maximalvariante der entzündlich aktivierten Arthrose mit heftiger reaktiver Arthritis findet man die »erosivdestruierende Arthrose«. Sie zeigt Destruktions- und Erosionsphänomene durch oberflächliche Infragmentation des zermürbten artikulierenden subchondralen Knochens. Röntgenmorphologisch erinnern diese Erosionen an die Usuren einer rheumatoiden Arthritis, allerdings liegt keine gelenknahe

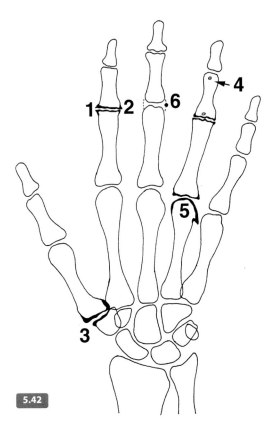

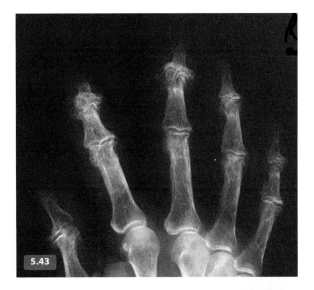

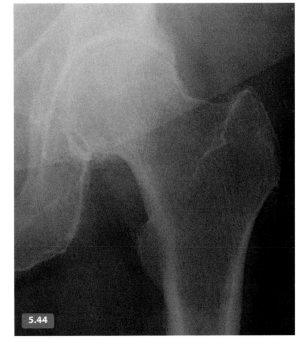

Abb. 5.42. Arthrose-Schema. Verschmälerung und Begradigung des Gelenkspaltes (*1*), Osteophytenbildungen an den mechanischen Druckaufnahmezonen (*2*), subchondrale Spongiosaverdichtungen (*3*), Geröllzysten (*4*), knöcherne Schliff-Flächen bei Fehlen des Gelenkknorpelüberzugs mit Verplumpung der Gelenkköpfchen (*5*), Kapselosteome (*6*)

Abb. 5.43. Fingergelenkpolyarthrose, insbesondere Arthrose in den DIP-Gelenken (Heberden-Arthrose)

Abb. 5.44. Coxarthrose bei einer 60-jährigen Patientin

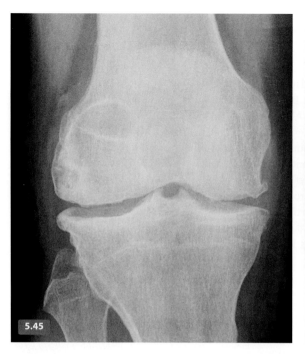 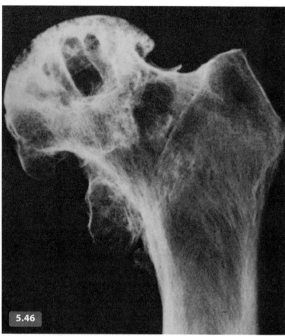

Abb. 5.45. Gonarthrose bei einem 60-jährigen Patienten

Abb. 5.46. Präparataufnahme einer Geröllzyste im Hüftkopf

Demineralisation vor. Bei der Pfropfarthritis erkrankt ein Patient mit Polyarthrose zusätzlich an einer rheumatoiden Arthritis.

Solitäre Arthrosen an einem Gelenk lenken den Verdacht auf eine Arthrose im Anschluss an eine erworbene oder angeborene präarthrotische Deformität, z.B. alte Frakturen, Osteonekrosen und Dysplasien.

Akute akrale Frostschäden führen über die initiale Weichteilschwellungsphase und nachfolgende Demineralisation mit zystischen, erosiven Knochenveränderungen (Nekrosen) schließlich nach Jahren zu einer distal betonten Arthrose.

Radiologie. Verschmälerung und »Begradigung« des Gelenkpalts, verursacht durch den Knorpelverlust. Osteophytenbildungen an den Gelenkrändern (die mechanische Druckaufnahmezone wird vergrößert). Subchondrale Spongiosaverdichtungen (mechanische Trabekelverdichtung und reaktive Spongiosasklerose). Geröllzysten (subchondrale fokale Knochennekrose und Nekroseabräumung). Knöcherne Schliffflächen bei Fehlen des Gelenkknorpelüberzugs mit Verplumpung der Gelenkköpfchen. Kapselosteome als degenerative Metaplasie des Kapselgewebes.

Szintigraphie. Im 2-Phasen-Skelettszintigramm zeigt sich typischerweise lediglich in der Mineralstoffphase eine vermehrte Speicherung. Eine Mehrbelegung in der Weichteilphase spricht für eine entzündliche Aktivierung des betroffenen Gelenks.

Chronische Gicht und Arthritis urica

Definition. Störung des Harnsäurestoffwechsels, die mit einer (phasenweisen) Hyperurikämie und anfallartigen akuten Arthritiden einhergeht (»Gichtanfall«). Die Löslichkeitsgrenze des Natriumurats liegt im Plasma bei 6,4 mg%.

5.2 · Degenerative und metabole Gelenkerkrankungen

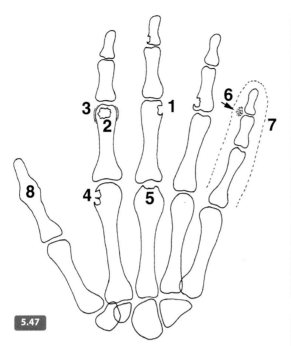

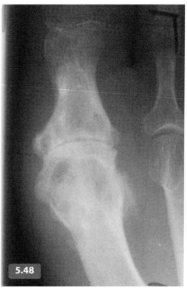

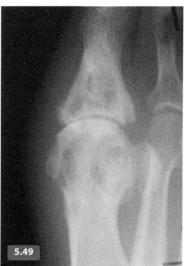

Abb. 5.47. Schema Gicht-Arthropathie. Charakteristisch für eine Gicht-Arthropathie sind randständige Knochendefekte und gelenknahe Osteolysen. Die randständigen, halbmondförmigen Knochendefekte zeigen oft einen überhängenden Rand (Umfang des »Tophus I«), die Osteolysen reichen oft über die Metaphyse in die Diaphyse hinein. Sie sind öfter oval und unregelmäßig als kreisrund geformt (2) und wirken meist scharfrandig, wie ausgestanzt. Periostreaktionen (3) und Tophusstachel (4), zentrale Erosionen (5), Weichteilverkalkung (6), Weichteilschwellungen und Verdichtungen (7). Bei chronischer Gichtarthropathie entsteht eine Ankylose (8). Unter konsequenter Therapie ist aber auch eine weitgehende Rückbildung der Röntgenzeichen möglich

Beim Überschreiten des Löslichkeitsproduktes kommt es unweigerlich zur Auskristallisation und Uratkristallablagerung in den Gelenkweichteilen, Synovia, Sehnenscheiden und Synovialflüssigkeit. Harnsäureablagerungen wirken über die Fremdkörperreaktion destruktiv auf Knorpel. Zwischen den Attacken liegen symptomlose Intervalle. Das Leiden kann schließlich chronifizieren.

Bei 75% der Patienten mit chronischer Gicht ist das MTP I betroffen. Jede mono- oder oligoartikuläre Arthrose ohne Gelenkfehlstellung und jede Polyarthrose der DIP- und PIP-Gelenke bei Männern sollte Anlass für eine Harnsäurebestimmung sein.

Abb. 5.48. Gichtarthropathie am Großzehengrundgelenk

Abb. 5.49. Gichtarthropathie

Inzidenz. Gichtarthropathien sind häufig (1% der Bevölkerung), Männer erkranken 9mal häufiger als Frauen.

> **Radiologie.** Charakteristisch für eine Gichtarthropathie sind randständige Knochendefekte und gelenknahe Osteolysen. Die randständigen halbmondförmigen Knochendefekte zeigen oft einen überhängenden Rand, die Osteolysen reichen oft über die Metaphyse in die Diaphyse hinein und können eine beträchtliche Größe erreichen. Sie sind öfter oval und unregelmäßig als kreisrund geformt und wirken meist scharfrandig wie ausgestanzt. Periostreaktion und Tophusstachel, zentrale Erosionen, Weichteilverkalkungen, Weichteilschwellungen.

Szintigraphie. Nachweis von Lokalisation und entzündlicher Aktivität der betroffenen Gelenke. In drei Viertel der Fälle mit Befall des MTP I.

Chondrokalzinose (Kalziumkristallarthritis)

Definition. Kalziumpyrophosphatdihydrat (CPPD) und das Kalziumhydroxyapatit (HA) können sowohl chronische als auch akute Arthritiden auslösen. Die endgültige Diagnose erfolgt durch die jeweilige Analyse des Gelenkergusses im Polarisationslichtmikroskop (CPPD) oder im Elektronenmikroskop (HA).

Inzidenz. Bei rund 15% der Menschen über 65 Jahre werden solche Kalziumkristalle im Gelenkknorpel nachgewiesen, allerdings verursachen diese Deposite nur selten klinische Symptome. Die akute Form wird wegen ihrer klinischen Symptomatik ähnlich der Gicht auch als »Pseudogicht« oder »Kristallgicht« bezeichnet. Oft geht einer solchen Attacke ein knorpelschädigendes Trauma, z.B. eine ungewohnte körperliche Aktivität voraus. Die Kristallarthropathie kann nicht nur idiopathisch, sondern darüber hinaus auch sekundär im Gefolge anderer Krankheitsbilder auftreten (Hyperparathyreoidismus, Hämochromatose, Gicht, chronische Niereninsuffizienz und Ochronose).

Radiologie. »Kalkablagerungen« nicht nur im Gelenkknorpel, sondern auch im Faserknorpel der Menisci (z.B. Meniscus radioulnaris distalis, Kniemenisci), in der fibrösen Kapsel, in Bändern und Sehnen.
▼

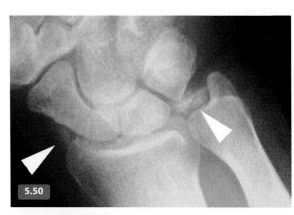

Abb. 5.50. Chondrokalzinose, insbesondere im Diskus radio ulnaris

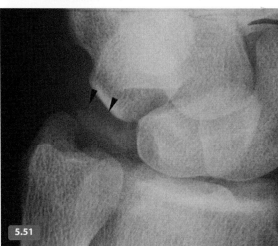

Abb. 5.51. Zarte Chondrokalzinose bei CPPD-Kristallarthropathie

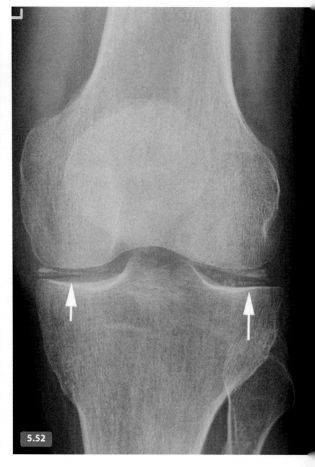

Abb. 5.52. Chondrokalzinose des Kniemeniskus

Die Kristallablagerungen liegen typischerweise in den mittleren Schichten des Gelenkknorpels. Sie zeigen sich deshalb radiologisch durch eine dünne Schicht von der Knochenoberfläche getrennt und liegen meist parallel zur Knochenoberfläche angeordnet.

Szintigraphie. Nachweis von Lokalisation und entzündlicher Aktivität der betroffenen Gelenke.

Primäre Hämochromatose

Definition. Seltene, autosomal-rezessiv vererbte Eisenspeichererkrankung. Durch einen Enzymdefekt kommt es zur gesteigerten Eisenresorption bei gleichzeitiger Unfähigkeit des retikulohistiozytären Systems zur Bewältigung des Eisenüberangebotes. Neben den bekannten klinischen Erscheinungen (Leberzirrhose, Diabetes mellitus, Hautpigmentierung und Kardiomyopathie) entsteht auch eine Osteoarthropathie. Im Labor wird ein erhöhter Serumeisen und Ferritinspiegel gemessen. Genetische Diagnostik möglich.

Inzidenz. Klinische Manifestation zwischen dem 40. und 60. Lebensjahr.

Radiologie. Deformierende Arthropathie, befällt an der Hand mit besonderer Wahrscheinlichkeit die MCP-Gelenke II und III, im weiteren Verlauf kann jedoch auch jedes andere MCP-Gelenk und schließlich auch weitere Gelenke befallen werden. Weitere typische Hämochromatosegelenke sind Knie-, Schulter- Sprung- und Hüftgelenke. Die Arthrose beginnt mit subchondralen Zysten, die schließlich in das Gelenkkavum auf-
▼

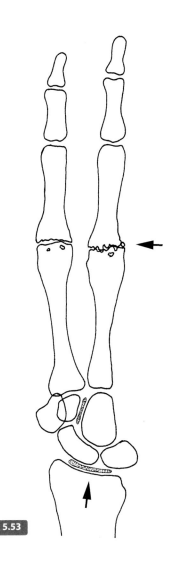

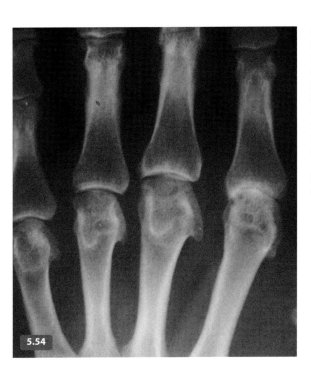

Abb. 5.53. Hämochromatose-Schema. Die deformierende Arthropathie befällt an der Hand mit besonderer Wahrscheinlichkeit die MCP-Gelenk II und III. Die Arthrose beginnt mit subchondralen zystoiden Strukturauflockerungen, die das Gelenkkavum aufbrechen können und der Gelenkoberfläche ein angebissenes Aussehen verleihen. Die Hälfte der Patienten entwickelt eine Chondrokalzinose

Abb. 5.54. Hämochromatose mit »atypischer Arthrose« der MCP-Gelenk II und III

brechen können. Häufig atypische, schnabelförmige Osteophyten an den Gelenkrändern, v.a. MCP-Gelenke. Bei jedem 2. Patienten tritt eine Chondrokalzinose in den hyalinen Gelenkknorpel, in Disci und Menisken auf (v.a. Knie, Hüfte, Handwurzel, Bandscheiben, Symphyse).

Knochen-TBC ► S. 288
rheumatoide Arthritis ► S. 267

Neurogene Osteoarthropathie

Definition. Eine große Anzahl zentraler und peripherer neurologischer Krankheitsbilder manifestieren sich klinisch und radiologisch an Knochen und Gelenken. Die häufigsten neurogenen Osteoarthropathien am Finger-Hand-Skelett entstehen nach Verletzung oder Degeneration peripherer Nerven (z.B. Karpaltunnelsyndrom, Degeneration des N. radialis nach Bleiintoxikation, Lagerungsschäden, Entzündungen, neurale Lepra u.a.). Zentrale Ursachen auf Rückenmarkebene für eine neurogene Arthropathie sind z.B. die Syringomyelie, die posttraumatischen und postentzündlichen (Poliomyelitis, Tabes dorsalis, Guillain-Barre-Syndrom) oder neoplastischen Plegien und Paresen. Zentrale Ursachen auf Hirnebene sind entzündliche (multiple Sklerose), neoplastische oder hirndegenerative Erkrankungen, Intoxikationen und Hirntraumata. Die weitaus häufigste Ätiologie ist trotz aller therapeutischen Fortschritte immer noch die diabetische Polyneuropathie.

Radiologie. Die Radiomorphologie wird von Dihlmann mit einer anarchischen Umgestaltung und Desintegration des befallenen Gelenkes charakterisiert, das jedes von der Arhritis und Arthrose bekannte Ausmaß überschreitet. Die neuropathische Osteoarthropathie wird nach Fried in 3 Stadien unterteilt.
▼

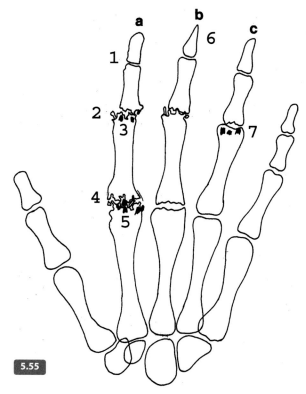

Abb. 5.55. Neurogene Osteoarthropathie, Verlauf in drei Stadien: Im ersten, sog. »osteochondrotischen« Stadium (a) findet die zunehmende Knochen- und Gelenkstörung ein morphologisches Korrelat in einer anfänglichen Arthritis mit Gelenkspaltverschmälerung, gelenkbezogener Demineralisation, Grenzlamellenschwund und ersten Erosionen. Das Krankheitsbild schreitet grob-destruierend fort. Frakturen und Dissektionen (2) des gelenktragenden Knochens, der Gelenkrand zerbröckelt, kleine Knochen werden zerstampft, die mechanisch verdichteten, nekrotischen Knochentrabekel werden röntgendichter (3). Der zerstampfte Knochenschotter verteilt sich im Gelenkbinnenraum (4), wird dort zermalmt. Im zweiten, reaktiven Stadium (b) konkurriert eine überstürzte und disharmonische Knochenneubildung an den destruierten Knochen mit dem fortschreitenden bröckeligen Knochenzerfall und Knochenlyse. Das Nebeneinander von Knochenfragmentation, Osteolyse, Gelenkfehlstellung, Periostreaktionen und fleckiger subchondraler Spongiosasklerose wird medizinhistorisch Charcot-Gelenk genannt. An den kleinen Röhrenknochen überwiegt die Knochendestruktion über die reparative Reaktion des Knochens, die resorbierten Knochenenden sind zugespitzt und imponieren wie »abgelutscht« (6). In der 3., der Stabilisierungsphase (c) konsolidiert sich der Skelettbefund zunehmend, die Konturen werden abgerundet, die äußere Form ist harmonisiert und sklerosiert

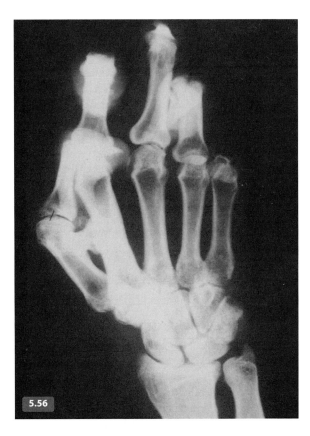

◘ **Abb. 5.56.** Schwere, mutilierende Skelettveränderungen und Gelenkfehlstellungen bei degenerativer Erkrankung peripherer Nerven (Stabilisierungsphase)

Im 1. *osteochondronekrotischen* Stadium (a) findet die zunehmende Knochen- und Gelenkzerstörung ein morphologisches Korrelat in einer anfänglichen »Arthritis« mit Gelenkspaltverschmälerung, gelenkbezogener Demineralisation, Grenzlamellenschwund und ersten Erosionen. Das Krankheitsbild schreitet grob destruierend fort mit Frakturen und Dissektionen des gelenktragenden Knochens, der Gelenkrand zerbröckelt, kleine Knochen werden zerstampft, die mechanisch verdichteten nekrotischen Knochentrabekel werden röntgendichter. Der zerstampfte Knochenschotter verteilt sich im Gelenkbinnenraum, wird dort zermalmt oder wird zu Kondensationskernen für eine (para)artikuläre Knochenneubildung.

Im 2. *reaktiven* Stadium (b) konkurriert eine überstürzte und disharmonische Knochenneubildung an den destruierten Knochen mit dem fortschreitenden bröckligen Knochenzerfall und der Knochenlyse. Das Nebeneinander von Knochenfragmentation, Osteolyse, Gelenkfehlstellungen, meta-/diaphysärer Periostreaktion, fleckiger subchondraler Spongiosasklerose und Kapselverkalkungen wird medizinhistorisch Charcot-Gelenk genannt. An den kleinen Röhrenknochen der Hand überwiegt regelmäßig die Knochendestruktion über die reparative Reaktion des Knochens. Die resorbierten Knochenenden sind zugespitzt, »abgelutscht« und fragmentiert.

In der 3. *Stabilisierungsphase* (c) konsolidiert sich der Skelettbefund zunehmend, die Konturen werden abgerundet, die äußere Form ist harmonisiert und sklerosiert, wird vielleicht sogar funktionell repariert.

▼

Die Polyneuropathie der Diabetiker zeigt sich bereits frühzeitig durch einen Verlust der Vibrationsempfindung (Stimmgabelversuch), im weiteren Verlauf durch Reflexanomalien und brennende Missempfindungen (»burning feet«). Zusätzlich wird die Röntgenmorpholgie der diabetisch-polyneuropathischen Osteopathie durch die Erscheinungen der diabetischen Mikro- und Makroangiopathie überlagert (Knocheninfarkte, Gangrän/Ulzera). Die z.T. sehr ausgeprägte Osteoporose kann den radiologischen Eindruck der Knochendestruktion weiter forcieren. Die Prädilektionsstelle der diabetischen Osteoarthropathie ist das Fußskelett, an der Hand werden die Veränderungen selten beobachtet und betreffen hier vornehmlich die Handwurzelgelenke und MCP-Gelenke. Die Prognose der diabetischen Osteopathie ist nach Disziplinierung des Patienten und nach Stoffwechselnormalisierung nicht schlecht.

Differentialdiagnose. Lepra, rheumatische Arthritis, tuberkulöse Arthritis.

Osteoporose ▶ S. 333

Sympathische Reflexdystrophie

Synonym. M. Sudeck.

Definition. Schmerzhafte akute Knochendemineralisierung mit Weichteilbeteiligung. Nach Verletzung und Ruhigstellung einer Extremität, seltener auch nach lokal manifestierter neurogener oder metabolischer Grunderkrankung. Ursache dieser schmerzhaften Knochenatrophie ist wahrscheinlich eine nervale Fehlinnervation der versorgenden kleinen Blutgefäße im Knochen. Die Knochenatrophie entwickelt sich 2 bis 8 Wochen nach dem Trauma distal des traumatisierten Skelettabschnittes. Es ist v.a. die Spongiosa betroffen, die Kompakta wird viel langsamer abgebaut und bleibt lange als »intakte Knochenfassade« stehen.
Sechs diagnostische Kriterien sollen erfüllt sein:
1. spontane Schmerzen und Hypersensibilität im betroffenen Extremitätenabschnitt,
2. subkutane Weichteilschwellung,
3. vasomotorische Instabilität wie Hyperhidrosis,
4. fleckige Osteoporose (Knochenatrophie),
5. reduzierte motorische Funktion,
6. trophische Hautveränderungen wie livide Hautfarbe.

Radiologie. Demineralisation zunächst charakteristisch fleckig, in Gelenknähe und besonders in der subchondralen Spongiosa stärker ausgeprägt; die Kortikalis wirkt nach einigen Wochen dadurch akzentuiert und wie mit einem Bleistift nachgezogen. Erst im chronischen Stadium (2 bis 4 Monate nach Trauma) disseziert auch die Kompakta. Das Krankheitsbild schreitet zentrifugal fort. Im Endstadium osteopener atropher Knochen.

MRT. Im MRT (fettsupprimierte T2-gewichtete Sequenzen und STIR-Technik) finden sich in zeitlicher Reihenfolge: Hautverdickung und Weichteilschwellung, subkutanes Ödem und Gelenkergüsse, schließlich Knochenmarködem, und endlich die Haut- und Muskelatrophie.

5.2 · Degenerative und metabole Gelenkerkrankungen

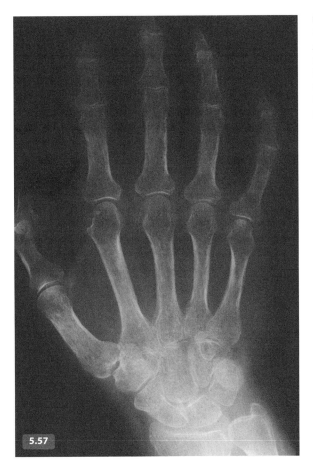

Abb. 5.57. Sudeck-Reflexatrophie am Handskelett. Die Entkalkung des Skeletts ist zunächst charakteristisch fleckig, in Gelenknähe und besonders in der subchondralen Spongiosa stärker ausgeprägt; die Kortikalis wirkt nach einigen Wochen dadurch akzentuiert und wie mit einem Bleistift nachgezogen

Szintigraphie. Die ersten beiden Stadien der Erkrankung zeigen eine diffus vermehrte Anreicherung der betroffenen Extremität in der Perfusions- und Weichteilphase. Spätstatisch fokussiert sich ein erhöhter Mineralstoffwechsel auf die juxtaartikulären Knochenabschnitte sämtlicher Gelenke des betroffenen Gebiets. Im atrophischen Krankheitsstadium kann es zu einer Minderspeicherung in allen drei Phasen kommen.

Differentialdiagnose. Inaktivitätsosteoporosen einer Extremität bei Immobilisation. Die Latenzzeit zwischen Ruhigstellung und Nachweis der Osteoporose beträgt 3 bis 5 Wochen, bei Kindern mitunter nur wenige Tage. Erfahrungsgemäß prägt sich die Immobilisationsosteoporose erst in der Metaphyse aus (Ausnahme: eher homogene Dichteabnahme bei Kindern und Jugendlichen). Entscheidend für die Diagnose ist die anamnestische Angabe einer Immobilisation in jüngster Vergangenheit. Die Immobilisationsosteoporose ist nicht schmerzhaft.

Ochronose

Synonym. Alkaptonurie.

Definition. Einlagerung schwarzoxidierter Homogentisinsäure in Gelenkknorpel, Trachealknorpel, Sehnen und Bandscheiben sowie Hemmung des Knorpelmetabolismus. Der schwarze Knorpel ist mechanisch wenig resistent, eine frühe Arthrose und Bandscheibendegeneration ist die Folge. Ursache ist

Polyarthrose ▶ S. 289
Chondrokalzinose ▶ S. 292
spondyloepiphysäre Dysplasie
    ▶ S. 252

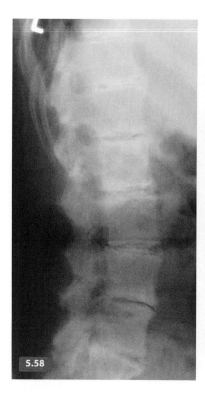
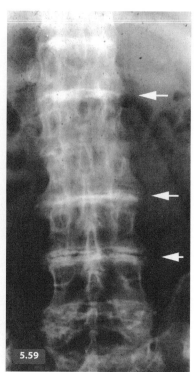

Abb. 5.58. Ochronose der Wirbelsäule mit charakteristischer Diskusverkalkung und vorzeitiger Höhenabnahme der Bandscheiben

Abb. 5.59. Ochronose, bei dem 40-jährigen Mann sind die Bandscheiben verkalkt und höhengemindert

der heriditäre Mangel von Homogenitinsäureoxidase. Dadurch wird Homogenitinsäure, ein Abbauprodukt des Phenylalaninstoffwechsels, im Knorpel (Haut, Skleren) abgelagert.

Inzidenz. Die Gelenk-Ochronose beginnt im vierten Lebensjahrzehnt, Männer sind früher und stärker betroffen.

> **Radiologie.** Vorzeitige Bandscheibenverkalkungen (beginnend im inneren Anulus fibrosus der Lendenwirbelkörper), Diskushöhenabnahmen, Verkalkungen in der Symphysis pubis, im Rippenknorpel und Ohrknorpel. Jahre nach den spinalen Manifestationen folgen die vorzeitigen Arthrosen der großen Gelenke mit Chondrokalzinosen.

Szintigraphie. Bandförmige Mehrspeicherung im Zwischenwirbelraum.

Differentialdiagnose. Polyarthrose, Kristallgicht, spondyloepiphysäre Dysplasie.

Morbus Fabry

Definition. X-chromosomal vererbte Lipidspeicherkrankheit. Durch die Einlagerung von Zeramiden neigt der Gelenkknorpel zu verfrühtem Verschleiß. Die Patienten beklagen eine »Rheumasymptomatik« mit Gelenkschmerzen und Bewegungseinschränkung (DIP-Gelenke). Die seltene Erkrankung beginnt schleichend im Jugendalter. Durch die Ablagerung von Zeramiden im Gefäßendothel werden die Gefäßlumina eingeengt, daraus erklären sich weitere Symptome des M. Fabry wie ischämische Nekrosen der Epiphysen.

5.2 · Degenerative und metabole Gelenkerkrankungen

Diagnose. Diagnostisch hilft der Nachweis von Angiokeratomen der Haut (v.a. am Rücken) weiter.

> **Radiologie.** Vorzeitige Arthrose, insbesondere DIP-Gelenke der Hände. Hüftkopfnekrosen.

Sichelzellanämie

Definition. Klinisch wichtigste Hämoglobinopathie ist die autosomal-dominant vererbte Sichelzellanämie. Die homozygoten Sichelzellhämoglobinträger tragen das qualitativ veränderte Hämoglobin-S (HbS), welches im deoxygenierten Zustand präzipiert und die Erythrozyten in eine Sichelform zwingt. Solch veränderte Erythrozyten verlieren ihre Verformbarkeit und behindern damit die kapillare Mikrozirkulation. Labor: Hb-Elektrophorese, mikroskopischer Sichelzellentest.

> **Radiologie.** 1. Knochenmarkhyperplasie: Verbreiterung des Knochenmarkraumes, z.B. der Schädeldiploe, mit Ausdünnung und Vergröberung der Knochentrabekel und Verdünnung der Kortikalis. Diffuse Osteoporose des Achsenskeletts mit Fischwirbelbildung.
> 2. Knocheninfarkte und Knochennekrosen: 50% der Kleinkinder erleidet Osteonekrosen an den kleinen Röhrenknochen der Hände und Füße mit Daktylitis (»hand-foot-syndrome«). Die betroffenen kleinen Röhrenknochen zeigen fleckige Osteolysen und Periostreaktionen (DD: Osteomyeltis), die sich nach einigen Monaten zurückbilden.
> ▼

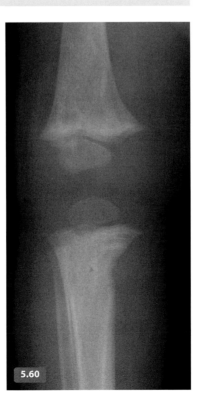

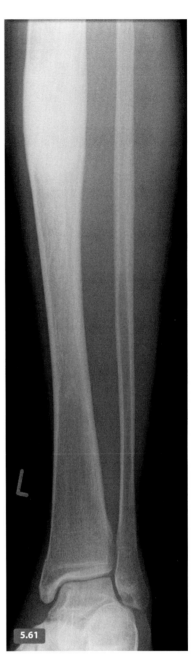

Abb. 5.60. Sichelzellanämie im Kniegelenkbereich. Typische Entwicklungsstörungen der metaphysen Wachstumszone und der Epiphysen

Abb. 5.61. Sichelzellanämie mit den typischen Komplikationen Knocheninfarkte und chronische Osteomyelitiden. Röntgenologisch sklerosierter und aufgetriebener Schaft der langen Röhrenknochen (hier proximale Tibia)

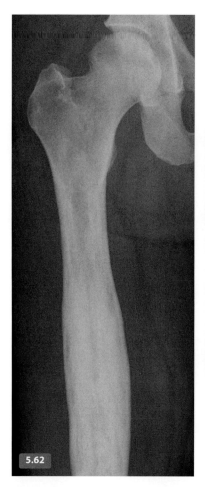
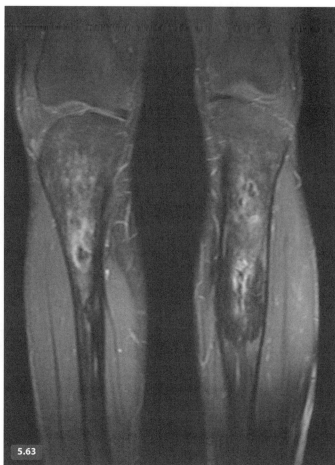

Abb. 5.62. Osteosklerose, periostale Knochenneubildung und Knochenauftreibung bei einem adulten Sichelzell-Patienten

Abb. 5.63. Spinecho T1-gewichtet, fettsupprimiert, nach KM-Gabe: Girlandenförmige Kontrastmittelanreicherungen im Randbereich der infiltrierten und nekrotischen Knochenmarksareale

Nach dem Kleinkindalter entstehen charakteristische diaphysäre Infarkte in den langen Röhrenknochen, insbesondere proximaler Femur, Tibia und Humerus. Radiologisch liegen fleckige Osteosklerosen vor, oft kombiniert mit Verdickungen der Kortikalis und periostaler Knochenneubildung.

Seltener kommen infarktbedingte Osteosklerosen im Beckenskelett, Rippen, Sternum und Endphalangen vor.

Epiphysäre Infarkte werden häufig bei Jugendlichen und Erwachsenen gefunden. Die häufigste Lokalisation ist die Hüftkopfnekrose (M. Perthes, ▶ s. Abb. 3.275 M. Perthes bei Sichelzellanämie).

3. Wachstumsstörungen: Ischämien der Wachstumszonen führen zu zahlreichen Wachstumsstörungen wie Protrusio acetabuli (20% aller Erwachsenen), verkürzte Röhrenknochen und plumpe Schenkelhälse, Deformitäten von Talus, Epiphysen und Metaphysen und tassenförmige oder V-förmige Einsenkungen in die Epiphysenoberflächen (»cone-shaped epiphysis«).

Komplikationen. Gehäuftes Auftreten von Frakturen (Folge der ausgedünnten Kortikalis und Osteoporose). Sehr häufig Osteomyelitis und septische Arthritis. Häufigster Erreger sind Salmonellen, Pneumokokken und Coli-Keime, häufigste Lokalisationen liegen symmetrisch in den Schäften der langen Röhrenknochen. Radiologisch und klinisch ähneln sich die Befunde der Osteonekrosen und chronischen Osteomyelitiden (Osteolysen, Osteosklerosen, Periostreaktion, Fieber, Knochenschmerzen, Leukozytose).

Sichelzellpatienten haben eine erhöhte Inzidenz an Gichtarthropathien.

> **MRT.** 1. Knochenmarkskonversion. Der erhöhte Bedarf an aktiver Erythropoese wandelt gelbes Fettmark in aktives blutbildendes rotes Knochenmark um. Die MRT zeigt in den T1-gewichteten SE-Sequenzen dunkle Signalintensitäten in den Schäften der langen Röhrenknochen, die fettsupprimierte STIR-Sequenzen eine intermediäre Signalgebung (DD: Eisenüberladung, Signalabfall in allen Sequenzen).
> 2. Knochenmarksinfarkte: Areale mit chronischen Infarzierungen imponieren auf T1- und T2-Bildern signalarm. Akute Infarzierungen zeigen variable Signaländerungen in der T2-Wichtung und Signalabsenkungen im T1-Bild des Fettmarks.
> 3. Osteomyelitis: Die Abgrenzung zu Infarkten kann unmöglich sein, zumal Entzündungen und Infarkte gleichzeitig auftreten können. Indizien für eine Infektion sind Signalerhöhungen in den fettsupprimierten T2-Bildern oder STIR-Sequenzen und die Kontrastmittelaufnahme.

Szintigraphie. Zum Nachweis der Lokalisation eines Knocheninfarkts. In den ersten 48 h findet sich in dem mangelversorgten Gebiet eine verminderte Speicherung des Radiodiagnostikums. Danach lässt sich die Läsion aufgrund von Reparaturvorgängen in allen drei Phasen mehrspeichernd darstellen.

Thalassämie

Definition. Autosomal-rezessiv vererbte Anämie, die auf eine verminderte Synthese einer strukturell normalen Peptidkette des Hämoglobins beruht. Die 4 bekannten Formen der Thalassämie werden nach den betroffenen Peptidketten benannt. Die homozygote Form (Cooley-Anämie mit schwerer hämolytischer Anämie) ist im Röntgenbild auffällig.

Inzidenz. Gehäuft bei Menschen mediterraner Abstammung.

> **Radiologie.** 1. Knochemarkhyperplasie: Die gesteigerte Zellproliferation der roten Zellreihe (erythroblastische Hyperplasie) lockert die Spongiosa der Röhrenknochen und der Schädeldiploe grobsträhnig auf. Der Markraum der Diaphysen dehnt sich aus, die Strahlentransparenz der Knochen nimmt zu, die Taillierung der Diaphysen fehlt. Die Kortikalis kann ausgedünnt werden. Die Röntgenaufnahme der Schädelkalotte zeigt einen sogenannten Bürstenschädel, die langen Röhrenknochen eine metaphysäre Auftreibung, die »Erlenmeyerkolbendeformität«. Durch die Markraumexpansion des Gesichtsschädels können die Nasennebenhöhlen vollständig obliterieren. Wirbelsäule, Rippen, Becken und Schlüsselbeine sind grobsträhnig osteoporotisch.
> 2. Durch die Thrombosierung nutritiver Knochengefäße kommt es zu (epiphysären) Knocheninfarkten in den (Meta)karpalia der langen Röhrenknochen. Subchondrale Infarkte brechen in das Gelenkkavum auf, es entstehen sekundäre Arthrosen. Insgesamt sind Knocheninfarkte bei Sichelzellpatienten sehr viel häufiger als bei Thalassämiepatienten. Periostreaktionen und Periostverdickungen führen zum
> ▼

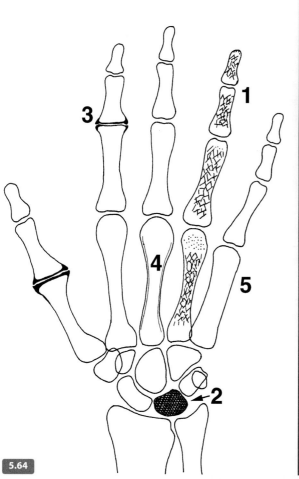
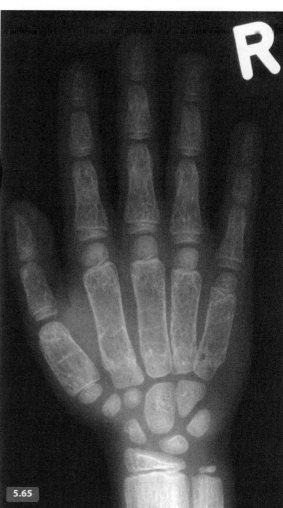

Abb. 5.64. Schema Hämoglobinopathien. Die gesteigerte Zellproliferation lockert die Spongiosa der Röhrenknochen grob-strähnig auf, der Markraum der Diaphysen dehnt sich aus, die Taillierung der Diaphysen fehlt und die Kortikalis wird ausgedünnt (*1*). Durch die Thrombosierung nutritiver Knochengefäße kommt es zu Knocheninfarkten (*2*), subchondrale Infarkte brechen das Gelenkkavum auf und es entstehen sekundäre Arthrosen (*3*). Periostverdickungen führen zum Bild des »Knochen im Knochen« (*4*) und rechteckigen Umbau der Metakarpalia (*5*). Häufig finden sich epiphysäre Entwicklungsstörungen mit Verkürzung der kurzen Röhrenknochen, insbesondere das Metakarpale IV ist davon betroffen

Abb. 5.65. Thalassämie am Handskelett bei einem Schulkind. Bislang keine Therapie mit Blutprodukten

Abb. 5.66. Thallassämie bei einem 7-jährigen Mädchen (Büstenschädel)

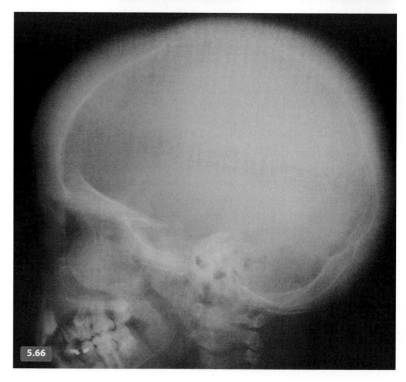

5.2 · Degenerative und metabole Gelenkerkrankungen

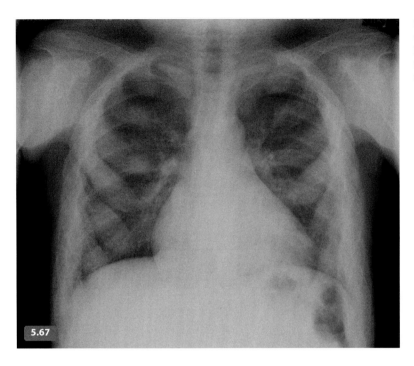

Abb. 5.67. Thallassämie bei einem 7-jährigen Mädchen mit aufgetriebenen Rippenknochen, die Rippenspongiosa ist durch die übergroße Masse von blutbildenden Zellen aufgetrieben

Bild des »Knochen im Knochen« und rechteckigen Umbau der Metakarpalia und Rippen. Häufig sind lokale Formveränderungen des Knochens durch epiphysäre Entwicklungstörungen.

3. Typisch ist ein Minderwuchs durch frühzeitigen Epiphysenschluss der langen Röhrenknochen (proximaler Humerus, distaler Femur). Auch Metakarpalia und Phalangen können verkürzt sein (meist Metakarpalknochen IV). Der Oberarm zeigt in 15% der Fälle eine Varuskrümung.

4. Frakturen des Femur, der Wirbelörper und der Unterarme treten gehäuft auf.

5. Hyperurikämie und Gichtarthropathie sowie Chondrokalzinosis können in schweren Fällen auftreten.

6. Außerhalb des Skelettsystems sind insbesondere die extramedullären Blutbildungsstellen paravertebral im posterioren Mediastinum klinisch wichtig.

Sie können die posterioren Rippenabschnitte und Wirbelpedikel infiltrieren und durch das Neuroforamen in den Spinalkanal prolabieren.

7. Die Eisenüberladung des Knochenmarks nach wiederholten Transfusionsbehandlungen kann durch die MRT-Diagnostik sichtbar gemacht werden: Das Knochenmark ist in allen Sequenzen signalarm dargestellt. Die Therapie mit Chelaten zur Eisenreduktion (insbesondere Deferoxamin) kann bei Kindern zu schweren Wachstumsstörungen führen, die radiologisch eine spondylometaphysäre Dysplasie imitieren.

Hyperparathyreoidismus (HPT)

Definition. Das Parathormon (PTH) wird von den Nebenschilddrüsen sezerniert. In der Niere wird durch Parathormon die tubuläre Reabsorption von Kalzium maximiert (bei gleichzeitiger Inhibierung der Reabsorption von Phos-

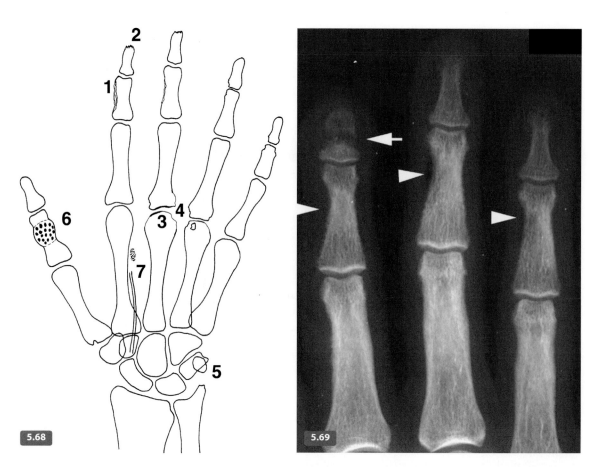

Abb. 5.68. Hyperparathyreoidismus-Schema. Die subperiostale Knochenresorption durch Osteoklastenaktivierung befällt meist die radialseitige Kompakta der Mittelphalangen zuerst. Die Kompakta ist arrodiert, aufgeblättert, lamellär disseziiert, unscharf (*1*). Die Knochenstruktur ist verwaschen und milchglasartig, der Kalksalzgehalt im chronischen Stadium diffus vermindert. Akrale Osteolysen und arrodierte Endphalangen (*2*). An den Gelenken fällt die Ausdünnung der Grenzlamelle (*3*), schließlich Erosionen auf. Durch Dissektion der artikulierenden Gelenkoberfläche entstehen sekundäre Arthrosen (*4*), betroffen sind besonders die DIP-Gelenke IV und V sowie die MCP-Gelenke. An mechanisch belassenen Sehnenansätzen sind Insertionsdystrophien durch den Knochenabbau möglich (*5*), sog. »braune Tumoren« (resorptive osteoklastäre Riesenzellgranulome) finden sich insbesondere bei primärem HPT (*6*). Weichteilverkalkung, Chondrokalzinosen, Arterienverkalkungen sind vor allem Zeichen der sekundären HPT (*7*)

Abb. 5.69. Primärer HPT mit Knochenresorptionen an den Phalangenschäften

phaten), andrerseits stimuliert PTH die osteoklastäre Knochenresorption mit Freisetzung des Knochenkalziums.

Ein primärer HPT entspricht einer primären Erkrankung der Nebenschilddrüse mit vermehrter Parathormonbildung durch solitäre Adenome oder Hyperplasie der Epithelkörperchen. Der sekundäre HPT entsteht regulativ, wenn durch eine nicht parathyreogene Erkrankung der Serumkalziumspiegel sinkt (renal, Malassimilation, Cholestase etc.). Auch eine gestörte Phosphatausscheidung (Phosphatstau) kann einen sekundären HPT auslösen. Der tertiärer HPT entsteht im Verlauf eines sekundären HPT durch eine nicht mehr regulierbare, autonome Epithelkörperchenüberfunktion.

Ein HPT vor Abschluss der Skelettreife hat verheerende Wirkungen auf die Wachstumsfugenzone, das Längenwachstum wird bleibend gestört, Epiphysenlösungen an mechanisch belasteten Röhrenknochen und pathologische

5.2 · Degenerative und metabole Gelenkerkrankungen

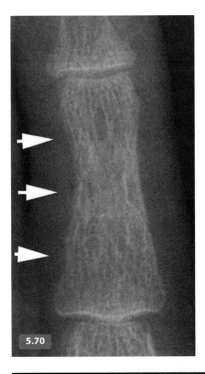

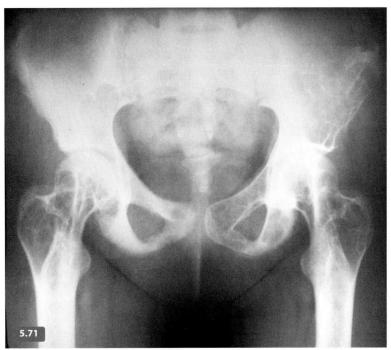

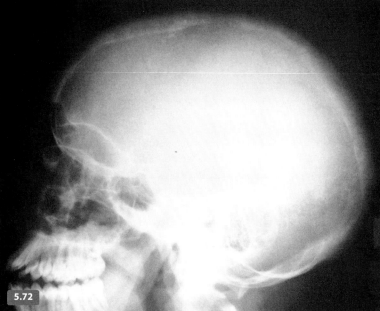

◘ **Abb. 5.70.** Kortikale Resorption bei HPT

◘ **Abb. 5.71.** Primärer HPT mit zystischem Umbau des Becken- und Hüftskeletts

◘ **Abb. 5.72.** HPT des Schädelskeletts mit granulärer Knochenstruktur, die Dreischichtung der Kalotte ist aufgelöst

Metaphysenfrakturen können resultieren. In einem beträchtlichen Teil der Fälle mit nachgewiesenen Veränderungen am Handskelett stellt sich das übrige Skelett unauffällig dar.

Labordiagnostik. Kalzium, Phosphat in Serum und Urin, Parathormon, alkalische Phosphatase. Der Serumkalziumspiegel ist nur beim primären und tertiären HPT erhöht, beim sekundären HPT jedoch normal oder erniedrigt.

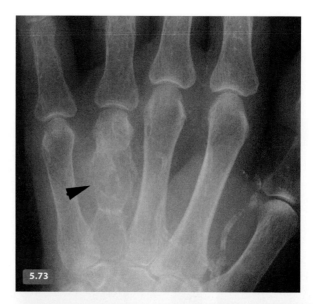

◘ **Abb. 5.73.** Brauner Tumor bei primärem HPT

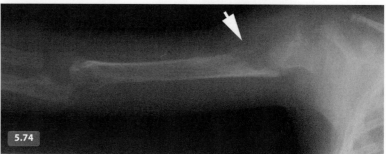

◘ **Abb. 5.74.** Pathologische Fraktur bei primärem HPT

Radiologie. Die subperiostale Knochenresorption durch Osteoklastenaktivierung fällt in der Regel zuerst an der radialseitigen Kompakta der Mittelphalangen der Hände auf. Die Kompakta ist arrodiert, aufgeblättert, lamellär disseziert, tunneliert und unscharf. Die Knochenstruktur ist verwaschen, die Trabekel verlieren ihre Schärfe, der Kalksalzgehalt ist diffus vermindert. Es finden sich akrale Osteolysen, arrodierte Endphalangen und Griffelfortsätze. Die Kortikalislinie der Nagelfortsätze ist bei Lupenbetrachtung frühzeitig unterbrochen und gezähnelt.

An den Gelenken fällt die Ausdünnung oder Auslöschung der Grenzlamelle auf, schließlich entstehen Erosionen und Usuren. Durch Einbrüche des demineralisierten artikulierenden Knochens entstehen arthritoide Bilder, zumal Gelenkergüsse und reaktive Synovialitiden das Bild weiter verwirren können. Betroffen sind besonders die distalen Interphalangealgelenke der vierten und fünften Finger beiderseits symmetrisch, gefolgt von den MCP-Gelenken. Häufige Orte von erosiven Knochenresorptionen sind zudem die Ileosakralfugen, Symphysenfugen, laterale Klavikulaenden, Akren der Fingerendphalangen, Zahnwurzeln, Rippenoberränder, proximale mediale Metaphysen von Femur, Tibia und Humerus. An mechanisch belasteten Sehnenansätzen sind Insertionsdystrophien durch parathyreoidalen Knochenabbau häufig (z.B. Achillessehne). Bei 15% des primären HPT werden resorptive osteoklastäre Riesenzellgranulome (»braune Tumoren«) gefun-

▼

den, diese diaphysär gelegenen Osteolysen treiben die Knochen spindelförmig kolbig auf, die Kortikalis bleibt sehr lange erhalten, eine Periostreaktion ist selten. Im Innern der Osteolyse findet sich meist eine diskrete wolkige Strukturverdichtung (alte Einblutungen) ohne regelrechte Binnenstruktur. Bei einem sekundären HPT sind Riesenzellgranulome selten. Weichteilverkalkungen, Chondrokalzinosen, Arterienverkalkungen und subkutane Kalkablagerungen sind v.a. Zeichen des sekundären HPT.

Szintigraphie. Erhöhte Tracereinlagerung im Skelett bis hin zum »Superscan«.

Hypoparathyreoidismus

Definition/Radiologie. In seiner angeborenen Form mit Unterfunktion der Nebenschilddrüsen kommt es zum Minderwuchs und Verminderung der Knochenmasse, Verkalkungen der Wirbelsäulenligamente und Zahnentwicklungsstörungen, Phalangenverkürzungen, homogene Knochenverdichtung und verkalkte Sehneninsertionen.

Beim erworbenen Hypoparathyreoidismus (z.B. iatrogen nach Strumaoperation) kommt es durch herabgesetzten endostalen Knochenumbau zu einer radiologisch erst nach Jahren fassbaren Osteopenie.

Pseudohypoparathyreoidismus

Definition/Radiologie. Resistenz der verschiedenen Parathormonrezeptoren. Je nach resistentem Rezeptortyp entstehen z.T. sehr verschiedene Krankheitsbilder (5 verschiedene Formen). Laborchemisch haben die Patienten eine Hypokalzämie, Hyperphosphatämie und hohe Parathormonspiegel. Es liegt sowohl eine Resistenz der Nieren als auch des Skeletts gegen das biologisch potente Parathormon vor.

Die häufigste Form (M. Albright) zeigt wichtige Veränderungen am Handskelett. Die kleinwüchsigen Patienten fallen mit Verkürzungen insbesondere der Metakarpalia I, IV und V auf. Die Epiphysen sind aufgetrieben und dysplastisch.

Rachitis und Osteomalazie

Definition. Die Rachitis ist eine gestörte Mineralisation und Desorganisation der Wachstumsfuge des Knochens. Osteomalazie hingegen ist eine mangelnde oder verlangsamte Mineralisation von Osteoid. Normalerweise beträgt das Zeitintervall zwischen Osteoidsynthese und Mineralisation 5 bis 10 Tage. Bei Osteomalaziepatienten verlängert sich dieses Intervall auf mehrere Monate. Beim Kind kommen beide Defekte simultan vor, beim skelettreifen Menschen nach Epiphysenfugenschluss kann lediglich noch die Malazie auftreten.

Ursachen der Osteomalazie sind:
- Vitamin-D-Mangelzustände (z.B. Malabsorption, Diätfehler),
- Vitamin-D-Stoffwechselanomalien (angeborene Vitamin-D-abhängige Rachitis Typ I und II). Die Vitamin-D-Transformation kann biochemisch auf kutaner, hepatischer oder renaler Ebene gestört sein.

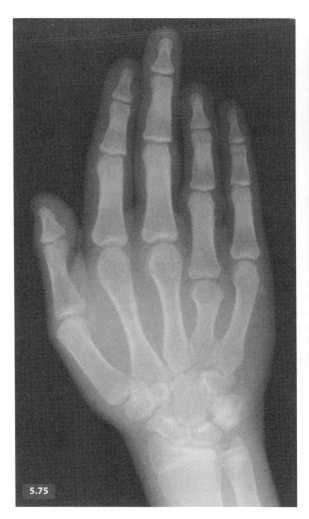
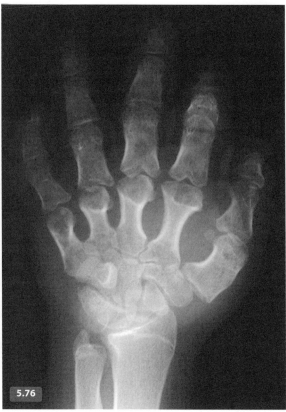

Abb. 5.75. Pseudohypoparathyreoidismus mit Verkürzung, insbesondere des Metakarpale IV

Abb. 5.76. Pseudohypoparathyreoidismus mit Verkürzung der Metakarpalia und Phalangen

- Renale proximaltubuläre Störungen mit einer erhöhten Phosphatausscheidung. Eine Phosphatverarmung alleine kann eine Osteomalazie verursachen (Phosphatdiabetes oder Vitamin-D-resistente Rachitis). Betrifft die proximaltubuläre Störung zusätzlich den renalen Glukose-, Aminosäure- und Harnsäuretransport, spricht man von einem Fanconi-Syndrom. Auch eine chronische azidotische Stoffwechsellage führt zu Rachitis und Osteomalazie (z.B. chronisch renale tubuläre Azidose).
- Die angeborene Hypophosphatämie kann sich im Kindesalter als schwerste, z.T. letale phosphopene Rachitis, in der Erwachsenenform als Osteomalazie manifestieren. Ursächlich ist ein autosomal-rezessiv vererbter Mangel an alkalischer Phosphatase (s. Kap. 4, Skelettdysplasien).

Laboruntersuchung. Hypokalzämie, meist erhöhte alkalische Phosphatase. Zur Differenzierung, auf welcher Syntheseebene die Vitaminstoffwechselstörung auftritt, kann jedes Synthesezwischenprodukt quantitativ im Serum bestimmt werden.

Radiologie. Siehe dazu Kap. 6, Metabole, endokrine und sonstige erworbene Skeletterkrankungen sowie die ◘ Abbildungen 5.24–5.27.
▼

> Die radiologischen Schlüsselzeichen finden sich in den Regionen stärksten Wachstums, also in den Meta- und Epiphysen: Becherförmigen Verbreiterung der Metaphyse. Die Wachstumsfuge ist verbreitert, die metaphysäre Abschlussplatte ähnelt einem franzeligen »Trümmerfeld«. Verzögerte Skelettreife. Unscharfe, verwaschene Spongiosastruktur (Radiergummiphänomen). Diffuse, homogene Dichteabnahme des »Mattglasknochen«. Diffus osteopenischer Knochen, ausgedünnte Kortikalis, bilateral symmetrische Looser-Umbauzonen, also radiologisch sichtbare feine Aufhellungslinien im Sinne von chronischen Frakturen. Diese kortikalen Dauerfissuren bzw. Frakturen werden durch einen Osteoidkallus zusammengehalten. An der Ulna fallen sie im proximalen, am Radius im distalen Schaftdrittel auf, am Beckenskelett sind Sitz- und Schambein betroffen, am Femur der Schenkelhals.

Szintigraphie. Vermehrte Speicherung in den Looser-Umbauzonen.

Renale Osteopathie

Definition. Im Rahmen einer terminalen Niereninsuffizienz entsteht ein Mischbild aus einer Osteomalazie, eines sekundären (tertiären) Hyperparathyreoidismus und im Kindesalter einer Rachitis. Weitere Faktoren sind die Auswirkungen der chronischen metabolischen Azidose, des schlechteren Ernährungsstatus und der möglichen Steroidtherapie.

> **Radiologie.** Zeichen der Osteomalazie bzw. Rachitis, HPT. Bimssteinartige osteopene oder sklerotische Knochenstruktur. Gefäß- und Weichteilverkalkungen (das Ausmaß der irreversiblen Gefäßverkalkungen korreliert mit der Dauer der Dialysebehandlung). Dialysearthropathie und Dialysearthritis, eine schmerzhafte Mono-, Oligo- oder polytope Arthritis mit Weichteilschwellung.

Szintigraphie. Erhöhte Speicherung in gesamten Skelett ohne Darstellung der Nieren und Blase aufgrund fehlender renaler Ausscheidung des Tc-Phosphatkomplexes. Die Knorpel-Knochen-Übergänge treten hervor.

Eine Übersicht über die wichtigsten Röntgenzeichen der generalisierten Osteopenien finden sich in nachfolgender Tabelle.

Akromegalie (Hyperpituitarismus)

Definition. Ein somatotropes Adenom des Hypophysenvorderlappens sezerniert unphysiologisch große Mengen des Wachstumshormon STH. Vor Abschluss der Skelettreife führen solche Hormonüberproduktionen zum Riesenwuchs (Gigantismus). Nach der Skelettreife kommt es zur allmählichen Akro- und Viszeromegalie. Das klinische Leitsymptom ist die Vergrößerung von Händen, Füßen, Schädel, Zunge, inneren Organen und die Vergröberung der Physiognomie. Die klinische Erscheinung der manuellen Akromegalie mit Gelenkschmerzen, Morgensteifigkeit und Gelenkergüssen verführen den Unerfahrenen zur Diagnose der rheumatoiden Arthritis.

Kapitel 5 · Gelenkerkrankungen und Rheumatologie

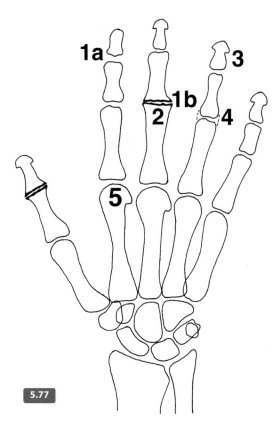

Abb. 5.77. Schema Akromegalie. Erweiterung des Gelenkspaltes durch Proliferation des Gelenkknorpels (*1a*), dieser Knorpel neigt aufgrund seiner geringen Belastbarkeit zum vorzeitigen Verschleiß und damit zum vorzeitigen Arthrosebild der betroffenen Gelenke (*1b*). Während die Knochenlänge der Röhrenknochen gleich bleibt, nimmt deren Ecke unförmig zu (*2*), an den Nagelfortsätzen der Endphalangen entstehen ankerförmige Knochenansätze (Spatenzeichen; *3*) und Kapselansatzverkalkungen (*4*). Nasenartige Knochenanbauten (*5*) entstehen an den Metakarpale- und Metatarsaleköpfchen

Tabelle 5.3. Differentialdiagnostische Übersicht der wichtigsten generalisierten Osteopenien

Anatomische Struktur	Osteoporose	Osteomalazie	Hyperparathyreoidismus
Spongiosa	Dünn, rarefiziert	Verwaschen	Grobsträhnig
Kortikalis	Schmal, glatt	Schmal, unscharf	Aufgeblättert
Struktur	Scharf	Unscharf	Vergröbert
Statik	Frakturen	Looser-Zonen	Kleine Einbrüche

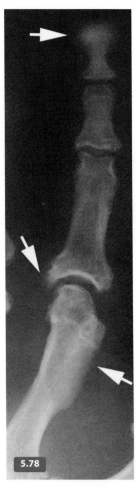

Abb. 5.78. Akromegalie

Radiologie. *Wirbelsäule:* Höhenzunahme der Bandscheiben, ventrale und laterale Wirbelkörperdickenzunahme und grobe Spondylophytenbildung. Verdickung der Bandscheibenräume, insbesondere HWS und LWS-Bereich. Seitliche Röntgenaufnahme des *Kalkaneus:* Weichteilschwellung (Weichteilschatten >25 mm). *Schädelaufnahme:* Vergrößerung der Nasennebenhöhlen und des Schädelumfangs, Sella-

▼

5.2 · Degenerative und metabole Gelenkerkrankungen

exkavation. Röntgen der *großen Gelenke*: Die Proliferation des Gelenkknorpels führt zu einer Erweiterung des radiologischen Gelenkpaltes, dieser Knorpel neigt aber aufgrund seiner geringeren Belastbarkeit zur baldigen Dissektion und zum vorzeitigen Verschleiß und letztlich radiologisch zum Arthrosebild der betroffenen Gelenke. *Röntgen Hand*: Die Knochenlänge der kleinen Röhrenknochen bleibt gleich, deren Dicke nimmt aber unförmig zu, an den Nagelfortsätzen der Endphalangen entstehen ankerförmige Knochenansätze (Spatenzeichen). Kapselansatzverkalkungen.

MRT der Hypophyse (Dünnschicht MRT mit KM): Direkter Nachweis des Adenoms. Sonographie Abdomen: Splanchnomegalie.

Schilddrüsenassoziierte Arthropathien

Krankheitsbilder wie die thyreoidale Akropachie, Myxödemarthropathie und die Hypothyreose sind hier subsumiert und werden im Einzelnen aufgeführt.

Thyreoidale Akropachie

Definition. Die thyreoidale Akropachie entwickelt sich meist nach therapeutischer Normalisierung der peripheren Hormonsituation bei Hyperthyreosepatienten. Im Serum werden erhöhte Werte des LATS-Autoantikörper (long acting thyroid stimulator) gemessen. Häufiger Verlauf als EMO-Syndrom (**E**xophthalmus, **M**yxödem, **O**steoarthropathia hypertrophicans).

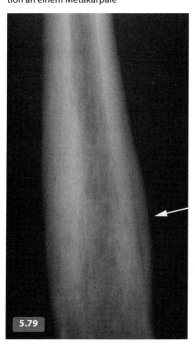
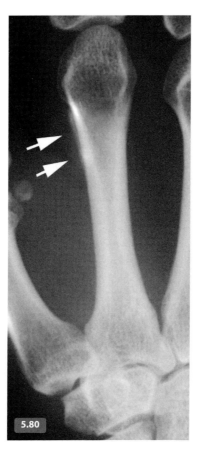

Abb. 5.79. Detailaufnahme einer periostalen Knochenneubildung und Verbreiterung der Kortikalis am Femurschaft bei lang bestehendem EMO-Syndrom

Abb. 5.80. EMO-Syndrom mit Manifestation an einem Metakarpale

> **Radiologie.** Periostale Knochenneubildungen in den diaphysären Abschnitten der Röhrenknochen. Sie imponieren als franzige-irreguläre Periostverknöcherungen v.a. in der Schaftmitte von Tibia und Fibula. Skelettszintigraphie positiv.

Myxödemarthropathie

Definition. Die Myxödemarthropathie bei hypothyreoter Stoffwechsellage des Erwachsenen verläuft nichterosiv. Wegen der klinischen Erscheinung mit Morgensteifigkeit, Gelenkschmerzen und Synovialisschwellung der MCP- und Karpalgelenke ist sie allerdings eine klinische DD zur rheumatoiden Arthritis.

> **Radiologie.** Neigung zu Knochennekrosen (Os lunatum, Hüftkopf).

Hypothyreose

Definition. Mangel an Schilddrüsenhormon. Die infantile und juvenile Hypothyreose führt zu Skelettreifungsstörungen mit verzögertem Schluss der Epiphysenfugen.

> **Radiologie.** Die verzögerte Skelettreife kann durch den Vergleich mit entsprechenden Tabellenwerken (z.B. Atlas von Greulich und Pyle) bewiesen werden. Die Epiphysen verknöchern aus zahllosen Ossifikationszentren heraus, die Epiphysen wirken dadurch wie vielfach fragmentiert und konfluieren erst allmählich. Epiphysen unregelmäßig und maulbeerförmig. Die Röhrenknochen der Hand erscheinen verkürzt und plump.

Pierre-Marie-Bamberger-Syndrom (hypertrophe Osteoarthropathie)

Definition. Gelenkschmerzen, Knochenschmerzen und Morgensteifigkeit aufgrund einer besonderen Verlaufsform der Periostitis ossificans. Histologisch handelt es sich um ein verbreitertes Periost aus Bindegewebe, in der sich lamelläre Schichten neuer Knochenbälkchen ausdifferenzieren. Sie entsteht häufig im Verlauf von chronischen Lungen- und Herzerkrankungen, so werden als Ursachen Bronchialkarzinome, chronische Bronchitiden, Lungenmetastasen, Bronchiektasien, zyanotische Herzfehler und Gefäßanomalien angenommen. Klinisch fallen die Hände oft durch Uhrglasnägel, Trommelschlegelfinger und Hyperhidrosis auf.

> **Radiologie.** Die kurzen und langen Röhrenknochen zeigen symmetrische Verdickungen durch schalige, baumrindengleiche periostale Knochenneubildungen, besonders diaphysär und etwas weniger breit epimetaphysär ausgeprägt. Die Knochenenden bleiben ausgespart. Die äußerlich rauhe periostale Knochenschale ist durch einen schmalen Spalt von der Kortikalis getrennt. Nach Sanierung der Grundursache kann sich der Periostknochen, besonders bei Jugendlichen, im Lauf von Monaten zurückbilden.

5.2 · Degenerative und metabole Gelenkerkrankungen

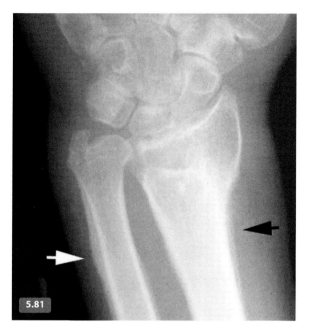

Abb. 5.81. Schalige periostale Verdickungen der Röhrenknochen, besonders diaphysär ausgeprägt, meist symmetrisch angeordnet. Zunächst ist die periostale Lamelle von der glatten Kompakta durch einen feinen Spalt abgesetzt, später erscheint die angrenzende Kompakta aufgelockert spongiosiert und schließlich verschmilzt die Periostlamelle mit der Kompakta

Differentialdiagnose. Idiopathische Pachydermoperiostose (Touraine-Solente-Gole-Syndrom). Die Pachydermoperiostose ist ein dem Marie-Bamberger-Syndrom eng verwandtes Krankheitsbild. Es ist eine androtope, autosomal-dominant vererbte Neubildung periostaler Knochenschalen an den Röhrenknochen. Das Leiden beginnt meist kurz nach der Pubertät und zeigt sich durch die ossäre Volumenzunahme und Pachydermie zuerst an Vorderarmen und Händen bzw. Füßen. Die säulenförmige Verdickung der Phalangen erweckt den Eindruck einer Tatzenhand. Ebenso wie beim Marie-Bamberger-Syndrom findet man an den betroffenen Händen Trommelschlegelfinger, Uhrglasnägel und vegetative Veränderungen. Die Gesichtshaut der Patienten ist verdickt und vermehrt gefurcht (Sorgengesicht). Die Patienten beklagen eine Gliederschwere und Knochenschmerzen und abnorme Schweißabsonderungen der Handinnenflächen. Die Krankheit verläuft chronisch progredient, durch das Dickenwachstums der Knochen entstehen säulenartige Röhrenknochen. Schließlich verknöchern auch knorplige und ligamentäre Skelettelemente, so dass grobe Wirbelsäulenverknöcherungen und knöcherne Synostosen zahlreicher Gelenke und der Ileosakralfugen resultieren.

Multizentrische Retikulohistiozytose

Rheumatoide Arthritis ▶ S. 267

Definition. Systemerkrankung, bei der sich in der Haut, in den Schleimhäuten, in den Sehnenscheiden und Sehnenansätzen und schließlich auch in der Synovialis ein Lipid in abnorm proliferierten Histiozyten ansammelt. Meist tritt die Osteoarthritis vor den Hautsymptomen auf, die aus gelbrotbraunen periartikulär lokalisierten Papeln und Noduli bestehen. Das Krankheitsbild verläuft rasch progredient und erreicht innerhalb weniger Jahre das Mutilitätsstadium, die Prognose ist insbesondere bei einer kardialen Manifestation schlecht.

Inzidenz. Sehr seltene Erkrankung. Frauen erkranken häufiger als Männer. Die Patienten in bis zu 27% der Fälle an einem malignen Tumor.

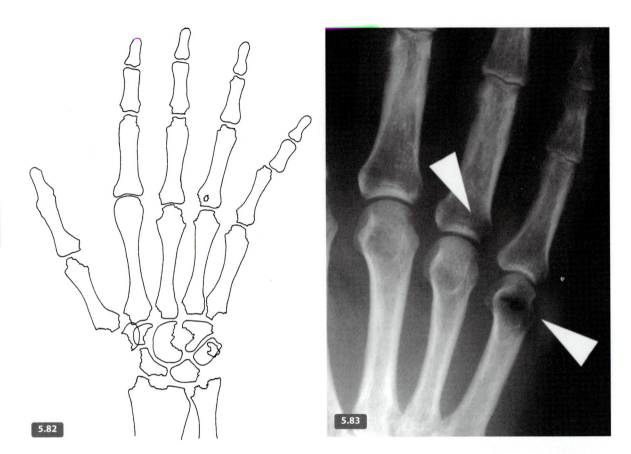

Abb. 5.82. Multizentrische Retikulohistiozytose. Das agressive Granulationsgewebe arrodiert den gelenknahen Knochen (Karpalia, alle Fingergelenke) ohne bestimmte Dominanz

Abb. 5.83. Detailaufnahme einer multizentrischen Retikulohistiozytose mit atypischen Usuren in Gelenknähe

Radiologie. Bilateral-symmetrische Arthritis an allen Gelenken den Händen (auch DIP-Gelenke) und Füßen, seltener auch großen Gelenken (insbesondere Schultergelenk). Aggressive Granulationsgewebe kann zu juxtaartikulären Konturdefekten außerhalb des Gelenkkapselansatzes führen. Fehlen einer stärkeren gelenkbezogenen Demineralisation auch im Stadium schwerer Erosionen und Konturdefekte. Es besteht ein Missverhältnis zwischen der Schwere der Gelenkveränderungen und den relativ geringen klinischen Beschwerden.

Differentialdiagnose. Rheumatoide Arthritis (spart die DIP-Gelenkreihe aus). Die multizentrische Retikulohistiozytose zeigt im Gegensatz zu anderen erosiven Arthritiden keine gelenknahe Osteopenie.

Hämophilie

Definition. Unterscheidung in Typ A (verminderter Faktor VIII) und B (verminderter Faktor IX). Vererbungsmodus X-chromosomal-rezessiv.

Durch die heute mögliche Blutungsprophylaxe durch langdauernde Substitutionstherapie der Gerinnungsfaktoren sind die typischen Skelettveränderungen selten geworden.

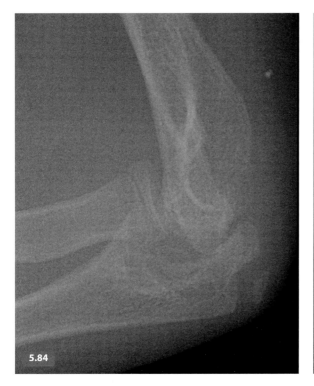
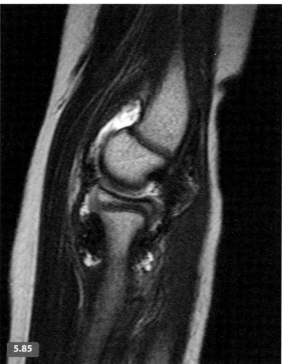

Abb. 5.84. Hämophilie-Arthropathie nach rezidivierenden Gelenkblutungen bei einem Schulkind ohne ausreichende Faktor-VIII-Aktivität

Abb. 5.85. Ein Spinecho T2-gewichtet zeigt den Gelenkserguss und die schwarzen Hämosiderin-Ablagerungen in der Synovialis

Radiologie. Skelettradiologischen Befunde erklären sich aus den Gelenkblutungen, vor allem in die großen und traumagefährdeten Gelenke (Ellenbogen, Knie, Schulter). Durch die Gelenkeinblutung kommt es zu Knorpelzerstörungen und subchondralen Knochenerosionen und Zysten. Vorzeitige Arthrose der betroffenen Gelenke. Periartikuläre Weichteilschwellungen und Verkalkungen. Vorzeitiger Verschluss der Epiphysenfugen. Epiphysäre Veränderungen wie vergrößerte Epiphysen, Epiphysenlösungen und Vergrößerung der femoralen interkondylären Tunnel. Auffällige Quadratform der Patella.

5.3 Tumoröse Gelenkerkrankungen

Chondromatose

Definition. Metaplastische Knorpelbildung der Synovialmembran unbekannter Ursache. Im Regelfall monoartikuläre Erkrankung mit chronischem Verlauf. Am häufigsten betroffen sind das Kniegelenk, die Hüften und Ellenbogen sowie das Sprunggelenk.

Klinik. Klinisch fällt der Gelenkschmerz sowie die Einschränkung der Gelenkbeweglichkeit auf, als Komplikation des langjährigen Verlaufs treten blutige Gelenkergüsse und vorzeitige Arthrosen auf. Hingegen sind maligne Entartungen der synovialen Chondromatose in ein synoviales Chondrosarkom sehr selten.

Inzidenz. Die Erkrankung befällt Männer häufiger als Frauen, der Altersgipfel liegt zwischen dem 3. und 5. Lebensjahrzehnt.

Abb. 5.86. Osteochondromatose des Ellenbogengelenkes bei einem 49-jährigen Mann

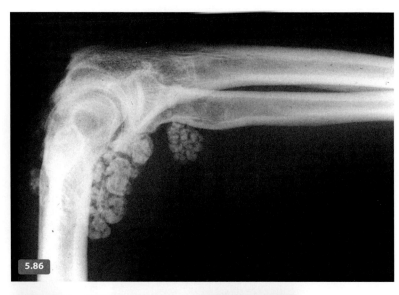

Abb. 5.87. Osteochondromatose des Kniegelenkes bei einem 50-jährigen Mann

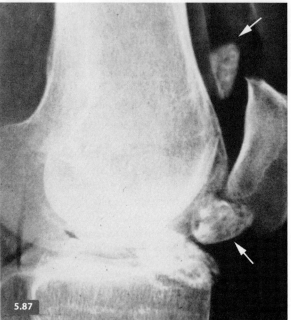

Radiologie. Multiple peri- oder intraartikuläre, unterschiedlich mineralisierte Knoten bis zu einer Größe von mehreren Zentimetern. Das Muster der Mineralisation kann popcornartig, homogen kalzifiziert oder von einer peripheren Ringstruktur begrenzt sein. Seltener sind knöcherne, trabekuläre Umformungen der Chondrome (synoviale Osteochondrome). Nichtkalzifizierte Läsionen sind besser mittels MRT oder Arthrographie nachweisbar.

Synoviales Sarkom

Definition. Seltener Tumor mit Sitz in den Weichteilen der Extremitäten intra- oder periartikulär. Die am häufigsten betroffenen Gelenke sind Knie, Sprung-

5.3 · Tumoröse Gelenkerkrankungen

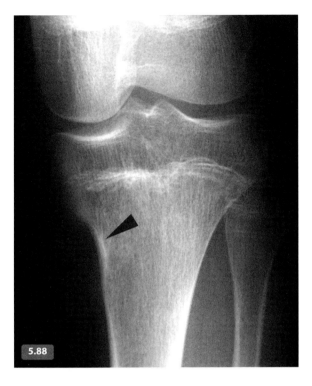

Abb. 5.88. Synovialissarkom. Der Tumor hat zu einer oberflächlichen, flachbogig begrenzten Druckusur der Tibiametaphyse geführt (*Pfeilspitze*). Keine »maligne« Infiltration sichtbar. Synovialissarkome können im Röntgenbild fälschlicherweise als gutartige Skelettläsionen imponieren

gelenk und Fuß. Der Tumor wächst meistens sehr langsam, die Symptome können über Jahre langsam progredient zunehmen. Die Metastasierung ist hämatogen vorwiegend in die Lunge, der Tumor hat zudem ein hohes Risiko für ein lokales Rezidiv.

Inzidenz. Der Altersgipfel liegt bei jungen Erwachsenen und Jugendlichen. Der Tumor kann aber in allen Altersgruppen auftreten.

Radiologie. Peri- oder intraartikuläre (10%) Raumforderung mit scharfem oder unscharfem Rand, in einem Drittel der Fälle mit fleckigen Binnenverkalkungen. Die Knochendestruktion kann von Lodwick Grad I A (langsam wachsende Synovialsarkome) bis hin zu Lodwick Grad III (rasch wachsende invasive Synovialsarkome) reichen.

MRT. Im MRT signalarme Raumforderung im T1-gewichteten Bild, meist hohes Signal im T2-Bild. Nach Kontrastmittelgabe sehr starke Kontrastanreicherung. Gelegentlich Flüssigkeitsspiegel innerhalb der Läsion.

Szintigraphie. In der Perfusions- und Weichteilphase vermehrte Anreicherung. In der Knochenphase allenfalls geringe Mehrspeicherung.

Villonoduläre Synovitis

Definition. Proliferative noduläre Erkrankung der Synovialmembran innerhalb von Gelenken, seltener in Sehnenscheiden oder Faszien. Die Läsion ist wenig schmerzhaft, am häufigsten befallen ist das Kniegelenk, Hände und Füße. Im Regelfall findet sich eine monoartikuläre Gelenkerkrankung. Die Ätiologie der Erkrankung ist unsicher (entzündlich oder neoplastisch).

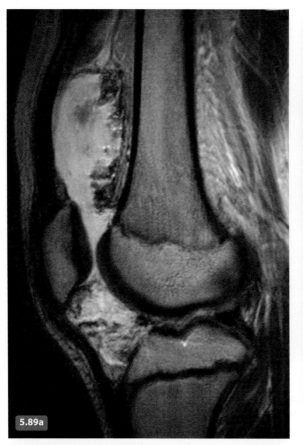
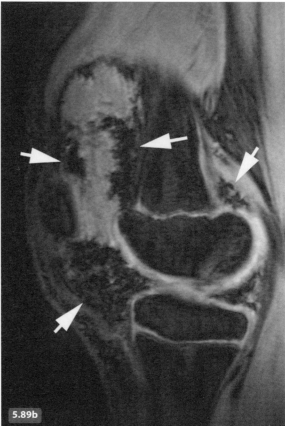
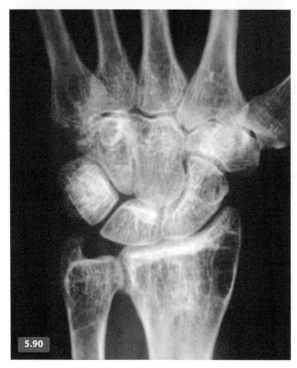

Abb. 5.89. **a** Pigmentierte, villonoduläre Synovitis (PVS) im Spinecho T2-gewichtet. **b** Gradientenechosequenz, hier werden die dunklen Pigmentablagerungen besser sichtbar

Abb. 5.90. Villonoduläre Synovitis der Handwurzel und Radio-Ulnar-Karpalgelenke mit grobzystischer Knochendestruktion

5.3 · Tumoröse Gelenkerkrankungen

Inzidenz. Erkrankungsalter im jugendlichen oder jungen Erwachsenenalter.

> **Radiologie.** Weichteilmasse mit Erosion der angrenzenden Knochenstrukturen, die Knochenerosionen haben einen Sklerosesaum ohne Zeichen der Agressivität. Gelenkergüsse sind im Regelfall immer vorhanden. Kalzifikationen kommen nur gelegentlich vor, hingegen haben die Massen fast immer eine erhebliche Einlagerung von Hämosiderin-Pigmenten (alte Blutungen). Im MRT typischer Nachweis von Gelenkerguss, Knochenerosion sowie Hämosiderin-Pigment innerhalb der Tumormasse. Diese Pigmente sind in allen Sequenzen signalarm dargestellt, am sensitivsten werden sie mit Gradientenecho-Sequenzen (vermehrte Suszeptibilität) nachgewiesen. Nach Kontrastmittelgabe kräftiges Enhancement der Läsion mit Ausnahme des fibrotischen-avaskulären Spätstadiums dieses Tumors.

Differentialdiagnose. Synoviale Chondromatose, entzündliche Gelenkerkrankung, Synovialsarkom.

Lokalisierte noduläre Synovitis

Synonym. Gutartiges Osteoklastom der Sehnenscheiden.

Definition. Wucherung von histiozytären und fibromatösen Zellelementen der Sehnenscheiden. Die benigne Läsion führt zur destruktiven Impression der

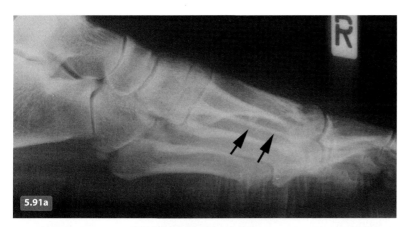
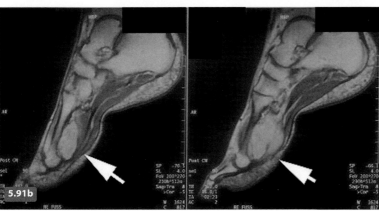

Abb. 5.91. a Noduläre Synovitis des Metatarsale I mit Druckerosion des Knochens von plantar her. b Spinecho T1-gewichtet, nach Kontrastmittelgabe (vgl. Abb. 5.22a)

benachbarten Knochen. Hauptlokalisation sind die Phalangen der Hände, insbesondere deren distale Enden. Seltener findet sich die Läsion an den Füßen, Fuß- und Handwurzel. Bei unvollständiger Entfernung kommt es zu einem Rezidiv dieser Läsion.

> **Radiologie.** Lokalisierter osteolytischer Knochendefekt im Bereich einer Phalanx, Hand- oder Fußwurzel. Die Osteolyse entspricht einer tiefen, buchtigen Impression des Knochens, die offensichtlich durch Druck von außen aufgetreten ist. Der benachbarte Knochen um die Druckusur herum ist meist sklerotisch verdichtet. Eine Periostreaktion fehlt im Regelfall.

Morton-Neurom

Synonym. Morton-Neuralgie.

Definition. Vorfußschmerzen durch lokalisierte Vergrößerung und Degeneration eines Interdigitalnervs zwischen den Köpfchen des dritten und vierten Metatarsale.
 Schuhe mit hohem Absatz und Stehberufe gelten als Prädisposition.

Inzidenz. Meist Frauen zwischen dem 40. und 60. Lebensjahr.

> **Radiologie.** Die MRT zeigt einen lokalisierten Tumor meist zwischen den Köpfchen des dritten und vierten Metatarsale. Die Läsion ist im T1-Bild hypointens, in den fettsupprimierten T2-Bildern moderat hyperintens. Ein Kontrastmittel-Enhancement ist meist vorhanden.

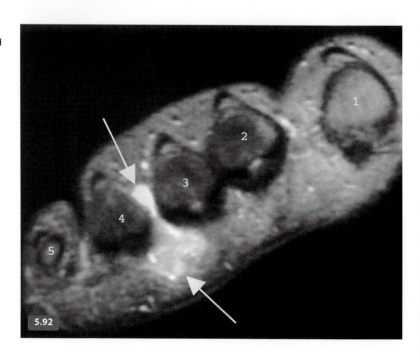

Abb. 5.92. Morton-Neurom (Spinecho T1-gewichtet, nach Kontrastmittelgabe und Fettsättigung)

Sonstige seltene Gelenktumoren

Definition. Das Gewebe an der Gelenkkapsel enthält außer dem Synoviaepithel auch Bindegewebe, Blutgefäße, Lymphgefäße, Fettgewebe und Nervengewebe. Aus all diesen Gewebearten können Tumoren hervorgehen, allerdings sind derartige Geschwülste selten. Dementsprechend gibt es artikuläre *Fibrome, Fibrosarkome, Hämangiome, Lymphangiome, Lipome* und sogar *Liposarkome*. Im Regelfall werden diese Tumordiagnosen radiologisch kaum zu differenzieren sein, die Diagnose muss nach Biopsie vom Pathologen gestellt werden.

Metabole, endokrine und sonstige erworbene Skeletterkrankungen

6.1 **Störungen des Kalzium-Phosphat-Stoffwechsels** – 324
  Rachitis – 324
  Phosphopenische Rachitisformen – 327
  Frühgeborenen-Osteopathie – 331
  Osteomalazie – 332
  Idiopathische juvenile Osteoporose – 333
  Osteoporose – 333

6.2 **Generalisierte metabole und toxische Skeletterkrankungen** – 336
  Aluminiumintoxikationen – 337
  Bleiintoxikation – 338
  Amyloidose – 338
  Calcinosis universalis – 338
  Kupfermangelsyndrom – 339
  Hyperkortisolismus – 340
  Diabetes mellitus – 340
  Farber-Erkrankung – 341
  Fluorose – 341
  Gaucher-Erkrankung – 342
  Homozystinurie – 343
  Hyperparathyreoidismus (HPT) – 343
  Hyperphosphatämie – 344
  Hypoparathyreoidismus – 345
  Mastozytose – 345
  Membranöse Lipodystrophie (M. Nasu) – 346
  Mukopolysaccharoidose (MPS) – 347
  Oxalose – 347
  Morbus Paget – 349
  Pseudohypoparathyreoidismus (PHP) – 352
  Tumoröse Kalzinosen – 353
  Vitamin-A-Intoxikation – 354
  Vitamin-C-Mangel (Scorbut) – 354
  Vitamin-D-Intoxikation – 355
  Zystinose – 356

Metabolische Osteopathien sind generalisierte Störungen von Knochenbildung und Abbau, die im Kindesalter ein wachsendes Skelett betreffen und damit mit Deformierung, Funktionsbeeinträchtigung oder Minderwuchs einhergehen können. Viele metabolische Osteopathien hinterlassen im Röntgenbild charakteristische Veränderungen, so dass der Röntgendiagnostik des Skeletts eine wichtige differentialdiagnostische Bedeutung zukommt.

6.1 Störungen des Kalzium-Phosphat-Stoffwechsels

Rachitis

Definition. Die Rachitis wird definiert als die gestörte Mineralisierung und Desorganisation der Wachstumsfugen. Die Osteomalazie ist hingegen die mangelhafte Mineralisation des Skeletts. Bei Kindern können beide Defekte gleichzeitig vorkommen, beim Erwachsenen tritt nach Epiphysenfugenschluss lediglich noch die Osteomalazie auf.

Nach der Ätiologie werden mehrere Rachitisformen unterschieden, die auch in der Röntgendiagnostik unterschiedliche Veränderungen hervorrufen.

Kalzipenische Rachitisformen

Pathophysiologie. Alle skelettmetabolen Störungen, die mit einer Minderung des Kalziums im Serum einhergehen werden als kalzipenische Rachitisformen zusammengefasst. Pathophysiologisch wird im ersten Stadium kompensatorisch vermehrt PTH sezerniert, so dass der Serum-Kalzium-Spiegel durch die vermehrte Kalziumfreisetzung aus dem Skelett noch normal ist, die vermehrte renale Phosphatausscheidung als Folge der Parathormonerhöhung jedoch eine Hypophosphatämie bewirkt. Im Folgestadium ist trotz eines ausgepräg-

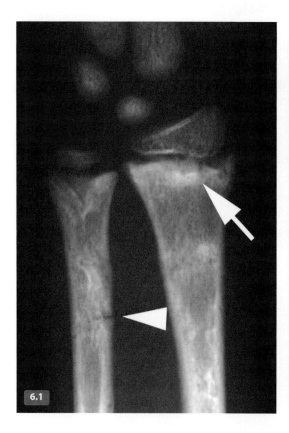

◘ Abb. 6.1. Rachitis und Osteomalazie bei einem 4-jährigen Kind. Pathologische Frakturen (Looser-Umbauzonen, *Pfeilspitze*), Becherung der unscharfen Metaphyse und Osteopenie als charakteristische Röntgenzeichen (*Pfeil*)

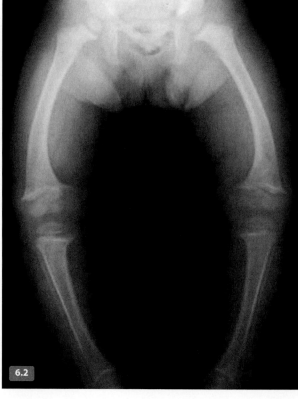

◘ Abb. 6.2. Genu vara bei Rachitis. Die Epiphysenfugen sind unscharf, die Epiphysen sinken in die Metaphysen ein

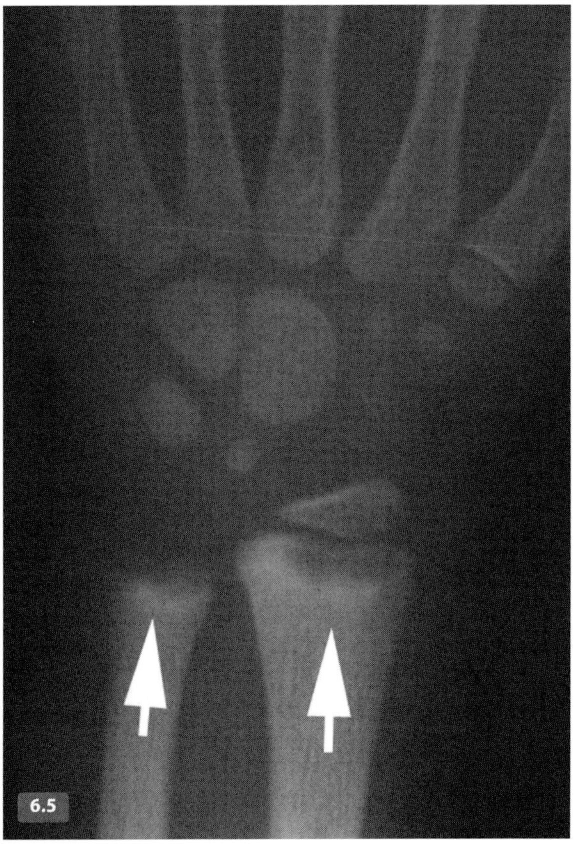

6.1 · Störungen des Kalzium-Phosphat-Stoffwechsels

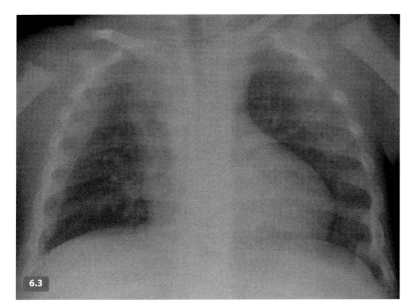

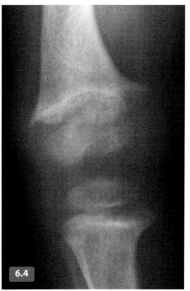

Abb. 6.3. Rippenauftreibungen an den ventralen Rippenenden bei einem Kleinkind (rachitischer Rosenkranz)

Abb. 6.4. Schwere metaphysäre Becherung am Kniegelenk bei Rachitis

Abb. 6.5. Typische Vitamin-D-Mangel-Rachitis bei einem Kleinkind. Die Metaphysen sind gebechert, die Epiphysenfuge verbreitert und unscharf konturiert

ten Hyperparathyreoidismus nicht mehr genügend Kalzium aus dem Skelett mobilisierbar, so dass neben der Hypophosphatämie auch eine Hypokalzämie auftritt. Die alkalische Phosphatase im Serum ist als Ausdruck der gesteigerten Osteoblastentätigkeit meist erhöht.

Verschiedene Krankheitsbilder werden unterschieden: Vitamin-D-Mangel, Rachitis antiepileptika, renale Osteopathie und Vitamin-D-abhängige Rachitis Typ I bzw. Typ II.

Vitamin-D-Mangel

Typische Ursachen für kalzipenische Rachitiden sind der Vitamin-D-Mangel mit einer eingeschränkten physiologischen Vitamin-D-Bildung in der Haut durch herabgesetzte UV-Einwirkung oder eine zu geringe Vitamin-D-Zuführung mit der Nahrung.

Die Diagnose kann durch den Nachweis erniedrigter Serum-25-OH-Vitamin D-Spiegel gesichert werden. Die Vitamin-D-Mangelrachitis manifestiert sich zumeist in den ersten beiden Lebensjahren, also zur Zeit des stärksten Längenwachstums. Seltenere Formen der kalzipenischen Rachitis finden sich bei *hepatobiliären* und *gastrointestinalen* Erkrankungen infolge von Malabsorption durch Kalzium und Vitamin D.

Rachitis antiepileptika

Die Rachitis antiepileptika, vorwiegend durch Therapie mit Phenobarbital und Phenytoin, entsteht durch direkte Hemmung der intestinalen Kalziumresorption.

Renale Osteopathie

Die renale Osteopathie ist eine komplexe Stoffwechselerkrankung bei der pathogenetisch insbesondere die Kombination aus einer herabgesetzten renalen $1,25(OH)_2$-D-Sekretion sowie eine verminderte renale Phosphatausscheidung vorliegt. Die Patienten weisen neben der Hypokalzämie, einer Hyperphosphatämie stets einen sekundären Hyperparathyreoidismus (sHPT) auf.

Vitamin-D-abhängige Rachitis Typ I

Die Vitamin-D-abhängige Rachitis Typ I ist eine renale Synthesestörung von $1,25(OH)_2$-D und ist radiologisch und routinelaborchemisch nicht von der klassischen Vitamin-D-Mangelrachitis zu differenzieren, die DD kann durch die Familienanamnese (autosomal-rezessiv vererbt) und die Therapieresistenz bei herkömmlichen Vitamin-D-Dosierungen gestellt werden. Die früheste Manifestation beginnt im Alter von 3 Monaten, dies im Gegensatz zur Vitamin-D-Mangelrachitis. Spätmanifestationen im juvenilen Alter sind möglich. Die Serumspiegel von Vitamin D und $25(OH)_2$-D sind normal, die Spiegel von $1,25(OH)_2$-D stark vermindert.

Vitamin D-abhängige Rachitis Typ II

Bei der Vitamin-D-abhängigen Rachitis Typ II, einer sehr seltenen kalzipenischen Rachitis, liegt eine Endorganresistenz von Darm und Skelett vor. Der Spiegel von $1,25(OH)_2$-D ist stark erhöht. Der biochemisch heterogene Rezeptordefekt kann in Hautfibroblasten nachgewiesen werden. Die Erkrankung ist ebenfalls autosomal-rezessiv vererbt und geht in der Hälfte der Fälle mit einer totalen Alopezie einher.

> **Radiologie.** Typische Unschärfe und Becherung der metaphysären Abschlussplatten im Bereich der Epiphysenfugen. Als radiologische Testregion empfiehlt sich die Röntgenaufnahme einer Hand mit Darstellung von distalem Radius und Ulna, andererseits eine Röntgenaufnahme des Kniegelenkes (Körperregion mit dem größten Längenwachstum). Die Epiphysenfugen sind irregulär verbreitert. An den medialen und lateralen Rändern der Metaphysen finden sich ausgefranste, hahnenkammartige Unregelmäßigkeiten der Knochenoberfläche. Deformierung des Skeletts, z.B. Genu varus. Erhöhtes Risiko für Grün-
▼

holzfrakturen der langen Röhrenknochen. Kolbige Auftreibungen der vorderen Rippenenden. Subperiostale Knochenresorptionen als Hinweis auf einen reaktiven Hyperparathyreoidismus. Insgesamt ist das Skelett osteoporotisch strahlentransparent. Die Knochenstruktur, insbesondere die Trabekelzeichnung der spongiösen Knochenanteile zeigen eine Vergröberung.

Phosphopenische Rachitisformen

Definition. Mit Ausnahme der Frühgeborenenosteopathie lassen sich alle phosphopenischen Osteopathien auf eine erhöhte renale Phosphatausscheidung zurückführen. Die wichtigsten laborchemischen Befunde sind dementsprechend eine Hypophosphatämie, die Erhöhung der alkalischen Phosphatase sowie die Phosphaturie. Hingegen sind die Serumwerte für Kalzium, PTH und 25-OH-Vitamin D3 im Serum normal.

Krankheitsbilder. Die häufigste Form der phosphopenischen Rachitis ist der sogenannte *Phosphatdiabetes* (Vitamin-D-resistente Rachitis oder familiäre hypophosphatämische Rachitis). Diese X-chromosomal-dominant vererbte Erkrankung betrifft Neugeborene mit einer Frequenz von 1:20.000. Pathogenetisch liegt im Phosphatdiabetes eine Störung des Phosphattransports im proximalen Nierentubulus mit möglicher zusätzlicher Regulationsstörung des Vitamin-D-Stoffwechsels im proximalen Nierentubulus zugrunde. Das Serumphosphat ist erniedrigt. Die Erkrankung manifestiert sich im Regelfall am Ende des ersten oder innerhalb des zweiten Lebensjahres. Klinisch fallen die Kinder durch ihren Minderwuchs sowie rachitische Beindeformitäten auf.

Beim *Fanconisyndrom* ist die Störung der Phosphatrückresorption im proximalen Nierentubulus mit anderen tubulären Resorptionsstörungen kombiniert. Es finden sich eine Hyperaminoacidurie, Glukosurie und eine tubuläre Azidose. Das Fanconi-Syndrom kann angeboren oder erworben auftreten, aber auch als sekundäre Erkrankung im Sinne einer tubulären Komplikation ande-

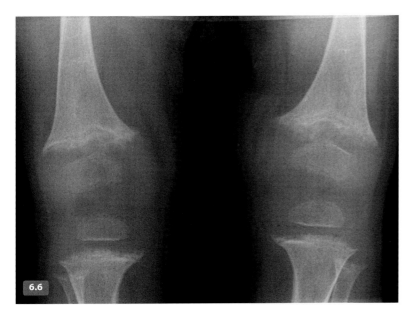

Abb. 6.6. Phosphatdiabetes mit typischer schwerer Beteiligung der Kniegelenke: Milchglasartige und osteopene Knochenstruktur, Becherung und Verbreiterung der Wachstumsfugen

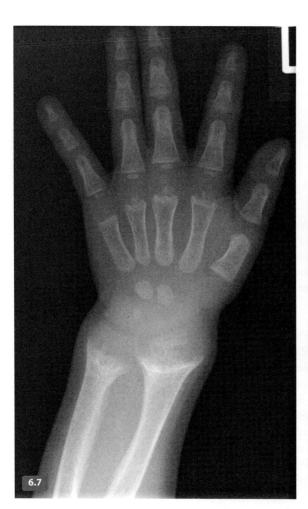
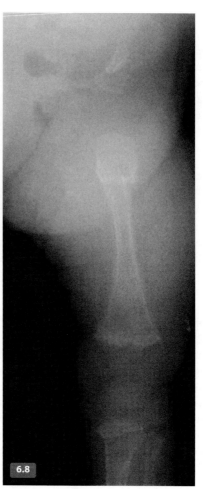

Abb. 6.7. Phosphatdiabetes bei einem 2-jährigen Jungen

Abb. 6.8. Hypophosphatämische Rachitis und Femurfraktur bei einem Säugling. Die rachitische Becherung der Metaphysen und die Osteopenie sind geringer ausgeprägt als bei der klassischen kalzipenischen Rachitis

rer angeborener metabolischer Erkrankungen wie eine Zystinose oder Galaktosämie oder nach Gabe von nephrotoxischen Medikamenten.

Manche *Tumoren* können eine hormonähnliche Substanz bilden, die die Phosphatrückresorption und die $1,25(OH)_2$-D-Synthese im proximalen Nierentubulus hemmt. Meist handelt es sich um gutartige mesenchymale Tumoren, die zu dieser sog. Tumorrachitis führen.

Die *kongenitalen Hypophosphatasien* zeigen eine Aktivitätsminderung der alkalischen Knochenphosphatase mit einer Störung der Knochenmatrixbildung. Ursächlich ist eine Mutation im Phosphatasegen (ALPL). Die laborchemischen Leitmerkmale sind die verminderte Aktivität der alkalischen Phosphatase und eine Hyperkalzämie bzw. Hyperkalziurie.

Die *autosomal-rezessiv vererbten Formen* sind mit einer Häufigkeit von 1:100.000 selten. Infolge einer Mineralisationsstörung der unverkalkten Knochenmatrix ist die desmale und enchondrale Ossifikation gestört. Nach dem Manifestationsalter werden drei Formen der kongenitalen Hypophosphatasie mit unterschiedlicher radiologischer Manifestation unterschieden:

Bei der *perinatalen (letalen) Form* fallen die Säuglinge mit einer schweren Mineralisationsstörung der Schädelkalotte, mit ausgeprägten Knochenverbiegungen und Frakturen auf. Die Kinder versterben in utero oder kurz nach der Geburt. Bei der späteren infantilen Form treten die Veränderungen zwischen dem 1. und 6. Lebensmonat auf, sie zeigen Rippenfrakturen, kurze Rippen bei unauffälligen Schlüsselbeinen, Becherung der Metaphysen und Minderwuchs, Dentationsstörung und prämature Schädelnahtsynostosen.

6.1 · Störungen des Kalzium-Phosphat-Stoffwechsels

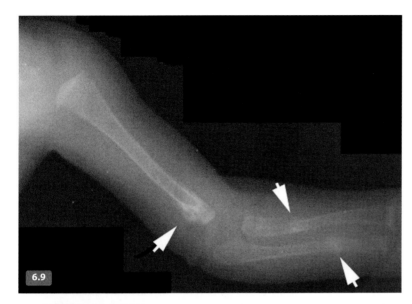

Abb. 6.9. Pathologische Frakturen am Armskelett bei einem 2 Monate alten Mädchen mit hypophospatämischer Rachitis. Die typische sehr grobe Trabekelzeichnung findet sich erst ab dem Jugendlichenalter

Abb. 6.10. Hypophosphatasie bei einem Neugeborenen. Die Schädelkalotte ist membranartig ausgedünnt und nicht ossifiziert (letaler Ausgang im Alter von 2 Monaten)

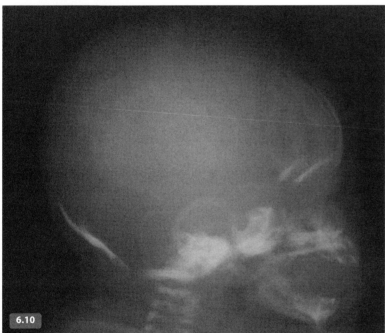

Sonographisch kann eine Nephrokalzinose nachgewiesen werden. Bei der juvenilen Form manifestiert sich das Krankheitsbild nach dem 2. Lebensjahr, bei der adulten Form stehen die Knochenschmerzen und Deformierungen, die Osteoporose und ektope Weichteilverkalkungen klinisch im Vordergrund.

Radiologie. Bei den phosphopenischen Rachitiden finden sich vergleichbar mit der klassischen Rachitis eine Becherung und Auftreibung der metaphysären Abschlussplatten der langen Röhrenknochen, insbesondere erkennbar an distalem Radius und Ulna sowie distales Femur und proximale Tibia. Ältere Kinder mit Laufbelastung der Sprunggelenke zeigen auch Veränderungen an der distalen Tibia. Es
▼

Abb. 6.11a,b. Beispiele für infantile-kongenitale Hypophophosphatasien bei Neugeborenen (Babygramme). Starke Verkürzung der Extremitäten, Becherung der Metaphysen und Osteopenie. Letaler Ausgang im Säuglingsalter

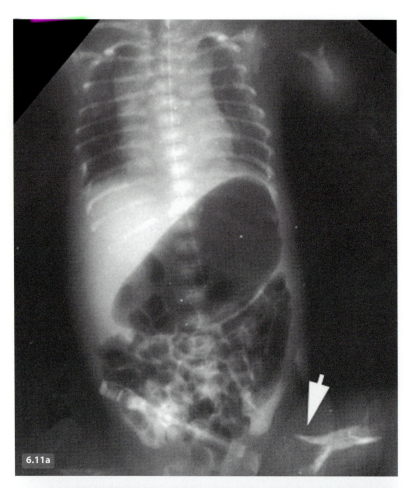

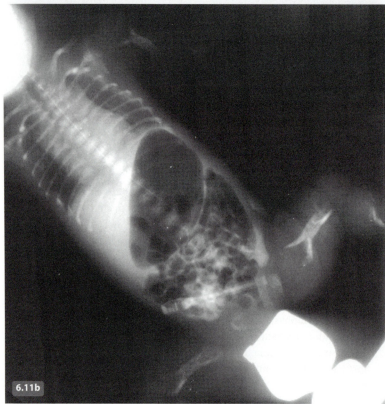

6.1 · Störungen des Kalzium-Phosphat-Stoffwechsels

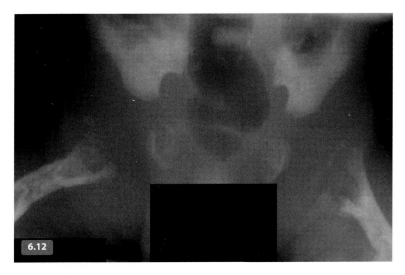

Abb. 6.12. Infantile Hypophosphatasie bei einem Säugling. Femura sind verkürzt und verbogen, die Wachstumsfugen gebechert, das Skelett untermineralisiert. Die Schambeinäste sind unzureichend ossifiziert

liegen häufig Genua vara vor, die dadurch mechanisch-statisch überlastete mediale Tibiametaphyse zeigt einen keilförmigen Defekt.

Bei Patienten mit Phosphatdiabetes sind die rachitischen Veränderungen an den unteren Extremitäten stärker ausgeprägt als an den oberen Extremitäten. Bei Kindern mit Hypophospatämie reichen die rachitischen Knochensubstanzdefekte in den Wachstumsfugen weit in die metaphysäre Abschlussplatte hinein.

Mit zunehmendem Alter zeigen die unbehandelten Patienten eine grobe Trabekelzeichnung der Röhrenknochen, eine verwaschene Knochenstruktur und nicht selten eine erhöhte Knochendichte. Erwachsene Patienten zeigen eine stark vergröberte Knochenstruktur, eine erhöhte Knochendichte des Achsenskeletts und ektope Verkalkungen im Weichgewebe, im Kapselbandapparat von Gelenken, im Faserknorpelgewebe (z.B. Kniegelenkminisci) und an Sehnenansätzen. Osteophytäre Anbauten an den Gelenkrändern und grobe Verknöcherungen der Wirbelsäulenligamente (Spondylosis hyperostotica) sind häufige Komplikationen der Erwachsenen.

Frühgeborenen-Osteopathie

Definition. Knochenstoffwechselerkrankung bei Frühgeborenen. Die Pathogenese dieser Osteopathie ist multifaktoriell. Hauptursache ist wahrscheinlich eine verminderte Zufuhr von Phosphat oder Kalzium mit der Milch oder bei der parenteralen Ernährung. Die Langzeitbeatmung, metabolische Azidose sowie eine Therapie mit Schleifendiuretika sind weitere Risikofaktoren.

Radiologie. Es findet sich eine diffuse Osteopenie des gesamten Skeletts. In schweren Verlaufsfällen können Sinterungsfrakturen der Wirbelkörper, Frakturen der langen Röhrenknochen (insbesondere Femur und Humerus) sowie periostale Knochenneubildungen an den Schäften der langen Röhrenknochen nachgewiesen werden. Die Mandibula

▼

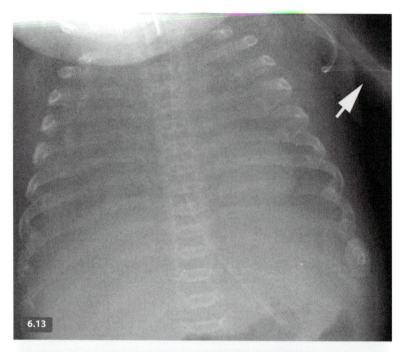

◘ **Abb. 6.13.** Frühgeborenen-Osteopathie (Nebenbefund: bronchopulmonale Dysplasie als Komplikation der Frühgeburtlicheit). Frakturen am proximalen Humerus beidseits mit kallösen Periostreaktionen

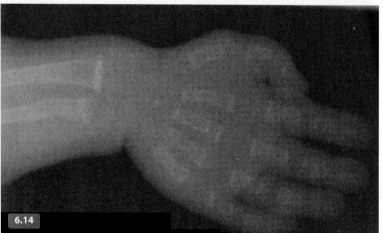

◘ **Abb. 6.14.** 4 Monate nach der Frühgeburt: persistierende Osteopenie

weist eine spezifische periostale Knochenneubildung auf. Seltener finden sich Rippenfrakturen bzw. Klavikulafrakturen. Auffällig ist die verminderte Mineralisation der Schädelkalotte.

M. Paget ▶ S. 349
Renale Osteopathie ▶ S. 309
Reflexdystrophie ▶ S. 296
Hyperparathyreoidismus ▶ S. 303
senile Osteoporose ▶ S. 333
Hyperkortisolismus ▶ S. 340
Immobilisation ▶ S. 333

Osteomalazie

Siehe auch Kapitel Gelenkerkrankungen Seite 307.

Definition. Die Osteomalazie ist die mangelhafte Mineralisation des Skeletts.

Pathophysiologie. Ätiologisch finden sich in 98% der Fälle ein Vitamin-D-Mangel, eine Nierenerkrankung (renale Osteopathie) oder seltener ein Kalziummangel (alimentär, intestinale Erkrankung). Am Knochengewebe liegt eine Verkalkungsstörung mit exzessiver Zunahme des unverkalkten Osteoids vor.

6.1 · Störungen des Kalzium-Phosphat-Stoffwechsels

Radiologie. Verminderte Mineralisation des Gesamtskeletts, am stärksten röntgenologisch sichtbar am Schädel (granuläre Knochenstruktur, sog. Bimssteinschädel), Wirbelsäule, Rippen, Becken und Femura. Die Struktur ist verwaschen, vergröbert, die Kortikalis unscharf. Durch die verminderte mechanische Stabilität des Skeletts kommt es zu Verbiegungen (Kyphose, Coxa vara). An den mechanisch besonders belasteten Skelettabschnitten entstehen chronische Umbauzonen und kortikale Dauerfrakturen (Looser-Zonen, bandförmige Aufhellung und Sklerose), insbesondere symmetrisch an den Schenkelhälsen, proximale Tibiae und Fibulae, distale Radii, proximale Ulnae, Metatarsalia und Skapulahälse. Das Gesamtbild dieser symmetrischen Dauerfrakturen und Dauerfissuren bzw. Pseudarthrosen trägt den Namen »Milkman-Syndrom«. Endgültige Diagnosesicherung durch Beckenkammbiopsie, Vitamin-D-Spiegelbestimmung und Erhöhung der alkalischen Phosphatase.

Differentialdiagnose. M. Paget. Renale Osteopathie. Reflexdystrophie, Hyperparathyreoidismus, senile Osteoporose, Hyperkortisolismus, Immobilisation.

Idiopathische juvenile Osteoporose

Definition/Inzidenz. Diese seltene Osteopathie manifestiert sich zwischen dem 8. und 14. Lebensjahr, mit Rücken- und Knochenschmerzen sowie Frakturen der Wirbelkörper und der langen Röhrenknochen. Nach der Pubertät bilden sich die osteoporotischen Veränderungen oft spontan zurück, Deformierungen und Kleinwuchs können zurückbleiben. Die Pathogenese des Krankheitsbildes ist unbekannt. Histologisch finden sich Zeichen eines erhöhten Knochenabbaus als auch eine verminderte Knochenneubildung. Die laborchemischen Veränderungen sind unspezifisch.

Radiologie. Es finden sich charakteristische metaphysäre Frakturen, insbesondere die Frakturen der distalen Metaphysen ist sehr charakteristisch für diese Erkrankung. Unter Verlaufskontrollen zeigt sich nach einer 1- bis 4-jährigen Krankheitsdauer eine spontane Rekalzifizierung der Skelettabschnitte. Bei schweren Verlaufsformen finden sich Wirbelkörperfrakturen mit Gibbusbildung und persistierenden Kyphoskoliosen.

Szintigraphie. Die Anreicherung im 2-Phasen-Skelettszintigramm nimmt mit zunehmenden Alter der Fraktur ab. Somit ist das Verfahren geeignet bei der Fragestellung, ob eine Fraktur neueren oder älteren Datums ist und der Suche nach weiteren Läsionen.

Osteoporose

Definition. Verlust an Knochenmasse. Der Knochengewebeverlust wird von der Zerstörung der Skelettarchitektur und Neigung zu Frakturen begleitet. In der Praxis wird auch eine Abnahme der Knochendichte unter 2,5 Standardabweichungen (SD) unter dem Mittelwert, ein sog. T-Score von -2,5, als Osteoporose definiert.

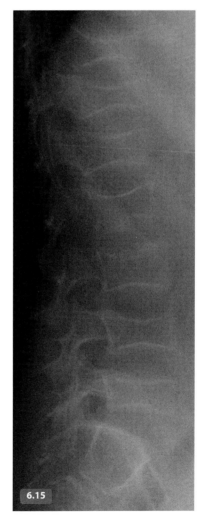

Abb. 6.15. Juvenile Osteoporose bei einem 10-jährigen Jungen. Die osteoporotischen Wirbelkörper sind gesintert. Rahmenwirbel (scharfe Außenkonturen, Trabekel innerhalb der Wirbelkörper resorbiert)

Pathogenese und Risikofaktoren. 60–80% der Knochendichte und Größe werden durch Vererbung bestimmt. Weitere Risikofaktoren einer Osteoporose sind die unzureichende Kalziumaufnahme während des Skelettwachstums, Vitamin-D-Mangel, Zigarettenkonsum, chronische Nieren- oder Darmerkrankungen, Pharmaka (Glukokortikoide, Antikonvulsiva, Antikoagulanzien, zytotoxische Substanzen) und Alkohol.

> **Ursachen der Osteoporose**
> - Frühgeborenenosteopathie
> - Ehlers-Danlos-Syndrom
> - Hypophosphatasie
> - Homozystinurie
> - Phenylketonurie
> - Mukopolysaccharoidosen
> - Neuromuskuläre Erkrankungen und Dystrophie
> - Osteogenesis imperfecta
> - Kalzium- und Phosphatmangel
> - Fanconi-Syndrom
> - Kupfermangel bei Kleinkindern
> - Malabsorptionssyndrome
> - Malnutrition
> - Skorbut
> - Hypogonadismus, z.B. Turner-Syndrom, Klinefelter-Syndrom
> - Pankreasinsuffizienz
> - Hyperparathyreoidismus
> - Cushing-Syndrom, Akromegalie
> - Hyperthyreose, Hypothyreose
> - M. Gaucher
> - M. Farber
> - Glykogenspeichererkrankungen
> - Akute Leukämien
> - Anämien (z.B. Sichelzellanämie, Thalassämie)
> - Immobilisation
> - Idiopathische juvenile Osteoporose
> - Idiopathische postklimakterische Osteoporose
> - Arzneimittel: Antikoagulanzien (Heparin, Cumarine), Antiepileptika, Glukosteroide, Zytostatika

Inzidenz. Die Knochendichte nimmt mit dem Alter durch den Verlust von Knochengewebe ab. Bei Frauen führt der Verlust der Ovarialfunktion nach der Menopause (typischerweise nach dem 50. Lebensjahr) zu einem rascheren Abbau von Knochenmasse, so dass die meisten Frauen im Alter von 70 Jahren eine Osteoporose aufweisen. Es ist davon auszugehen, dass in Deutschland jede dritte Frau und jeder fünfte Mann an einer Osteoporose leidet.

Radiologie. *1. Knochendichtemessung:* Als Standard hat sich die DEXA (Dual-energy-X-ray-Absorptionsmetrie) durchgesetzt. Durch die Messung der prozentualen Absorption von Röntgenstrahlen kann der Mineralsalzgehalt abgeschätzt werden. Üblicherweise werden Messungen der LWS und des Schenkelhalses vorgenommen. Der Nachteil dieser
▼

6.1 · Störungen des Kalzium-Phosphat-Stoffwechsels

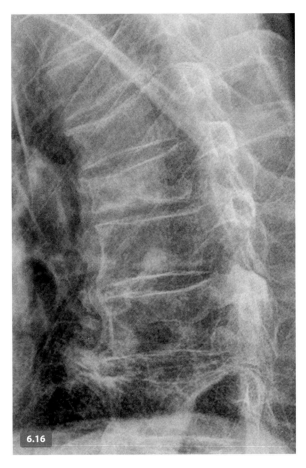

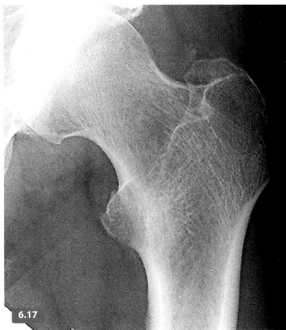

Abb. 6.16. Postklimakterische Osteoporose bei einer Patientin. Zu sehen sind Wirbelkörpersinterungen, betonte scharfe Konturen der Wirbelkörper (Rahmenwirbel) bei verminderter Trabekelzeichnung im Inneren der Wirbel

Abb. 6.17. Osteoporosezeichen am Schenkelhals: Die mechanisch wichtigen bogigen Trabekelzüge sind scharf gezeichnet, die mechanisch weniger belasteten Trabekelzüge sind resorbiert

zweidimensionalen Messmethode ist die fehlende Abschätzung der a.-p.-Knochenbreite. Dadurch tendieren schlanke Personen zu einer verringerten Knochendichte in der DEXA. Spondylophyten und Verkalkungen täuschen eine größere Knochenmasse vor. Die Ergebnisse werden wegen der Varianz der Geräte untereinander als Standardweichungen, bezogen auf eine junge Population (T-Wert), angegeben.

Bei der quantitativen qCT wird eine Dichtemessung von Lendenwirbelkörpern vorgenommen. Der große Vorteil der CT ist die getrennte spezifische Messung der Knochentrabekel und der Kortikalis eines Wirbelkörpers. Da der Verlust an Knochenmasse zuerst die Trabekelstrukturen erfasst, ist die CT-Diagnostik sensitiver als DEXA. Nachteil der CT ist die größere Strahlenexposition.

2. *Bildgebende Diagnostik*: Konventionelle Röntgenbilduntersuchungen machen Knochenschwund erst sichtbar, wenn ein Drittel der ursprünglich vorhandenen Knochenmasse verloren ist. Die Frühdiagnose der Osteoporose mittels Röntgenbild ist daher nicht möglich.

Die ersten Röntgenzeichen sind die Ausdünnung der Trabekelstrukturen, Vertikalisierung der Trabekel in Wirbelkörpern, Betonung von Grund und Deckplatten. Wirbelkörperfrakturen mit Einbruch von Grund- und Deckplatten führen zur Wirbelform der »liegenden Sanduhren« oder »Fischwirbeln«, der Einbruch der Vorderkante zu Keilwirbeln (insbesondere BWS-Bereich) oder Kollapswirbeln. Im BWS-

▼

Bereich entsteht eine Kyphose (»Witwenbuckel«), im LWS-Bereich eine Hyperlordose und Größenverlust. An den Röhrenknochen findet sich eine Verdünnung der Kortikalis. Gut sichtbar ist die Rarefizierung der Spongiosa am Kalkaneus, Schenkelhals und an den kleinen Röhrenknochen der Hand.

Szintigraphie. Szintigrafisch lassen sich osteoporotisch bedingte Frakturen nachweisen. Im 2-Phasen-Skelettszintigramm nimmt die Anreicherung mit zunehmenden Alter der Fraktur ab. Somit ist das Verfahren zur Beurteilung des Frakturalters sowie zum Nachweis polytoper Läsionen. Osteoporotische Wirbelkörperfrakturen stellen sich typischerweise als bandförmige Mehrbelegung dar.

6.2 Generalisierte metabole und toxische Skeletterkrankungen

Ursachen der generalisierten Osteosklerose und Knochenverdichtung
- Heilungsphase einer renalen Osteodystrophie, z. B. nach Nierentransplantation
- Sichelzellanämie
- Kongenitale zyanotische Herzvitien
- Endostale Hyperostose van Buchem
- Diaphysäre Dysplasie Engelmann-Camurati, Pyknodysostose
- Schwermetallvergiftungen z.B. Blei, Phosphor, Kadmium
- Frühstadium eines Hyperparathyreoidismus
- Hyperphosphatasie
- Chronische Hypervitaminose D
- Hypoparathyreoidismus
- Infantile kortikale Hyperostose Caffey
- Intrauterininfektion mit Syphillis, Röteln, Toxoplasmose und CMV-Virus
- Mastozytose
- Osteopetrose
- Osteomyelosklerose

Tabelle 6.1. Laborbefunde häufiger metaboler Knochenerkrankungen

Diagnose	Ca	P	AP	Krea	PTH	Ca. im Urin
Juvenile Osteoporose	n	n	n	n	n	n
Osteogenesis imperfecta	N	n	n	n	n	n
Hyperparathyreoidismus						
Primär	e	v	e	n	e	e
Sekundär	n, v	e	e	e	e	v
Tertiär	e	e	e	n, e	e	n, e
Rachitis						
Vitamin-D-Mangel	v	v	e	n	e	v
Vitamin D refraktär	n	v	e	n, e	n, e	v
Hypophosphatasie	n	n	v	n	?	n
Osteoporose	n	n	n	n	n	n

Abkürzungen: *Ca* Kalzium im Serum, *P* Phosphat im Serum, *AP* alkalische Phosphatase im Serum, *PTH* Parathormon; *n* normal, *e* erhöht, *v* vermindert.

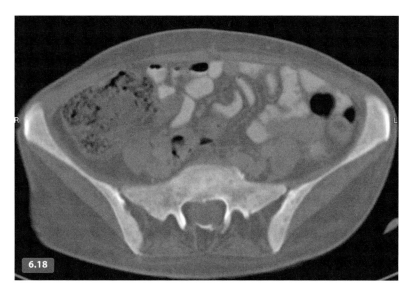

Abb. 6.18. Beispiel für eine systemische Osteosklerose: 40-jähriger Patient mit Osteomyelosklerose

Aluminiumintoxikationen

Definition. Aluminiumakkumulation z.B. bei Hämolyse-Patienten (ältere Dialysegeräte mit unzureichender Filterfunktion), nutritive oder iatrogene Verabreichung.

Radiologie. Unspezifische Röntgenzeichen mit diffuser Osteoporose oder Osteosklerose und Zeichen der Osteomalazie. Häufige schlecht heilende multiple Frakturen sowie Weichteilverkalkungen.

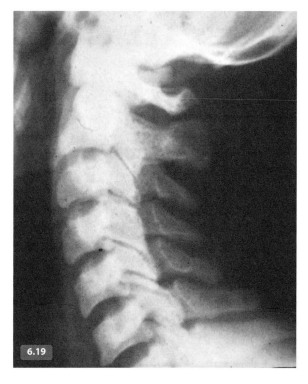

Abb. 6.19. Aluminiumintoxikation bei einem Industriearbeiter. Das gesamte Skelett war osteosklerotisch verändert

Leukämie ▶ S. 125
Rachitis ▶ S. 324
Vit D Intoxikation ▶ S. 355

Bleiintoxikation

Definition. Langdauernde Aufnahme von Blei über Lebensmittel, Benzin, Farben, Geschossreste in Gelenken (Blei löst sich in der Synovialflüssigkeit). Klinische Manifestation mit Anämie, Enzephalopathie, Nephropathie, gichtartigen Gelenkschmerzen, Neuropathie und abdominellen Koliken.

Labor-Test. Erhöhte Porphyrin-Auscheidung im Urin. Serumbleibestimmung. Anämie.

Radiologie. Ab einer Serumbelastung von mind. 50 mg/dl Blei lassen sich dichte transverse Linien an den Metaphysen der Röhrenknochen nachweisen (»Bleilinien«). Die chemische Analyse dieser metaphysären Linien zeigt eine dichte Anreicherung von Kalzium und Blei. Am häufigsten betroffen sind die Metaphysen der Knieregion (proximale Fibula!) und des distalen Unterarms. Multiple Linien im Bereich einer Metaphyse deuten auf multiple Bleiintoxikationen. Seltener lassen sich Bleilinien an den Deckplatten der Wirbelkörper und an der Christa iliaca finden. Im Kindesalter erhöhen Bleivergiftungen das Risiko eines Hydrozephalus durch den erhöhten Proteingehalt des Liquors. Radiologisch imponieren dann die Zeichen des erhöhten Hirndrucks.

Differentialdiagnose. Dichte metaphysäre Bänder kommen auch bei anderen Schwermetallvergiftungen, im Heilungsstadium einer Leukämie und Rachitis sowie bei einer Vit D Intoxikation vor.

Amyloidose

Definition. Generalisierte oder lokale extrazelluläre Proteinablagerung im Interstitium verschiedener Organe oder Skelett. Als dominant vererbte familiäre Form oder sekundär bei chronisch entzündlichen Erkrankungen, Hämodialyse oder abnormen Immunglobulinen.

Radiologie. Periatikuläre Weichteiltumoren und Weichteilschwellungen. Subchondrale Knochenzysten vor allem der großen Gelenke (z.B. Schulter, Hüfte). Osteolysen in langen Röhrenknochen, Schädel oder Rippen. Gelenkergüsse. Amyloidmyopathie (mit Signalerhöhung im T2-gewichteten MRT-Bild der Muskulatur).

Szintigraphie. In der Mineralstoffphase vermehrte Speicherung in den befallenen Organan.

Calcinosis universalis

Definition. Kalziumablagerungen in Haut, Subkutangewebe, Bindegewebe, Muskulatur. Klinische Manifestation mit Muskelschmerzen und palpablen subkutanen Plaques.

6.2 · Generalisierte metabole und toxische Skeletterkrankungen

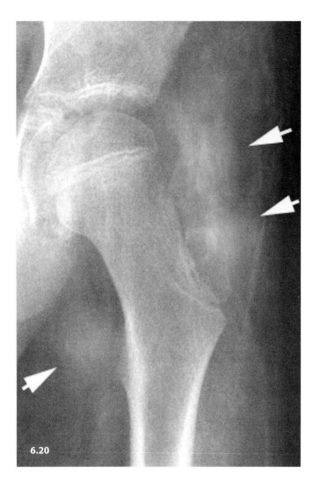

Abb. 6.20. Diffuse Kalziumablagerungen in Haut, Subkutangewebe, Bindegewebe und Beinmuskulatur

Radiologie. Lange subkutan symmetrische Verkalkungen, die später auch tiefere Schichten des Bindegewebes, der Bänder und Ligamente befallen. Bei einem Drittel der Patienten ist die Calcinosis universalis ein Sekundärphänomen im Rahmen einer Sklerodermie oder Dermatomyositis.

Kupfermangelsyndrom

Definition. Kupfermangel durch Fehlernährung, chronische Durchfallerkrankung, langzeitparenterale Ernährung und bei Leberinsuffizienz. Klinisch fallen die Patienten durch eine Depigmentierung von Haut und Haaren auf. Im Blutbild Nachweis einer sideroblastischen Anämie sowie eines verringerten Ceruloplasmin- und Kupferspiegels.

Radiologie. Im Frühstadium der Erkrankung Nachweis einer unspezifischen Osteoporose. Später spornartige Veränderungen an den Metaphysen. Weichteilverkalkung. Pathologische Frakturen und Epiphysenlösungen. Subperiostale Hämatome.

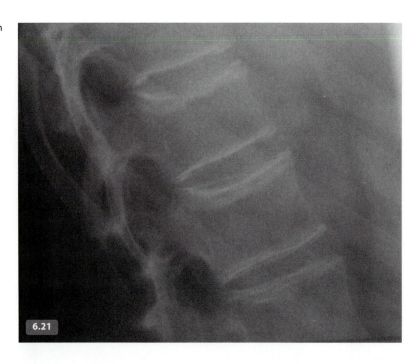

Abb. 6.21. Hyperkortisolismus bei einem 15-jährigen Mädchen. Die Wirbelkörperdeckplatten sind sklerotisch-kondensiert und eingesunken, das Skelett ist diffus osteopenisch

Hyperkortisolismus

Synonym. Cushing-Syndrom.

Definition. Vermehrte Kortisonproduktion durch einen Nebennierentumor, paraneoplastisch oder durch vermehrte ACTH-Ausschüttung der Hypophyse. Bekannte klinische Manifestation mit stammbetonter Fettsucht, Gefäßfragilität und endokrinen Symptomen.

> **Radiologie.** Es findet sich eine generalisierte Osteoporose mit pathologischen Frakturen und ausgeprägten Kallusformationen. Zystische Skelettveränderungen. Aseptische Knochennekrosen der Epiphysen. Kompressionsfrakturen der Wirbelkörper mit charakteristischer Kondensation der Ränder der komprimierten Wirbelkörper.

Szintigraphie. Die osteoparotisch bedingten Frakturen lassen sich szintigraphisch nachweisen, wobei die Intensität im 2-Phasenskelettszintigramm mit steigendem Frakturalter abnimmt. Wirbelkörperkompressionsfrakturen stellen sich typischerweise als bandförmige Mehrspeicherung dar.

Diabetes mellitus

Definition. Störung des Kohlenhydratstoffwechsels mit Hyperglykämie. Unterscheidung in idiopathische und sekundäre Formen. Die idiopathischen Formen wiederum werden in einen Typ-I-Diabetes (insulinabhängig, Manifestation meist in der Kindheit) sowie Typ-II-Diabetes (nichtinsulinabhängig, sogenannter Erwachsenen-Diabetes) unterschieden. Sekundäre Diabetesformen gibt es bei Erkrankungen des Pankreas oder anderen endokrinen Erkrankungen wie Cushing-Syndrom oder Akromegalie.

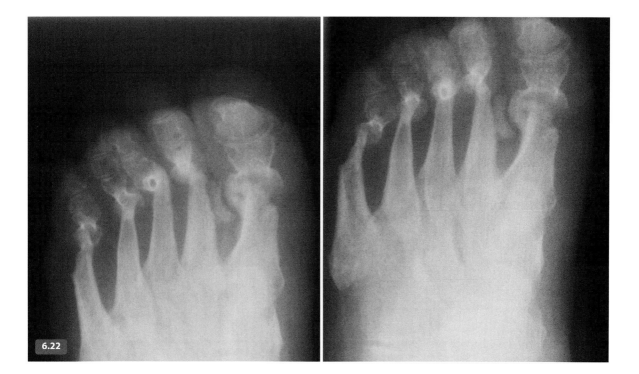

Abb. 6.22. Neuropathische Osteoarthropathie bei einem Diabetiker. Die distalen Metakarpalia imponieren als »abgelutschte Zuckerstangen«, die MTP-Gelenke sind luxiert

Inzidenz. 4% der Bevölkerung.

Radiologie. Häufung von Osteomylitiden und septischen Arthritiden. Erhöhtes Risiko einer Periarthropathia humeroscapularis. Diabetische Arthropathie mit Gelenkkontrakturen, subchondralen Knochendefekten, Spontanfrakturen, Subluxationen, neuropathische Arthropathie (▶ s. Abschn. 5.2, S. 294) und generalisierte Osteoporose. Erhöhtes Risiko einer Dupuyten-Kontraktur. Vorzeitige Gefäßverkalkungen.

Farber-Erkrankung

Definition. Generalisierte, autosomal-rezessiv vererbte Lipogranulomatose. Charakteristische Röntgenbefunde wie bei einer generalisierten Osteoporose.

Radiologie. Schwere Muskelatrophie, auffällig weite Gelenkpalten mit Subluxationsstellung der großen Gelenke. Noduläre, weichteildichte Massen in den Gelenkkapseln (v.a. Sprunggelenk, Handwurzel, Ellenbogen). Die Erkrankung verläuft im Regelfall in den ersten beiden Lebensjahrzehnten tödlich.

Fluorose

Definition. Chronische Intoxikation mit Fluorsalzen. Vorkommen bei Industriearbeitern und iatrogen (Fluormedikation bei Osteoporose).

◘ **Abb. 6.23.** Fluorintoxikation bei einer 75-jährigen Patientin

◘ **Abb. 6.24.** Fluorose des Femurs bei einem Chemiearbeiter (Berufserkrankung)

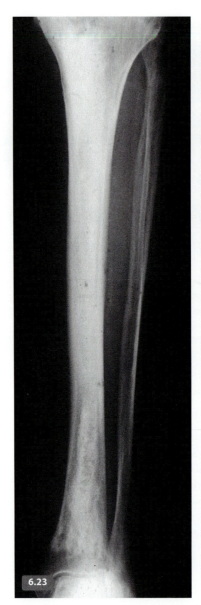
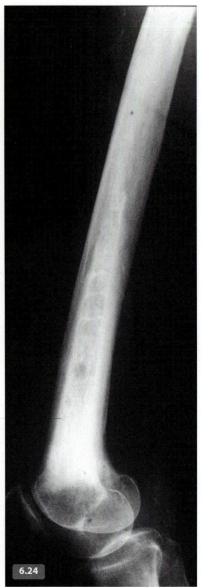

Radiologie. Zunahme der Knochendichte und gleichzeitig auch Röntgenzeichen der Osteomalazie. Hyperzementierung der Zahnwurzeln. Völlige Sklerosierung sämtlicher Wirbelkörper. Kalzifikation der langen Wirbelsäulenligamente. Auffällige Zunahme der Spondylophyten und Osteophyten an Wirbelsäule und Gelenken.

Szintigraphie. Intensive Mehrspeicherung des gesamten Skeletts in der Skelettszintigraphie bis hin zum »Superscan«.

Gaucher-Erkrankung

Definition. Autosomal-rezessiv vererbte Speichererkrankung von Zerebrosidlipiden. Drei Formen mit unterschiedlichem Manifestationsalter. Charak-

6.2 · Generalisierte metabole und toxische Skeletterkrankungen

teristische Knochen- und Gelenkschmerzen. Hepatosplenomegalie infolge der Lipoideinlagerungen in diese parenchymatösen Organe. Erhöhtes Risiko der eitrigen Osteomyelitis. Nach einer erfolgreichen Knochemarktransplantation bilden sich die Skelettveränderungen zurück.

> **Radiologie.** Manifestation am Skelettsystem mit generalisierter Osteoporose und grober Spongiosazeichnung. Erlenmeyer-Flaschendeformität der distalen Femura, periostale Knochenneubildungen entlang der langen Röhrenknochen, insbesondere am Femur. Pathologische Knochenstrukturen und erhöhtes Risiko der ischämischen Knochennekrose der Hüftköpfe.

MRT. Im MRT inhomogene Signalveränderungen durch Lipoideinlagerungen in das Knochenmark.

Szintigraphie. Zum Nachweis der ischämischen Knochenareale: Für etwa 48 h verminderte Anreicherung, dann Mehrspeicherung.

Homozystinurie

Definition. Enzymdefekt im Zystinstoffwechsel. Bekannter Genort, autosomal-rezessive Vererbung.

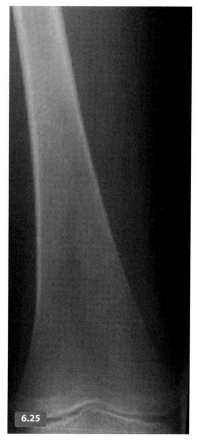

◘ **Abb. 6.25.** »Erlenmeyerkolben-Zeichen« bei M. Gaucher

> **Radiologie.** Generalisierte Osteoporose, häufig ein marfanoider Hochwuchs. Typische Fischwirbelkörper, assoziiert mit Skoliose und Kyphose. Dolichostenomelia mit häufigen Biegungsfrakturen. Verbiegungsanomalien von Humerus, Radius und Ulna. Mikrozephalie mit Hypoostosis frontalis interna.

Hyperparathyreoidismus (HPT)

Definition. ▶ Siehe Abschn. 5.2, S. 303. Ein primärer HPT entspricht einer primären Erkrankung der Nebenschilddrüse mit vermehrter Parathormonbildung durch solitäre Adenome oder Hyperplasie der Epithelkörperchen. Der sekundäre HPT entsteht regulativ, wenn durch eine nicht parathyreogene Erkrankung der Serumkalziumspiegel sinkt (renal, Malassimilation, Cholestase etc.). Auch eine gestörte Phosphatausscheidung (Phosphatstau) kann einen sekundären HPT auslösen. Der tertiärer HPT entsteht im Verlauf eines sekundären HPT durch eine nicht mehr regulierbare, autonome Epithelkörperchenüberfunktion.

> **Radiologie.** Die subperiostalen Knochenresorptionen des Hyperparathyreoidismus zeigen sich als Aufsplitterung und Dissektion bzw. Tunnelierung der Kortikalis insbesondere der langen und kurzen Röhrenknochen. Die Knochenstruktur ist verwaschen. Gelenkerosionen oder Usuren und akrale Lysen treten nach langjährigem Verlauf
> ▼

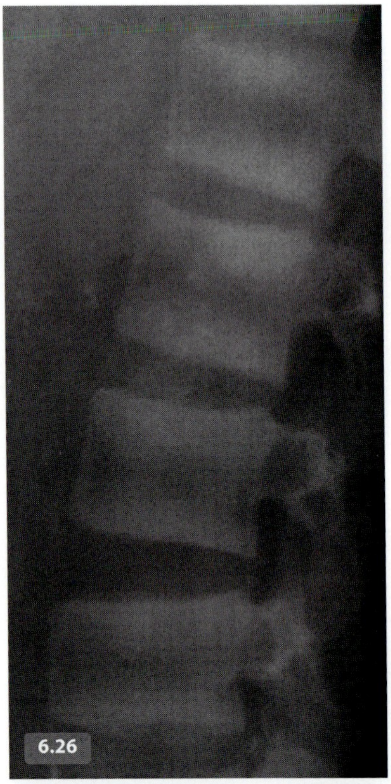

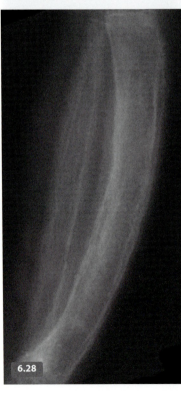

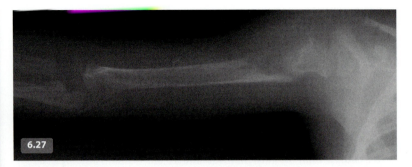

◘ **Abb. 6.26.** Sandwich-Wirbel (»rugger-jersey«) bei primären HPT

◘ **Abb. 6.27.** Osteopenie, Osteolysen und pathologische Fraktur bei einem Kleinkind mit HPT

◘ **Abb. 6.28.** Vergröberte, kreideartige unscharfe Knochenstruktur der Röhrenknochen

eines HPT auf. Am Schädelskelett ist die typische Dreischichtung der Schädelkalotte aufgehoben und verwaschen (Bimssteinschädel). Am Wirbelsäulenskelett findet sich eine Dreischichtung der Wirbelkörper (Sandwich-Wirbel, »rugger-jersey-spine«). Resorptive Riesenzellgranulome, fälschlicherweise als »braune Tumoren« bezeichnet, treten bei einem sekundären HPT selten auf, sie sind meistens Ausdruck eines primären oder tertiären HPT. Diese spindelförmigen und diaphysär gelegenen Osteolysen weisen im Inneren der Läsion wolkige Strukturverdichtungen auf, die histologisch alten Einblutungen entsprechen. Weichteilverkalkungen, Epiphysenlösungen, Chondrokalzinosen und Störungen des Längenwachstums sind weitere Komplikationsmöglichkeiten des langjährigen HPT. ▶ Siehe auch Abb. 5.68–5.73.

Szintigraphie. Erhöhte Tracereinlagerung im Skelett bis hin zum »Superscan«.

Hyperphosphatämie

Synonym. Juveniler M. Paget.

Definition. Autosomal-rezessiv vererbtes Krankheitsbild mit vermehrter Aktivität der alkalischen Phosphatase. Krankheitsbeginn im Kleinkind- oder Schulalter mit progredienter Zunahme der Schädelgröße, Knochenverbiegungen und Muskelschwäche. Alkalische Phosphatase (AP) im Serum erhöht.

Radiologie. Vergrößerte und verdickte Schädelkalotte. Vergröberte, unscharfe Knochenstruktur der Röhrenknochen (»pagetoid«). Skelettszintigraphisch verstärkte Tracereinlagerung.

Vitamin-A-Intoxikation ▶ S. 354

Szintigraphie. Sehr starke Mehrspeicherung die typischerweise die Grenzen des befallenen Knochens streng respektiert (nicht gelenküberschreitend).

Differentialdiagnose. Vitamin-A-Intoxikation.

Hypoparathyreoidismus

Osteopetrosis ▶ S. 244

Definition. Idiopathisch oder sekundär, d.h. postoperativ bzw. im Rahmen anderer Endokrinopathien vorkommend.

> **Radiologie.** Auffällige Verdickung der Schädelknochen einschließlich des Gesichtsschädels. Zunehmende Knochendichte und Knochenmasse. Vorzeitiger Verschluss der Epiphysenfugen. Hyperostosis frontalis interna. Zahnmineralisationsstörungen. »Knochen-im-Knochen-Phänomen« der Wirbelkörper.

Differentialdiagnose. Osteopetrosis.

Mastozytose

Leukämie ▶ S. 125
Lymphome ▶ S. 122
Plasmozytom ▶ S. 115
M. Gaucher ▶ S. 342
Sichelzellanämie ▶ S. 299
Hyperparathyreoidismus ▶ S. 303

Definition. Proliferation der Mastzellen mit Infiltration multipler Organsysteme, wie Skelett, Leber, Haut und Lymphknoten. Mastzellen enthalten viele Mediatoren wie Histamin, Serotonin und Heparin, dadurch erklären sich klinische Symptome wie exzessive Ödeme, Bronchokonstriktion und Urtikaria. Heparin ist verantwortlich für die mögliche Osteopenie, Prostaglandin und Histamin für die Osteosklerose des Skeletts.

Inzidenz. Systemische Mastozytosen betreffen Erwachsene und gleichermaßen beide Geschlechter.

> **Radiologie.** Osteopenie mit Osteolysen und dichte Osteosklerosen. Beide Reaktionsformen kommen diffus-generalisiert, wie auch fokal vor.
>
> **MRT.** Mastzellinfiltrate sind in STIR-Sequenzen signalreich.

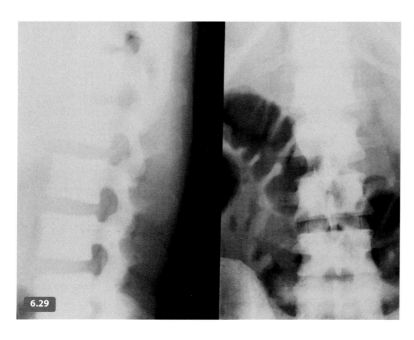

Abb. 6.29. Mastozytose mit Osteosklerose des Skelettsystems bei einem 42-jährigen Mann

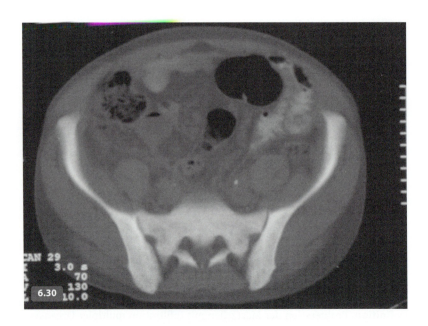

◘ Abb. 6.30. Mastozytose mit dichter Knochenstruktur des Beckenskeletts

Differentialdiagnose. Leukämie, Lymphome, Plasmozytom, M. Gaucher, Sichelzellanämie, Hyperparathyreoidismus.

Membranöse Lipodystrophie (M. Nasu)

Definition. Autosomal-rezessiv vererbte polyzystische Osteodysplasie mit Krankheitsbeginn während der Adoleszenz mit neuropsychiatrischen Symptomen und Gelenkschmerzen. Die Erkrankung führt nach jahrelangem Verlauf zur Demenz.

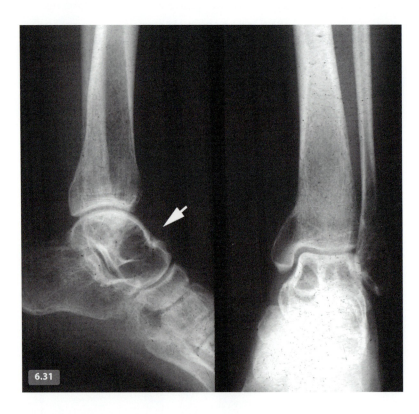

◘ Abb. 6.31. Osteopenie und typische unscharfe große Taluszyste bei M. Nasu

> **Radiologie.** Generalisierte Osteopenie mit pathologischen Frakturen, multiplen scharf berandeten zystischen Knochenarealen, insbesondere in den Karpal- und Tarsalknochen, in den Epiphysen, in den langen Röhrenknochen und in den Schäften der kleinen Röhrenknochen. Erlenmeyer-Deformität der langen Röhrenknochen (insbesondere distaler Femur) möglich.

Mukopolysaccharoidose (MPS)

Definition. Mucopolysaccharoidosen (Unterscheidung in 11 Typen, am häufigsten Typ Ia (M. Hurler), IS (M. Scheie) und Typ II (M. Hunter). Die autosomal-rezessiv (bzw. X-chromosomal-rezessiv) vererbten Enzymdefekte führen zu einer Speicherung der Mukopolysaccharide auch in das Skelettsystem.

Skelettveränderungen finden sich beim Typ IH, II, IVA, IVB (Morquio), VI (Lamy) und VII (Sly). Die Unterscheidung der verschiedenen Formen der Mukopolysaccharoidose ist durch Enzymtests bzw. durch Nachweis der typischen Genmutation möglich.

Inzidenz. Die radiologischen Symptome beginnen frühestens nach dem ersten Lebensjahr, meist zwischen dem 2. bis 4. Jahr.

> **Radiologie.** Charakteristische »Dysostosis multiplex« mit ähnlichen Röntgensymptomen bei allen MPS-Formen: Großes Neurokranium mit vorzeitigem Verschluss der Sagittalnaht. Verdickte Schädelkalotte und Schädelbasis. Ruderblattrippen. Große ausgewalzte Sella turcica, die wie ein liegendes J geformt ist. Verbreiterte Mandibula. Hakenförmige Verformung der Vorderseite der Wirbelkörper, insbesondere der Wirbelkörper im Bereich eines BWS- oder LWS-Gibbus. Relativ lange Wirbelkörperpedikel. Häufig Subluxation der Wirbelkörper C1–C2. Verbreiterung der Schäfte der langen Röhrenknochen. Abgeflachte und kleine Darmbeinschaufeln mit steilen Acetabuli. Deformierte und verdickte Os pubii und Os ischii. Coxa valga. Am Handskelett Verbreiterung der Diaphysen der Metakarpalia sowie der Phalangenbasis bei schmalen Phalangenenden (Zuckerhutform). Verkürzung der Phalangen und schmale und irregulär geformte Karpalia.

Oxalose

Definition. Autosomal-rezessiv vererbte Stoffwechselerkrankung mit vermehrter Synthese von Oxalsäure. Sekundäre Oxalose bei Patienten mit Leber- oder Niereninsuffizienz bekannt.

> **Radiologie.** Bandförmigen Aufhellungen und Skleroselinien parallel zu den Epiphysenfugen in den Metaphysen der langen Röhrenknochen. Rugger-Jersey-Wirbelkörper. Pathologische Knochenfrakturen mit verzögerter Frakturheilung. Sekundäre Osteomalazie.

Abb. 6.32. **a** Linke Hand bei einem 5-Jährigen mit MPS Typ II. **b** Typische Wirbelveränderungen bei einem 5-Jährigen mit MPS Typ II. **c** Schädel- und Sellakonfiguration bei MPS Typ II bei einem 5-Jährigen

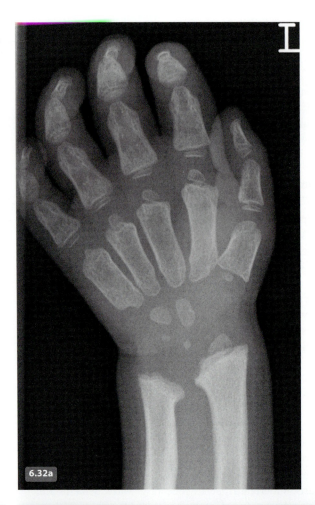

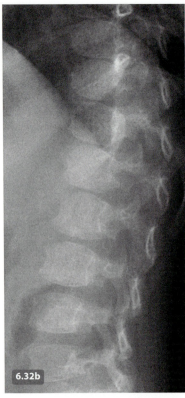

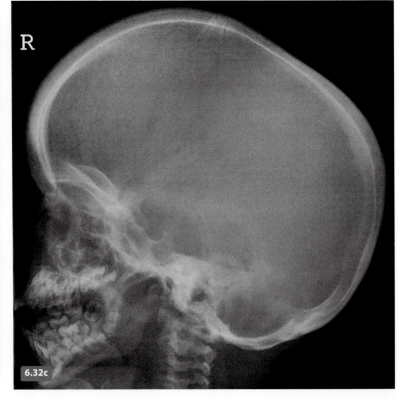

6.2 · Generalisierte metabole und toxische Skeletterkrankungen

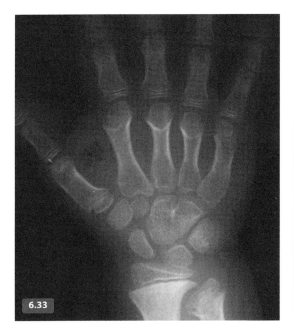

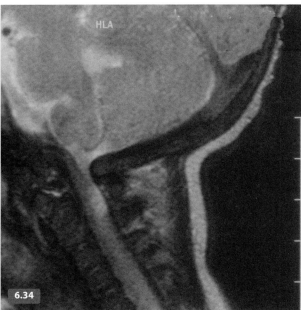

◘ **Abb. 6.33.** Linke Hand bei MPS Typ III (9-Jähriger)

◘ **Abb. 6.34.** Foramen magnum-Stenose bei MPS

◘ **Tabelle 6.2.** Mukopolysaccharidosen

Typ	Name	Genetik und Klinik
I H	Hurler	Autosomal-rezessiv, mental retardiert, Hepatosplenomegalie, Kardiomyopathie, Korneatrübung
I S	Scheie	Autosomal-rezessiv, geistige Normalentwicklung, Skelett nur Diskret beteiligt. Korneatrübung
II	Hunter	X-chromosomal (nur Männer). Leichte mentale Retardierung. Keine Korneatrübung.
III	Sanfilippo	Autosomal-rezessiv, Progrediente Demenz
IV	Morquio-Brailsford	Autosomal-rezessiv, starker Zwergwuchs, Genu valga
VI	Maroteaux	Autosomal-rezessiv, geistige Normalentwicklung. Gelenkkontrakturen, Lumbalkyphose
VII	Sly	Autosomal-rezessiv, Wachstums- und geistige Retardierung

Morbus Paget

Synonym. Osteitis deformans Paget.

Definition. Chronische Erkrankung der Osteoblasten und Osteoklasten mit nachfolgender Knochenstrukturerkrankung. Die Ätiologie ist unklarer (Virus?). Histomorphologisch zeigt sich ein überstürzter Knochenumbau (exzessives Knochenremodeling) mit desorganisiertem und vergröbertem Trabekelmuster.

Inzidenz. »…It begins in middle age or later, is very slow in progress…« (Sir James Paget 1877). Die Erkrankung tritt bei Patienten über 40 Jahren auf und

Abb. 6.35. Schwerer Beckenskelettbefall bei M. Paget. Grobsträhniger, deformierender Knochenumbau und Paget-Coxapathie (Arthrose, Protrusio acetabuli)

Abb. 6.36. CT-Schnitt durch ein Paget-Areal in der linken Beckenschaufel. Der Knochen ist aufgetrieben, die Kortikalis ist unscharf und hyperostotisch

Abb. 6.37. Aktiver M. Paget in der Tibia (»Kerzenflammenzeichen«). Fibula in typischer Weise ausgespart

Abb. 6.38. Paget-Befall der Schädelkalotte bei einem 80-Jährigen. Kortikalis und Spongiosa sind nicht mehr zu trennen, die Kalotte ist verbreitert und unscharf gezeichnet

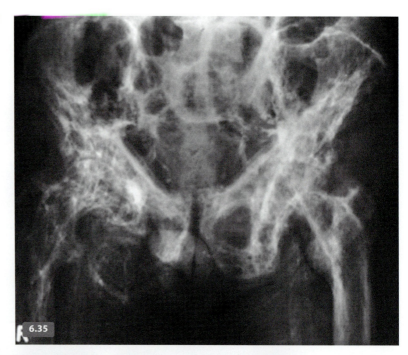
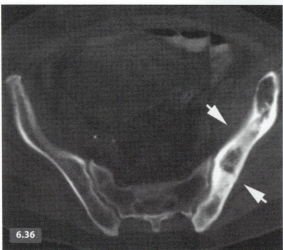
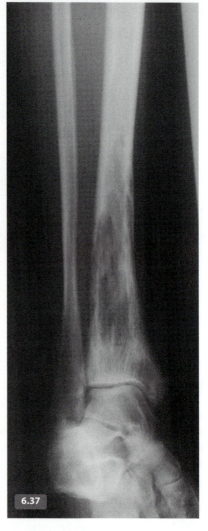
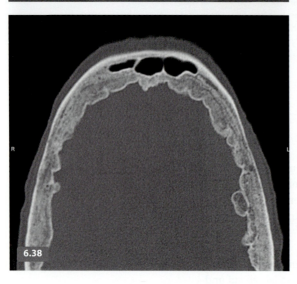

manifestiert sich monostotisch, oligostotisch oder polyostotisch, nicht jedoch generalisiert. In dieser Altersgruppe kann bei 3–4% aller Klinikpatienten ein Knochen-Paget nachgewiesen werden, der klinisch in mindestens der Hälfte der Fälle stumm verläuft. Die monostotische Form betrifft vor allem Becken (70%), Tibia, Schädel und Wirbelsäule, Die polyostotische Form (3% der Fälle) verteilt sich unregelmäßig über das Skelett.

> **Radiologie.** Im aktiven Krankheitsstadium finden sich osteolytische oder gemischt lytisch-sklerotische Herde, im inaktiven Stadium mehr sklerotische Läsionen mit Knochenvolumenzunahme und einem bimssteinartigen Knochenumbau. Fokale Sklerosezonen imponieren als »Cotton-wool-Herde«. Die Schädelkalotte zeigt im frühen Stadium eine scharf berandete zirkumskripte Osteopenie, im weiteren Verlauf ist die Kalotte verdickt mit asymmetrischer verwaschener Differenzierung der Schädelkalottenschichten. Ein Drittel der Patienten mit Schädelbasisbeteiligung erleidet eine basiläre Impression.
>
> Der Wirbelsäulenbefall manifestiert sich besonders an LWS und Sakrum. Die Wirbelkörper sind vergrößert, zeigen dichte verdickte Trabekelstrukturen bis hin zum »Elfenbeinwirbel«. Frakturen mit neurologischen Komplikationen sind häufig. Die Paget-Erkrankung des Beckens ist praktisch immer gemischt lytisch und osteoplastisch, mit asymmetrischer Vergröberung der Trabekelzeichnung und Verdickung der platten Knochen. Eine Paget-Coxopathie mit Protrusio acetabuli und Pseudosakroiliitis sind mögliche Komplikationen. An den langen Röhrenknochen zeigt sich im aktiven Stadium eine flammenartige Osteolyse (»Kerzenflammenzeichen«), im chronischen Stadium Knochentexturverdichtungen (»morsche Kreide«) und Verbiegungen.
>
> **MRT.** Die MRT zeigt analog zum Röntgenbild den vergröberten Knochenumbau, Verbiegungen, Lumeneinengungen durch Knochenverdickung und fibröse Endstadien. Im aktiven Stadium ist das Signal der betroffenen Skelettabschnitte im T2-Bild erhöht (fettsupprimierte Sequenzen), im T1-Bild erniedrigt. Das hämatopoetische Mark ist durch ein gefäßreiches Bindegewebe ersetzt und im T1-Bild blasig-vergröbert dargestellt.

Komplikationen des M. Paget. Frakturen, schleichende Frakturen bzw. Stressfrakturen an verbogenen Röhrenknochen, Knochenverbiegungen (am Femur nach lateral, an der Tibia nach anterior), Osteomyelitis, Paget-Arthrose. Häufung von Knochentumoren (Paget-Osteosarkom in bis zu 10% der polyostotischen und älteren Paget-Patienten. Seltener kommen Fibrosarkome, Chondrosarkome und Osteoklastome vor). Metastasen und Plasmozytomherde siedeln sich gehäuft in Paget-Bezirken ab. Knochenkompression von Nerven- oder Gehirnstrukturen sind in der Schnittbilddiagnostik visualisierbar.

Szintigraphie. Sehr starke Mehrspeicherung die typischerweise die Grenzen des befallenen Knochens streng respektiert (nicht gelenküberschreitend). Das Skelettszintigramm ist die beste Methode zum Nachweis eines multizentrischen Befalls.

Differentialdiagnose von Knochenverbiegungen
– M. Paget
– Fibröse Dysplasie Jaffe-Lichtenstein
– Osteofibröse Dysplasie Campanacci (Tibia)
– Metabolische Osteopathien
– Traumafolge, Stressfraktur
– Skelettdysplasie
– Konnatale Lues (Tibia)

Pseudohypoparathyreoidismus (PHP)

Definition. Eine Hypokalzämie und Hyperphosphatämie, die nicht adäquat auf die Gabe von Parathormon reagieren. Mutmaßliche Ätiologie ist eine Endorganresistenz auf Parathormon.

Bei einem Pseudohypoparathyreoidismus liegt der somatische Phänotyp des PHP vor, im Blut findet sich allerdings eine Normokalzämie.

Verschiedene Vererbungsmodi sind bekannt (dominant und rezessiv, X-chromosomale dominante Form). Die häufigste Variante ist der klassische M. Albright mit den charakteristischen Röntgenzeichen, die sich in der frühen Kindheit manifestieren. Siehe auch Seite 307.

Radiologie. Kurze disproportionierte Metakarpalia und Metatarsalia sowie Phalangen. Die Epiphysenfugen an den kurzen Röhrenknochen
▼

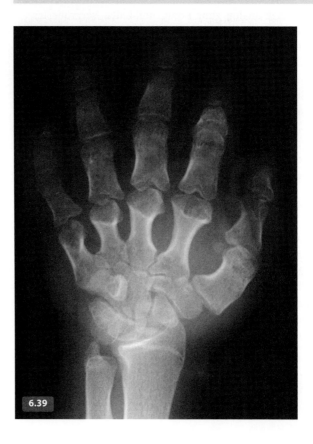

◘ **Abb. 6.39.** Kurze disproportionierte Karpalia, Metakarpalia und Phalangen

6.2 · Generalisierte metabole und toxische Skeletterkrankungen

der Hand verschließen vorzeitig. Tiegelförmige Epiphysen an den Händen. Verdickung der Schädelkalotte. Abnormale Dentition mit Schmelzhypoplasien der Zähne. Im CCT fallen die ausgeprägten symmetrischen Verkalkungen in den Basalganglien auf.

Tumoröse Kalzinosen

Definition. Lokalisierte Weichteilverkalkungen. Die Patienten fallen zwischen dem 5. und 20. Lebensjahr mit schmerzlosen, harten Verkalkungen über den Extensor-Weichteilen der Gelenke auf. Dadurch Beeinträchtigung der Gelenkmobilidät und der normalen Muskelfunktion. Nierenfunktion sowie Vitamin-D-Stoffwechsel sind laborchemisch unauffällig.

> Renale Osteopathie ▶ S. 309
> Hypoparathyreoidismus ▶ S. 307
> Sarkoidose ▶ S. 286
> Vitamin-D-Intoxikation ▶ S. 355

Radiologie. Rundliche Verkalkungen, dichte Kalkdepots in den juxtaartikulären Regionen. In der Schnittbilddiagnostik finden sich kleinere Verkalkungen auch intramedullär in den angrenzenden Röhrenknochen.

Szintigraphie. In den tumorösen Kalzinosen, wie auch in den angrenzenden Röhrenknochen Mehrbelegung.

Differentialdiagnose. Renale Osteopathie, Hypoparathyreoidismus, Dermatomyositis, Sarkoidose und Vitamin-D-Intoxikation.

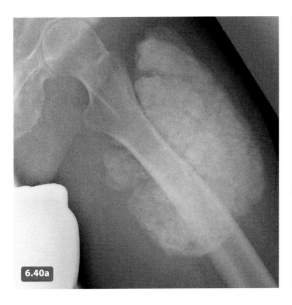 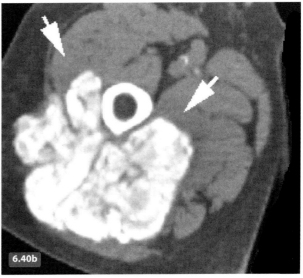

Abb. 6.40. a Tumoröse Kalzinose der Oberschenkelmuskulatur. b Der CT-Schnitt zeigt die scholligen Muskelverkalkungen

Osteomyelitis ► S. 179
Vit C Mangel ► S. 354
Knochentumoren ► S. 117
Leukämien ► S. 125
Pierre-Marie-Bamberger-Syndrom
► S. 312

Vitamin-A-Intoxikation

Definition. Intoxikation mit Vitamin A.

> **Radiologie.** Periostale Knochenneubildung der langen Röhrenknochen und skelettale Hypostosen sind die typischen Röntgenzeichen der lang andauernden Hypervitaminose A. Betrifft die Hypervitaminose A kleine Kinder, so fällt die Erweiterung der Schädelnähte sowie die Hyperostose der Schädelknochen und Kiefer auf.

Szintigraphie. Umschriebene Mehrbelegung in den Diaphysen der langen Röhrenknochen, besonders Femur, Tibia und Fibula.

Differentialdiagnose. Osteomyelitis, Vit C Mangel, Knochentumoren, Leukämien sowie das Pierre-Marie-Bamberger-Syndrom.

Vitamin-C-Mangel (Skorbut)

Definition. Langdauernde Hypovitaminose C. Einteilung in infantile und adulte Formen. Die reduzierte Osteoblastentätigkeit und die gestörte Proliferation der Zellen in den Epiphysenfugen führt zu charakteristischen Skelettveränderungen.

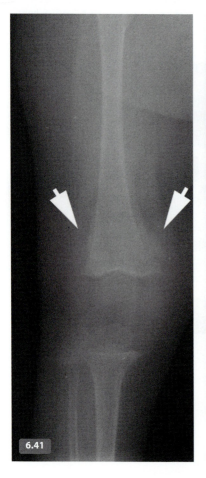

Abb. 6.41. Corner sign bei infantilem Skorbut

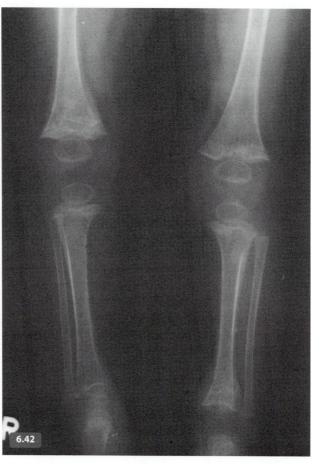

Abb. 6.42. Subperiostale Einblutungen bei Skorbut

Radiologie. *Infantile Form:* Submetaphysäre transversale dichte und osteopene Bänder (Skorbutlinien). Metaphysäre hakenartige Anbauten, subepiphysäre Infraktionen (»corner sign«), Periostabhebungen durch subperiostale Hämatome, ringförmige Verdichtung der Epiphysen mit zentraler Transparenzerhöhung der Epiphysen (Wimberger-Zeichen).
Adulte Form: Neigung zu Gelenkblutungen. Osteoporose mit Wirbelfrakturen. Hüftkopfnekrose.

Differentialdiagnose. Die submetaphysären Bänder (Skorbutlinien) können auch bei Leukämien (Leukämielinien) und schweren Bleiintoxikationen nachgewiesen werden. Konnatale Lues, konnatale CMV, Röteln und Toxoplasmoseinfektionen verursachen ebenfalls metaphysäre Wachstumsstörungen. Störungen des Kalzium-Phosphat-Stoffwechsels wie Rachitis und Hypervitaminose D.

Vitamin-D-Intoxikation

Definition. Intoxikation mit Vitamin D. Erwachsene reagieren auf eine Vitamin-D-Intoxikation mit einer extensiven Weichteilverkalkung, oft kombiniert mit einer diffusen Osteopenie. Im Wachstumsalter entstehen verdichtete metaphysäre Abschlussplatten.

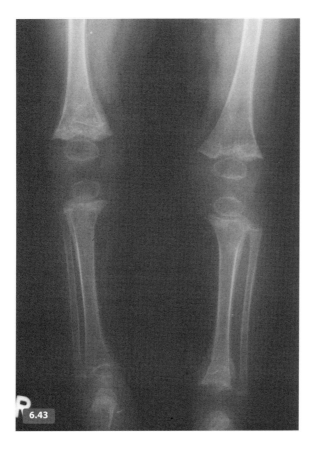

Abb. 6.43. Diffuse Osteopenie (!) bei iatrogener Vitamin-D-Überdosierung. Metaphysenplattensklerosen

> **Radiologie.** Generalisierte Kalzinose des periartikulären Gewebes, aber auch zahlreicher innere Organe (Nieren, Myokard, Lunge, Magen-Darm-Wände, Nebennieren, Schilddrüse, Pankreas, Arterien und Subkutangewebe). Die langen Röhrenknochen zeigen dichte transversal verlaufende metaphysäre Bänder bzw. sklerosierte metaphysäre Abschlussplatten, sowie später eine Verdickung der Kortikalis der langen Röhrenknochen. Die Wirbelkörper weisen dichte Endplatten auf.

Zystinose

Definition. Zystinakkumulation in verschiedene Gewebe, insbesondere auch Nieren und Knochenmark.

> **Radiologie.** Zeichen einer schweren Vitamin-D-resistenten Rachitis. Häufig auch Nachweis eines sekundären Hyperparathyreoidismus. Verzögerte Skelettreife. Osteoporose.

Spezielle Wirbelsäulenerkrankungen

7.1 **Degenerativer Diskopathiekomplex** – 358
Nukleopathie – 358
Anulopathie – 358
Vertebrale Chondropathie – 360

7.2 **Morbus Scheuermann und Schmorl-Knötchen** – 361

7.3 **Diskovertebrale Entzündungen** – 361

7.4 **Vertebralosteophyten** – 362
Syndesmophyt – 362
Parasyndesmophyt – 362
Spondylophyten – 363
Kastenwirbel und Tonnenwirbel – 363

An der Wirbelsäule manifestieren sich spezielle Krankheitsbilder, deren differentialdiagnostische Abgrenzung im Folgenden zusammengefasst werden.

7.1 Degenerativer Diskopathiekomplex

Die Diskusdegeneration lässt sich als eine Kombination aus der Nukleopathie (Degeneration des Nucleus pulposus), der Anulopathie (Degeneration des Anulus fibrosus) und Chondropathie der hyalinknorpeligen Abschlussplatten des Wirbelkörpers mit individuell wechselndem Schwerpunkt auffassen (nach Dihlmann).

Nukleopathie

Durch Dehydratation schrumpft der Nucleus pulposus und verliert zunehmend seine Funktion als stoßdämpfendes Wasserkissen. Röntgenmorphologisch zeigt sich die reaktionslose Diskushöhenabnahme, im weiteren Verlauf dann die subdiskale reaktive bandförmige Knochenverdichtung, marginale Spondylophytenbildung sowie eine degenerative Retro- oder Antelisthesis.

Anulopathie

Das radiologische Korrelat ist die Spondylosis deformans, d.h. die Bildung von henkelförmigen submarginalen Spondylophyten. Da die Faserzüge des vorderen Wirbelsäulenlängsbandes einige Millimeter vom Wirbelkörperrand entfernt, also submarginal, inserieren, kommt es bei Zerrungen und Überlastungen an dieser Verankerung zu einem Reiz für eine Knochenneubildung. Als Wachstumsleitschiene für diese Knochenneubildung dient das vordere Längsband.

Auch das Vakuumphänomen rührt aus der Anulopathie her. Der äußere straffe Faserring des Anulus fibrosus kann durch Degeneration Risse und Spalten erhalten, sodass Stickstoffgas aus der Körperflüssigkeit sich im Diskus ansammeln kann. Selten treten Vakuumphänome auch bei entzündlich zer-

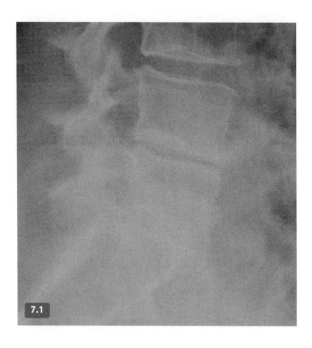

Abb. 7.1. Osteochondrosis intervertebralis der Lendenwirbelsäule. Der Diskusraum ist höhengemindert, die Grund- und Deckplatten sind sklerosiert

7.1 · Degenerativer Diskopathiekomplex

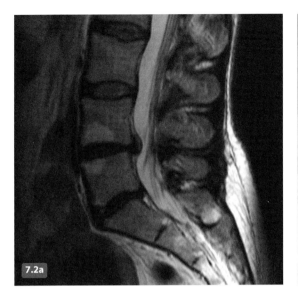
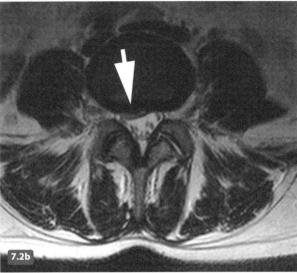

störten Zwischenwirbelscheiben auf. Der Diskusprolaps und die Diskusprotrusio sind Folgen von Einrissen des Anulus fibrosus. Insbesondere in den Dorsalanteilen der lumbalen Faserringe können gallertartige Anteile des Nucleus pulposus in den Wirbelkanal oder in die Neuroforamen einbrechen. Unterschieden wird die flachbogige pathologische Ausweitung des Faserrings mit kleinen radiären Einrissen und Ausdünnung (Protrusion) von den fokalen, durch radiäre Anulusrisse ausgetretenen Diskushernien (Prolaps). Differenziert wird der Prolaps nach seiner Lokalisation in einen medialen Diskusprolaps (Kompression von Rückenmark bzw. Cauda equina, dem lateralen Prolaps Kompression der Nervenwurzel), der subligamentäre, d.h. zwischen Anulus und hinterem Längsband lokalisierter Prolaps und der transligamentäre, der durch das hintere Längsband durchtritt. Dieser kann als freies Fragment (Sequester) im Spinalkanal dislozieren.

◘ **Abb. 7.2.** a Diskusprolaps im Segment L4–L5 (SE T2-gewichtet). Das signalarme (wasserarme) Bandscheibengewebe ist in den Spinalkanal prolabiert und wölbt das hintere Längsband nach innen. Die angrenzenden subdiskalen Wirbelkörperregionen sind teilweise signalreich dargestellt, einer Osteochondrose Typ I nach Modic entsprechend. b In der transversalen Schichtebene zeigt sich die paramediane Ausdehnung des Diskusprolaps (*Pfeil*, SE T2-gewichtet)

MRT. In der MRT können die Stadien der degenerativen Bandscheibenerkrankung abgelesen werden. Die Sequenz der Erkrankung beginnt mit der intervertebralen Osteochondrose, die nach Modic MR-tomographisch in 3 Klassen eingeteilt wird.
- *Stadium I* ist die erosive Osteochondrose mit Ödem und Entzündung der diskusnahen Wirbelkörperanteile. Es finden sich bandförmige Veränderungen, hypointens in T1 und hyperintens in T2-Bildern.
- Im Stadium II, dem Stadium der fettigen Degeneration, werden die deckplattennahen Wirbelkörperstrukturen im T1-Bild signalreich, isohyperintens im T2-Bild.
- Das Stadium III, das terminale Sklerosestadium, zeigt die Deckplattenzonen hypointens in beiden Wichtungen.

Die eigentliche Bandscheibenerkrankung ist gekennzeichnet durch die Signalabsenkung des Diskus im T2-Bild, der milden Höhenabnahme des Diskusraumes, Spondylophytenbildung, Gasansammlung im Diskus (hypointens in allen Wichtungen), Ersatz von Knochenmark durch fibrovaskuläres Gewebe in den angrenzenden Wirbelkörpern und
▼

Vorwölbung der Bandscheibe aus dem Bandscheibenfach heraus (»bulging«). Die Abnahme des diskalen Wassergehaltes erklärt sich aus dem Verlust der hydrophilen Proteoglykane im Diskusknorpel. Der Diskusknorpel wird zunehmend durch Fibrose ersetzt. Der Riss des Anulus führt dann zu den weiteren Stadien der Bandscheibenerkrankung. MR-tomographisch kann der Riss als fokale Signalintensitätserhöhung in den transversalen T2-Bildern gezeigt werden. Nahezu immer ist eine Kontrastmittelanreicherung im Rissbereich (»Nidus«) vorhanden. Autoptische Studien beweisen, dass mit zunehmenden Alter dass Risiko von (asymptomatischen) Anulusrissen steigt. Mit der Diskushernie (synonym »Bandscheibenvorfall«, »Prolaps«) ist das nächste Stadium der Sequenz erreicht. Die Diskushernie ist eine umschriebene Vorwölbung (weniger als 50% der Diskuszirkumferenz) von Diskusmaterial über die Wirbelkörperkante hinaus. In 90% der Fälle finden sich die Diskushernien in den Bandscheibenfächern L4–L5 und L5–S1. Die MR-Bildgebung zeigt die Hernierung von Diskusgewebe in den Spinalkanal, welches in den T1- und T2-Bildern isointens zum Mutterdiskus ist. In seltenen Fällen kann das hernierte Diskusmaterial im T2-Bild hyperintens sein und im Liquorsignal untergehen. Die Kontrastmittelanreicherung in der Hernie ist verzögert (30 min). Formal wird die Protrusion (Kontinuität zwischen Hernie und Mutterdiskus erhalten) von der Extrusion (herniertes Diskusgewebe ist pilzförmig bzw. sanduhrförmig in den Spinalkanal eingebrochen), von der Sequestraton (keine Kontiuität mehr zur Mutterbandscheibe) und der Diskusmigration (Diskusmaterial im Spinakanal vom Ort der Hernierung verlagert) differenziert. Nach dem Ort der Hernie wird der mediale, paramediane, foraminäre und extraforaminär-laterale Vorfall unterschieden. Hieraus resultieren die unterschiedlichen Kompressionswirkungen auf Nervenwurzel, Spinalnerv oder Duralsack und damit die unterschiedlichen klinischen Präsentationen (Parese, Rückenschmerz, ausstrahlende Schmerzen, Sensibilitäts- und Reflexstörungen, Blasen-Mastdarm-Lähmung).

Die *Arthrose der kleinen Wirbelgelenke* (Facettenarthrose, Spondylarthrose) wird besser in der CT-Diagnostik erfasst. Die durch Osteophytenbildung pilzförmig aufgetrieben Facettengelenke verursachen eine Spinalkanalstenose, Neuroforamenstenose und Gelenkspaltverschmälerung auf unter 2 mm. Degenerativ entstandene synoviale Zysten an den Facettengelenken werden meist im Segment L4–L5 gefunden. Abhängig vom Proteingehalt können diese extraduralen Zysten unterschiedliche Signalmuster in der MRT aufweisen, ihre Zystenwand zeigt aber regelhaft eine Kontrastmittelanreicherung. Hauptlokalisationen sind die untere HWS und die lumbale Wirbelsäule. Facettenarthrosen sind ab dem 60. Lebensjahr bei fast allen Menschen inzidentiell nachweisbar, klinisch können sie zu Radikulopathien und Myelopathien führen.

Vertebrale Chondropathie

Die hyalinknorpeligen Abschlussplatten des Wirbelkörpers leisten dem mechanischen Druck des Nucleus pulposus Widerstand. Kommt es zum Einbrechen der insuffizienten Grund- oder Deckplatte, folgt eine intraspongiöse Hernie und abhängig von der Masse des prolabierten Diskusgewebes zu einer Höhenabnahme des Diskusraumes. Im Wachstumsalter werden diese intraspongiösen Wirbelhernien als Schmorl-Knötchen (▶ s. unten) bezeichnet.

7.3 · Diskovertebrale Entzündungen

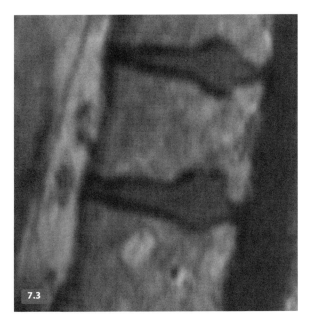

Abb. 7.3. Schmorl-Knötchen bei M. Scheuermann (SE T1-gewichtet)

7.2 Morbus Scheuermann und Schmorl-Knötchen

Definition. Juvenile Entwicklungsstörung der WS mit Insuffizienz der knorpeligen Abschlussplatten. Besonders bei Jugendlichen geben die repetitiv mechanisch belasteten Wirbelkörperendplatten dem Druck des härteren Anulus nach.

Inzidenz. Bis zu 75% aller Wirbelsäulen haben Schmorl-Knötchen.

Lokalisation. Häufigste Lokalisation ist die thorakolumbale Wirbelsäule, betroffen ist meist die Wirbelkörpergrundplatte.

> **Radiologie.** Entwicklung von Schmorl-Knorpelknötchen (intraspongiösen Diskushernien), keilförmige Wirbelkörperdeformitäten sowie tiefsitzende Kyphose der Brustwirbelsäule. In der MRT-Diagnostik kann im T1-Bild der Zusammenhang zwischen Diskus und Hernie bewiesen werden. Akute und subakute Stadien zeigen eine perifokale Kontrastmittelanreicherung und in den T2-gewichteten Bildern ein erhebliches perifokales oder generalisiertes Ödem im betroffenen Wirbelkörper. Die Hernie kann im T2-Bild signalreich-zystisch imponieren.

7.3 Diskovertebrale Entzündungen

Näheres zur infektiösen und tuberkulösen Spondylodiscitis in Abschn. 3.15.
Radiologische Schlüsselsymptome:
- Monosegmentäre, zunächst reaktionslose Diskushöhenabnahme.
- Die Konturen der knöchernen Abschlussplatten sind unscharf, können wie angenagt oder erodiert erscheinen (frühestens nach zwei Wochen zu detektieren).
- Im späteren Verlauf reaktionsloser Knochenabbau mit tiefen Osteolysen, Sequesterbildung, perifokalen Weichteilabszessen.

Im Stadium der Heilung einer Spondylodiszitis kommt es zur Knochenneubildung infolge von Reparationsphänomenen. Radiologisch finden sich perifokale Knochenverdichtungen, Hyperostosen, die Erosionen glätten sich und polymorphe Reparationsosteophyten entstehen.

In der MRT findet man eine signalreiche Darstellung der Bandscheibe in den T2- und STIR-Sequenzen sowie eine deutliche Kontrastmittelanreicherung (besonders gut zu sehen in T1-gewichteten, fettsupprimierten Sequenzen). In den nativen T1-Sequenzen ist die Unschärfe der Grund- und Deckplatten im betroffen Diskusfach auffällig. Häufig sieht man eine Kontrastmittelanreicherung auch im umgebenden Weichteilgewebe.

7.4 Vertebralosteophyten

Vertebralosteophyten haben eine hohe differentialdiagnostische Bedeutung.

Syndesmophyt

Der Syndesmophyt (◘ Abb. 5.30, 5.31, 5.33) hat eine streng kraniokaudale axiale Ausrichtung, er zieht von Wirbelkörperkante direkt zur benachbarten Wirbelkörperkante.

Vorkommen bei M. Bechterew, seltener bei anderen seronegativen Spondylarthropathien.

Näheres zur Spondylitis ankylosans in Abschn. 5.1.

Parasyndesmophyt

Knochenspangen, die entweder gar keinen Kontakt mit den benachbarten Wirbelkörpern haben, also im perivertebralen Bindegewebe wachsen, oder von einem Wirbel aus nach kranial oder kaudal ziehen ohne mit dem Zielwirbel knöchern zu verschmelzen (◘ Abb. 5.23; 5.33). Es entstehen dadurch verschiedene Formen wie Stierhorntyp, paravertebrale oder paradiskale schmale Knochenspangen ohne Wirbelkontakt (Schaltknochen).

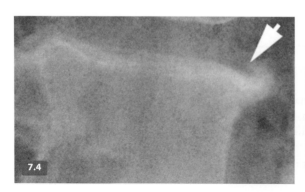

◘ Abb. 7.4. Marginaler Spondylophyt an einem LWK

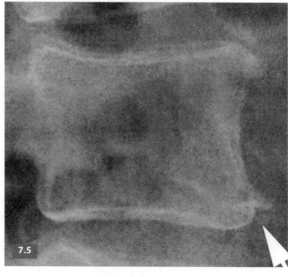

◘ Abb. 7.5. Submarginaler Spondylophyt an einem LWK

Parasyndesmophyten kommen bei seronegativen Spondylarthropathien (reaktive Arthritis, Reiter-Spondylitis, Psoriasis-Spondylitis, chronische entzündliche Darmerkrankung) vor. Wegen der vielfältigen Morphologie sollten mindestens zwei verschiedene Formen von Parasyndesmophyten bei einem Patienten nachweisbar sein.

Näheres zur seronegativen Spondylarthropathie in Abschn. 5.1, S. 282.

Spondylophyten

Der *typische* Spondylophyt bei der Spondylosis deformans findet sich mit einem submarginalen Ansatz an der Wirbelkörperkante (◘ Abb. 7.5). Da das vordere Längsband als Leitschiene für dieses reaktive Knochenwachstum dient und das vordere Längsband einige Millimeter unterhalb bzw. oberhalb der Wirbelkörperkanten ansetzt, findet sich ein henkelartiges oder stierhornartiges Wachstum der Spondylophyten und ein Ansatz einige Millimeter (submarginal) unter den Abschlussplatten des Wirbelkörpers.

Der *marginale* Spondylophyt (◘ Abb. 7.4) ist eine Verlängerung der verdichteten Wirbelkörperabschlussplatte nach vorne und seitlich, sie entspricht formal den Osteophyten der Arthrosis deformans der peripheren Gelenke. Der marginale Spondylophyt ist das Korrelat der Osteochondrosis intervertebralis bei Bandscheibendegeneration.

Der *hyperostotische* Spondylophyt mit zuckergussartigen prävertebralen Knochenanbauten findet sich bei der Forrestier-Krankheit (Spondylosis hyperostotica, diffuse idiopathische Skeletthyperostose DISH). Für die Diagnose einer Forrestier-Erkrankung wird gefordert, dass mindestens drei benachbarte Wirbelkörpersegmente von dieser Verknöcherung des vorderen Wirbelsäulenlängsbandes befallen sind. Besonders häufig befallen ist die Brustwirbelsäule, als Risikofaktoren gelten ein Diabetes mellitus oder eine Hyperurikämie. DD können eine Intoxikation mit Vitamin A oder Retinoiden einen M. Forrestier immitieren.

Kastenwirbel und Tonnenwirbel

In der seitlichen Röntgenaufnahme findet sich eine begradigte Wirbelkörpervorderkontur, beim Tonnenwirbel sogar eine konvexbogige Begrenzung. Sie finden sich bei der Spondylitis ankylosans Bechterew (v.a. LWS) und bei einem Wirbelbefall bei M. Paget.

Physikalische Einwirkungen auf das Skelett

8.1 Stressfrakturen – 366

8.2 Physikalische Einwirkungen – 368

8.1 Stressfrakturen

Definition. Unterschieden werden Ermüdungsfrakturen von normalen Knochen bei Belastung (z.B. Marschfrakturen, Ballspieler, Langläufer) und Insuffizienzfrakturen von pathologisch verändertem Knochen bei normaler Belastung (z.B. Frakturen bei Osteoporose und renaler Osteopathie).

Ermüdungsfrakturen werden insbesondere durch unphysiologische repetitive Belastungen (insbesondere bei Lauf- und Ballsportarten) gefunden.

Lokalisation. Betroffen ist das Fuß- und Beinskelett, insbesondere im Bereich der Diaphysen und Metaphysen. Häufige Lokalisationen sind medialer Femurkondylus, hinteres Tibiaplateau, Tibiakopfplateau, Tibia- und Fibula- sowie Femurdiaphysen, Tuber calcanei, Metatarsalia II bis IV.

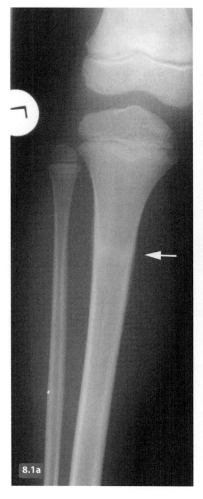
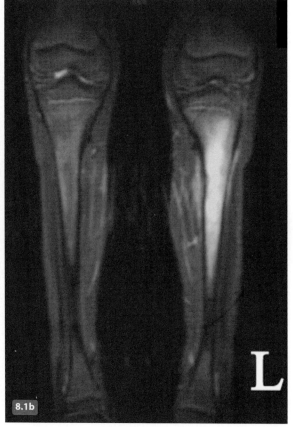

Abb. 8.1. a Stressfraktur loco typico im proximalen Tibiaschaft (*Pfeil*). Die Fraktur ist als horizontal verlaufende Verdichtungslinie belegbar. **b** MRT-STIR-Sequenz dieses Befundes. Ein signalreiches Knochenmarködem im linken Tibiaschaft ist nachweisbar

8.1 · Stressfrakturen

Abb. 8.2. Stressfraktur an der proximalen Tibia. Die schmerzhafte Läsion trat bei einer jugendlichen Leistungssportlerin auf. Die Fraktur ist in T1- und T2-gewichteten Sequenzen als signalarme Linie sichtbar

Abb. 8.3. a Marschfraktur am Metatarsale II. Man beachte die spindelförmige reaktive Periostitis und Kallusbildung des betroffenen Metatarsaleschaftes. **b** In der MRT (STIR-Sequenz) kann das typische Knochenmarködem gefunden werden. Nicht selten ist wie in diesem Fall eine ödematöse Weichteilreaktion um den betroffenen Knochen vorhanden

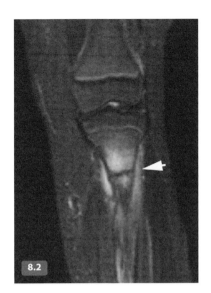

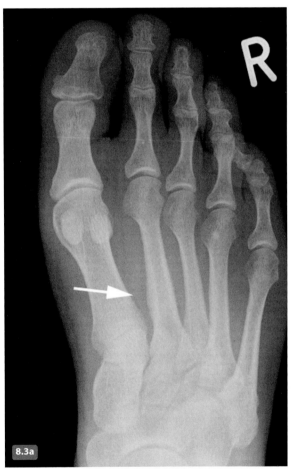

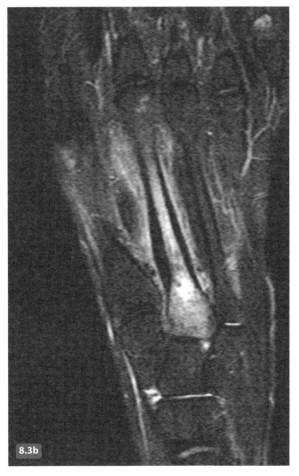

> **Radiologie.** Rund ein Viertel der Stressfrakturen sind in der initialen Röntgenuntersuchung nicht nachweisbar bzw. zeigen allenfalls eine regionäre Osteopenie. Im weiteren Verlauf findet sich dann der eigentliche Frakturspalt bzw. die dichte Frakturlinie mit oder ohne Kortikalisunterbrechung. Sekundäre periostale Reaktion und Erhöhung der Knochendichte sind im späteren Stadium nachweisbar.
>
> **MRT.** In der MRT sind die Läsionen besonders gut in den T1-gewichteten Spinechosequenzen als querverlaufende, signalarme Linie nachzuweisen. In den fettsupprimierten STER-Sequenzen findet sich ein kräftiges Knochenmarködem.

Szintigrafie. Stressfaktoren lassen sich bereits im frühen Stadium gut mittels 3-Phasenskelettszintigrafie nachweisen.

8.2 Physikalische Einwirkungen

Definition. Einwirkung von Kälte, Hitze, elektrischem Strom, ionisierende Strahlung, Laser kommt es zu Kapillarschäden im betroffenen Knochenabschnitt. Es entwickeln sich insbesondere distale Knochennekrosen und Knochenmarködeme.

Inzidenz. Häufig bei Berufsunfällen, Verbrennungsunfälle häufig auch bei Kindern.

Lokalisation. Am häufigsten betroffen ist das distale Extremitätenskelett; insbesondere Finger sind verletzlich. Kälteschäden erleiden Patienten meist an den Fingerspitzen sowie an den Zehen. Bei Erfrierungen ist der Daumen meistens ausgespart (Faustschluss).

> **Radiologie.** Diffuse oder fleckige Osteoporose einige Tage bis Wochen nach der physikalischen Einwirkung. Weichteilschwellungszeichen sind als unspezifische Begleitreaktion häufig vorhanden. Im Laufe von Wochen bis Monaten entstehen akrale Osteolysen. Im Heilungsstadium zunächst periostale Reaktionen und in seltenen Fällen Knochenaufbau. Meist bleiben aber destruierte Akren, Wachstumsstörungen bzw. Gelenkfehlstellungen durch Kontraktionen zurück.

Differentialdiagnose. Akroosteolysen anderer Ursache (Hyperparathyreoidismus, CREST, Sklerodermie, Vaskulitis).

Literatur

Knorpeltumoren

Adler CP (1993) Case report 788: Mesenchymal chondrosarcoma of the soft tissue of the left foot. Skeletal Radiol 22:300–305

Adler CP (1997) Knochentumoren. In: Knochenkrankheiten. Diagnostik makroskopischer, histologischer und radiologischer Strukturveränderungen des Skeletts. Berlin – Heidelberg – New York, Springer, pp 218–223

Adler CP (1981) Fibromyxoma of bone within the femoral neck and the tibial head. J Cancer Res Clin Oncol 101:183–189

Aigner T, Unni KK (1999) Is dedifferentiated chondrosarcoma a 'de-differentiated chondrosarcoma. J Pathol 189:445–447

Alchermes SL, Rusnack T, Alchermes LA (1984) Chondromyxoid fibroma. A rare benign bone tumor. J Am Podiatry Assoc 74:363–367

Brien EW, Mirra JM, Luck JV Jr (1999) Benign and malignant cartilage tumors of bone and joint: their anatomic and theoretical basis with an emphasis on radiology, pathology and clinical biology. II. Juxtal cartilage tumors. Skeletal Radiol 28:1–20

Brien EW, Mirra JM, Kerr R (1997) Benign and malignant cartilage tumors of bone and joint: their anatomic and theoretical basis with an emphasis on radiology, pathology and clinical biology. I. The intramedullary cartilage tumors. Skeletal Radiol 26:325–353

Büll U, Schicha H, Biersack HJ, Knapp WH, Reiners Chr. Schober O (2001) Skelettsystem. In: Nuklearmedizin. Thieme, Stuttgart

Chin KR, Kharrazi FD, Miller BS, Mankin HJ, Gebhardt MC (2000) Osteochondromas of the distal aspect of the tibia or fibula. J Bone Joint Surg [Am] 82:1269–1278

Dorfman HD, Czerniak B (1998) Bone tumors. St. Louis, Mosby, pp 253–276

Dupuytren G (1847) On the injuries and diseases of bone. London, Publications of the Sysdenham Society

Erlemann R (2001) Radiologische Diagnostik von Knochentumoren. Radiologe 41:930–945 (Teil 1) und 1009–1025 (Teil 2)

Fikry T, Dkhissi M, Harfaoui A, Adil A, Haddoun A, Zryouil B (1998) Subungual exostoses. A retrospective study of a series of 28 cases. Acta Orthop Belg 64:35–40

Fink BR, Temple HT, Chiricosta FM, Mizel MS, Murphey MD (1997) Chondroblastoma of the foot. Foot Ankle Int 18:236–242

Flemming DJ, Murphey MD (2000) Enchondroma and chondrosarcoma. Semin Musculoskelet Radiol 4:59–71

Freyschmidt J, Holland BR (1993) Klassifikation und Diagnostik von Knochengeschwülsten. Akt. Chirurgie 28:189–198

Freyschmidt J (1993) Skeletterkrankungen. Springer. Heidelberg-Berlin-New York

Geirnaerdt MJA, Hogendoorn PCW, Bloem JL, Taminiau AHM, Woude HJ (2000) Cartilaginous tumors: fast contrast-enhanced MR imaging. Radiology 214:539–546

Gordes W, Adler CP, Huyer C (1991) Highly malignant telangiectatic osteosarcoma. Long-term follow-up. Z Orthop Ihre Grenzgeb 129:460–464

Herget GW, Neuburger M, Adler CP (2000) Prognostic Significance of Nuclear DNA-Content in Chondrosarcoma. Ann Diagn Pathol 4:11–16

Humphry A, Gildy DL, Brown RG (1980) Bone scintigraphy in chondroblastoma, Radiology 137:497–499

Jaffe HL, Lichtenstein LL (1943) Solitary benign enchondroma of bone. Arch Surg 46:480–493

Kilpatrick SE, Pike EJ, Ward WG, Pope TL (1997) Dedifferentiated chondrosarcoma in patients with multiple osteochondromatosis: report of a case and review of the literature. Skeletal Radiol 26:370–374

Landon GC, Johnson KA, Dahlin DC (1979) Subungual exostosis. J Bone Joint Surg 61:256–259

Lee FY, Mankin HJ, Fondren G, Gebhardt MC, Springfield DS, Rosenberg AE, Jennings LC (1999) Chondrosarcoma of bone: an assessment of outcome. J Bone Joint Surg 81:326–338

Lindeque BG, Simson IW, Fourie PA (1990) Bizzare parosteal osteochondromatous proliferation of a phalanx. Arch Orth Trauma Surg 110:58–60

Mankin HJ (1999) Chondrosarcoma of digits. Cancer 86:1635–1637

Marco RA, Gitelis S, Brebach GT, Healey JH (2000) Cartilage tumors: evaluation and treatment. J Am Acad Orthop Surg 8:292–304

Masciocchi C, Sparvoli L, Barile A (1998) Diagnostic imaging of malignant cartilage tumors. Eur J Radiol Suppl 1:86–90

Meneses MF, Unni KK, Swee RG (1993) Bizzare parosteal osteochondromatous proliferation of bone (Nora's Lesion). Am J Surg Pathol 17:691–697

Mirra JM (1980) Bone Tumors. Diagnosis and treatment. Philadelphia, Lippincott, pp 520–577

Murphey MD, Choi JJ, Kransdorf MJ, Flemming DJ, Gannon FH (2000) Imaging of osteochondroma: variants and complications with radiologic-pathologic correlation. Radiographics 20:1407–1434

Murray IPC, Ell PJ (1998) Nuclear medicine in disorders of bones and joints. In: Nuclear medicine in clinical diagnosis and treatment. Churchill Livingstone

Nora FE, Dahlin DC, Beabout JW (1983) Bizzare parosteal osteochondromatous proliferation of the hands and feet. Am J Surg Pathol 7:245–250

Ogose A, Unni KK, Swee RG, May GK, Rowland CM, Sim FH (1997) Chondrosarcoma of small bones of the hands and feet. Cancer 80:50–59

Putti TC, Kahn LB, Aprin H (1997) Periosteal chondrosarcoma: a case report and review of the literature. Arch Pathol Lab Med 121:70–74

Rahimi A, Beabout JW, Ivins JC, Dahlin DC (1972) Chondromyxoid fibroma: a clinicopathologic study of 76 cases. Cancer 30:726–736

Ricca RL Jr, Kuklo TR, Shawen SB, Vick DJ, Schaefer RA (2000) Periosteal chondroma of the cuboid presenting in a 7-year-old-boy. Foot Ankle Int 21:145–149

Robbin MR, Murphey MD (2000) Benign chondroid neoplasms of bone. Semin Musculoskelet Radiol 4:45–58

Schuppers HA, van der Eijken JW (1998) Chondroblastoma during the growing age. J Pediatr Orthop B 7:293–297

Shankly PE, Hill FJ, Sloan P, Thakker NS (1999) Bizzare parosteal osteochondromatous proliferation in the anterior maxilla: report of a case. Oral Surg Oral Med Oral Pathol Oral Radiol Endod 87:351–356

Springfield D, Gebhardt M, McGuire M (1996) Chondrosarcoma: a review. J Bone Joint Surg [Am] 78:141–149

Sulzbacher I, Puig S, Trieb K, Lang S (2000) Periosteal osteoblastoma: a case report and a review of the literature. Pathol Int 50:667–671

Wang TC, Wu YH, Su HY (1999) Subungual exostosis. J Dermatol 26:72–74

Weatherall P, Maale G, Mendelsohn D, Sherry S, Pascoe R (1994) Chondroblastoma: Classic and confusing appearance at MRI. Radiology 190:467–474

Wilson AJ, Kyriakos M, Ackerman LV (1991) Chondromyxoid fibroma: radiographic appearence in 38 cases and a review of the literature. Radiology 179:513–518

Ossäre Knochentumoren

Adler CP (1974) Osteosarcoma of the distal radius epi-metaphysis with pseudo-epithelial differentiation. Verh Dtsch Ges Pathol 58: 272–274

Adler CP (1980) Parosteal (juxtacortical) osteosarcoma of the distal femur. Pathol Res Pract 169:388–395

Adler CP (1984) Osteoblastoma of the lesser trochanter of the left femur. Skeletal Radiol 11:65–68

Adler CP (1997) Knochentumoren. In: Knochenkrankheiten. Diagnostik makroskopischer, histologischer und radiologischer Strukturveränderungen des Skeletts. Berlin – Heidelberg – New York, Springer

Adler CP (2000) Multifocal osteoblastoma of the hand. Skeletal Radiol 29:601–604

Assoun J, Richardi G, Baunin C, Giron J et al. (1994) Osteoid osteoma: MRI versus CT. Radiology 191:217–223

Ayala AG, Raymond Ak, Jaffe N (1984) The pathologist's role in the diagnosis and treatment of osteosarcoma in children. Hum Pathol 15:258–266

Ayala AG, Ro JY, Papadopoulos NK, Raymond AK, Edeiken J (1993) Small cell osteosarcoma. Cancer Treat Res 62:139–149

Bertoni F, Present D, Hudson T, Ennekin WF (1985) The meaning of radiolucencies in parosteal osteosarcoma. J Bone Joint Surg 67:901–910

Blasius S, Link TM, Hillmann A, Rodl R, Edel G, Winkelmann W (1996) Intracortical low grade osteosarcoma. A unique case and review of the literature on intracortical osteosarcoma. Gen Diagn Pathol 141:273–278

Bramwell VH (2000) Osteosarcomas and other cancers of bone. Curr Opin Oncol 12:330–336

Brien EW, Mirra JM, Latanza L, Fedenko A, Luck J Jr (1995) Giant bone island of femur. Case report, literature review, and its distinction from low grade osteosarcoma. Skeletal Radiol 24:546–550

Büll U, Schicha H, Biersack HJ, Knapp WH, Reiners Chr, Schober O (2001) Skelettsystem. In: Nuklearmedizin. Thieme

Cerase A, Priolo F (1998) Skeletal benign bone-forming lesions. Eur J Radiol 27 Suppl 1:91–97

Chew FS, al-Sinan AA (1997) Periosteal osteosarcoma of the tibia. AJR Am J Roentgenol 169:1034

Dahlin DC (1975) Pathology of osteosarcoma. Clin Orth 111:23–32

Dorfman HD, Czerniak B (1998) Bone tumors. St. Louis, Mosby, pp 85–103

Erlemann R (2001) Radiologische Diagnostik von Knochentumoren. Radiologe 41:930–945 (Teil 1) und 1009–1025 (Teil 2)

Freyschmidt J, Holland BR (1993) Klassifikation und Diagnostik von Knochengeschwülsten. Akt. Chirurgie 28:189–198

Freyschmidt J (1993) Skeletterkrankungen. Springer. Heidelberg-Berlin-New York

Gadwal SR, Gannon FH, Fanburg-Smith JC, Becoskie EM, Thompson LD (2001) Primary osteosarcoma of the head and neck in pediatric patients: a clinicopathologic study of 22 cases with a review of the literature. Cancer 91:598–605

Gillespy T, Manfrini M, Ruggieri P, Spanier SS, Pettersson H, Springfield DS (1988) Staging of intraosseous extent of osteosarcoma: correlation of preoperative CT and MR imaging with pathologic macroslides. Radiology 167:765–767

Gordes W, Adler CP, Huyer C (1991) Highly malignant telangiectatic osteosarcoma. Long-term follow-up. Z Orthop Ihre Grenzgeb 129:460–464

Greenspan A (1993) Benign bone-forming lesions: osteoma, osteoid-osteoma, and osteoblastoma. Clinical, imaging, pathologic, and differential considerations. Skeletal Radiol 22:485–500

Greenspan A (1995) Bone island (enostosis): current concept – a review. Skeletal Radiol 24:111–115

Greenspan A, Klein MJ (1996) Giant bone island. Skeletal Radiol 25:67–69

Greenspan A, Stadalnik RC (1995) Bone island: scintigraphic findings and their clinical application. Can Assoc Radiol J 46:368–379

Griffith JF, Kumta SM, Chow LT, Leung PC, Metreweli C (1998) Intracortical osteosarcoma. Skeletal Radiol 27:228–232

Hadjipavlou A, Lander P, Srolovitz H, Enker IP (1992) Malignant transformation in Paget disease of bone. Cancer 70:2802–2808

Harrington KD (1999) Surgical management of neoplastic complications of Paget's disease. J Bone Miner Res 14 Suppl 2:45–48

Himelstein BP (1998) Osteosarcoma and other bone cancers. Curr Opin Oncol 10:326–333

Huvos AG (1979) Clinicopathologic spectrum of osteogenic sarcoma: recent observations. Pathol Ann 14:123–144

Jaffe H (1935) Osteoid osteoma: a benign osteoblastic tumor composed of osteoid and atypical bone. Arch Surg 31:709–728

Jee WH, Choe BY, Ok IY, Kim JM, Choi YJ, Choi KH, Shinn KS (1998) Recurrent parosteal osteosarcoma of the talus in a 2-year-old child. Skeletal Radiol 27:157–160

Klein, MH, Shankman S (1992) Osteoid osteoma: radiologic and pathologic correlation. Skeletal Radiol 21:23–31

Kyriakos M (1980) Intracortical osteosarcoma. Cancer 46:2525–2533

Kyriakos M, Gilula LA, Becich MJ, Schoenecker PL (1992) Intracortical small cell osteosarcoma. Clin Orthop 279:269–280

Llombart-Bosch A, Contesso G, Peydro-Olaya A (1996) Histology, immunohistochemistry, and electron microscopy of small round cell tumors of bone. Semin Diagn Pathol 13:153–170

Matsukuma S, Kawabata M, Takemoto T, Wada R, Kuwabara N (1995) Paget sarcoma of the cervical vertebrae: an autopsy case report and review of the literature. Pathol Int 45: 885–889

Matsuno T, Unni KK, McLeod RA, Dahlin DC (1976) Teleangiectatic Osteogenic sarcoma. Cancer 38:2538–2547

Mulligan ME, Lewis DR Jr, Resnik CS, Kumar D, Levine AM.(1999) Small cell osteosarcoma of the ulna: a case report and review of the literature. J Hand Surg [Am] 24:417–420

O'Connell JX, Nanthakumar SS, Nielsen GP, Rosenberg AE (1998) Osteoid osteoma: the uniquely innervated bone tumor. Mod Pathol 11:175–180

Okada K, Frassica FJ, Sim FH, Beabout JW, Bond JR, Unni KK (1994) Parosteal osteosarcoma: a clinicopathological study. J Bone Joint Surg 76:366–378

Papagelopoulos PJ, Galanis E, Sim FH, Unni KK (1999) Periosteal osteosarcoma. Orthopedics 22:971–974

Papagelopoulos PJ, Galanis EC, Sim FH, Unni KK (1999) Clinicopathologic features, diagnosis, and treatment of osteoblastoma. Orthopedics 22:244–247

Roessner A, Jurgens H (1993) Round cell tumours of bone. Pathol Res Pract 189:111–136

Schajowicz F, McGuire MH (1989) Diagnostic difficulties in skeletal pathology. Clin Orthop 240:281–310

Sundaram M, McGuire MH, Herbold DR (1987) Magnetic resonance imaging of osteosarcoma. Skeletal Radiol 16:23–29

Sulzbacher I, Puig S, Trieb K, Lang S (2000) Periosteal osteoblastoma: a case report and a review of the literature. Pathol Int 50:667–671

Suttner NJ, Chandy KJ, Kellerman AJ (2002) Osteoid osteomas of the body of the cervical spine. Case report and review of the literature. Br J Neurosurg 16:69–71

Unni KK (1998) Osteosarcoma of bone. J Orthop Sci 3:287–294

Van der Eijken JW (1998) Strategy in the treatment of benign bone tumors: an overview. J Pediatr Orthop B 7:249–252

Van der Woude HJ, Bloem JL, Pope TL Jr (1998) Magnetic resonance imaging of the musculoskeletal system. Part 9. Primary Tumors. Clin Orthop 347:272–286

Vanel D, Tcheng S, Contesso G, Zafrani B, Kalifa C, Dubousset J, Kron P (1987) The radiological appearance of teleangiectatic osteosarcoma: a study of 14 cases. Skeletal Radiol 16:196–200

Vuillemin-Bodaghi V, Parlier-Cuau C, Cywiner-Golenzer C, Quillard A, Kaplan G, Laredo JD (2000) Multifocal osteogenic sarcoma in Paget's disease. Skeletal Radiol 29:349–353

White LM, Kandel R (2000) Osteoid-producing tumors of bone. Semin Musculoskelet Radiol 4:25–43

Witt J (2000) Management of osteoid osteoma. Hosp Med 63:207–209

Bindegewebige Knochentumoren

Abdelwahab IF, Hermann G, Klein MJ, Kenan S, Lewis MM (1991) Fibromyxoma of bone. Skeletal Radiol 20:95–98

Adler CP (1981) Fibromyxoma of bone within the femoral neck and the tibial head. J Cancer Res Clin Oncol 101:183–189

Adler CP, Harle F (1974) The differential diagnosis of osteo-fibrous diseases of the jaws (author's transl). Verh Dtsch Ges Pathol 58:308–314

Adler CP, Stock D (1985) Zur Problematik aggressiver Fibromatosen in der Orthopädie. Orth Grenzgeb 124:355–360

Araki Y, Tanaka H, Yamamoto H, Yamamoto T, Tsukaguchi I, Shino K, Nakamura H (1994) MRI of fibrous cortical defect of the femur. Radiat Med 12:93–98

Azouz EM (1995) Benign fibrous histiocytoma of the proximal tibial epiphysis in a 12-year-old girl. Skeletal Radiol 24:375–378

Barnes GR Jr, Gwinn JL (1974) Distal irregularities of the femur simulating malignancy. Am J Roentgenol 122:180–185

Bertoni F, Calderoni P, Bacchini P, Sudanese A, Baldini N, Present D, Campanacci M (1986) Benign fibrous histiocytoma of bone. J Bone Joint Surg 68:1225–1230

Bertoni F, Unni KK, McLeod RA, Sim FH (1988) Xanthoma of bone. Am J Clin Pathol 90:377–384

Blanco M, Cabello-Inchausti B, Cura M, Fernandes L (2001) Post-traumatic fibro-osseous lesion of the ribs and scapula (sclerosing xanthofibroma). Ann Diagn Pathol 5:343–349

Bohm P, Krober S, Greschniok A, Laniado M, Kaiserling E (1996) Desmoplastic fibroma of the bone. A report of two patients, review of the literature, and therapeutic implications. Cancer 78:1011–1023

Brannon RB, Fowler CB (2001) Benign fibro-osseous lesions: a review of current concepts. Adv Anat Pathol 8:126–143

Bridge JA, Rosenthal H, Sanger WG, Neff JR (1989) Desmoplastic fibroma arising in fibrous dysplasia. Chromosomal analysis and review of the literature. Clin Orthop 247:272–278

Campanacci M (1976) Osteofibrous dysplasia of long bones: a new clinical entity. Ital J Orthop Traumatol 2:221–237

Chapurlat RD, Meunier PJ (2000) Fibrous dysplasia of bone. Baillieres Best Pract Res Clin Rheumatol 14:385–398

Choi JH, Gu MJ, Kim MJ, Choi WH, Shin DS, Cho KH (2001) Fibrosarcoma in bizarre parosteal osteochondromatous proliferation. Skeletal Radiol 30:44–47

Dahlin DC, Ivins JC (1969) Fibrosarcoma of bone: a study of 114 cases. Cancer 23:35–41

Del Grande F, Exner GU, Hodler J (1999) Osteofibrous dysplasia and its differential diagnosis. Schweiz Rundsch Med Prax 88:1770–1774

El-Mofty SK (1999) Cemento-ossifying fibroma and benign cementoblastoma. Semin Diagn Pathol 16:302–307

Erlemann R (2001) Radiologische Diagnostik von Knochentumoren. Radiologe 41:930–945 (Teil 1) und 1009–1025 (Teil 2)

Faivre L, Nivelon-Chevallier A, Kottler ML, Robinet C, Van Kien PK, Lorcerie B, Munnich A, Maroteaux P, Cormier-Daire V, LeMerrer M (2001) Mazabraud syndrome in two patients: clinical overlap with McCune-Albright syndrome. Am J Med Genet 99:132–136

Feine U, Ahlemann LM (1981) Periosteales Desmoid der Metaphyse. RöFo Fortschr Geb Rontgenstr Nuklearmed 135:193–219

Freyschmidt J, Holland BR (1993) Klassifikation und Diagnostik von Knochengeschwülsten. Akt Chirurgie 28:189–198

Freyschmidt J (1993) Skeletterkrankungen. Springer. Heidelberg-Berlin-New York

Friedburg H, Wimmer B, Adler CP, Gospos C, Salm R (1982) Malignes fibröses Histiocytom. RöFo Fortschr Geb Rontgenstr Nuklearmed 137:388–393

Giday DL, Ash JM (1976) Benign bone tumors. Sem Nucl Med 6:33–46

Goergen TG, Dickman PS, Resnick D, Saltzstein SL, O'Dell CW, Akeson WH (1977) Long bone ossifying fibromas. Cancer 39:2067–2072

Huvos AG, Higinbotha NL (1975) Primary fibrosarcoma of bone: a clinicopathologic study of 130 patients. Cancer 35:837–847

Invards CY, Unni KK, Beabout JW, Sim FH (1991) Desmoplastic fibroma of bone. Cancer 68:1978–1983

Jee WH, Choe BY, Kang HS, Suh KJ, Suh JS, Ryu KN, Lee YS, Ok IY, Kim JM, Choi KH Shinn KS (1998) Nonossifying fibroma: characteristics at MR imaging with pathologic correlation. Radiology 209:197–202

Kamiyoshihara M, Hirai T, Kawashima O, Ishikawa S, Morishita Y (1999) Fibromyxoma of the rib: report of a case. Surg Today 29:475–477

Klein MH, Rosenberg ZS, Lehman WB (1990) Nonossifying fibroma of bone: a case report. Bull Hosp Jt Dis Orthop Inst 50:64–69

Lichtenstein L (1938) Polyostotic fibrous dysplasia. Arch Surg 36:874–898

Lichtenstein I, Jaffe HL (1942) Fibrous dysplasia of a bone: conditions affecting one, several or many bones, graver cases of which may present abnormal pigmentation of skin, premature sexual development, hyperthyroidism or still other extraskeletal abnormalities. Arch Pathol 33:777

Link TM, Haeussler MD, Poppek S, Woertler K, Blasius S, Lindner N, Rummeny EJ (1998) Malignant fibrous histiocytoma of bone: conventional X-ray and MR imaging features. Skeletal Radiol 27:552–558

Machiels F, De Maeseneer M, Chaskis C, Bourgain C, Osteaux M (1998) Deep benign fibrous histiocytoma of the knee: CT and MR features with pathologic correlation. Eur Radiol 8:989–991

Mahnken AH, Biesterfeld S, Wildberger JE (2001) Benign fibrous histiocytoma of the bone: MR diagnosis. Rofo Fortschr Geb Rontgenstr Neuen Bildgeb Verfahr 173(3):273–274

Marks KE, Bauer TW (1989) Fibrous tumors of bone. Orthop Clin North Am 20:377–393

McCarthy EF, Matsuno T, Dorfman HD (1979) Malignant fibrous histiocytoma of bone: a study of 35 cases. Hum Pathol 10:57–70

Murphey MD, Kransdorf MJ, Smith SE (1999) Imaging of Soft Tissue Neoplasms in the Adult: Malignant Tumors. Semin Musculoskelet Radiol 3:39–58

Oba M, Nakagami W, Maeda M, Kobayashi K (1998) Symptomatic monostotic fibrous dysplasia of the thoracic spine. Spine 23:741–743

Papagelopoulos PJ, Galanis EC, Sim FH, Unni KK (2000) Clinicopathologic features, diagnosis, and treatment of malignant fibrous histiocytoma of bone. Orthopedics 23:59–65

Park YK, Unni KK, McLeod RA, Pritchard DJ (1993) Osteofibrous dysplasia: clinicopathologic study of 80 cases. Hum Pathol 24:1339–1347

Resnick D, Greenway G (1982) Distal femoral cortical defects, irregularitis, and excavations. Radiology 90:258–260

Ritschl P, Karnel F (1986) Pathogenesis of fibrous cortical defect and non-ossifying bone fibroma. Z Orthop Ihre Grenzgeb 124:682–687

Smith SE, Kransdorf MJ (2000) Primary musculoskeletal tumors of fibrous origin. Semin Musculoskelet Radiol 4:73–88

Spanier SS, Enneking WF, Enriques P (1975) Primary malignant fibrous histiozytoma of bone. Cancer 36:2084–2098

Springfield DS, Rosenberg AE, Mankin HJ, Mindell ER (1994) Relationship between osteofibrous dysplasia and adamantinoma. Clin Orthop 309:234–244

Steiner GC (1974) Fibrous cortical defect and nonossifying fibroma of bone. A study of the ultrastructure. Arch Pathol 97:205–210

Wang JW, Shih CH, Chen WJ (1993) Osteofibrous dysplasia (ossifying fibroma of long bones). A report of four cases and review of the literature. Clin Orthop 278:235–243

Vanhoenacker FM, Hauben E, De Beuckeleer LH, Willemen D, Van Marck E, De Schepper AM (2000) Desmoplastic fibroma of bone: MRI features. Skeletal Radiol 29:171–175

White RD, Makar J Jr (1986) Xanthofibroma of the mandible. J Oral Maxillofac Surg 44: 1010–1014

Young JW, Levine AM, Dorfman HD (1984) Case report 293. Diagnosis: nonossifying fibroma (NOF) of the upper tibial diametaphysis, with considerable increase in size over a three-year period. Skeletal Radiol 12:294–297

Literatur

Osteoklastom

Dahlin DC (1985) Giant cell tumor of bone: highlights of 407 cases. AJR Am J Roentgenol 144:955–960
Fain JS, Unni KK, Beabout JW, Rock MG (1993) Nonepiphyseal giant cell tumor of the long bones. Clinical, radiologic, and pathologic study. Cancer 71:3514–3519
McDonald DJ, Sim FH, McLeod RA, Dahlin DC (1986) Giant-cell tumor of bone. J Bone Joint Surg Am 68:235–242
Murphey MD, Andrews CL, Flemming DJ, Temple HT, Smith WS, Smirniotopoulos JG (1996) Primary tumors of the spine: radiologic pathologic correlation. Radiographics 16:1131–1158
Okane K, Hashimoto M, Heianna J, Sashi R, Watarai J, Okada K (2000) Giant cell tumor of the right femur: in unusual location and showing atypical CT and MR evidence. Eur Radiol 10:1203
O'Reilly M, Chew FS (1996) The scintigraphic features of giant-cell tumors in relation to other imaging modalities. Clin Nucl Med 21:43–48
Roux S (1998) Giant cell tumors of bone. Rev Rhum Engl Ed 65:139–147
Salzer-Kuntschik M (1998) Differential diagnosis of giant cell tumor of bone. Verh Dtsch Ges Pathol 82:154–159
Wittig JC, Simpson BM, Bickels J, Kellar-Graney KL, Malawer MM (2001) Giant cell tumor of the hand: Superior results with curettage, cryosurgery, and cementation. J Hand Surg [Am] 26:546–555

Osteomyelogene Knochentumoren

Baur A (2000) Die Diagnose des Plasmocytoms mit MRT. Radiologe 40:716–722
Bangerter M, Griesshammer M, Bergmann L (1999) Progress in medical imaging of lymphoma and Hodgkin's disease. Curr Opin Oncol 11:339–342
Daw NC, Mahmoud HH, Meyer WH, Jenkins JJ, Kaste SC, Poquette CA, Kun LE, Pratt CB Rao BN (2000) Bone sarcomas of the head and neck in children: the St Jude Children's Research Hospital experience. Cancer 88:2172–2180
Dimopoulos MA, Moulopoulos LA, Datseris I, Weber D, Delasalle K, Gika D, Alexanian R (2000) Imaging of myeloma bone disease–implications for staging, prognosis and follow-up. Acta Oncol 39:823–827
Dimopoulos MA, Moulopoulos LA, Maniatis A, Alexanian R (2000) Solitary plasmacytoma of bone and asymptomatic multiple myeloma. Blood 96:2037–2044
Ewing J (1921) Diffuse endothelioma of bone. Proc NY Pathol Soc 21:17–24
Freyschmidt J, Holland BR (1993) Klassifikation und Diagnostik von Knochengeschwülsten. Akt. Chirurgie 28:189–198
Freyschmidt J (1993) Skeletterkrankungen. Springer. Heidelberg-Berlin-New York
Guermazi A, Brice P, de Kerviler E E, Ferme C, Hennequin C, Meignin V, Frija J (2001) Extranodal Hodgkin disease: spectrum of disease. Radiographics 21:161–179
Ha TV, Kleinman PK, Fraire A, Spevak MR, Nimkin K, Cohen IT, Hirsh M, Walton R (1994) MR imaging of benign fatty tumors in children: report of four cases and review of the literature. Skeletal Radiol 23:361–367
Henk CB, Grampp S, Wiesbauer P, Zoubek A, Kainberger F, Breitenseher M, Mostbeck GH, Imhof H (1998) Ewing sarcoma. Diagnostic imaging. Radiologe 38:509–522
Herget GW, Steinfurth GP, Neuburger M, Adler CP (2000) Epidemiologische und klinische Aspekte bei 1100 Plasmozytompatienten. Med Welt 103:26–30
Hoffmann C, Ahrens S, Dunst J, Hillmann A, Winkelmann W, Craft A, Gobel U, Rube C, Voute PA, Harms D, Jurgens H (1999) Pelvic Ewing sarcoma: a retrospective analysis of 241 cases. Cancer 85:869–877

Jaffe HL (1979) Skeletal manifestations of leukemia and lymphoma. Bull Hosp J Dis 13:217–238
Kransdorf MJ, Smith SE (2000) Lesions of unknown histogenesis: Langerhans cell histiocytosis and Ewing sarcoma. Semin Musculoskelet Radiol 4:113–125
Kyle RA (2000) Multiple myeloma: an odyssey of discovery. Br J Haematol 111:1035–1044
Miller MD, Ragsdale BD, Sweet DE (1992) Parosteal lipomas: a new perspective. Pathology 24:132–139
Moehler TM, Hawighorst H, Neben K, Egerer G, Benner A, Hillengass J, Max R, Ho AD, Goldschmidt H, van Kaick G (2000) Functional magnetic resonance tomography in the diagnosis and therapy monitoring in multiple myeloma. Radiologe 40:723–730
Mulligan ME (2000) Myeloma and lymphoma. Semin Musculoskelet Radiol 4:127–135
Neuburger M, Herget GW, Adler CP (1996) Liposarcoma: Comparison of Flow Cytometric and Image Cytophotometric DNA Measurements. Oncology Rep 3:559–562
Pauleit D, Sommer T, Textor J, Flacke S, et al. (1999) MRT-Diagnostik bei longitudinalen Streßfrakturen: Differentialdiagnose zum Ewing-Sarkom. Fortschr. Röntgenstr. 170:28–34
Ramos A, Castello J, Sartoris DJ, Greenway GD, Resnick D, Haghighi P (1985) Osseous lipoma: CT appearance. Radiology 157:615–619
Rosenberg SA (1994) Classification of lymphoid neoplasms. Blood 84:1359–1360
Saifuddin A, Whelan J, Pringle JA, Cannon SR (2000) Malignant round cell tumours of bone: atypical clinical and imaging features. Skeletal Radiol 29:646–651
Shapeero LG, Vanel D (2000) Imaging evaluation of the response of high-grade osteosarcoma and Ewing sarcoma to chemotherapy with emphasis on dynamic contrast-enhanced magnetic resonance imaging. Semin Musculoskelet Radiol 4:137–146
Uhl M, Roeren T, Schneider B, Kauffmann GW (1996) MRT der Liposarkome. Röfo Fortschr Geb Rontgenstr Neuen Bildgeb Verfahr 165:144–147
Vanel D, Dromain C, Tardivon A (2000) MRI of bone marrow disorders. Eur Radiol 10:224–229

Vaskuläre Knochentumoren

Adler CP, Trager D (1989) Malignant hemangiopericytoma – a soft tissue and bone tumor. Z Orthop Ihre Grenzgeb 127:611–615
Adler CP, Reichelt A (1985) Haemangiosarcoma of bone. Int Orthop 8:273–279
Aviv RI, McHugh K, Hunt J (2001) Angiomatosis of bone and soft tissue: a spectrum of disease from diffuse lymphangiomatosis to vanishing bone disease in young patients. Clin Radiol 56:184–190
Cerilli LA, Fechner RE (1999) Angiosarcoma arising in a bone infarct. Ann Diagn Pathol 3:370–373
Choi JJ, Murphey MD (2000) Angiomatous skeletal lesions. Semin Musculoskelet Radiol 4:103–112
Forstner R, Datz C, Dietze O, Rettenbacher L (1998) Sclerotic variant of lymphangiomatosis of bone: imaging findings at diagnosis and long-term follow-up. Skeletal Radiol 27:445–448
Hoey SA, Letts RM, Jimenez C (1998) Infantile hemangiopericytoma of the musculoskeletal system: case report and literature review. J Pediatr Orthop 18:359–362
Horikawa A, Okada K, Sato K (2001) Haemangioma in the distal end of the ulna resembling aneurysmal bone cyst. Clin Radiol 56:159–162
Kaleem Z, Kyriakos M, Totty WG (2000) Solitary skeletal hemangioma of the extremities. Skeletal Radiol 29:502–513
Kikuchi K, Kowada M, Sageshima M (1994) Orbital hemangiopericytoma: CT, MR, and angiographic findings. Comput Med Imaging Graph 18:217–222

Lin YJ, Tu YK, Lin SM, Shun CT (1996) Primary hemangiopericytoma in the axis bone: case report and review of literature. Neurosurgery 39:397–399

Lomasney LM, Martinez S, Demos TC, Harrelson JM (1996) Multifocal vascular lesions of bone: imaging characteristics. Skeletal Radiol 25:255–261

Martinat P, Cotten A, Singer B, Petyt L, Chastanet P (1995) Solitary cystic lymphangioma. Skeletal Radiol 24:556–558

Murphey MD, Fairbairn KJ, Parman LM, Baxter KG, Parsa MB, Smith WS (1995) Musculoskeletal angiomatous lesions: radiologic-pathologic correlation. Radiographics 15:893–917

Wenger DE, Wold LE (2000) Benign vascular lesions of bone: radiologic and pathologic features. Skeletal Radiol 29:63–74

Wenger DE, Wold LE (2000) Malignant vascular lesions of bone: radiologic and pathologic features. Skeletal Radiol 29:619–631

Wold LE, Unni KK, Beabout JW, Ivins JC, Bruckman JE, Dahlin DC (1982) Hemangioendothelial sarcoma of bone. Am J Surg Pathol 6:59–70

Neurogene Knochentumoren

Apostolidis C, Anterriotis D, Rapidis AD, Angelopoulos AP (2001) Solitary intraosseous neurofibroma of the inferior alveolar nerve: report of a case. J Oral Maxillofac Surg 59:232–235

Chang CJ, Huang JS, Wang YC, Huang SH (1998) Intraosseous schwannoma of the fourth lumbar vertebra: case report. Neurosurgery 43:1219–1222

Collange C, Burde MA (2000) Musculoskeletal problems of neurogenic origin. Baillieres Best Pract Res Clin Rheumatol 14:325–343

de la Monte SM, Dorfman HD, Chandra R, Malawer M (1984) Intraosseous schwannoma: histologic features, ultrastructure, and review of the literature. Hum Pathol 15:551–558

Dunnick NR (2000) Intraosseous malignant peripheral nerve sheath tumor (malignant schwannoma) in a patient with neurofibromatosis. Radiographics 20:271–273

Kloos RT, Rufini V, Gross MD, Shapiro B (1996) Bone scans in neurofibromatosis, plexiform neuroma and neurofibrosarcoma. J Nucl Med 37:1778–1783

Mandell GA, Dalinka MK, Coleman BG (1979) Fibrous lesions in the lower extremities in neurofibromatosis. AJR Am J Roentgenol 133:1135–1138

Pyati PS, Sanzone AG (1996) Intraosseous neurilemoma of the Kalkaneus. Orthopedics 19:353–355

Ruggieri M, Huson SM (1999) The neurofibromatoses. An overview. Ital J Neurol Sci 20:89–108

Takata K, Okuda K, Ochi M (1999) Intraosseous neurilemoma of the sternum. Ann Thorac Surg 67:1474–1476

Vora RA, Mintz DN, Athanasian EA (2000) Intraosseous schwannoma of the metakarpal. Skeletal Radiol 29:224–226

Chordom

Diel J, Ortiz O, Losada RA, Price DB, Hayt MW, Katz DS (2001) The sacrum: pathologic spectrum, multimodality imaging, and subspecialty approach. Radiographics 21:83–104

Leone A, Costantini A, Guglielmi G, Settecasi C, Priolo F (2000) Primary bone tumors and pseudotumors of the lumbosacral spine. Rays 25:89–103

Manzone P, Fiore N, Forlino D, Alcala M, Cabrera CF (1998) Chordoma of the lumbar L2 vertebra: case report and review of the literature. Eur Spine J 7:252–256

Murphy JM, Wallis F, Toland J, Toner M, Wilson GF (1998) CT and MRI appearances of a thoracic chordoma. Eur Radiol 8:1677–1679

Murphey MD, Andrews CL, Flemming DJ, Temple HT, Smith WS, Smirniotopoulos JG (1996) Primary tumors of the spine: radiologic pathologic correlation. Radiographics 16:1131–1158

Adamantionom der langen Röhrenknochen

Adler CP (1990) Case report 587: Adamantinoma of the tibia mimicking osteofibrous dysplasia. Skeletal Radiol 19:55–58

Fischer B (1913) Über ein primäres Adamantinom der Tibia. Frankfurt Z Pathol 12:422–441

Kumar D, Mulligan ME, Levine AM, Dorfman HD (1998) Classic adamantinoma in a 3-year-old. Skeletal Radiol 27:406–409

Moon NF, Mori H (1986) Adamantinoma of the appendicular skeleton: updated. Clin Orthop Rel Res 204:215–237

Weiss SW, Dorfman HD (1977) Adamantinoma of long bone: an analysis of nine new cases with emphasis on metastasizing lesions and fibrous dysplasia-like changes. Hum Pathol 8:141–153

Tumor-like Lesions

Ackermann GL, Altini M (1992) The cementomas – a clinicopathological re-appraisal. J Dent Assoc S Afr 47:187–194

Adler CP (1985) Tumour-like lesions in the femur with cementum-like material: does the »cementoma« of long bone exits. Skeletal Radiol 14:26–37

Adler CP (1995) Solid aneurysmal bone cyst with pathologic bone fracture. Skeletal Radiol 24:214–216

Amling M, Werner M, Posl M, Maas R, Korn U, Delling G (1995) Calcifying solitary bone cyst: morphological aspects and differential diagnosis of sclerotic bone tumours. Virchows Arch 426:235–242

Bandiera S, Bacchini P, Bertoni F (2000) Secondary aneurysmal bone cyst simulating malignant transformation in fibrous dysplasia. Orthopedics 23:1205–1207

Dawson EG, Mirra JM, Yuhl ET, Lasser K (1976) Solitary bone cyst of the cervical spine. Clin Orthop 119:141–143

El-Mofty SK (1999) Cemento-ossifying fibroma and benign cementoblastoma. Semin Diagn Pathol 16:302–307

Glass TA, Dyer R, Fisher L, Fechner RE (1982) Expansile subchondral bone cyst. AJR Am J Roentgenol 139:1210–1211

Guida F, Rapana A, Conti C, Cagliari E, Civelli F, Trincia G (2001) Cranial aneurysmal bone cyst: a diagnostic problem. With a review of the literature. Childs Nerv Syst 17:297–301

Gupta AK, Crawford AH (1996) Solitary bone cyst with epiphyseal involvement: confirmation with magnetic resonance imaging. A case report and review of the literature. J Bone Joint Surg Am 78:911–915

Helwig U, Lang S, Baczynski M, Windhager R (1994) The intraosseous ganglion. A clinical-pathological report on 42 cases. Arch Orthop Trauma Surg 114:14–17

Jaffe HL (1950) Aneurysmal bone cyst. Bull Hosp Jt Dis 11:3–13

Jaiswal AK, Mahapatra AK (2000) Giant intradiploic epidermoid cysts of the skull. A report of eight cases. Br J Neurosurg 14:225–228

Jones SN, Stoker DJ (1988) Radiology at your fingertips; lesions of the terminal phalanx. Clin Radiol 39:478–485

Komiya S, Inoue A (2000) Development of a solitary bone cyst – a report of a case suggesting its pathogenesis. Arch Orthop Trauma Surg 120:455–457

Levine B, Kanat IO (1988) Subchondral bone cysts, osteochondritis dissecans, and Legg-Calve-Perthes disease: a correlation and proposal of their possible common etiology and pathogenesis. J Foot Surg 27:75–79

Ma LD, McCarthy EF, Bluemke DA, Frassica FJ (1998) Differentiation of benign from malignant musculoskeletal lesions using MR imaging: pitfalls in MR evaluation of lesions with a cystic appearance. AJR Am J Roentgenol 170:1251–1258

Magee TH, Rowedder AM, Degnan GG (1995) Intraosseus ganglia of the wrist. Radiology 195:517–520

May DA, McCabe KM, Kuivila TE (1997) Intraosseous ganglion in a 6-year-old boy. Skeletal Radiol 26:67–69

Mirra JM, Bernard GW, Bullough PG, Johnston W, Mink G (1978) Cementum-like bone production in solitary bone cysts (so-called »cementoma« of long bones). Report of three cases. Electron microscopic observations supporting a synovial origin to the simple bone cyst. Clin Orthop 135:295–307

Sciot R, Dorfman H, Brys P, Dal Cin P, De Wever I, Fletcher CD, Jonson K, Mandahl N, Mertens F, Mitelman F, Rosai J, Rydholm A, Samson I, Tallini G, Van den Berghe H, Vanni R, Willen H (2000) Cytogenetic-morphologic correlations in aneurysmal bone cyst, giant cell tumor of bone and combined lesions. A report from the CHAMP study group. Mod Pathol 13:1206–1210

Stabler A, Glaser C, Reiser M (2000) Musculoskeletal MR: knee. Eur Radiol 10:230–241

Tam W, Resnick D, Haghighi P, Vaughan L (1996) Intraosseous ganglion of the patella. Skeletal Radiol 25:588–591

Vergel De Dios AM, Bond JR, Shives TC, McLeod RA, Unni KK (1992) Aneurysmal bone cyst: a clinicopathologic study on 238 cases. Cancer 69:2921–2931

Wortler K, Blasius S, Hillmann A, Marx C, Brinkschmidt C, Heindel W (2000) MR morphology of primary aneurysmal bone cysts: a retrospective analysis of 38 cases. Rofo Fortschr Geb Rontgenstr Neuen Bildgeb Verfahr 172:591–596

Yamamoto T, Marui T, Akisue T, Mizuno K (2000) Solid aneurysmal bone cyst in the humerus. Skeletal Radiol 29:470–473

Zenmyo M, Komiya S, Hamada T, Inoue A (2000) A solitary bone cyst in the spinous process of the cervical spine: a case report. Spine 25:641–642

Knochengranulome

Adler CP, Schaefer HE (1988) Case report 508: Histiocytosis X of the left femur-proximal segment. Skeletal Radiol 17:531–535

Bertoni F, Biscaglia R, Bacchini P (1998) Giant cell reparative granuloma of the phalanx of the hand with aggressive radiographic features. Skeletal Radiol 27:584–587

Capozzi JD, Green S, Levy RN, Schwartz IS (1987) Giant cell reaction of small bones. Clin Orthop 214:181–184

Chester W (1930) Über die Lipoidgranulomatose. Virchows Arch A 279:561–602

Ferrozzi F, Bova D, Tognini G, Zuccoli G (2000) Pseudotumoral bilateral involvement of the breast in Erdheim-Chester disease: CT appearance. J Comput Assist Tomogr 24:281–283

Forouhar FA, Phelan NP, Benton DC (2000) Giant cell reparative granuloma of the small bones of the hands and feet: a report of three cases. Ann Clin Lab Sci 30:272–277

Gotthardt M, Welcke U, Brandt D, Tontsch D, Barth PJ, Schaefer J, Hoeffken H, Joseph K (2000) The role of bone scintigraphy in patients with Erdheim-Chester disease. Clin Nuc Med 25:414–420

Graham GN, Browne H (2001) Primary bony tumors of the pediatric spine. Yale J Biol Med 74:1–8

Hefti F, Jundt G (1995) Langerhans cell histiocytosis. Orthopäde 24:73–81

Helpap B, Totovic V, Bechtelsheimer H (1981) Giant-cell reaction in the small tubular bones. A light- and electron-microscopic study. J Cancer Res Clin Oncol 101:219–226

Herrmann HJ, Goth D (1983) Giant cell reaction of short tubular bones. Handchir Mikrochir Plast Chir 15:86–91

Heyd R, Strassmann G, Donnerstag F, Martin T, Zamboglou N (2000) Radiotherapy in Langerhans-cell histiocytosis. 2 case reports and review of the literature. Rontgenpraxis 53:51–61

Lara-Pomares A (2000) Epiphyseal involvement in Erdheim-Chester disease: radiographic and scintigraphic findings in a case with lytic lesions. Nuklearmedizin 39:N72–73

Lorenzo JC, Dorfman HD (1980) Giant-cell reparative granuloma of short tubular bones of the hands and feet. Am J Surg Pathol 4:551–563

Petrikowski CG, McGaw WT (2000) Erdheim-Chester disease of the jaws: literature review and case report. Oral Surg Oral Med Oral Pathol Oral Radiol Endod 90:389–398

Seemann WR, Genz T, Gospos C, Goth D, Adler CP (1985) Giant-cell reaction of the short tubular bones of the hand and foot. RöFo Fortschr Geb Rontgenstr Nuklearmed 142:454–457

Velez-Yanguas MC, Warrier RP (1996) Langerhans'cell histiocytosis. Orthop Clin North Am 27: 615–623

Wold LE, Dobyns JH, Swee RG, Dahlin DC (1986) Giant cell reaction (giant cell reparative granuloma) of the small bones of the hands and feet. Am J Surg Pathol 10:491–496

Knochenmetastasen

Baur A, Staebler A, Bruening R, Deimling M (1998) Diffusion – weighted MR imaging of bone marrow: Differentiation of benign versus pathologic compression fractures. Radiology 207:349–356

Cuenod C, Laredo JD, Chevret S, Hamze B et al. (1996) Acute vertebral collapse to osteoporosis or malignancy. Appearance on unenhanced and Gadolinium-enhanced MR images. Radiology 199:541–549

Jung H, Jee W, McCauley T et al. (2003) Discrimination of metastatic from acute osteoporotic compression spinal fractures with MR imaging. Radiographics 23:179–187

Uhl M., C. Altehoever, K.H. Allmann, J.Laubenberger, M.Langer (1997) Radiologische Diagnostik von Skelettmetastasen – Neue Aspekte. Krankenhausarzt 70:430–434

Winterer J, Ghanem N, Uhl M, Langer M (2000) Skelettäre Metastasen und extraossäre Tumorausdehnung. Klinikarzt 29:281–284

Ischämische Knochenerkrankungen

Brussatis F, Hahn K (1990) Aseptische Knochennekrosen. In: Nuklearmedizin in der Orthopädie. Springer Verlag

Cerilli LA, Fechner RE (1999) Angiosarcoma arising in a bone infarct. Ann Diagn Pathol 3:370–373

Hodler J, Marincek B (1990) MRI indications in the diagnosis of joint diseases. Schweiz Med Wochenschr 120:666–675

Kramer J, Breitenseher M, Imhof H, Urban M, Plenk H Jr, Hofmann S (2000) Diagnostic imaging in femur head necrosis. Orthopäde 29:380–388

Lafforgue P, Schiano A, Acquaviva PC (1990) Bone infarction, or idiopathic metaphyseal and diaphyseal aseptic osteonecrosis of the long bones. Update and contribution of new imaging technics. Rev Rhum Mal Osteoartic 57:359–366

Pavelka K (2000) Osteonecrosis. Baillieres Best Pract Res Clin Rheumatol 14:399–414

Pere P, Regent D, Vivard T, Gillet P, Gaucher A (1988) Magnetic resonance imaging of bone infarction. Apropos of 2 cases. J Radiol 69:597–601

Vande Berg BC, Malghem J, Lecouvet FE, Noel H, Maldague B (1997) MR imaging of bone infarction and epiphyseal osteonecrosis. J Belge Radiol 80:243–250

Entzündliche Knochenerkrankungen

Adler CP (1979) Primäre und sekundäre Periostreaktionen. Radiologe 19:293–306

Adler CP (1985) Spondylitis – Spondylodiscitis. Radiologe 25:291–298

Andersson SG, Dehio C (2000) Rickettsia prowazekii and Bartonella henselae: differences in the intracellular life styles revisited. Int J Med Microbiol 290:135–141

Andres E, Loth F, Orion B, Marcellin L, Durckel J (2001) Iliac bone defects revealing systemic sarcoidosis. Joint Bone Spine 68:74–75

Berk C, Ciftci E, Erdogan A (1998) MRI in primary intraspinal extradural hydatid disease: case report. Neuroradiology 40:390–392

Biviji AA, Paiement GD, Steinbach LS (2002) Musculoskeletal manifestations of human immunodeficiency virus infection. J Am Acad Orthop Surg 10:312–320

Bohndorf K (1996) Bildgebung der akuten und chronischen Osteomyelitis. Radiologe 36:786–794

Boussel L, Marchand B, Blineau N, Pariset C, Hermier M, Picaud G, Emin M, Coulon A, Pagnon P, Rode A, Pin-Leveugle J, Boibieux A, Berthezene Y (2002) Imaging of osteoarticular tuberculosis J Radiol 83:1025–1034

Bouzaiene M, De Labrouhe C, Deboise A, Brocheriou C, Aidan D, Kuffer R, Decazes JM (1995) Ossifying periostitis (Garre) and chronic sclerosing osteomyelitis. Diagnostic limits and therapeutic management. Rev Stomatol Chir Maxillofac 96:1–7

Brien EW, Zahiri CA, Mirra JM (1999) Florid reactive periostitis ossificans of the proximal aspect of the tibia: a lesion that must be distinguished from osteosarcoma. A case report. J Bone Joint Surg Am 81:1002–1007

Brussatis F, Hahn K (1990) Entzündliche Knochenerkrankungen. In: Nuklearmedizin in der Orthopädie. Springer Verlag

Bureau NJ, Cardinal E (2001) Imaging of musculoskeletal and spinal infections in Aids. Radiol Clin North Am 39:343–355

Bureau NJ, Chhem RK, Cardinal E (1999) Musculoskeletal infections: US manifestations. Radiographics 19:1585–1592

Chomel BB (1996) Cat-scratch disease and bacillary angiomatosis. Rev Sci Tech 15:1061–1073

Collert S, Isacson J (1982) Chronic sclerosing osteomyelitis (Garre). Clin Orthop 164:136–140

Dahniya MH, Hanna RM, Ashebu S, Muhtaseb SA, el-Beltagi A, Badr S, el-Saghir E (2001) The imaging appearances of hydatid disease at some unusual sites. Br J Radiol 74:283–289

Demharter J, Bohndorf K, Michl W, Vogt H (1997) Chronic recurrent multifocal osteomyelitis: a radiological and clinical investigation of five cases. Skeletal Radiol 26:579–588

Ehara S, Nishida J, Abe M, Mizutani H, Ohba S (1994) Magnetic resonance imaging of pseudomalignant osseous tumor of the hand. Skeletal Radiol 23:513–516

Fisher AJ, Gilula LA, Kyriakos M, Holzaepfel CD (1999) MR imaging changes of lumbar vertebral sarcoidosis. AJR Am J Roentgenol 173:354–356

Fyfe B, Amazon K, Poppiti RJ Jr, Razzetti A (1990) Intraosseous echinococcosis: a rare manifestation of echinococcal disease. South Med J 83:66–68

Gasquet S, Maurin M, Brouqui P, Lepidi H, Raoult D (1998) Bacillary angiomatosis in immunocompromised patients. Aids 12:1793–1803

Glaser C, Matzko M, Reiser M (2000) Chronische Osteomyelitis. Radiologe 40:547–556

Griffith JF, Kumta SM, Leung PC, Cheng JC, Chow LT, Metreweli C (2002) Imaging of musculoskeletal tuberculosis: a new look at an old disease. Clin Orthop 398:32–39

Holmes WS, Pope TL Jr, Lange E de, Fechner RE, McDowel CL, Keats TE (1987) Case report 413: Florid reactive periostitis of the proximal phalanx of the fourth finger (parosteal fasciitis pseudosarcomatous fibromatosis, fasciitis ossificans). Skeletal Radiol 16:163–165

James DG, Timmis B, Barter S, Carstairs S (1989) Radiology of sarcoidosis. Sarcoidosis 6:7–14

Jaramillo D, Treves ST, Kasser JR, Harper M, Sundel R, Laor T (1995) Osteomyelitis and septic arthritis in children: appropriate use of imaging to guide treatment. AJR Am J Roentgenol 165:399–403

Jundt G, Jani L (1997) Primäre chronische Osteomyeltis. Orthopäde 26:889–893

Jurik AG, Egund N (1997) MRI in chronic recurrent multifocal osteomyelitis. Skeletal Radiol 26:230–

Kessler S, Lingg G (1998) Osteomyelitis. Röfo Fortschr Geb Rontgenstr Neuen Bildgeb Verfahr 169:105–14

Kothari NA, Pelchovitz DJ, Meyer JS (2001) Imaging of musculoskeletal infections. Radiol Clin North Am 39:653–671

Krauspe R, Girschick H, Huppertz HI (1997) Lymphoplasmacellular osteomyelitis. Orthopäde 26:894–901

Lang S. Osteomyelitis. A pathomorphologic overview (1996) Radiologe 36:781–785

Ledermann HP, Schweitzer ME, Morrison WB, Carrino JA (2003) MR findings in spinal infections. Radiology 228:506–514

Lopes TD, Reinus WR, Wilson AJ (1997) Quantitative analysis of the plain radiographic appearance of Brodie's abscess. Invest Radiol 32:51–58

Ma LD, Frassica FJ, Bluemke DA, Fishman EK (1997) CT and MRI evaluation of musculoskeletal infection. Crit Rev Diagn Imaging 38:535–568

Mandell GA, Contreras SJ, Conard K, Harcke HT, Maas KW (1998) Bone scintigraphy in the detection of chronic recurrent multifocal osteomyelitis. J Nucl Med 39:1778–1783

Martin-Granizo R, Garcia-Gonzalez D, Sastre J, Diaz FJ (1999) Mandibular sclerosing osteomyelitis of Garre. Otolaryngol Head Neck Surg 121:828–829

Merkle EM, Schulte M, Vogel J, Tomczak R, Rieber A, Kern P, Goerich J, Brambs HJ, Sokiranski R (1997) Musculoskeletal involvement in cystic echinococcosis: report of eight cases and review of the literature. AJR Am J Roentgenol 168:1531–1534

Moron H, Krause FJ (2000) Plasmazell Osteomyelitis der Brustwirbelsäule. Radiologe 40:557–560

Munk PL, Vellet AD, Hilborn MD, Crues JV 3rd, Helms CA, Poon PY (1994) Musculoskeletal infection: findings on magnetic resonance imaging. Can Assoc Radiol J 45:355–362

Munoz P, Bouza E (1999) Acute and chronic adult osteomyelitis and prosthesis-related infections. Baillieres Best Pract Res Clin Rheumatol 13:129–147

Murray IPC, Ell PJ (1998) Nuclear medicine in disorders of bones and joints. In: Nuclear medicine in clinical diagnosis and treatment. Churchill Livingstone

Schilling F, Uhl M (2002) SAPHO-syndrome and transient hemiparesis in a child: coincidence or new association? J Rheumatol 29: 2019–2021

Schilling F, Kessler S, Müntefering H, Baars J, Uhl M, Adler CP, Reichelt A, Michels H (2002) Primary chronic osteomyelitis of the clavicle. Osteologie 11:103–123

Schuster T, Bielek J, Dietz HG, Belohradsky BH (1996) Chronic recurrent multifocal osteomyelitis (CRMO). Eur J Pediatr Surg 6:45–51

Shorr AF, Murphy FT, Gilliland WR, Hnatiuk W (2000) Osseous disease in patients with pulmonary sarcoidosis and musculoskeletal symptoms. Respir Med 94:228–232

Uhl M, Leichsenring M, Krempien J (1995) Chronisch rekurrierende multifokale Osteomyelitis. Fortschr Röntgenstr 162:527–530

Tehranzadeh J, Wong E, Wang F, Sadighpour M (2001) Imaging of osteomyelitis in the mature skeleton. Radiol Clin North Am 39:223–250

Vienne P, Exner GU (1997) Garre Osteomyelitis. Orthopäde 26:902–907

Wilcox A, Bharadwaj P, Sharma OP (2000) Bone sarcoidosis. Curr Opin Rheumatol 12:321–330

Wright GD, Doherty M (1997) Unusual but memorable. Osseous involvement in chronic sarcoidosis. Ann Rheum Dis 56:183
Wright T, Sundaram M, McDonald D (1996) Radiologic case study. Tuberculous osteomyelitis and arthritis. Orthopedics 19:699–702
Yao DC, Sartoris DJ (1995) Musculoskeletal tuberculosis. Radiol Clin North Am 33:679–689
Zieger B, Elser H, Tröger J (1997) Osteomyelitis during the growth period. Diagnostic imaging. Orthopäde 26:820–829

M. Paget

Davie M, Davies M, Francis R, Fraser W, Hosking D, Tansley R (1999) Paget's disease of bone: a review of 889 patients. Bone 24 (Suppl 5):11S–12S
Infante JR, Gonzalez FM, Gonzalez J, Pacheco C, Vallejo JA, Torres M, Latre JM (2001) Paget's disease of the ulna: a rare location. Clin Nucl Med 26:634–635
Mirra JM, Brien EW, Tehranzadeh J (1995) Paget's disease of bone: a review with emphasis on radiologic features. Skeletal Radiol 24:173–184
Noor M, Shoback D (2000) Paget's disease of bone: diagnosis and treatment update. Curr Rheumatol Rep 2:67–73
Paget J (1877) On a form of chronic inflammation of bone (osteitis deformans). Med Chir Trans 60:37
Unni KK, Dahlin DC (1979) Premalignant tumors and conditions of bone. Am J Surg Pathol 3:47–60

Dysplasien

Ehl S, Uhl M, Berner R, Bonafe L, Superti-Furga A, Kirchhoff A (2003) Clinical, radiographic, and genetic diagnosis of progressive pseudorheumatoid dysplasia. Rheumatol Int 18:123–126
Fendel H (1976) Die Rolle der Hand bei Skelettdysplasien. Radiologe 16:273–277
International working group on constitutional diseases of bone (1997) Am J Genet 79:376–382
Levine SM, Lambiase RE et al. Cortical lesions of the tibia (2003) Radiographics 23:157–177
Omran H, Uhl M, Brandis M, Wolff G (2000) Survival and dominant transmission of »lethal« platyspondylic dwarfism of the »West coast« types. J Pediatr 36:411–413
Spranger J, Brill P, Poznanski A (2002) Bone dysplasias. An atlas of genetic disorders of skeletal development. Urban und Fischer, München
Willich E, Englert M (1973) Das Metakarpalzeichen. Fortschr Röntgenstr 119:443–450

Gelenkerkrankungen

Adler CP (1997) Gelenkerkrankungen. In: Knochenkrankheiten. Diagnostik makroskopischer, histologischer und radiologischer Strukturveränderungen des Skeletts. Springer, Heidelberg – New York
Allmann KH, Uhl M, Uhrmeister P, Neumann K, Kempis J von, Langer M (1998) Functional MR imaging of the cervical spine in patients with rheumatoid arthritis. Acta Radiologica 39:543–546
Allmann KH, Uhl M, Walter O, Neumann K, Kempis J von, Langer M (1999) Kinematische versus statische MRT-Untersuchung der Halswirbelsäule bei Patienten mit rheumatoider Arthritis. Fortschr Röntgenstr 170:22–27
Amor B (1983) Reiters syndrome and reactive arthritis. ClinRheumatol 2:315–321
Ansell B (1978) Chronic arthritis in childhood. Ann Rheum Dis 37:107–120
Ansell B, Kent A (1977) Radiological changes in in juvenile chronic polyarthritis Skelet Radiol 1:129–144
Ansell B, Wigley AD (1964) Arthritic manifestations in regional enteritis Ann Rheum Dis 23:64–72
Aptekar RG, Lawless OJ, Decker J (1974) Deforming non erosive arthritis of the hand in systemic lupus erythematosus. Clin Orthop100:120–124
Arlart I, Bargon G (1981) Periostale Knochenneubildung bei Colitis ulcerosa im jugendlichen Alter Fortschr Röntgenstr 135:577–582
Arnett FB, Stevens WB (1980) Juvenile onset chronic arthritis. Clinical and roentgenographic features of a unique HLA B27-subset. Amer J Med 69:369–376
Arnett FC, Edworthy SM, Bloch DA (1988) The 1987 revised ARA criteria for classification of rheumatoid arthritis. Arthritis Rheum 31:315–324
Avila R, Pugh DG, Slocumb CH, Winkelmann RK (1960) Psoriatic arthritis. A roentgenologic study. Radiology 75:691–702
Beaulieu A, Roy R, Mathon G (1983) Psoriatic arthritis risk factors for patients with psoriasis-a study based on histocompatibility antigen frequencies. J Rheumatol 10:633–636
Beltran JA, Noto M, et al. (1987) Rheumatoid arthritis: MR imaging manifestations. Radiology 165:153–157
Beneke G (1971) Pathologische Anatomie der rheumatoiden Arthritis. Therapiewoche 21:709–721
Berens D, Lin RK (1969) Roentgen diagnosis of rheumatoid arthritis. Thomas, Springfield/Ill
Bjernsand AJ (1968) New bone formation and carpal synostosis in scleroderma Amer J Roentgenol 103:616–619
Björksten B, Gustavson KH, Eriksson B, Lindholm A (1978) Chronic recurrent multifocal osteomyelitis and pustolosis palmoplantaris J Pediat 93:227–241
Bleifeld CJ, Inglis AE (1974) The hand in lupus erythematosus. J Bone Jt Surg 56A:1207–1214
Blocka KL, Bassett LW, Furst DE, Paulus HE (1981) The arthropathy of advanced progressive systemic sclerosis. Arthr and Rheum 24:847–854
Brackertz D (1981) Genetik und Rheumatologie. Z Rheumatol 40:103–121
Brackertz D, Werner P (1980) Genetic analysis of rheumatoid arthritis. Arthr and Rheum 23:656–664
Brewerton DA, James CO (1975) The histocomatibility antigen HLA 27 and disease. Semin Arthr Rheum 19:191–207
Calin A (1984) Classification of seronegative arthritis. Scand J Rheumat Suppl 52:5–8
Canigiani G, Zweymüller K (1972) Skelettveränderungen im Spätstadium der Dermatomyositis. Radiol Clin Biol 4199–144
Carr RD, Heisel EB, Stevenson TD (1965) CREST syndrom. Arch Derm 92:105–120
Choy D, Murray IP, Hoschl R (1981) The effect of iron on the biodustribution of bone scanning agents in humans. Radiology 140:197–202
Clark RL, Muhletaler CA, Margulies SI (1971) Colitic arthritis. Clinical and radiographic manifestations. Radiology 101:585–594
Collins LC, Lidsky M, Sharp JT, Moreland J (1972) Malposition of carpal bones in rheumatoid arthritis. Radiology 103:95–98
Cros D, Gamby G, et al. (1981) Acne rheumatism. Report of a case. J Rheumatol 8:336–339
Davis DE, Viozzi FJ, Miller OF (1981) The musculoskeletal manifestations of acne fulminans J Rheumatol 8:317–320
De Cuveland E (1955) Zur Differentialdiagnose inkonstanter Skelettelemente der Hand. Fortschr Röntgenstr 83:847–849
Dihlmann W (1987) Gelenke-Wirbelverbindungen. 3. Auflage, Thieme, Stuttgart
Dihlmann W (1982) Röntgenfremdaufnahmen in der Rheumatologie. Akt Rheumatol 7:228–230

Dihlmann W (1968) Der Processus styloideus – ein röntgenologischer Indikator für chronische rheumatische Polyarthritiden. Fortschr Röntgenstr 109:199–202

Dihlmann W (1968) Ein röntgenologisches Frühzeichen der Arthritis: Der Schwund der subchondralen Grenzlamelle. Z Rheumaforsch 27:129–132

Dihlmann W (1970) Die praktische Bedeutung und Problematik der Röntgenfrühsymptome – dargestellt am Norgaard-Zeichen der chronischen rheumatischen Polyarthritis. Fortschr Röntgenstr 112:247–253

Dihlmann W (1976) Röntgenmorphologische Befunde bei kindlicher rheumatoider Arthritis Verh Dtsch Ges Rheum 4:60–69

Dihlmann W, Bandick J (1995) Die Gelenksilhouette. Springer, Heidelberg

Dubois EL, Cozen L (1960) Avascular bone necrosis associated with systemic lupus erythematosus J Amer Med Ass 174:966–971

Dubois EL, Tuffanelli L (1964) Clinical maifestations of systemic lupus erythematosus J Amer Med Ass 190:104–111

Eastmond CJ, Woodrow JC (1977) The HLA-system and the arthropathies associated with psoriasis Ann Rheum Dis 36:112–120

Eckel H, Düe K (1985) Die TBC der kleinen Gelenke. Fortschr Röntgenstr 142:19–23

Enna CD, Jacobson RR, Rausch RO (1971) Bone changes in leprosy. Radiology 100:295–306

Espinoza LR et al. (1982) Histocompatibility typing in the seronegative spondylarthropathies: a survey Semin Arthr Rheum 11:375–381

Eyler WR, Doub HP (1956) Extraintestinal roentgen manifestations of intestinal lipodystrophy J Amer Med Ass 160:534–544

Flenker ID, Ricken D (1977) Pseudo-LE und Sharp-Syndrom – zwei neue immunpathologische Krankheitsbilder. Diagnostik 10: 861–864

Farmann J, Effmann EL, Grnja V (1971) Crohns disease and periostal new bone formation. Gastroenterology 61:513–518

Fassbender HG (1984) Pathomechanismen der Osteoarthrose. Akt Rheumatol 9:91–98

Fauci AS, Haynes BF, Katz P (1978) The spectrum of vasculitis. Ann Intern Med 89:660–676

Fischer E (1982) Akroosteosklerose der Finger. Fortschr Röntgenstr 137:384–390

Fischer M (1977) Röntgenmorphologie der Arthritis psoriatica. Akt Rheumat 2:109–114

Fitzgerald PF, Meenan FO (1958) Sarcoidosis of hands. J Bone Jt Surg 40B:256–261

Forrester D, Kirkpatrick J (1976) Periostitis and pseudoperiostitis. Radiology 118:597–601

Freyschmidt J, Hehrmann M (1978) Primärer Hyperparathyreoidismus als Differentialdiagnose von schweren Skelettdestruktionen. Röntgen-Blätter 31:495–502

Freyschmidt J (1993) Skeletterkrankungen, Springer-Verlag, Berlin-Heidelberg-New York

Fritzler MJ, Kinsella TD, Garbutt E (1980) The CREST-syndrome a distinct serologic entity with anticentromere antibodies. Amer J Med 69:520–526

Greenspan A (2002) Skeletradiologie. VCH Verlagsgesellschaft, Weinheim

Greenstein AJ, Janowitz HD, Sachar B (1976) The extraintestinal complications of Crohn's disease and ulcerative colitis. Medicine 55:401–409

Gristina AG, Rovere GD, Shoji H (1974) Spontaneous septic arthritis complicating rheumatoid arthritis. J Bone Jt Surg 56 A:1180–1184

Grokoest A, Snyder AI, Ragan C (1957) Some aspects of juvenile rheumatoid arthritis. Bull Rheum Dis 8:147–148

Gross WL (1993) Klassifikation nekrotisierender Vaskulitiden. Internist 34:599–614

Green N, Osmer C (1968) Small bone changes secondary to systemic lupus erythematosus. Radiology 90:118–120

Gumpel JM, et al. (1967) The joint disease of sarcoidosis. Ann Rheum Dis 26:194–205

Hauer M, Uhl M, Allmann KH, Laubenberger J, Zimmerhackl LB, Langer M (1998) Comparision of Turbo Inversion Recovery Magnitude with T2-weighted Turbo-spinecho and T1-weighted Spinecho-MR imaging in the early diagnosis of acute osteomyelitis in children. Pediatric Radiology 28:846–850

Heuck F (1982) Ungewöhnliche Form der Osteoarthropathie bei einer Psoriasis-Erythrodermie. Radiologe 22:572–580

Hoeffel JC, Worms AM, Marcon F, Schmitt M (1992) Acroosteolysis of the phalanges and phaeochromocytoma. Fortschr Röntgenstr 157:100–101

Hohmeister R (1982) Eosinophile Fasziitis. Fortschr Med 100: 1670–1672

Hopf A (1959) Die angeborenen Veränderungen des Unterarmes und der Hand. In: Hohmann G, Hackenbroch M, Lindemann K. Handbuch der Orthopädie. Thieme-Verlag, Stuttgart

Hulten O (1928) Über anatomische Varianten der Handgelenkknochen. Acta Radiol 9:155–174

Imgrund M, Warnatz K, Uhl M, Peter HH (2001) EMO syndrome as a late explanation for pretibial swelling. Rheumatology 40:357–358

Jacki S, Uhl M, Adler CP, Peter HH, Kempis J von (1999) Predominant ankle arthropathy in hereditary hemochromatosis. British J Rheumatology 38:377–379

James DG, Neville E, Carstairs LS (1976) Bone and joint sarcoidosis. Semin Arthr Rheum 6:53–81

Jayson MIV, et al. (1972) Unusual geodes (bone cysts) in rheumatoid arthritis. Ann Rheum Dis 31:174–178

Jüngling O (1921) Ostitis multiplex cystica. Fortschr Röntgenstr 27 375–383

Kelly J, Weisiger BB (1963) The arthritis of Whipple's disease. Arthr and Rheum 6:615–632

Kirner J (1927) Doppelseitige Verkrümmungen des Kleinfingerendgliedes als selbständiges Krankheitsbild. Fortschr Röntgenstr 36:804–808

Klümper A, Wendt H, Weller S, Plötner E (1965) Entwicklung einer Melorheostose. Fortschr Röntgenstr 103:572–576

Kölle G (1976) Klinischer Verlauf und Prognose der kindlichen rheumatoiden Arthritis (juvenile chronische Polyarthritis) und ihrer Sonderformen. Verh Dtsch Ges Rheum 4:4–12

Krahe T, Landwehr P, Stolzenburg T, Richthammer A, Schindler R, Lackner K (1990) Magnetische Resonanztomographie (MRT) der Hand bei chronischer Polyarthritis. Fortschr Röntgenstr 152:206–213

Krause K, Prager PJ, Schmidt-Gayk H, Ritz E (1977) Diagnostik der Osteopathia antiepileptica im Erwachsenenalter. Deutsch Med Wschr 101:187

Krishnamurthy GT, Brickmann AS, Blahd WH (1977) Technetium-99m-Sn-pyrophosphate pharmaco-kinetics and bone image changes in parathyroid disease. J Nucl Med 18:236– 242

Kühne H (1954) Wachstumsstörungen bei Sklerodermie. Bruns' Beiträge zur klinischen Chirurgie 189:447–454

Leskinen RH, Skifvars L, Laasonen K, Edgren KJ (1984) Bone lesions in systemic lupus erythematosus. Radiology 153:349–352

Levine M, Dobbins WO (1973) Joint changes in Whipples disease. Semin Arthr Rheum 3:79–93

Lorenz R, Fiedler V (1982) Der Navikularefettstreifen. Fortschr Röntgenstr 137:286–291

Mannerfelt L (1983) Das unbehandelte rheumatische Gelenknatürliche Entwicklung und Verlauf. Akt Rheumatol 8:137–140

Martel, et al. (1980) Roentgenologic manifestations of juvenile rheumatoid arthritis. Amer J Roentgenol 134:400–423

Martel, et al. (1980) Erosive osteoarthritis and psoriatic arthritis: a radiological comparision in the hand, wrist and foot. Amer J Roentgenol 134:125–135

Marx WJ, O'Connell DJ (1979) Arthritis of primary biliary cirrhosis. Arch Intern Med 139:213–216

Mason RM, Barnes CG (1969) Behcet's syndrom with arthritis. Ann Rheum Dis 28:95–103

McMaster M (1972) The natural history of the rheumatoid metacarpophalangeal joint. J Bone Jt Surg 54B:91–95

Meijers KA, et al. (1982) Periarteritis nodosa and subperiosteal new bone formation. J Bone Jt Surg 64B:592–596

Moll JM, et al. (1974) Associations between ankylosing spondylitis, psoriatic arthritis, Reiter's disease, the intestinal arthropathies and Behcet's syndrome. Medicine 53:343–364

Murray IPC, Ell PJ (1998) Nuclear medicine in disorders of bones and joints. In: Nuclear medicine in clinical diagnosis and treatment. Churchill Livingstone

Murray RO, McCredie J (1979) Melorheostosis and the sclerotomes: A radiolgical correlation. Skelet Radiol 4:57–71

Nägele M. In: Lissner J, Seiderer M (Hrsg.) (1990) Klinische Kernspintomographie. Ferdinand Enke Verlag, Stuttgart

Nägele M, Kunze V, Koch W, Reiser M, et al. (1993) Rheumatoide Arthritis des Handgelenks. Dynamische Gd-DPTA-verstärkte MRT. Fortschr Röntgenstr 158:141–146

Norgaard F (1965) Earliest roentgenological changes of polyarthritis of the rheumatoid type. Radiology 84:325–329

O'Connell DJ, Bennett RM (1977) Mixed connective tissue disease – clinical and radiological aspects of 20 cases. Brit J Radiol 50:620–625

Pavelka K (1979) Zur Frage der Gelenk-Sarkoidose. Z Rheumatol 38:90–98

Peretianu D, Grigorie D, Popescu F, Zaharescu J (1990) Bone scintigraphy in acromegaly. Preliminary report on 10 cases. Endocrinology 28:199–205

Peterson jr CC, Silbiger ML (1967) Reiter's syndrome and psoriatic arthritis. Their roentgen spectra and some interesting similarities. Amer J Roentgenol 101:860–871

Poppe H (1970) Die Röntgendiagnostik entzündlicher Knochen- und Gelenkerkrankungen. Chirurg 41:198–203

Probst FP (1984) Chronisch rekurrierende multifokale Osteomyeltis (CRMO). Radiologe 24:24–30

Reijnierse M (2001) Neurologic dysfunctions in patients with rheumatoid arthritis of the cervical spine. Predictive value of clinical, radiographic and MRI parameters. Eur Radiol 11: 467–473

Reiser M, Lehner K, Zacher J, Rupp N, Heizer K, Weigert F (1986) MR-Tomographie der rheumatischen Gelenkerkrankungen: Darstellung der normalen und proliferativ verdickten Synovialmembran. Röntgenpraxis 39:300–311

Reiser M., Peters P (1995) Radiologische Differentialdiagnose der Skeletterkrankungen. Thieme. Stuttgart

Reijnierse M (2001) Neurologic dysfunctions in patients with rheumatoid arthritis of the cervical spine.Predictive value of clinical, radiographic and MRI parameters. Eur Radiol 11:467–473

Resnick D (Editor) (2002) Diagnosis of Bone and Joint disorders. Saunders, Philadelphia

Resnick D (1974) Rheumatoid arthritis of the wrist: Why the ulnar styloid? Radiology 112:29–35

Rohe K, Bierther M, Wessinghage D (1980) Zur Pathogenese der Arthritis psoriatica. Z Orthop 118:300–310

Schaaf JA, Wagner A, Schwarz G (1966) Röntgenuntersuchungen bei Patienten mit Pseudohypoparathyreoidismus und Pseudo-Pseudo-Hypoparathyreoidismus. Fortschr Röntgenstr 105:877–891

Schaub T, Schild H, Werner B, Hahn K, Thelen M (1986) Diagnosis and course of synovial sarcoma. Comparism of x-ray diagnosis and bone scintigraphy. Röfo 144:453–459

Schilling F, Kessler S, Müntefering H, Baars J, Uhl M, Adler CP, Reichelt A, Michels H (2002) Primary chronic osteomyelitis of the clavicle. Osteologie 11:103–123

Schilling F, Uhl M (2002) SAPHO-syndrome and transient hemiparesis in a child: coincidence or new association? J of Rheumatology 29:2019–2021

Schinz HR, Baensch WE, Frommhold R, Glauner R, Uehlinger E, Wellauer J (1991) Lehrbuch der Röntgendiagnostik, Band II,2. 7. Auflage Thieme-Verlag, Stuttgart

Schmidt JA, Wichert P von (1993) Vaskulitiden. Nomenklatur und Diagnostik. Internist 34:591–598

Stark DD, Bradley WG Jr (1992) Magnetic Resonance imaging, Band II, Mosby-Year Book Inc., St. Louis

Terk MR (1993) Morton Neuroma. Radiology 189:239–243

Thiemann HH, Nitz I (1991) Röntgenatlas der normalen Hand im Kindesalter. Thieme-Verlag, Stuttgart

Uhl M, Allmann KH, Ihling Ch, Hauer MP, Conca W, Langer M (1998) Cartilage destruction in small joints by rheumatoid arthritis: Assessment of fat-suppressed three-dimensional gradient-echo MR-pulse-sequences in vitro. Skeletal Radiology 27:677–682

Uhl M (1994) Internistische Radiologie des Handskeletts. Osteologie und Rheumatologie. Springer-Verlag, Heidelberg-New York

Uhl M, Leichsenring M, Krempien J (1995) Chronisch rekurrierende multifokale Osteomyelitis. Fortschr Röntgenstr 162:527–530

Uhl M, Gutfleisch J, Röther E, Langer M (1996) Multicentric reticulohistiocytosis. Imaging 63:126–129

Uhl M, Krauss M, Kern S, Herget GW, Hauer M, Darge K, Berner R, Altehoefer C, Langer M (2001) The knee joint in early juvenile idiopathic arthritis. An ROC study for evaluating the diagnostic accuracy of contrast-enhanced MR imaging. Acta Radiol 42: 6–9

Uhl M, Hauer MP, Allmann KH, Laubenberger J, Langer M (1997) Frühdiagnostik der Reflexdystrophie mittels MRT: Beobachtungen an 24 Patienten. Lymph Forsch 2:72–75

Uhl M (1999) Radiologie des Handskeletts: Entzündliche Gelenkserkrankungen. Radiologe 39:432–449

Uhl M (1999) Radiologie des Handskeletts Teil 2: Endokrine und metabolische Skeletterkrankungen. Radiologe 39:1083–1100

Uhl M, Herget G, Altehoefer C (2001) MRT des hyalinen Gelenkknorpels. Arthroskopie 14:109–113

Metabole, endokrine und sonstige erworbene systemische Skeletterkrankungen

Beck M. Lysosomale Speicherkrankheiten (1993) Deutsches Ärtzeblatt 90:29–36

Brooks MH, Bell NH, Stern PH, Orfei E, Queener SF, Hamstra AJ, DeLuca HF (1978) Vitam D dependent rickets type II. N Engl J Med 298:996–999

Brussatis F, Hahn K. Osteoporose (1990) In: Nuklearmedizin in der Orthopädie. Springer Verlag

De Jonge FA, Pauwels EK, Hamdy MA (1991) Scintigraphy in the clinical evaluation of disorders of mineral and skeletal metabolism in renal failure. Eur J Nucl Med 18:839–855

Econs MJ, Friedman NE, Rowe PS, et al. (1998) A PHEX gene mutation is responsible for adult onset vitamin D-resistant hypophostemic osteomalacia: Evidence that the disorder is not a distinct entity from X-linked hypophosphatemic rickets. J Clin Endocrinol Metab 83:3459–3462

Fleckenstein JL, Garg A, Bonte FJ, Vuitch MF, Peshock RM (1992) The skeleton in congenital, generalized lipodystrophy: evaluation using whole body radiographic surveys, magnetic resonance imaging and technetium-99 m bone scintigraphy. Skeletal Radiol 12:381–386

Gupta SK, Gambhir S, Mithal A, Das BK (1993) Skeletal scintigraphic findings in endemic skeletal fluorosis. Nuc Med Comm 14:384–390

Ishimura E, Nishizawa Y, Inaba M, et al. (1999) Serum levels of 1,25-dihydroxyvitamin D, 24,25-dihydroxyvitamin D, and 25-hydroxyvitamin D in nondialyzed patients with chronic renal failure. Kidney Int 55:1019–1024

Kohn B, Bastian W, Castells S (1990) Osteopetrosis. In: Castells S, Finberg L (eds) Metabolic bone disease in children. Dekker, New York

Kruse K (1982) On the pathogenesis of anticonsulvant-drug induced alterations on calcium metabolism. Eur J Pediatr 138:202–205

Kruse K (1990) Metabolische Osteopathien im Kindesalter. Internist 31:745–755

Mankin HJ (1990) Rickets, osteomalacia and renal osteodystrophy. Orthop Clin North Am 21:81–85

Mari C, Catafau A, Carrio I (1999) Bone scintigraphy and metabolic disorder. Quat J Nuc Med 43:259–267

Marks SJ (1989) Vitamin D. In: Scriver CR, Beaudet AL, Sly WS, Valle D (eds) The metabolic basis of inherited disease. 6th edn. McGraw-Hill, New York, pp 2843–2856

Mehls O, Ritz E, Kempien B, et al. (1973) Roentgenological signs in the skeleton of uremic children. Pediatr Radiol 1:183–188

Minne H (1991) Osteoporose. Klinik und röntgenologische Verlaufskontrollen der Osteoporose. Internist 32:70–75

Murray IPC, Ell PJ (1998) Nuclear medicine in disorders of bones and joints. In: Nuclear medicine in clinical diagnosis and treatment. Churchill Livingstone

Murthy S, Rosen J, Chau P, Altman D, Israel D (1993) Bone scintigraphy in oxalosis. Clin Nuc Med 18:704–705

Pitt MJ (2002) Rickets and Osteomalacia. In: Resnick D (eds) Diagnosis of bone and joint disorders. Saunders, Philadelphia

Reynolds WA, Karo JJ (1972) Radiologic diagnosis of metabolic bone disease. Orthop Clin North Am 3:521–525

Rimoin DL, Cohn DH, Eyre D (1994) Pediatric Clinical-molecular correlations in the skeletal dysplasias. Radiology 24:425–427

Rowe JC, Wood DH, Rowe DW (1979) Nutrional hypophosphotemic rickets in a premature infant fed breast milk. N Engl J Med 300:293–295

Ryan PJ, Fogelman I (1997) Bone scintigraphy in metabolic bone disease (Review). Sem Nucl Med 27:231–305

Sillence DO (1994) Craniocervical abnormalities in osteogenesis imperfecta. Pediatric Radiology 24:427–430

Schwörer J, Kraut A, Stolpmann HJ, Hunger J (1983) Bleieinlagerung in Knochenröntgenaufnahmen als Nachweismethode. Fortschr Röntgenstr 138:84–94

Smith J et al. (1984) Bone sarcomas in Paget's disease. A study of 85 patients. Radiology 152:583

Thereggen HG, Wischermann A (1984) Die kongenitale Hypophosphatasie. Monatschr Kinderheilkd 132:512–522

Uhl M (1999) Radiologie des Handskeletts. Endokrine und metabolische Skeletterkrankungen. Radiologe 39:1083–1100

Uhl M, Zimmerhackl LB (2002) Radiologische Diagnostik von metabolischen Osteopathien im Kindesalter. Radiologe 42:916–931

Van Hul E, Gram J, Bollerslev J, Van Wesenbeeck L, Mathysen D, Andersen PE, Vanhoenacker F, Van Hul W (2002) Localization of the gene causing autosomal dominant osteopetrosis type I to chromosome 11q12–13. J Bone Miner Res 17:1111–1117

Worth DP, Smye SW, Robinson PJ, Davison AM, Will EJ (1989) Quantitative bone scanningin the diagnosis of aluminium osteomalacia. Nephrol Dial Transplant 4:721–724

Whyte MP (1989) Hypophosphatasia. In: Scriver CR, Beaudet AL, Sly WS, Valle D (eds) The metabolic basis of inherited disease. 6th edn. McGraw-Hill, New York, pp 2843–2856

Ziegler R, Baldauf G (1984) M. Paget des Skelettes. Internistische Aspekte. Radiologe 24:401–407

Ziegler R, Klar B, Baldauf G (1990) Primäre Osteopathien in internistisch-osteologischer Sicht. Der Bay Int 10:38–47

Wirbelsäule

Braun JM (1998) Radiologic diagnosis and pathology of spondylarthropathies. Rheum Dis Clin North America 24:697–735

Consensus statement on nomenclature and classification of lumbar disc pathology by NASS, ASSR and ASNR (2001)

Ehara S (1998) Paravertebral ligamentous ossification: DISH, OPLL and OLF. Eur J Radiol 27:196–205

Luoma K (2000) Low back pain in relation to lumbar disc degeneration. Spine 25:487–492

Lecouvet F (1997) Vertebral compression fractures in multiple myeloma. Radiology 204:195–199

Mehta M (1994) Mechanical back pain and the facet joint syndrome. Disabil Rehabil 16:2–12

Modic MT (1989) Imaging of degenerative disease of the cervical spine. Clin Orthop 239:109–120

Saifuddin A (1998) The value of lumbar MRI in the demonstration of annular tears. Spine 23:453–457

Shah BK (2000) MRI of spinal plasmocytoma. Clin Radiol 55:439–445

Smith AS (1989) MRI chracteristics of tuberculous spondylitis vs. vertebral osteomyelitis. AJNR 10:619–625

Stäbler A (1997) MRI of enhancing intraosseous disc herniation (Schmorl's nodes). AJR 168:933–938

Resnick D (1978) Intravertebral disc herniation. Radiology 126:57–65

Thrush A (1990) MRI of infectious spondylitis. AJNR 11:1171–1180

Sachverzeichnis

A

Aarskog-Syndrom   252
Abszess, *Brodie-*   184–185
Achondrogenesis   200–202, 261
- Typ I   200–201
- Typ II (*Langer-Saldino*-Typ)   201–202, 252
Achondroplasie (Chondrodystrophie)   202–204, 223, 249
- hyperplastische (metatrope Dysplasie)   234–236
Adamantinom der langen Röhrenknochen   140–141
AIDS-Patienten (s. auch HIV-Infektion)   276
Akne (Acne)
- Acne conglobata   278
- Acne fulminans   278
Akromegalie (Hyperpituitarismus)   309–311
Akroosteolyse   275, 368
Akropachie, thyreoidale   311
Albers-Schönberg-Erkrankung (Osteopetrosis)   244–247
Albright-McCune-Syndrom   156
alkalische Phosphatase   325, 344
Alkaptonurie (Ochronose)   297–298
Alkoholembryopathie   209, 225
Alter der Patienten, Knochentumoren (prozentuale Verteilung nach *Dahlin*)   52
Aluminiumintoxikationen   337
Amyloidose   338
Anämie, Sichelzellanämie   299–301
anämischer Knocheninfarkt   174–178
aneurysmale Knochenzyste (AKZ)   147–151
Angiographie   4
Angiokeratom   299
Angiomatose, bazilläre   188–189
Ankylose   264
Antley-Bixler-Syndrom   228
Anulopathie   358–30
Arthritis
- Chondrokalzinose (Kalziumkristallarthritis)   292–293
- enteropathische   278–279
- Gicht, chronische und Arthritis urica   290–291
- juvenile idiopathische   225
- MRT der Hand, Arthritiszeichen   265
- neuropathische Arthropathie   288
- psoriatische (Arthritis psoriatica)   282
- pyogene   287–288
- RA (s. rheumatoide Arthritis)   247, 267–274, 288, 314
- – juvenile rheumatoide   247, 271–274
- tuberkulöse   191, 288
Arthroophthalmopathia *Stickler*   226
Arthropathien, schilddrüsenassoziierte   311–312
- Hypothyreose   312
- Myxödemarthropathie   312
- Spondylarthropathie, seronegative   282, 362
- thyreoidale Akropachie   311
Arthrosis deformans   289
asphyxierende Thoraxdysplasie (*Jeune*-Syndrom)   204–206, 212
Aspirin-Test
- Osteoblastom   80
- Osteoid-Osteom   75
Aszites   129
Autoantikörperprofile   7

B

Bandscheibenvorfall (Diskusprolaps)   359–360
bazilläre Angiomatose (s. Angiomatose)   188–189
Bechterew-Erkrankung (Spondylitis ankylosans)   279–283, 363
Beemer-Langer (Kurzrippen-(Polydaktylie)-Syndrom, Typ IV)   228
Bence-Jones-Proteine   115
bindegewebige Knochentumoren   95–108
Bleiintoxikation   338
Blount-Dysplasie (Tibia vara)   261
- aseptische Knochennekrosen   171
»blow out«-Charakter   148
Boeck-Erkrankung (Sarkoidose)   286–287
Bone-Island (Knocheninsel/Enostose)   73–74
Borreliose   271
Brodie-Abszess   184–185
van *Buchem*, endostale Hyperostose   219

C

»café au lait«-Flecken   156
Calcinosis universalis   338–339
Calve, aseptische Knochennekrosen   171
Campanacci (osteofibröse Dysplasie)   101–103, 140
Camurati-Engelmann Typ (diaphysäre Dysplasie)   212–214
Charcot-Gelenk   294
Cherubismus   206
chondroektodermale Dysplasie   209–212
Chondroblastom (*Codman*-Tumor)   60–64
Chondrodysplasien
- Chondrodysplasia-punctata-Gruppe   206–209
- – *Conradi-Hünermann*-Typ   206–209
- – rhizomeler Typ   209
- – *Sheffield*-Typ   209
- – Tibia-Metakarpalia-Typ   209
- metaphysäre   232–234
- – *McKusick*-Typ   232–233
- – *Schmid*-Typ   233
- – *Schwachman*-Typ   233–234
- – Typ *Jansen*   232
- progressive pseudorheumatoide (PPC)   247–249
Chondrodystrophie (s. Achondroplasie)   202–204, 223, 249
chondroektodermale Dysplasie   206, 209–212
chondrogene Skeletttumoren   53–73
- Chondroblastom (*Codman*-Tumor)   60–64
- Chondromyxoidfibrom   64–66
- Chondrosarkom (s. dort)   66–73
- Enchondrom (s. dort)   55–59, 217–219, 231
- Osteochondrom   55–56, 215
- periostales (juxtakortikales) Chondrom   60
Chondrokalzinose (Kalziumkristallarthritis)   292–293
Chondromatose   315–316, 319
Chondromyxoidfibrom   64–66
Chondropathie, vertebrale   360
Chondrosarkom   66–73, 217
- entdifferenziertes   72–73
- hellzelliges   70–71

- juxtakortikales (periostales) 70–71
- Kontrastmittelanreicherung 69
- mesenchymales 71
- Speicherverhalten 69

Chordom 137–140
- sakrales 138
- Schädelbasischordom 138
- Steißbeinchordom 139

Chylothorax 129
cleidokraniale Dysplasie 212
Codman-
- Dreieck (s. auch Osteosarkom) 83
- Tumor (Chondroblastom) 60–64

Colitis ulcerosa 278, 282
Computertomographie (s. CT) 4
Conradi-Hünermann-Typ (Chondrodysplasia-punctata-Gruppe) 206–209
»corner-fracture-type«, spondylometaphysäre Dysplasie (SMD) 256–258
CREST-Syndrom 284
CRMO (chronisch multifokale rekurrente Osteomyelitis) 186–188, 278
Crohn-Erkrankung 278, 282
Crow-Fukase-Syndrom (POEMS-Syndrom) 116
CT (Computertomographie) 4
Cushing-Syndrom (Hyperkortisolismus) 340

D

Dahlin, Knochentumoren (prozentuale Verteilung des Patientenalters nach *Dahlin*) 52
Daktylitis 275–276
- tuberkulöse 191
degenerative und metabole Gelenkerkrankungen 289–315
DEXA (»dual-energy-X-ray«-Absorptionsrate), Osteoporose 334
Diabetes mellitus 340–341
- Phosphatdiabetes (Vitamin-D-resistente Rachitis) 327
- Polyneuropathie, diabetische 294, 296
Diagnostik, Entscheidungsbäume 14
diaphysäre Dysplasie, Typ *Camurati-Engelmann* 212–214
diastrophische Dysplasie 215
Dietrich, aseptische Knochennekrosen 171
Direktzeichen, entzündliche Gelenkerkrankungen 264

DISH (diffuse idiopathische Skeletthyperostose) 363
diskovertebrale Entzündungen 361–362
Diskushöhenabnahme 361
Diskusprolaps (Bandscheibenvorfall) 359–360
Diskusprotrusio 359
»doughnut« 150
Diskopathiekomplex, degenerative 358–360
Dyschondroosteosis *Léri-Weill* 215
Dysplasia epiphysealis hemmimelica *Trevor-Fairbank* 215–217

E

Echinokokkose, ossäre (Hundebandwurm) 194–195
Elfenbeinepiphyse 262
Ellis van Creveld-Syndrom 209
EMO-Syndrom 311
Enchondrom/Enchondromatose 55–59
- *Maffucci*-Syndrom (s. dort) 55, 219, 231
- *Ollier*-Erkrankung 55, 217–219
endostale Hyperostose (s. H., endostale) 219–220
Enostose (s. auch Bone-Island) 73
enteropathische Arthritis 278–279
Enthesiopathie 277
Entscheidungsbäume, Diagnostik 14
Entzündung/entzündliche
- diskovertebrale Entzündungen 361–362
- Gelenkerkrankungen 264–288
- – Direktzeichen 264
- – Kollateralphänomene 264
- – Skelettszintigraphie 267
- – Weichteilzeichen 264
- Knochenerkrankungen 179–198
- – Angiomatose, bazilläre 188–189
- – *Brodie*-Abszess 184–185
- – Echinokokkose, ossäre 194–195
- – Myositis ossificans 195–198
- – Osteomyelitis (s. dort) 179–188, 301
- – Periostitis ossificans 198
- – Sarkoidose des Knochens 193–194
- – Spondylitis infectiosa 191–193, 225

eosinophiles Knochengranulom 159–163
Epidermiszyste, intraossäre 153–154
Epilepsie, Rachitis antiepileptika 325–326
epiphysäre Dysplasien 41
- multiple 236–239, 249
- – *Fairbank*-Erkrankung 236
- – *Ribbing*-Erkrankung 236
Erdheim-Chester-Erkrankung (Lipoidgranulomatose) 163–164, 341
Escherichia coli 181
Ewing-Sarkom 117–121
Exostosen/Osteochondromatose, multiple katalaginäre 220–222

F

Fabry-Erkrankung 298–299
Facettengelenke 360
Fairbank-Erkrankung (multiple epiphysäre Dysplasie) 236–239, 249
Fanconi-Syndrom 327
Farber-Erkrankung 341
Färbung
- *Gieson*-Färbung 8
- *Giemsa*-Färbung 8
- HE-Färbung 7
- Kongorot 8
- PAS-Färbung 8
FDG-PET (Fluor-18-Positronenemissionstomographie) 8
FGFR$_3$-Gen 202
fibroblastische Periostreaktion 100
Fibrom 321
Fibromyxom 97–99
Fibroostitiden 275
Fibrosarkom 321
- ossäres 107–108
fibröse Dysplasie 206
fibröser Kortikalisdefekt 99–100
fibröses Xanthom (Xanthofibrom) 96–97
Fluorose 341–342
Flüssigkeitsspiegel 148
Forestier-Krankheit 363
Formalin 7
Fraktur
- Marschfrakturen 366–367
- Stressfrakturen 351
- Wirbelkörperfraktur, pathologische 168

Freiberg-Köhler, aseptische Knochennekrosen 171
Frostschäden 290
Frühgeborenen-Osteopathie 331–332

G

Ganglion, intraossäres 151–153
Gardner-Syndrom (Polyposis coli) 75
Garre (nichteitrige sklerosierende Osteomyelitis *Garre*) 188
Gaucher-Erkrankung 251, 342–343
Gelenkerkrankungen 15
- degenerative und metabole 289–315
- entzündliche (*s. dort*) 264–288
- und Rheumatologie 263–321
- tumoröse (*s. dort*) 315–321
Gelenkfehlstellung 264
Genu vara bei Rachitis 324, 331
Gicht 271
- chronische und Arthritis urica 290–291
- Kristallgicht 292
Gichtanfall 290–291
Giemsa-Färbung 8
Gieson-Färbung 8
Glasknochenkrankheit (Osteogenesis imperfecta) 240–244
Gorham-Stout-Syndrom (»vanishing bone«) 131
Gorham-Syndrom (Knochenhämangiom) 127
Granulome, Knochengranulome 159–166

H

Haglund, aseptische Knochennekrosen 171
Hämangiom/Hämangiomatose 127–129, 321
- *Gorham*-Syndrom 127
- *Maffuci*-Syndrom 55, 127, 219, 231
Hämangioperizytom 133–134
Hämangiosarkom, ossäres 134–135
Hämochromatose 293–294
Hämoglobinopathie 302
Hämoglobin-S (HbS) 299
Hämophilie 314–315

Hand-Schüller-Christian-Schädelverlaufsform 159
HE-Färbung 7
Hexadaktylie 209
Histiozytom
- benignes fibröses 104–106
- malignes fibröses (MFH) 106–107
Hitze, physikalische Einwirkungen auf das Skelett 368
HIV-Infektion (*s. auch* AIDS) 188
HLA-B27-Antigen 276, 279
Hodgkin-Zellen 124
Homozystinurie 343
HPT (Hyperparathyreoidismus) 247, 303–307, 309, 343–344
Hüftkopfosteopenie, transitorische
- Knochenmarködem-Syndrom 178–179, 366
- transitorische Osteoporose 178–179
Hundebandwurm (ossäre Echinokokkose) 194–195
Hyperkortisolismus (*Cushing*-Syndrom) 340
Hyperphosphatämie 344
Hyperosteosesyndrom, dermatoseassoziiertes akquiriertes (SAPHO) 278
Hyperostose, endostale 219–220
- *van Buchem* 219
- *Worth* 219–220
Hyperparathyreoidismus (HPT) 247, 303–307, 309, 343–344
Hyperpituitarismus (Akromegalie) 309–311
Hyperurikämie 290
Hypochondroplasie 204, 223
Hypoparathyreoidismus 307, 345
Hypophosphatasie, kongenitale 328
Hypothyreose 239, 312

I

Immunglobuline, monoklonale 115
Inaktivitätsosteoporose 297
ischämische Knochenerkrankungen 170–179
- anämischer Knocheninfarkt 174–178
- Hüftkopfosteopenie, transitorische 178–179
- Knochenischämie (*s. dort*) 170–174
Intoxikationen 337–338
- Aluminium 337

- Blei 337
- Schwermetallvergiftungen 338
- Vitamin-A-Intoxikation 354
- Vitamin-D-Intoxikation 355–356
Iselin, aseptische Knochennekrosen 171

J

Jaffe-Lichtenstein (fibröse Knochendysplasie) 156–159
Jansen-Typ, metaphysäre Chondrodysplasie 232
Jeune-Syndrom (asphyxierende Thoraxdysplasie) 204–206, 212
Jüngling-Erkrankung (Skelettsarkoidose) 286–287

K

Kahler-Erkrankung (medulläres Plasmozytom/multiples Myelom) 115–117
Kälte physikalische Einwirkungen auf das Skelett 368
Kalzinosen, tumoröse 353
Kalzium
- Calcinosis universalis (Kalziumablagerungen) 338–339
- Chondrokalzinose (Kalziumkristallarthritis) 292–293
- Hypokalzämie 352
Kalzium-Phosphat-Stoffwechsel 324–336
Kampomelie Dysplasie/-Syndrom 223–224, 228
Kaposi-Sarkom 189
Karpaltunnelsyndrom 294
Karzinome 166
Kastenwirbel 363
Kienböck, aseptische Knochennekrosen 171
Kippel-Feil-Anomalie 224–225
Klassifikation, Knochentumoren (Übersicht) 51
kleidokrankale Dysplasie 250
Klippel-Feil-Anomalie 224–225
Kniest-Dysplasie 225–226, 252
Knochendichtemessung, Osteoporose 334
- qCT 335

Knochendysplasie
- fibröse (*Jaffe-Lichtenstein*) 156–159
- gemischte sklerosierende 232

Knochenfibrom
- desmoplastisches 103–104
- nichtossifizierendes (NOF) 95–96
- ossifizierendes 100–101

Knochengranulome 159–166
- eosinophiles Knochengranulom 159–163
- *Langerhans*-Zellhistiozytose 159–163
- Lipoidgranulomatose (M. *Erdheim-Chester*) 163–164
- Riesenzellgranulom, reparatives 165
- Riesenzellreaktion der kurzen Röhrenknochen 165–166

Knocheninfarkt, anämischer 174–178
Knocheninsel (s. auch Bone-Island) 73
Knochenischämie 170–174
- Knochennekrosen, aseptische (s. dort) 171

Knochenläsionen 9–16
- polytope 15
- solitäre 14
- Wachstumsgeschwindigkeit 9–13

Knochenlymphom, malignes (Non-Hodgkin-Lymphom) 122–124
Knochenmarködem-Syndrom (s. auch Hüftkopfosteopenie, transitorische) 178–179, 366
Knochenmarksinfarkt 301

Knochenmetastasen 166–170
- osteoblastische 166
- osteolytische 166
- periostale 166
- Wirbelkörperfraktur, pathologische 168

Knochennekrosen, aseptische, Erstbeschreiber 171
- Blount 171
- Calve 171
- Dietrich 171
- Freiberg-Köhler 171
- Haglund 171
- Iselin 171
- Kienböck 171
- Köhler 171
- Larsen 171
- Legg 171
- Mandl 171
- Odelberg-van Neck 171
- Osgood 171
- Panner 171
- *Perthes* 171
- *Preiser* 171
- *Scheuermann* 171, 360–361
- *Schlatter* 171
- *Sinding* 171
- *Thiemann* 171

Knochenneubildung, heterotope 195
Knochenresorption, subperiostale 306

Knochentumoren 51–198
- Adamantinom der langen Röhrenknochen 140–141
- bindegewebige (s. dort) 95–108
- Chordom (s. dort) 137–140
- Fibromyxom 97–99
- Fibrosarkom, ossäres 107–108
- Histiozytom
- – benignes fibröses 104–106
- – malignes fibröses (MFH) 106–107
- – Klassifikation (*Übersicht*) 51
- Knochenfibrom
- – desmoplastisches 103–104
- – nichtossifizierendes (NOF) 95–96
- – ossifizierendes 100–101
- Kortikalisdefekt, fibröser 99–100
- neurogene (s. dort) 135–137
- ossäre Knochentumoren (s. dort) 73–95
- osteofibröse Dysplasie (*Campanacci*) 101–103, 140
- Osteoklastom (s. dort) 109–112
- osteomyelogene (s. dort) 113–126
- Patientenalter (prozentuale Verteilung nach *Dahlin*) 52
- Periostreaktion, fibroblastische 100
- Skeletttumoren, chondrogene (s. dort) 53–73
- vaskuläre (s. dort) 127–135
- Xanthofibrom (fibröses Xanthom) 96–97

Knochenverdichtung und generalisierte Osteosklerose (s. auch Osteosklerose) 336–356

Knochenzyste
- aneurysmale 147–151
- Epidermiszyste, intraossäre 153–154
- juvenile (solitäre) 142–144
- subchondrale 155–156

Knopflochdeformität 271
Köhler, aseptische Knochennekrosen 171
Kollagenosen/Kollagenopathie 201, 226, 236, 240
- Mischkollagenose und *Sharp*-Syndrom 285–286

Kollateralphänomene, entzündliche Gelenkerkrankungen 264
Kongorot 8
Kortisol, Hyperkortisolismus (Cushing-Syndrom) 340
Kozlowski-Typ, spondylometaphysäre Dysplasie (SMD) 256
Kristallgicht 292
Kupfermangelsyndrom 339–340
Kurzrippen-(Polydaktylie)-Syndrom 206, 226–228
- Typ I (*Saldino-Noonan*) 226
- Typ II (*Majewski*) 227
- Typ III (*Verma-Naumoff*) 227–228
- Typ IV (*Beemer-Langer*) 228

kyphomele Dysplasie 228

L

Langer-Saldino (Achondrogenesis Typ II) 201–202, 252
Langerhans-Zellhistiozytose 159–163
Larsen
- aseptische Knochennekrosen 171
- rheumatoide Arthritis, *Larsen*-Stadien 272

Laser, physikalische Einwirkungen auf das Skelett 368
Läsion (s. Knochenläsion)
Leberzirrhose 293
LED (Lupus erythematodes disseminatus) 283–285
Legg, aseptische Knochennekrosen 171
Lepra 271, 294
Léri-Weill-
- Dyschondroosteosis 215
- Syndrom 229

Letterer-Siwe-Schädelverlaufsform 159
Leukämie 125–127, 274
Lipodystrophie, membranöse (*Nasu*-Erkrankung) 346–347
Lipoidgranulomatose (M. *Erdheim-Chester*) 163–164, 341
Lipom 321
- ossäres 113
Liposarkom, ossäres 114
Lobstein-Erkrankung (Osteogenesis imperfecta) 240–244
»*Lodwick*-Grade« 10, 19–45
- Übersichten 19–45
Lupus erythematodes disseminatus (LED) 283–285

Lymphangiom 129–131, 321
– Aszites 129
– Chylothorax 129
– Lymphödeme 129
Lymphödeme 129
Lymphome 166
Lysozym 8

M

Madelung Deformität 229–230
Maffucci-Syndrom 55, 127, 219, 231
– Enchondrom (s. dort) 55, 219
– Knochenhämangiom 127
Magnetresonanztomographie (s. MRT) 4
Majewski (Kurzrippen-(Polydaktylie)-Syndrom, Typ II) 227
Mandl, aseptische Knochennekrosen 171
Marmorkuchenerkrankung (Osteopetrosis) 244–247
Marschfrakturen 366–367
Mastozytose 345–346
Mazabraud-Syndrom 156
McKusick-Typ, metaphysäre Chondrodysplasie 232–233
Melorhesostose 231–232
Meningeom 75
mesoektodermale Dysplasie 209
mesomele Dysplasie 215, 231–232
– *Nievergelt*-Typ 231
Mesomelie 41
metaphysäre Dysplasien/Skelettdysplasie 41, 261
Metastasen, Knochenmetastasen (s. dort) 166–170
metatrope Dysplasie (hyperplastische Achondroplasie) 234–236
MFH (malignes fibröses Histiozytom) 106–107
Mischkollagenose und *Sharp*-Syndrom 285–286
Morbus/Syndrome (s. Syndrome)
Morton-Neurom 320–321
MRT (Magnetresonanztomographie) 4
Mukolipoidose II 209
Mukopolysaccharidose (MPS) 249, 347
multiple Sklerose 294
Münchmeyer-Syndrom (Myositis ossificans multiplex progressiva) 197
Mutilation 264
Mycobacterium tuberculosis 192
Myelom, multiples Plasmozytom, medulläres/M. *Kahler*) 115–117
Myositis ossificans 195–198
– Myositis ossificans multiplex progressiva (*Münchmeyer*-Syndrom) 197
Myxödemarthropathie 312

N

Nachtschmerzen, Osteoid-Osteom 75
Nasu-Erkrankung (membranöse Lipodystrophie) 346–347
Neurinom, ossäres 137
Neurofibrom, ossäres 135–136
Neurofibromatose (von *Recklinghausen*) 135, 239–240
neurogene
– Knochentumoren 135–137
– – Neurinom, ossäres 137
– – Neurofibrom, ossäres 135–136
– Osteoarthropathie 294–296
Neurom, *Morton*- 320–321
neuropathische Arthropathie 288
Nidus 75
Niereninsuffizienz 309
Nievergelt-Typ, mesomele Dysplasie 231
NOF (nichtossifizierendes Knochenfibrom) 95–96
Non-*Hodgkin*-Lymphom (malignes Knochenlymphom) 122–124
Nukleopathie 358

O

Ochronose (Alkaptonurie) 297–298
Odelberg-van Neck, aseptische Knochennekrosen 171
Osteoarthropathie, hypertrophe (*Pierre-Marie-Bamberger*-Syndrom) 312–313
Oligohydramnion 224
Ollier-Erkrankung (s. auch Enchondrom/Enchondromatosis) 55, 217–219
Os omovertebrale 258
Osgood, aseptische Knochennekrosen 171
ossäre Knochentumoren
– Bone-Island (s. dort) 73–95
– Osteoblastom (s. dort) 80–82
– Osteom (s. dort) 75–80, 247
– Osteosarkom (s. dort) 82–95, 240
Osteitis deformans *Paget* 247, 349–352, 363
Osteoarthropathie, neurogene 294–296
osteoblastische Knochenmetastasen 166
Osteoblastom 80–82
– aggressives 80
– Aspirin-Test 80
Osteochondrom/Osteochondromatose 53, 55–56, 215
– multiple katalaginäre/Exostosen 220–222
Osteochondrose
– mit Ödem 359
– Osteochondrosis intervertebralis, LWS 358
osteofibröse Dysplasie (*Campanacci*) 101–103, 140
Osteogenesis imperfecta (OI) 240–244
– Glasknochenkrankheit 240–244
– *Lobstein*-Erkrankung 240–244
– *Vrolik*-Erkrankung 240–244
Osteoid-Osteom 75–80
– Aspirin-Test 75
– Nachtschmerzen 75
osteokartilaginäre Extose (s. auch Osteochondrom) 55–56
Osteoklastom (Riesenzelltumor) 109–112
– Grade 109
– Lokalisation 110
– der Sehnenscheiden, gutartiges 319–320
Osteolymelitis, chronisch rekurrente multifokale (CRMO) 278
osteolytische Knochenmetastasen 166
Osteom 75–80
– *Gardner*-Syndrom (Polyposis coli) 75
– Meningeom 75
– multiples 247
– Osteoid-Osteom (s. dort) 75–80
Osteomalazie 307–309, 324, 332–333
Osteomyelitis 179–184, 301
– akute 179–182
– chronische 182–184
– – chronisch multifokale rekurrente (s. CRMO) 186–188
– *Garre* (nichteitrige sklerosierende Osteomyelitis; s. dort) 188
– plasmazelluläre 185–186

- tuberculosa (s. tuberkulöse O.) 189–191
osteomyelogene Knochentumoren 113–126
- Ewing-Sarkom 117–121
- Knochenlymphom, malignes (Non-Hodgkin-Lymphom) 122–124
- Leukämie 125–127, 274
- Lipom, ossäres 113
- Liposarkom, ossäres 114
- Plasmozytom, medulläres (multiples Myelom/M. Kahler) 115–117
Osteopathia striata (Voorhoeve-Erkrankung) 232, 244, 247
Osteopathie
- Frühgeborenen-Osteopathie 331–332
- renale 309, 326
Osteopetrosis 244–247
- Albers-Schönberg-Erkrankung 244–247
- Marmorkuchenerkrankung 244–247
Osteophyten, vertebrale 362–363
Osteopoikilose 232, 247
Osteoporose 333–336
- DEXA (»dual-energy-X-ray«-Absorptionsrate) 334
- idiopathische juvenile 333
- Inaktivitätsosteoporose 297
- Knochendichtemessung 334
- T-Score 333
- transitorische (transitorische Hüftkopfosteopenie) 178–179
Osteosarkom 53, 82–95, 240
- Codman-Dreieck 83
- intrakortikales 95
- kleinzelliges 92–94
- osteoblastisches 82
- osteolytisches 82
- Paget-Osteosarkom 95, 351
- parosteales 89–91
- periostales 91–92
- »sunburst« (Knochenneubildung mit Ausbildung von »Spiculae«) 83
- teleangioektatisches 88–89
Osteosklerose 250, 300
- generalisierte und Knochenverdichtung 336–356
Ostitis cystoides multiplex Jüngling 193
Oxalose 347–349

P

Pachydermoperiostose, idiopathische (Touraine-Solente-Gole-Syndrom) 313
Paget-
- Osteosarkom 95, 351
- Syndrom (Osteitis deformans Paget) 247, 349–352, 363
Pankreatitis 287
Panner, aseptische Knochennekrosen 171
Pannus 264
Parasyndesmophyten 275, 277, 282, 362
Parathormon (PTH) 303–304
Pariser Nomenklatur 200
PAS-Färbung 8
Patientenalter, Knochentumoren (prozentuale Verteilung nach Dahlin) 52
periostale Knochenmetastasen 166
Periostitis ossificans 198
Periostreaktion 10–13
- fibroblastische 100
Perthes-
- aseptische Knochennekrosen 171
- Syndrom 239
PET (Positronenemissionstomographie) 8
- Fluor-18 (FDG-PET) 8
Phosphat
- Hyperphosphatämie 352
- Kalzium-Phosphat-Stoffwechsel 324–336
Phosphatämie, Hyperphosphatämie 344
Phosphatase, alkalische 325, 344
Phosphatasie, kongenitale Hypophosphatasie 328
Phosphatausscheidung (Phosphatstau) 343
Phosphatdiabetes (Vitamin-D-resistente Rachitis) 327
phosphopenische Rachitisformen 327–331
PHP (Pseudohypoparathyreoidismus) 307, 352–353
physikalische Einwirkungen auf das Skelett 365–368
- Hitze 368
- ionisierende Strahlung 368
- Kälte 368
- Laser 368

Pierre-Marie-Bamberger-Syndrom (hypertrophe Oesteoarthropathie) 312–313
Plasmozytom, medulläres (multiples Myelom/M. Kahler) 115–117
POEMS-Syndrom (Crow-Fukase-Syndrom) 116
Poliomyelitis 294
Polydaktylie-Syndrom (s. Kurzrippen-Syndrom) 206, 226–228
Polyneuropathie, diabetische 294, 296
Polyposis coli (Gardner-Syndrom) 75
polytope Knochenläsion 15
Positronenemissionstomographie (s. PET) 8
PPC (progressive pseudorheumatoide Chondrodysplasie) 247–249
Preiser, aseptische Knochennekrosen 171
Prolaps 359–360
Protrusion 359
Pseudoachondroplasie 239, 249–250
Pseudohypoparathyreoidismus (PHP) 307, 352–353
Psoriasisarthropathie 271, 274–276
Psoriasisspondylitis 362
PTH (Parathormon) 303–304
Punktion/Skelettpunktion 6
Pustuolose 278
Pyknodysostose 250
Pyle-Erkrankung 251
pyogene Arthritis 287–288

Q

qCT, Knochendichtemessung, Osteoporose 335

R

RA (s. rheumatoide Arthritis) 247, 267–274, 288, 314
Rachitis 261, 307–309, 324–331
- Genu vara bei Rachitis 324, 331
- kalzipenische Rachitisformen 324
- phosphopenische Rachitisformen 327–331
- Rachitis antiepileptika 325–326
- renale Osteopathie 326

Rachitis
- Vitamin-D-abhängige Rachitis 326
- – Typ I 326
- – Typ II 326
- Vitamin-D-Mangel 326
- Vitamin-D-resistente Rachitis (Phosphatdiabetes) 327

Raynaud-Phänomen 284
von Recklinghausen-Neurofibromatose 135, 239–240
Reflexdystrophie, sympathische (Sudeck-Erkrankung) 296–297
Reiter-
- Spondylitis 362
- Syndrom 276–277, 282

renale Osteopathie 309, 326
Retikulohistiozytose, multizentrische 271, 313–314
Rheumafaktor 267
rheumatoide Arthritis (RA) 247, 267–274, 288, 314
- juvenile 247, 271–274
- Larsen-Stadien 272

Rheumatologie, Gelenkerkrankungen und Rheumatologie (s. auch dort) 263–321
Rhizomelie 41
Ribbing-Erkrankung (multiple epiphysäre Dysplasie) 236–239, 249
Riesenzellgranulom, reparatives 165
Riesenzellreaktion der kurzen Röhrenknochen 165–166
Riesenzelltumor (s. Osteoklastom) 109–112
Robinow-Syndrom 251–252
Rochalimaea henselae 188
Rötelnembryopathie 209
»rugger-jersey-spine« (Sandwich-Wirbel) 344

S

sakrales Chordom 138
Sakroileitis 275, 280
Saldino-Noonan (Kurzrippen-(Polydaktylie)-Syndrom, Typ I) 226
Sandwich-Wirbel (»rugger-jersey-spine«) 344
SAPHO (dermatose-assoziiertes akquiriertes Hyperosteosesyndrom) 278
Sarkoidose des Knochens 193–194
- Boeck-Erkrankung (Sarkoidose) 286–287

- Jüngling-Erkrankung (Skelettsarkoidose) 286–287

Schädelbasischordom 138
Schädelverlaufsform 159
- Hand-Schüller-Christian 159
- Letterer-Siwe 159

Scheuermann-
- aseptische Knochennekrosen 171
- Syndrom 247, 360–361

schilddrüsenassoziierte Arthropathien 311–312
Schlatter, aseptische Knochennekrosen 171
Schmerz, Osteoid-Osteom, Nachtschmerzen 75
Schmid-Typ, metaphysäre Chondrodysplasie 233
Schmorl-Knötchen 360–361
Schulterblatthochstand 258–259
Schwachman-Typ, metaphysäre Chondrodysplasie 233–234
Schwanenhalsdeformität 271, 283
Schwermetallvergiftungen 338
Sedaghatian-Typ, spondylometaphysäre Dysplasie (SMD) 258
Sehnenscheiden-Osteoklastom, gutartiges 319–320
Sequester 359
Sharp-Syndrom und Mischkollagenose 285–286
Sheffield-Typ (Chondrodysplasia-punctata-Gruppe) 209
Sichelzellanämie 299–301
Signalzysten 264
Sinding, aseptische Knochennekrosen 171
Skelett, physikalische Einwirkungen 365–368
Skelettdysplasien 200–261
- Achondrogenesis (s. dort) 200–201
- Achondroplasie (s. dort) 202–204, 223, 234–236, 249
- asphyxierende Thoraxdysplasie (Jeune-Syndrom) 204–206, 212
- Cherubismus 206
- Chondrodysplasien (s. dort) 206–209, 232–234
- chondorektodermale Dysplasie 209–212
- cleidokraniale Dysplasie 212
- diaphysäre Dysplasie, Typ Camurati-Engelmann 212–214
- diastrophische Dysplasie 215
- Dyschondroosteosis Léri-Weill 215

- Dysplasia epiphysealis hemmimelica Trevor-Fairbank 215–217
- Enchondromatosis (M. Ollier) 217–219
- endostale Hyperostose (s. H., endostale) 219–220
- epiphysäre, multiple Dysplasie 236–239
- Exostosen/Osteochondromatose, multiple katalaginäre 220–222
- Hypochondroplasie 204, 223
- Kippel-Feil-Anomalie 224–225
- Kniest-Dysplasie 225–226
- Kurzrippen-(Polydaktylie)-Syndrom (s. dort) 206, 226–228
- kyphomele Dysplasie 228
- Madelung Deformität 229–230
- Maffuci-Syndrom 55, 127, 219, 231
- Melorheostose 231
- mesomele Dysplasie (s. dort) 215, 231–232
- metaphysäre 261
- metatrope Dysplasie (s. dort) 234–236
- Neurofibromatose (von Recklinghausen) 135, 239–240
- Osteogenesis imperfecta (OI) 240–244
- Osteopathia striata (Voorhoeve-Erkrankung) 232, 244, 247
- Osteopetrosis (s. dort) 244–247
- Osteopoikilose 232, 247
- Pariser Nomenklatur 200
- Pseudoachondroplasie 239, 249–250
- Pyknodysostose 250
- Pyle-Erkrankung 251
- Robinow-Syndrom 251–252
- sklerosierende, gemischte Knochendysplasie 232
- spondyloepimetaphysäre Dysplasien 252
- spondyloepiphysäre Dysplasien (Spranger-Wiedemann-Dysplasie) 247, 249, 252–254
- Sprengel-Deformität 225, 258
- thanatophore Dysplasie/thanatophore Dysplasievarianten 204, 258–261
- Tibia vara (Blount-Dysplasie) 261
- trichorhinophalangeales Syndrom, Typ I 261–262

Skeletthyperostose, diffuse idiopathische (DISH) 363
Skelettpunktion 6

Skelettsarkoidose (*Jüngling*-Erkrankung) 286–287
Skelettszintigraphie 8
Sklerodermie, progressive systemische (progessive Systemsklerose) 284–285
sklerosierende, gemischte Knochendysplasie 232
SMD (s. spondylometaphysäre Dysplasie) 41, 236, 254–258
solitäre Knochenläsion 14
Sonographie 5
SOX-Gen 224
Spiculae/»sunburst« (Knochenneubildung mit Ausbildung von »Spiculae«) 83
Spinechosequenzen 4
spondyläre Dysplasien 41
Spondylarthropathie, seronegative 282, 362
Spondylarthrose 360
Spondylitis
– ankylosans (*Bechterew*-Erkrankung) 279–283, 363
– infectiosa 191–193, 225
– Psoriasis-Spondylitis 362
– *Reiter*-Spondylitis 362
Spondylodiszitis 190–191, 361
– tuberkulöse 190
spondyloepimetaphysäre Dysplasie 41, 252
spondyloepiphysäre Dysplasie 41, 239, 247, 249
– kongenitaler Typ 226
– spondyloepiphysäre Dysplasia tarda 254
– *Spranger-Wiedemann*-Dysplasie 247, 249, 252–254
spondylometaphysäre Dysplasie (SMD) 41, 236, 254–258
– »corner-fracture-type« 256–258
– Typ *Kozlowski* 256
– Typ *Sedaghatian* 258
Spondylophyt 283, 358, 363
– marginaler 283
– submarginaler 283
Spondylose/Spondylosis
– Spondylosis deformans 358, 363
– Spondylosis hyperostotica 363
Spranger-Wiedemann- (spondyloepiphysäre Dysplasie) 247, 249, 252–254
Sprengel-Deformität (*Sprengel-Feil*-Anomalie) 225, 258
Staphylococcus aureus 181

Steißbeinchordom 139
Stickler-Arthroophthalmopathia 226
Still-Erkrankung 271
STIR 4
Strahlung, ionisierende, physikalische Einwirkungen auf das Skelett 368
Streptokokken 181
Stress-Frakturen 351, 366–367
Sudeck-Erkrankung (sympathische Reflexdystrophie) 296–297
»sunburst« (Knochenneubildung mit Ausbildung von »Spiculae«) 83
Syndesmophyten 281–282, 362
Syndrome
– *Aarskog* 252
– *Albers-Schönberg* 244–247
– *Albright-McCune* 156
– *Antley-Bixler* 228
– *Bechterew* 279–283, 363
– *Blount* 261
– *Boeck* 286–287
– *Crohn* 278, 282
– *Crow-Fukase* 116
– *Cushing* 340
– *Ellis van Creveld* 209
– *Erdheim-Chester* 163–164
– *Fabry* 298–299
– *Fairbank* 236
– *Fanconi* 327
– *Farber* 341
– *Forestier* 363
– *Gardner* 75
– *Gaucher* 251, 342–343
– *Gorham* 127
– *Gorham-Stout* 131
– *Jeune* 204–206
– *Jüngling* 286–287
– *Kahler* 115–117
– *Kaposi* 189
– *Kniest* 252
– *Leri-Weill* 229
– *Lobstein* 240–244
– *Maffucci* 55, 127, 219, 231
– *Mazabraud* 156
– *Münchmeyer* 197
– *Nasu* 346–347
– *Ollier* 55, 217
– *Paget* 95, 247, 349–352, 363
– *Perthes* 239
– *Pierre-Marie-Bamberger* 312–313
– *Pyle* 251
– *Reiter* 276–277, 282
– *Ribbing* 236

– *Robinow* 251–252
– *Scheuermann* 247, 360–361
– *Sharp* 285–286
– *Spranger-Wiedemann* 247, 249, 252–254
– *Still* 271
– *Sudeck* 296–297
– *Thibierge-Weissenbach* 284
– *Touraine-Solente-Gole* 313
– *Turner* 225, 229
– *Voorhoeve* 232, 244
– *Vrolik* 240–244
– *Whipple* 282
synoviales Sarkom 316–317, 319
Synovialitis 289
Synovitis
– lokalisierte noduläre 319–320
– villonoduläre 317–319
Syringomyelie 225
Systemsklerose, progessive (progressive systemische Sklerodermie) 284–285
Szintigraphie, Ganzkörper-Skelettszintigraphie 8

T

T1-Kontrast 4
T2-Wichtung 4
Tenosynovitis 265
Thalassämie 301–303
thanatophore Dysplasie/thanatophore Dysplasievarianten 204, 258–261
Thibierge-Weissenbach-Syndrom 284
Thiemann, aseptische Knochennekrosen 171
Thoraxdysplasie, asphyxierende (*Jeune*-Syndrom) 204–206, 212
Thoraxhypoplasie 41
thyreoidale Akropachie 311
Tibia vara (*Blount*-Dysplasie) 261
Tibia-Metakarpalia-Typ (Chondrodysplasia-punctata-Gruppe) 209
TIRM 4
Tonnenwirbel 363
Touraine-Solente-Gole-Syndrom (idiopathische Pachydermoperiostose) 313
Trevor-Fairbank, Dysplasia epiphysealis hemmimelica 215–217
trichorhinophalangeales Syndrom, Typ I 261–262
Trisomie 18 209

Trisomie 21 209
T-Score, Osteoporose 333
Tuberkulose/tuberkulöse
- Arthritis 191, 288
- Daktylitis 191
- Mycobacterium tuberculosis 192
- Osteomyelitis (Osteomyelitis tuberculosa) 189–191
- Spondylodiszitis 190
Tumoren
- Gelenkerkrankungen, tumoröse 315–321
- – Chondromatose 315–316
- – synoviales Sarkom 316–317
- – Synovitis
- – – lokalisierte noduläre 319–320
- – – villonoduläre 317–319
- Kalzinosen, tumoröse 353
- Knochentumoren (s. dort) 51–198
- »tumor-like lesions« 142–159
- Ganglion, intraossäres 151–153
- Knochendysplasie, fibröse (Jaffe-Lichtenstein) 156–159
- Knochenzyste
- – aneurysmale (AKZ) 147–151
- – Epidermiszyste, intraossäre 153–154
- – juvenile (solitäre) 142–144
- – Signalzysten 264
- – subchondrale 155–156
- Zementom der langen Röhrenknochen 144–147
Tumorosteoid 82
Turner-Syndrom (XO) 225, 229

V

Vakuumphänomen 358
»vanishing bone« (Gorham-Stout-Syndrom) 131
vaskuläre Knochentumoren 127–135
- Gorham-Stout-Syndrom (»vanishing bone«) 131
- Hämangiom 127–129, 231
- Hämangioperizytom 133–134
- Hämangiosarkom, ossäres 134–135
- Lymphangiom (s. dort) 129–131
Vergiftung (s. Intoxikation)
Verkalkung der Weichteile 353
Verma-Naumoff (Kurzrippen-(Polydaktylie)-Syndrom, Typ III) 227–228
vertebrale Chondropathie 360
Vertebralosteophyten 362–363
villonoduläre Synovitis 317–319
Vimentin 8
Vitamin-A-Intoxikation 354
Vitamin-C-Mangel (Skorbut) 354–355
Vitamin-D-abhängige Rachitis 326
- Typ I 326
- Typ II 326
Vitamin-D-Intoxikation 355–356
Vitamin-D-Mangel 326
Voorhoeve-Erkrankung (Osteopathia striata) 232, 244, 247
Vrolik-Erkrankung (Osteogenesis imperfecta) 240–244

W

Wachstumsgeschwindigkeit von Knochenläsionen 9–13
Warfarin-Embryopathie 209
Weichteilverkalkungen 353
Weichteilzeichen, entzündliche Gelenkerkrankungen 264
Whipple-Erkrankung 282
Wirbel, Sandwich-Wirbel (»rugger-jersey-spine«) 344
Wirbelkörperfraktur, pathologische 168
Worth, endostale Hyperostose 219–220

X

Xanthofibrom (fibröses Xanthom) 96–97

Z

Zementom der langen Röhrenknochen 144–147
Zystinose 356
Zytokeratin 8